U0348125

食管胃肠疾病
之
早癌早诊

主　编 ◎ 王　伟　潘　杰　蔡振寨

主　审 ◎ 廖　专　许树长　万　荣

　　　　　李晓波　胥　明

副主编 ◎ 朱苏敏　王子恺　王　剑

科学技术文献出版社

SCIENTIFIC AND TECHNICAL DOCUMENTATION PRESS

· 北京 ·

图书在版编目（CIP）数据

食管胃肠疾病之早癌早诊/王伟，潘杰，蔡振寨主编. —北京：科学技术文献出版社，2023.9
ISBN 978-7-5235-0343-0

Ⅰ.①食… Ⅱ.①王… ②潘… ③蔡… Ⅲ.①食管疾病—诊疗 ②胃肠病—诊疗 Ⅳ.① R57

中国国家版本馆 CIP 数据核字（2023）第 110074 号

食管胃肠疾病之早癌早诊

策划编辑：孔荣华　　　责任编辑：彭　玉　　　责任校对：张永霞　　　责任出版：张志平

出　版　者	科学技术文献出版社
地　　　址	北京市复兴路 15 号　邮编　100038
编　务　部	（010）58882938，58882087（传真）
发　行　部	（010）58882868，58882870（传真）
邮　购　部	（010）58882873
官 方 网 址	www.stdp.com.cn
发　行　者	科学技术文献出版社发行　全国各地新华书店经销
印　刷　者	北京地大彩印有限公司
版　　　次	2023 年 9 月第 1 版　2023 年 9 月第 1 次印刷
开　　　本	787×1092　1/16
字　　　数	537 千
印　　　张	25
书　　　号	ISBN 978-7-5235-0343-0
定　　　价	198.00 元

编 委 会

主　编　王　伟　潘　杰　蔡振寨
主　审　廖　专　许树长　万　荣　胥　明　李晓波
副主编　朱苏敏　王子恺　王　剑
绘画师　姜琳琳

编　委　（按姓氏笔画排序）

　　　　万笑雨　　郑州大学第一附属医院消化科
　　　　马兴彬　　滨州医学院附属医院消化内科
　　　　王　伟　　上海交通大学医学院附属第一人民医院消化科
　　　　王　婷　　上海交通大学医学院附属瑞金医院病理科
　　　　王　剑　　临沂市肿瘤医院放疗科
　　　　王子恺　　中国人民解放军总医院第一医学中心消化内科医学部微生态科
　　　　王庆国　　上海交通大学医学院附属第一人民医院放射科
　　　　王宏光　　吉林市人民医院消化内科
　　　　王顺才　　上海大学附属第二医院（温州市中心医院）消化科
　　　　王萃玥　　临沂市人民医院消化内科
　　　　田　原　　贵州省人民医院消化科
　　　　田继云　　上海市普陀区中心医院消化内科
　　　　冯砆锦　　上海市静安区闸北中心医院临床病理诊断中心
　　　　宁　波　　重庆医科大学附属第二医院消化内科
　　　　朱方超　　上海大学附属第二医院（温州市中心医院）消化科
　　　　朱苏敏　　南京医科大学第二附属医院消化科
　　　　朱佳莉　　上海交通大学医学院附属第九人民医院消化科
　　　　乔伟光　　南方医科大学南方医院消化内科
　　　　刘成霞　　滨州医学院附属医院消化内科
　　　　刘志宏　　吉林市人民医院消化内科
　　　　汤　杰　　上海市浦东新区人民医院内镜中心
　　　　许兰涛　　上海交通大学医学院附属瑞金医院北院消化科

孙　琦　　南京鼓楼医院病理科

李　蒙　　中国人民解放军空军特色医学中心消化内科

李　静　　四川大学华西医院消化科

李白容　　中国人民解放军空军特色医学中心消化内科

李幼生　　上海交通大学医学院附属第九人民医院普外科

李雪丽　　上海大学附属第二医院（温州市中心医院）消化科

杨　嘉　　上海交通大学医学院附属第一人民医院放射科

杨云生　　中国人民解放军总医院第一医学中心消化内科医学部微生态科

杨文娟　　四川大学华西医院消化科

杨文颖　　吉林省人民医院消化科

杨建锋　　杭州市第一人民医院消化科

肖　迅　　四川省人民医院消化科

肖子理　　复旦大学附属华东医院消化内镜科

吴晓婉　　上海交通大学医学院附属第一人民医院消化科

何　丹　　上海大学附属第二医院（温州市中心医院）消化科

余　震　　同济大学附属第十人民医院胃肠外科

狄连君　　遵义医科大学附属医院消化内科

沈自乐　　同济大学附属第十人民医院胃肠外科

宋　远　　吉林省人民医院消化科

张　泉　　南京医科大学第二附属医院消化科

张　蕾　　上海交通大学医学院附属第一人民医院放射科

陈志祥　　上海大学附属第二医院（温州市中心医院）消化科

陈佳惠　　上海交通大学医学院附属第一人民医院消化科

陈振煜　　南方医科大学南方医院消化内科

林　辉　　上海市静安区闸北中心医院消化内科

林介军　　上海大学附属第二医院（温州市中心医院）消化科

罗　昊　　上海市浦东新区人民医院消化科

周海斌　　杭州市第一人民医院消化科

周晴接　　上海大学附属第二医院（温州市中心医院）消化科

孟令君　　南方医科大学南方医院消化内科

胡　兵　　四川大学华西医院消化科

胡小三　　南充市中心医院消化内科

钟　立　　重庆医科大学附属第二医院消化内科

侯晓佳　　同济大学附属第十人民医院消化科

胥　明　　上海市浦东新区人民医院消化科

姚丹华　　上海交通大学医学院附属第九人民医院普外科

姚振涛　　河南省肿瘤医院内镜中心

徐梦琦　　中国人民解放军总医院第一医学中心消化内科医学部微生态科

黄　坚　　上海大学附属第二医院（温州市中心医院）消化科

曹新广　　郑州大学第一附属医院消化科

彭丽华　　中国人民解放军总医院第一医学中心消化内科医学部微生态科

蒋竞苏　　四川大学华西医院消化科

蒋巍亮　　上海交通大学医学院附属第一人民医院消化科

鲁　临　　临沂市人民医院消化内科

鲁仕昱　　上海市青浦区中医医院肝胆脾胃科

蔡振寨　　温州医科大学附属第二医院消化内科

臧　毅　　上海交通大学医学院附属第一人民医院消化科

谭　令　　上海交通大学医学院附属瑞金医院放射科

潘　达　　上海大学附属第二医院（温州市中心医院）消化科

潘　杰　　上海大学附属第二医院（温州市中心医院）消化科

主编简介

王伟　男，毕业于第二军医大学（现海军军医大学），博士后，副主任医师。2022年7月自上海交通大学医学院附属瑞金医院胰腺中心转至上海交通大学医学院附属第一人民医院消化科。擅长胰腺疾病，包括重症胰腺炎、胰腺癌与其他复杂胰腺疾病、胆系及壶腹部疾病的诊疗；熟练掌握胃肠疾病的诊疗及救治。

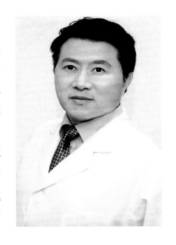

发表论文47篇（其中SCI收录论文17篇）。主持国家自然科学基金面上项目1项，主持和参与上海市及科技部课题5项。主编专著《慢性胰腺炎理论与实践Ⅱ》《胰胆线阵超声内镜影像病理图谱》《慢性胰腺炎理论与实践》《"胰"路有医》共4部。

国家自然科学基金委通信评审专家，上海市科技专家库入库专家，上海市自然科学基金项目评审专家，世界内镜医师协会消化内镜协会理事及内镜临床诊疗质量评价专家委员会委员，中国医师协会胰腺病专业委员会慢性胰腺炎专业学组委员，中国抗癌协会胰腺癌专业委员会第一届青年委员会委员，中关村胰腺疾病诊疗技术创新联盟理事，中国EUS网专家组专家，上海市抗癌协会肿瘤营养支持与治疗专业委员会第一届委员。*American Journal of Gastroenterology* 等学术杂志 Editorial Board。

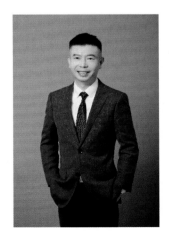

潘杰　温州市中心医院消化内科主任、内镜中心主任，主任医师。擅长消化道早癌和胆胰疾病的内镜诊治及幽门螺杆菌（Hp）感染的临床和研究。在"重症急性胰腺炎的临床研究"领域开展的"内科综合治疗"疗效显著［黄博天，潘杰.内科综合治疗重症胰腺炎33例分析.中华消化杂志，1998，18（3）：180.］，获得了温州市科学技术进步奖三等奖（1999年）。

日本神户大学医学院附属医院、日本自治医科大学附属医院、美国哈佛大学附属BIDMC医院、亚特兰大EMORY医疗中心访问学者。现为温州市高层次人才特殊支持计划"温州名医"，温州市医学会消化内镜分会副主任委员，浙江省抗癌协会肿瘤内镜专业委员会副主任委员，温州市重点人群结直肠癌筛查项目办公室主任，浙江省医学会消化病学分会幽门螺杆菌学组副组长，中国幽门螺杆菌感染与胃癌防控办公室常务理事，国家消化道早癌防治中心联盟理事，中国抗癌协会肿瘤内镜学专业委员会委员，中国抗癌协会大肠癌专业委员会遗传学组委员，中国医师协会内镜医师分会消化内镜人工智能专业委员会委员，温州市医学会消化内镜分会超声内镜学组组长，温州市消化内镜质量控制中心常务副主任、益生菌联合实验室主任。

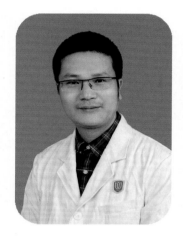

　　蔡振寨　男，毕业于第二军医大学（现海军军医大学），临床医学博士学位，主任医师，副教授，硕士研究生导师，现任温州医科大学附属第二医院消化内科主任，擅长内镜精查、消化道早癌及癌前病变的内镜下微创治疗等消化道肿瘤的早筛早诊早治。研究方向为消化道肿瘤的发病机制与临床早诊早治。中国农工民主党温州市委员会常委，中国医学装备协会消化病学装备与技术分会委员，国家消化道早癌筛查联盟理事，中国医师协会介入医师分会消化内镜介入专业委员会委员，中国医师协会胰腺病专业委员会慢性胰腺炎学组委员，中国 EUS 网专家组成员，浙江省医师协会消化医师分会委员，温州市消化内镜质控中心副主任。参与国家级课题研究 2 项，主持省部级课题研究 2 项、温州市重大科技专项 1 项。作为副主编及编委出版专著 5 部，发表 SCI 收录论文 20 余篇。

主审简介

廖专　男，1980年出生，现任海军军医大学第一附属医院（上海长海医院）院长，消化内科主任医师，教授，博士研究生导师，国家消化系统疾病临床医学研究中心副主任，上海市胰腺疾病研究所副所长，兼任中华医学会消化内镜学会委员及胶囊内镜协作组组长、中国医师协会胰腺病专业委员会常务委员及慢性胰腺炎学组组长、上海市医学会消化内镜专科分会副主任委员等学术职务。主攻消化内镜新技术和慢性胰腺炎，在 *JAMA*、*JACC*、*Lancet Gastroenterology and Hepatology*、*Gastroenterology*、《中华消化内镜杂志》等发表论文300余篇（英文150余篇，被引3000余次，H指数28），研究成果被写入30余部国际指

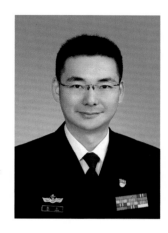

南；主编中英文专著4部，参与制定全国指南和共识16部，主持基金课题30余项，获发明专利9项、实用新型专利22项；先后入选长江学者特聘教授、国防科技卓越青年、国家优秀青年、青年长江学者、科技领军人才等国家级人才计划，获国家科技进步奖二等奖2次。

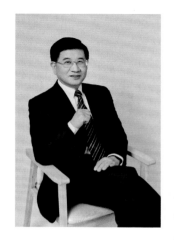

许树长　同济大学附属同济医院党委书记、消化内科主任医师，教授，博士（后）研究生导师，消化内镜学科带头人。先后在德国 Freiburg 大学 Loretto 医院消化内科及香港中文大学威尔斯（Wales）亲王医院消化内镜中心研修学习；致力于消化疾病、消化内镜的临床和相关基础研究，更是聚焦于胃肠动力障碍和功能性疾病的内科及内镜诊疗。

主持国家自然科学基金及省部级科研项目10余项；领衔研究的"精神应激相关的脑—肠互动异常性疾病中枢致敏机制研究"获得上海市医学科技奖二等奖；发表国内外论文130余篇；主编著作4部，参编著作5部，参译著作1部；获专利12项；参与多部消化系统疾病指南的编写与制定。

上海市五一劳动奖章、上海市医务工匠、上海市普陀区杰出人才获得者。任中华医学会消化内镜学分会委员、食管疾病协作组副组长、结直肠学组委员，中国医师协会内镜医师分会常务委员、消化内镜常务委员，上海市胃食管静脉曲张内镜诊治专委会主任委员，上海市消化内镜专业委员会副主任委员兼大肠学组组长，国家消化道早癌防治中心联盟成员单位首席专家，国家消化内镜质量控制专家组委员，国家自然科学基金项目评审专家。

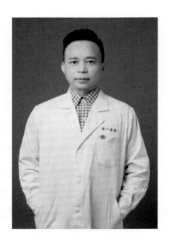

万荣 男，医学博士，主任医师，博士研究生导师。上海交通大学医学院附属第一人民医院消化科（北部）执行主任、大内科主任、内科教研室主任。上海交通大学副教授，南京医科大学、苏州大学客座教授，美国哥伦比亚大学医学中心、日本九州大学病院访问学者，上海市优秀学科带头人。入选上海市卫生系统"新百人计划"等。擅长消化内科疾病尤其是胆胰疾病的诊断与治疗及各种内镜诊疗技术。主持、参与和完成国家863计划重大项目子课题、国家自然科学基金面上项目（3项）、卫生部国家临床重点专科建设项目、上海市科学技术委员会重点项目、上海市自然科学基金项目等。发表医学专业论文30余篇，影响因子逾100。参编教材及学术著作6部。培养博士、硕士研究生20余人。

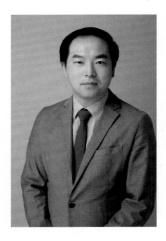

胥明 主任医师，硕士研究生导师。2007年毕业于上海第二医科大学（现上海交通大学医学院），医学博士，主任医师，硕士研究生导师。目前担任上海市浦东新区人民医院消化科主任。2009年作为访问学者在加拿大麦吉尔（McGill）大学医学院进修消化内科，2010年到香港中文大学威尔逊亲王医院研修。擅长消化系统危重症的诊治，如重症胰腺炎、消化道大出血、胆道休克、重症炎症性肠病等；精通各类内镜操作；熟练掌握经内镜逆行胆胰管成像（endoscopic retrograde cholangiopancreatography，ERCP）、内镜黏膜下剥离术（endoscopic submucosal dissection，ESD）、超声内镜检查术（endoscopic ultrasonography，EUS）、内镜下精准食管胃静脉曲张断流术（endoscopic selective varices devascularization，ESVD）、经皮内镜胃造口术（percutaneous endoscopic gastrostomy，PEG）、消化道支架置入等内镜下介入治疗。以第一负责人主持上海浦东新区卫生健康委员会科研项目（3项）、江西吉安市科委课题（1项）、江苏省自然科学基金项目（1项）、南京医科大学教育研究课题（2项），获得上海市科技进步奖三等奖。发表SCI收录论文9篇、中华系列文章 5 篇。参编专著 3 部。

现为上海市医学会消化系病专科分会胰腺学组委员、上海市医学会消化内镜分会第八届委员、上海市医学会食管和胃静脉曲张治疗专科分会第八届委员、上海市中西医结合学会消化内镜专业委员会委员、上海市抗癌协会消化内镜专业委员会委员、上海市老年学学会委员、中华消化心身联盟上海市委员会首届理事、上海市健康教育协会消化与健康专家委员会委员、上海浦东新区消化学会主任委员、上海浦东新区医学会内镜专业委员会委员、浦东新区中医药协会脾胃病专业委员会副主任委员。

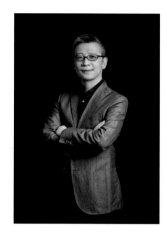

李晓波 副教授，主任医师，硕士研究生导师。现任上海交通大学医学院附属仁济医院消化科副主任、消化内镜中心主任，中国抗癌协会内镜专业委员会委员，中华医学会消化内镜学分会早癌协作组委员，上海市医学会消化内镜分会副主任委员和早癌协作组组长，亚太 NBI（窄带成像技术）培训组织（ANBIG2）培训师，*Journal of Digestive Diseases*、《中华消化内镜杂志》《胃肠病学》编委。曾赴日本癌研有明医院和香港中文大学威尔逊亲王医院学习高级内镜技术。发表论文 139 篇，其中以第一/通讯作者（含共同）发表 SCI 收录论文 56 篇，累积影响因子 311.324。

连续举办 10 届（40 期）全国性 NBI 培训班。主持 5 届国家继续教育项目"胃肠道早癌的内镜诊断与治疗"。主编专著 5 部，包括国内第 1 本 NBI 专著《消化内镜窄带显像技术临床应用图谱》。

前　言

　　作为一组常见病和多发病，食管胃肠疾病严重影响着国人健康。近年来，随着胶囊内镜、激光共聚焦显微内镜、细胞内镜、超声内镜、人工智能技术等诸多技术的飞快进步，内镜黏膜切除术（endoscopic mucosal resection，EMR）、内镜黏膜下剥离术（endoscopic submucosal dissection，ESD）、隧道法内镜黏膜下肿物切除术（submucosal tunnel endoscopic resection，STER）、经口内镜食管下括约肌切开术（peroral endoscopic myotomy，POEM）等治疗方法在诸多医院迅速开展，一方面，消化道出血等临床急诊、食管胃肠息肉及早癌、炎症性肠病、肠易激综合征、慢性胃炎、消化性溃疡等诸多临床常见疾病得以有效诊疗；另一方面，临床医师迫切需要深入、规范学习食管胃肠疾病的诊疗，且存在诸多经验及不足需要总结、交流学习。同时，社区居民及非专业人士也有许多困惑、不解及急需科普之点。

　　有感于此，我们有幸邀请到国内 68 家一线大型医疗中心的 82 个科室的 184 位前辈、知名专家学者、临床一线中青年才俊历时 12 个月的酝酿及反复修改、整理，编写完成《食管胃肠疾病之临床一线》《食管胃肠疾病之内镜诊疗》《食管胃肠疾病之早癌早诊》3 部专著，对临床最新诊疗技术、常见病多发病进行了详细论述。

　　《食管胃肠疾病之早癌早诊》由来自 31 家医疗中心的 36 个科室的一线专家学者、中青年才俊倾力撰写。全书分为"基础篇""早癌篇""中晚期癌篇""息肉篇""传统影像篇"共 5 篇 18 个章节，就癌的预防、早癌的表现、进展至中晚期癌阶段才得以确诊的原因、息肉、传统影像诊断等进行了系统讲解和演示。全书文字精炼、流畅、通俗易懂，280 余幅（复合）图片内容生动、丰富，其中较难理解的章节附有 5 段视频演示及讲解，更为本书增添了诸多灵气。

　　全书既注重科普性和临床实用性，同时注重学术性及严谨性，是社区居民了解食管胃肠疾病的科普窗口，更是临床一线医师进阶的参考用书。适用于消化科、普外科医师阅读，同时也可供非专业人士及社区居民科普之用。

　　非常感谢姜琳琳女士（510763272@qq.com）百忙之中为本书绘制了精美插图。

　　本书著述过程中，正值新型冠状病毒感染疫情反复，非常感谢各位编委在抗击新型冠状病毒感染疫情的同时，牺牲个人本来就稀少的休息乃至吃饭时间，玉成书稿。同时，限于我们能力水平有限，书中粗疏不妥之处在所难免，恳请广大读者不吝批评指正。

编委会

2023 年 2 月 15 日于上海

目 录

第一篇　基础篇

第一章 食管胃肠疾病的预防及饮食营养

　　饮食和营养在许多食管胃肠疾病的发病机制和治疗原则中扮演着关键角色，"病从口入、科学饮食防未病"，在许多常见的器质性和功能性疾病中都能发现其发病和进展与饮食习惯之间存在很强的相关性，因此，深入学习食管胃肠疾病中饮食营养的相关知识，尽早评估不同饮食方法、改变自身不良的饮食习惯、选择科学的饮食营养方案，对预防食管胃肠疾病的发生、发展显得尤为重要。

【致病因素】

一、饮食因素

　　随着生活水平的提高和生活节奏的加快，人们的膳食结构和饮食习惯发生了变化。一些不良的饮食方式在食管胃肠疾病的发生、发展中扮演了重要的角色（图1-1）。

　　长期或大量进食对消化道黏膜有损伤的食品，如辛辣刺激性食物、浓茶、浓咖啡、酒、粗糙食物、腌熏烧烤食品等，会损伤食管和胃肠道黏膜的防御屏障，造成黏膜充血、水肿、糜烂甚至溃疡，容易导致急、慢性食管胃肠道炎症及消化道溃疡、消化道出血、便秘、肿瘤等。

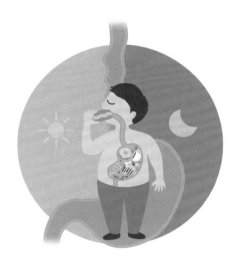

图1-1　饮食因素是食管胃肠疾病的首要因素

　　膳食结构失衡，过量进食油腻食物，如肥肉、奶油、油煎炸食品也会对消化道产生刺激，导致急性胃肠炎的发生。膳食纤维本身不被吸收，其能够吸附肠道中的水分、增加粪便容量，补充不足时肠道蠕动减少，容易造成便秘，而低膳食纤维饮食也与结直肠息肉有关。摄入过多蔗糖、甜点可使胃酸分泌增加，易胀气，引起胃食管反流病及溃疡的发生。缺少维生素的补充则与慢性胃炎、便秘、食管癌等密切相关。

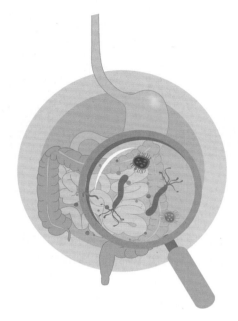

图 1-2 病原感染是食管
胃肠疾病的又一因素

饮食无规律、暴饮暴食、进食过快，容易增加消化道负担，产生胃扩张、消化不良。生冷饮食，如食用大量的冷饮、凉拌菜等会造成胃肠道黏膜血管收缩、功能紊乱，产生恶心、呕吐、腹痛、腹泻等急性肠胃炎的症状。过快、过烫饮食会对食管及胃黏膜造成损伤，产生相应炎症，严重者会导致食管癌的发生。

二、病原因素

胃肠道感染是导致疾病和死亡的重要原因，常见的病原体包括细菌、病毒及寄生虫等。随着免疫功能低下患者数量的增多及人类免疫缺陷病毒的流行，一些罕见的病原感染也变得司空见惯（图 1-2）。

目前最常见的胃肠道感染仍是由进食细菌污染的不洁食物所致，细菌产生毒素会引起急性胃肠炎，产生恶心、呕吐、腹痛、腹泻等消化道刺激症状，常见于细菌性肠炎、痢疾、伤寒、霍乱等疾病。幽门螺杆菌（Helicobacterpylori，Hp）感染与慢性胃炎、胃溃疡、胃癌有关。病毒感染可能导致腺瘤性息肉的发生。病毒性肠胃炎则更常见于婴幼儿及儿童，以轮状病毒、诺如病毒、腺病毒感染为主。

寄生虫感染主要发生于生食肉类、蔬果等，可见于猪肉绦虫、蛔虫、阿米巴原虫等，发病期间患者多会出现腹痛、腹泻、肛门瘙痒等症状，严重者可伴有肠梗阻。

某些真菌能促使亚硝胺及其前体的形成，促进食管癌的发生。其他部位如鼻腔、口腔、咽喉部等慢性感染病灶的细菌或病毒进入消化道内，长期刺激黏膜，也会引发慢性炎症。

三、药物因素

药物副作用是食管胃肠疾病的重要因素（图 1-3），如阿司匹林、水杨酸钠等解热镇痛类药物能通过抑制体内环氧化酶（COX）的生物合成而发挥抗炎、镇痛、解热等作用，但其对胃部 COX-1 的抑制会减少胃黏膜血流，使局部黏膜缺血甚至坏死，造成胃黏膜屏障功能受损，产生上腹部不适、恶心、呕吐等胃肠道反应，严重时导致消化道溃疡、出血、穿孔等。阿托品等抗胆碱能药物或左旋多巴、溴隐亭等

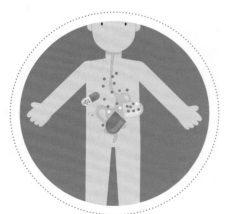

图 1-3 药物副作用是食管
胃肠疾病的重要因素

均会降低食管下段括约肌张力，诱发食管反流。

长期使用广谱抗生素对于肠道菌群种类有着严重影响，肠道内益生菌数量减少，部分有害菌群产生耐药，导致肠道菌群失调、肠道通透性改变、消化功能受损，可能会引起细菌性肠炎、肠易激综合征等。

四、精神因素

精神紧张或生活作息紊乱会引起神经系统功能失调，进而引起肠道运动功能亢进、平滑肌痉挛，产生阵发性腹痛、里急后重、大便干结等肠易激综合征的症状。

过度焦虑、紧张、抑郁等不良情绪容易使自主神经功能紊乱，刺激胃液分泌并减少胃表面黏液生成，使消化道血管收缩、毛细血管通透性升高，产生或加重消化道炎症，诱发胃食管反流病、神经性厌食症、消化道溃疡、溃疡性结肠炎等食管胃肠道疾病（图1-4）。功能性消化道疾病的发生率逐年升高，患有焦虑、抑郁等精神心理障碍或发生急慢性应激事件如失业、亲人去世等的患者，常因各种躯体症状尤其是胃肠道症状，如腹痛、腹泻、便秘、恶心、呕吐等就诊，这些患者经过系统性检查后往往并无食管胃肠道的器质性疾病，被认为是功能性胃肠疾病。

五、其他因素

其他因素对食管胃肠道疾病也有一定影响（图1-5）。吸烟能够导致胃食管反流病、慢性消化道炎症、消化道溃疡等。某些食管胃肠疾病的发生与遗传有关，如食管胃肠道肿瘤、溃疡性结肠炎、家族性腺瘤性息肉病等。接触放射物质能够引起萎缩性胃炎和十二指肠炎等。

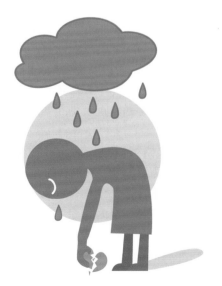

图1-4 精神因素与食管胃肠疾病密切相关

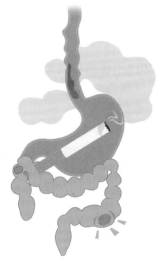

图1-5 吸烟等与食管胃肠疾病同样息息相关

【食管胃肠疾病的预防】

一、健康饮食的意义及方法

饮食是人体维持生命的基础。人们需要通过进食补充所消耗的热量，并从中摄取所需营养素以维持机体生长发育和生存、抵抗疾病等一切生命活动和过程。食物可以为人体提供大量的免疫物质、抗菌物质、抗癌物质，并调节人体物质代谢，维持内环境相对稳定，因此，科学饮食与身体健康密切相关。饮食能养身治病，亦能伤身致病，饮食不当会诱发或加重食管胃肠疾病，保证良好的饮食习惯及膳食营养结构均衡对健康起着至关重要的作用。

1. 饮食结构均衡——平衡膳食的理念： 人类所需营养素必须从食物中摄取，根据其生理作用及化学性质可分为 7 种，即碳水化合物、蛋白质、脂类、矿物质、膳食纤维、维生素和水。为保证人体的生理需求，需要与膳食营养的供给建立平衡关系，具体体现在 4 个方面的平衡关系：热量营养素构成平均、氨基酸平均、营养素摄入量平均及酸碱平衡。中国营养学会 2022 年最新提出的《中国居民平衡膳食宝塔》《中国居民平衡膳食餐盘》，阐释了平衡膳食的主旨思想和食物组成结构，塔形和太极图形鲜明地突出了中国文化特色和平衡理念。

《中国居民平衡膳食宝塔》遵循平衡膳食的原则，除去水分摄入外，将成年人每人每天建议摄入食物分为 5 大类，并对其摄入量做出建议。第 1 层为谷薯类食品，主要由碳水化合物构成，它们是膳食能量的主要来源，也为人体提供了多种微量营养素和膳食纤维。蔬菜和水果作为膳食指南中鼓励摄入的两类食物，占到了平衡膳食宝塔的第 2 层，是膳食纤维、微量营养素和植物化学物的良好来源。第 3 至第 5 层分别为鱼、禽、肉、蛋等动物性食物、奶类、大豆和坚果以及烹调油和盐。针对不同年龄段学龄儿童（6 ~ 10 学龄、11 ~ 13 学龄、14 ~ 17 学龄）的生理需求，也有相应的儿童平衡膳食宝塔。

《中国居民平衡膳食餐盘》则是根据平衡膳食原则，将一餐所需的谷薯类、鱼肉蛋豆类（提供蛋白质）、蔬菜和水果四类食物组合比例更加直观地呈现，为均衡饮食结构提出建议。

2. 健康的饮食习惯： 长期饮食不合理会影响机体内环境稳态，破坏生物体内代谢过程，加速人体衰老，同时使各组织器官新陈代谢受到影响，机体对疾病的抵抗能力减弱，导致食管胃肠慢性疾病的发生。因此，除合理的膳食结构外，保证健康的饮食习惯对于防病防癌有着积极的作用。合理安排一日三餐，定时定量，不漏一餐，不暴饮暴食，不过度节食。培养清淡的饮食习惯，进食细嚼慢咽，多摄入易咀嚼、易消化的食物，减轻胃肠道负担。减少辛辣刺激、高油、高盐、高糖等食品的摄入。戒酒，严格限制添加糖（每天不超过 50 g，最好控制在 25 g 以下）、反式脂肪酸、生冷食物、烟熏和腌制等深加工类肉制品等物质摄入。推荐喝白水或茶水，不喝或少喝含糖饮料，不用饮料代替白水。购买及烹饪食品时对食材有正确认识，优先选择新鲜及营养素密度高的食物，合理选择预包装食品。烹饪时尽量选择简单的烹饪方式，避免对食物深加工，保持食物原有的营养成分。做到生熟分开，二次加热食品要热透，与人同食公筷分餐，讲究食品卫生。

二、针对病因预防——改善生活习惯

不良生活习惯增加了消化道负担，"病从口入"是许多消化道疾病的诱因，养成良好的生活习惯对于保持消化道健康有着重要的作用。

1. 保持健康的生活习惯： 各年龄段人群都应该每天进行身体活动，适度锻炼，吃动平衡，保持健康体重，增强体质。减少久坐时间，每小时起来活动。推荐每周累计150分钟以上中等强度或高强度有氧运动，加强抗阻运动。避免熬夜引起的自主神经紊乱及胃肠道蠕动下降，保持健康作息。

2. 戒烟： 烟草、尼古丁及其衍生物对胃肠道黏膜有刺激作用，引起黏膜修复障碍，导致局部免疫反应及肠道炎症的产生。同时，吸烟也是食管癌、胃癌、结肠癌的危险因素。因此，戒烟对于食管胃肠疾病的预防也起着重要作用。

3. 合理使用药物： 许多药物会对消化道有刺激作用，影响消化道功能，诱发疾病。解热镇痛类药物容易引起消化道溃疡及消化道出血，滥用抗生素则会引起肠道菌群失调，诱发感染。对于有幽门螺杆菌感染的患者，则需要正规口服药物清除幽门螺杆菌以预防胃癌发生。在服用药品过程中需注意合理用药，谨遵医嘱。

4. 自我情绪调节： 心理健康与躯体健康是相互联系、相互作用的。人若长期处于焦虑、抑郁等不良情绪，容易影响体内激素分泌，导致内环境的紊乱和疾病的发生，常表现为消化道症状、循环系统等躯体症状，或引起功能性胃肠疾病。日常生活中应开阔心胸，陶冶情操，避免长时间处于紧张、焦虑的情绪状态中，如果感到自己持续处于心境低落等不良心理状态时，要及时进行自我调节，必要时寻求精神科门诊或心理咨询中心的帮助。

三、早期筛查手段

在疾病的三级预防中，一级预防是指病因预防，消除致病因素，防治致病因素对人体产生危害。而二级预防是指临床前期预防，也就是在疾病处于临床前期时做到早发现、早诊断、早治疗的预防措施。目前，对于食管胃肠疾病的早期筛查主要集中于食管胃肠肿瘤的筛查方面。

1. 生物标志物： 血液检查是在初级医疗环境中较为理想的筛查手段。CEA、CA19-9、CA72-4是临床实践中食管胃肠肿瘤筛查常用的生物标志物，但由于特异性和灵敏度不足，限制了其在早期食管胃肠肿瘤筛查中的应用。随着分子生物学技术的不断进步，研究者对于肿瘤的发生、发展机制有了更加深刻的了解，越来越多的研究发现microRNA、lncRNA、circRNA、肿瘤自身抗体等新型的生物标志物可作为食管胃肠肿瘤检测和治疗靶点的潜力。循环肿瘤DNA（ctDNA）也称无细胞DNA或液体活检，是在循环中检测到源自凋亡肿瘤细胞的DNA序列，其水平可反映总体肿瘤负荷水平。

呼吸样本中的挥发性化合物检测也是一种有吸引力的癌症筛查方法。这项非侵入性的检测可能具有成本效益，目前，有研究表明通过气相色谱联用质谱技术或纳米传感器技术检测呼出气体中的挥发性成分，对食管癌、胃癌患者进行筛查，结果获得了较好的灵敏度与特异度，但仍需在筛查环境中进一步验证。

2. 早期内镜诊断： 常规内镜检查是检测食管胃肠肿瘤及其前驱病变的标准，并且可以说是预防食管胃肠肿瘤最有效的单一应用方法。对于因消化道症状就诊的患者，内镜检查的执行率因地区和医疗机构而异。早期食管胃肠肿瘤的内镜诊断具有一定困难，原因在于病灶通常只显示出细微的变化，且对内镜医师的操作水平要求较高。活检部位采样的随机性也增加了一定的漏诊概率。活检可能带来手术时间延长、患者耐受性差、依从性降低。目前已有一些针对内镜技术的改良手段，如放大内镜检查、色素内镜检查、新型高分辨率虚拟色素内镜检查技术及带或不带放大功能的窄带成像技术等。

经鼻内镜检查被用于食管癌的筛查，因其更小的内镜口径取得了更好的耐受性，避免了镇静剂的使用。胶囊内镜检查目前仅适用于常规内镜检查不完整或拒绝其他筛查测试的患者，虽然其具有较高水平的安全性与可接受性，但其缺点是在食管中停留时间过短，对肠道准备的要求较高，以及成本较高。

3. 其他筛查手段： 胃液中发现许多黏膜细胞，因此检测胃液中的分子标志物及特定 DNA 甲基化水平可以作为筛查胃癌的一种非侵入性方法。粪便隐血试验是结直肠癌筛查中一项常用的手段。有研究表明，每 2 年进行 1 次粪便隐血筛查可以将结直肠肿瘤死亡率降低 9%~22%。

【常见食管胃肠慢性疾病的饮食营养】

一、反流性食管炎

反流性食管炎是一种以烧心、反流为主要临床表现并可能出现食管和肺部症状的慢性胃肠道疾病，饮食和生活方式相关的因素（如肥胖、吸烟和高脂高蛋白饮食、幽门螺杆菌阳性等）都与反流性食管炎息息相关。

反流性食管炎饮食营养的目的主要在于防止食管反流，减少胃液酸度及其对食管的刺激性。在排除幽门螺杆菌阳性之后，饮食营养需做到以下几点。

1. 养成适当、适度、规律的饮食习惯： 长期晚上吃零食、经常不吃早餐、吃得快、吃太烫的食物和暴饮暴食均会增加反流性食管炎的发生。而在饭后选择坐着或者慢走，比躺着对反流性食管炎患者更有益。有研究表明，餐后习惯和体位确实会影响反流，反流性食管炎患者在仰卧位时反流增加，会加重病情的发生发展。需做到睡前 2~3 小时内不进食，或睡觉时将床头抬高 10~20 cm。

2. 在合理摄入营养的基础上，维持理想体重： 肥胖是反流性食管炎的高危因素，腹部脂肪增加会导致腹内压升高，从而促进胃食管反流并导致食管胃交界处抗反流机制的破坏。最近的研究表明，内脏脂肪组织还会产生许多细胞因子，通过不依赖于反流的机制导致食管黏膜特别容易受到反流性食管炎引起的损伤，从而导致食管炎症并损害食管黏膜屏障的完整性。在日常生活中，在合理膳食的同时应维持理想体重，不要一次进食大量食物，可采取少量多餐的原则，避免增加胃部压力，用干稀搭配的加餐方式解决能量摄入不足的问题。

3. 限制脂肪较多食物的摄入：膳食脂肪会增加食管胃肠道反应，使食管下段括约肌短暂松弛的频率增加，从而增加反流频率。因此，应减少油炸食品、油腻食品、高脂肪饮食的摄入。在选择牛奶时，可选用脱脂牛奶适当增加食管下括约肌压力，减少反流的发生。

4. 减少对胃黏膜刺激性较大食物的摄入：柑橘、西红柿、菠萝等酸性水果会导致酸性液体摄入量增加和频繁吞咽，引起反流相关症状。同时，吞咽量减少和酸性液体还会导致食管的 pH 值迅速降至小于 4，加重反流性食管炎的症状。辛辣食物也与反流性食管炎相关，辣椒素会增加食管下括约肌压力和食管收缩速度，并且随着辣味的增加，对食管和胃的影响变得更加显著。此外，烟酒、浓茶和咖啡也会增加对食管及胃黏膜的刺激，从而导致黏膜损伤。

5. 急性期选用流质膳食：在反流性食管炎的急性期，可根据饮食原则选用流质膳食，随着病情的缓解逐步过渡到低油半流和低油普食。

二、胃炎

胃炎是各种原因引起的胃黏膜炎症，按临床发病的缓急，一般可分为急性和慢性胃炎两大类型。

急性胃炎患者当出现剧烈呕吐或者腹痛时，应当禁食并予以对症治疗，通常需要禁食 24~48 小时或更长。因呕吐、腹泻失水量较多者，应及时补充水分和能量，此时可饮用糖盐水或静脉补充能量、水、电解质、微量元素、维生素等。若出现失水、酸中毒的症状，应及时静脉注射葡萄糖盐水和碳酸氢钠溶液。待病情缓解后，可逐步予以清流食，以咸的食物为主，补充急性期丢失的水电解质。之后可增加牛奶、蛋羹等饮食，在保护胃黏膜的同时提供营养物质。但如果伴有肠炎、腹泻、腹胀等，应尽量减少产气及含脂肪多的食物摄入，如牛奶、豆奶等。后续病情逐渐好转，饮食营养可采用低脂、少渣半流质或软食，待痊愈后逐渐转为普食。在整个治疗过程中，应秉持少量多餐的原则，每天 5~7 餐，每餐少于 300 mL，以减轻胃的负担。

慢性胃炎的治疗在于祛除病因，应彻底治疗急性胃炎，同时戒烟、戒酒，因烟酒会降低食管下括约肌张力，引起胃食管反流，对治疗不利。此外，还应避免使用对胃黏膜有损害作用的药物等。在祛除病因的基础上，慢性胃炎的饮食营养原则应秉持限制对胃黏膜有强烈刺激的饮食，并利用饮食减少胃酸的分泌。在膳食营养中应注重膳食所供能量和各种营养素的充足和均衡。例如，萎缩性胃炎患者要注意检查并治疗幽门螺杆菌感染，及时补充维生素 C 和 B 族，尤其是维生素 B_{12} 和叶酸的补充；选择清淡、少油腻、少刺激性、易消化的食物，避免摄食腌熏烧烤食物，减少对油腻食物如肥肉、奶油、油炸食物及刺激性食物如辣椒、大蒜等的摄入。此外，还应关注酸碱平衡，当浅表性胃炎患者胃酸分泌过多时，可多食用牛乳、豆浆、肉泥、馄饨或带碱的馒头以中和胃酸。而萎缩性胃炎患者胃酸分泌较少，可多食用浓缩肉汤、鸡汤、带酸味的水果或果汁及烹饪时候添加适量的糖醋，以刺激胃液的分泌，促进消化。在饮食方式上，应采取少量多餐，进食半流食或少渣软饭，同时注意慢性胃炎相关并发症的发生。当合并肠炎时，应避免食用引起胀气和含粗纤维较多的食物，如豆类和生硬的蔬菜；当合并贫血时，要注意补充氨基酸、单糖和维生素 C，促进铁的吸收，改善贫血症状。

三、肠易激综合征

肠易激综合征是一种功能性胃肠道疾病，估计全球患病率为 5%～20%。如在过去 2 个月中每月至少 4 天反复出现腹痛，并伴有大便频率或性状的变化，在排除消化道肿瘤或炎症性肠病之外，应考虑肠易激综合征。虽然该病的病理生理学仍不完全清楚，但研究发现，肠道微生物群的改变、对某些食物的过敏和不耐受、肠道通透性增加、黏膜轻度炎症和长期使用抗生素可能是该疾病发生、发展的重要因素。

发酵性碳水化合物主要包括果聚糖、低聚半乳糖、乳糖、果糖及多元醇，很多食物中都含有此类物质（表 1-1）。高发酵性碳水化合物容易引起饱胀、胀气、恶心、疼痛、腹泻。研究发现，基于低发酵性碳水化合物的饮食可显著改善 2/3 的肠易激综合征患者的症状，显著减轻腹痛、胀气和腹泻。但在实行低发酵性碳水化合物饮食的同时，要确保能量和各类营养素的摄入充足和全面。因此，建议实行规律的饮食营养（每天定时三餐）、良好的水分摄入（每天 1.5～2 L）和限制潜在的疾病诱因（如酒、咖啡、辛辣和高脂肪食物等）。

表 1-1　常见的低发酵性碳水化合物饮食食物

食物种类	低发酵性碳水化合物	高发酵性碳水化合物
蔬菜	胡萝卜、芹菜、玉米、豆芽、甜椒、西蓝花、黄瓜、茄子、绿豆、生菜、马铃薯、菠菜、番茄、西葫芦	芦笋、鳄梨、甜菜根、花椰菜、卷心菜、大蒜、韭菜、蘑菇、洋葱、甜玉米、红薯
水果	香蕉、草莓、覆盆子、蓝莓、橙子、柑橘、哈密瓜、葡萄、甜瓜、柠檬、猕猴桃、百香果	苹果、杏、黑莓、樱桃、油桃、梨、桃、李子、西瓜、葡萄柚、干果
谷物	大米、燕麦	小麦、黑麦
乳制品	无乳糖酸奶和牛奶、杏仁奶、椰奶、硬奶酪、低乳糖奶酪	牛奶、山羊奶和绵羊奶、酪乳、软奶酪、奶油和冰淇淋
肉	牛肉、鸡肉、羊肉、猪肉	香肠、加工肉类
饮料	葡萄酒、水果和蔬菜汁	运动饮料、啤酒

四、慢性便秘

慢性便秘表现为排便次数减少、粪便干硬或排便困难，患者长时间内排便次数减少到每周少于 3 次。其常见原因包括缺乏膳食纤维，主要与饮食营养中蔬菜和水果摄入不足和液体量摄入不足有关，可适当增加可溶性纤维的摄入。可溶性纤维可刺激黏膜，刺激水和黏液分泌，以及抵抗脱水和将水输送到结肠、改变粪便稠度。研究发现，每天至少摄入 10 g 洋车前子，可有效改善慢性便秘患者整体症状、减轻排便疼痛、增加大便稠度，使每周平均排便次数增加及排便间隔天数减少。

五、功能性消化不良

功能性消化不良是一种功能性胃肠道疾病，其特征是早饱、餐后饱胀或与进餐有关的上腹痛，没有器质性病理学改变。研究表明，功能性消化不良症状与饮食变量之间可能存在关联，如总能量和食物量摄入、进餐频率和与特定食物相关的心理调节。功能性消化不良患者十二指肠嗜酸性粒细胞增多，食物抗原可通过刺激胃肠黏膜免疫和增加肠道通透性从而在疾病中发挥作用。虽然现在并没有针对功能性消化不良的饮食管理标准化方法，但基于现有研究，目前建议少食多餐和低脂肪饮食。大量进食和胃胀容易引起消化不良的症状，脂肪也可以通过延迟胃排空和对胃肠激素的超敏反应加重消化不良的症状。

六、炎症性肠病

炎症性肠病是一组具有多因素病因的慢性疾病，临床表现为腹泻、腹痛，甚至可有血便，伴有肠道损伤症状的复发和进展，其主要包括两种临床表型，即克罗恩病和溃疡性结肠炎。许多研究表明饮食可能在炎症性肠病的发生发展中发挥作用。此外，炎症性肠病患者的肠道菌群与健康人群的肠道菌群差异大，这会影响许多食物的消化和代谢，如膳食纤维和短链脂肪酸等。因此，炎症性肠病患者的饮食营养应尤为注意。

动物蛋白中吸收不良的血红素和氨基酸，不会被小肠吸收，因而会到达结肠腔内被代谢微生物群落分解产生硫化氢、苯酚等有毒分子，同时减少了能产生丁酸盐的抗炎细菌的丰度。富含动物脂肪的饮食也会促进肠道菌群失调和肠道炎症，从而导致炎症性肠病的发生。高饱和脂肪酸和长链多不饱和脂肪酸可通过产生类花生酸来调节前列腺素 E_2 和血栓素 B_2 等炎症相关分子的产生。因此，炎症性肠病患者应避免高脂肪饮食。

纤维存在于蔬菜、谷物、水果和豆类中，由于缺乏纤维特异性酶，难以被人体肠道消化，因此不会被吸收。但纤维被结肠中的细菌发酵，可减少肠道消化时的渗透能力，防止菌群失调和黏膜的细菌增殖，有利于炎症性肠病患者的症状改善。然而，高纤维饮食会加重胃肠道症状，如腹痛和腹泻，因此，建议缓解期炎症性肠病患者可食用不溶性纤维含量低的饮食，如西葫芦、胡萝卜、茄子等。

目前，最受大家肯定的营养支持治疗是全肠内营养（total enteral nutrition，TEN），除肠内营养制剂不再摄入其他食物，疗程通常为 6～8 周。TEN 去除了诱发疾病的可疑食物病原，如致敏蛋白质、某些脂肪和病原微生物等，有效减少了对危险因素的接触，并且配方中所含某些营养素具有抗炎活性，能有效改善患者营养状况、缓解炎症性肠病的症状。最近，还有一种克罗恩病饮食治疗方法（CD-TREAT）也备受关注，这是一种个性化且可耐受的饮食疗法，其成分与 TEN 相当，基于排除某些饮食成分（麸质、乳糖和酒精）和使用普通食物添加其他物质（大量营养素、维生素、矿物质和纤维）。研究发现，相较 TEN，患者更易接受 CD-TREAT，且 CD-TREAT 有利于肠道微生物的组成。对于 TEN 耐受性低的成年人（味觉疲劳、不合口味等原因），CD-TREAT 是长期饮食维持治疗的良好选择。

上述饮食通常是短期使用，在长期饮食中均衡膳食有助于维持疾病的缓解和提高生活质量。地中海饮食是一种可用于管理肠道疾病，特别是炎症性肠病缓解期的长期饮食模式，其特点是大量食用富含长链单不饱和脂肪酸的橄榄油、鱼、水果、全谷物和蔬菜，以提供足够的纤维摄入量。地中海饮食已被证明对微生物群的组成具有积极的影响，有助于恢复肠道微生态平衡并减少促炎因子（如 NF-kB、PG-E2 等）的产生，使患者从中获益。

【食管胃肠肿瘤手术患者的饮食营养】

据估计，接受手术的患者中有 24%～65% 存在营养风险，营养不良的手术患者术后死亡率、并发症、住院时间、再入院率和住院费用都显著升高。而相较其他手术，食管胃肠道肿瘤手术患者的围手术期中发生营养不良的风险尤为显著。适当的围手术期乃至出院后的全程营养管理已被证明可以改善术后结局，尤其是对于食管胃肠道手术患者。

一、术前营养状况的筛查和评估

临床上，营养风险的筛查工具包括营养风险筛查 2002（nutritional risk screening，NRS 2002）、营养不良通用筛查工具（malnutrition universal screening tool，MUST）、营养不良筛查工具（malnutrition screening tool，MST）等，均可被用于术前营养状况的评估指标，对术后近期及远期生存率进行合理的预测。这些营养风险筛查工具在临床营养风险评估中各有优势，上海余震教授团队比较了这 4 种常见营养风险筛查工具，发现 MST 在胃癌患者中检测癌症恶病质的准确性最高；MUST 主要用于社区低体重指数和存在营养不良风险的成年人，也适用于肥胖患者；而对于住院患者的营养风险筛查，NRS 2002 更为适用。

此外，机体成分等指标也被纳入术前营养状况的诊疗体系中，骨骼肌质量与功能的评估、肌肉减少症的诊断也逐渐成为围手术期诊疗体系中的关键部分。研究表明，第 3 腰椎层面 CT 图像上的骨骼肌面积和密度可反映全身骨骼肌质量，以评估患者术前营养状况。上海余震教授团队在国际上首次提出适合中国人肌肉减少症的 CT 诊断标准切点值：①骨骼肌面积：男性为 40.8 cm^2/m^2，女性为 34.9 cm^2/m^2；②骨骼肌密度：男性为 38.5 Hu，女性为 38.6 Hu。

营养不良的诊断不能仅仅依靠某一营养风险筛查工具或成像技术，而是需要一个完善的评估诊断体系。2018 年 9 月，全球领导人发起的营养不良评估（Global Leadership Initiative on Malnutrition，GLIM）标准出台，旨在对当前较为混乱的成人住院患者营养不良诊断标准进行统一。GLIM 诊断标准将营养不良的诊断分为"营养风险筛查"、"诊断性评估"、"诊断"和"严重程度评级"4 个步骤（图 1-6）。上海余震教授团队已经证实该诊断标准可用于诊断胃肠肿瘤患者营养不良并预测术后结局。

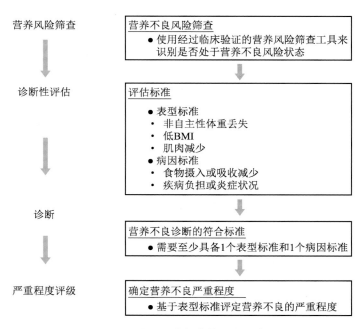

图 1-6　GLIM 诊断营养不良的步骤

二、术前营养干预

术前营养治疗的指征应基于营养状况的筛查和营养不良的诊断。根据营养不良的程度、潜在的疾病和营养摄入不足的预期时间，决定营养治疗的持续时间和途径，防止体重减轻和营养状况恶化。

存在营养风险的患者可以接受术前口服营养补充（oral nutritional supplement，ONS）至少 7 天，可以选择免疫营养制剂（含有精氨酸、鱼油）或高蛋白 ONS（每天 2～3 次，每次至少含 18 g 蛋白质）。当无法通过 ONS 补充营养时，应咨询医师是否需要放置肠内营养管并开始肠内营养（enteral nutrition，EN）治疗。如果都不能通过 ONS 或 EN 进行营养补充，或者当 ONS 和（或）EN 不能充分满足能量和蛋白质需求（大于推荐摄入量的 50%）时，建议使用肠外营养（parenteral nutrition，PN）来改善营养状况。

三、术后营养支持

术后应尽早恢复经口摄入饮食，术后早期 ONS 可促进胃肠道手术患者术后胃肠功能的恢复，并且不增加相关并发症和不良事件的发生率。相反，术后早期营养治疗可以降低术后并发症发生率，因此，术后应尽早重新建立 ONS。但很多情况下，仅依靠 EN 往往不能满足胃肠肿瘤患者的全部能量和营养需求，须通过 PN 予以补充。欧洲临床营养与代谢学会（ESPEN）指南建议，对于仅 EN 不能满足能量和营养需求超过 7 天的患者，应进行 EN + PN 联合应用；而对需要进行营养治疗且肠内营养存在禁忌证（如肠梗阻）的患者，应尽快进行 PN；对于 PN 的预期时间为 7～10 天以上的患者，应放置中心静脉导管。在进行长时间 PN 时，患者易发生导管相关血流感染

（catheter-related bloodstream infection，CRBSI），因此，可选用 CRBSI 发生率较低的植入式输液港，无须局部护理，提高患者的生活质量。

出院后继续以"3 + 3"模式给予 ONS 3 ~ 6 个月，即每日三餐中间再将 ONS 作为点心分为三餐补充，总量每天 400 ~ 600 kcal，对于手术后特别是还需要继续放化疗患者的预后及远期生存率均具有较好的作用。

（余　震　沈自乐）

参考文献

1. BERKOWITZ L, SCHULTZ B M, SALAZAR G A, et al. Impact of cigarette smoking on the gastrointestinal tract inflammation：opposing effects in crohn's disease and ulcerative colitis. Front Immunol, 2018, 9：74.

2. DI PIETRO M, CANTO M I, FITZGERALD R C. Endoscopic management of early adenocarcinoma and squamous cell carcinoma of the esophagus：screening, diagnosis, and therapy. Gastroenterology, 2018, 154(2)：421 – 436.

3. NECULA L, MATEI L, DRAGU D, et al. Recent advances in gastric cancer early diagnosis. World J Gastroenterol, 2019, 25(17)：2029 – 2044.

4. LADABAUM U, DOMINITZ J A, KAHI C, et al. Strategies for colorectal cancer screening. Gastroenterology, 2020, 158(2)：418 – 432.

5. WERLANG M E, PALMER W C, LACY B E. Irritable bowel syndrome and dietary interventions. Gastroenterol Hepatol (N Y), 2019, 15(1)：16 – 26.

6. SUARES N C, FORD A C. Systematic review：the effects of fibre in the management of chronic idiopathic constipation. Aliment Pharmacol Ther, 2011, 33(8)：895 – 901.

7. CHEN X Y, ZHANG X Z, MA B W, et al. A comparison of four common malnutrition risk screening tools for detecting cachexia in patients with curable gastric cancer. Nutrition, 2020, 70：110498.

8. ZHUANG C L, HUANG D D, PANG W Y, et al. Sarcopenia is an independent predictor of severe postoperative complications and long-term survival after radical gastrectomy for gastric cancer：analysis from a large-scale cohort. Medicine (Baltimore), 2016, 95(13)：e3164.

9. MA B W, CHEN X Y, FAN S D, et al. Impact of sarcopenia on clinical outcomes after radical gastrectomy for patients without nutritional risk. Nutrition, 2019, 61：61 – 66.

10. HUANG D D, WU G F, LUO X, et al. Value of muscle quality, strength and gait speed in supporting the predictive power of GLIM-defined malnutrition for postoperative outcomes in overweight patients with gastric cancer. Clin Nutr, 2021, 40(6)：4201 – 4208.

11. HUANG D D, YU D Y, SONG H N, et al. The relationship between the GLIM-defined malnutrition, body composition and functional parameters, and clinical outcomes in elderly patients undergoing radical gastrectomy for gastric cancer. Eur J Surg Oncol, 2021, 47(9)：2323 – 2331.

12. HUANG D D, YU D Y, WANG W B, et al. Global leadership initiative in malnutrition (GLIM) criteria using hand-grip strength adequately predicts postoperative complications and long-term survival in patients underwent radical gastrectomy for gastric cancer. Eur J Clin Nutr, 2022, 76(9)：1323 – 1331.

第二章 消化道癌的风险因素及预防

第一节 食管癌的风险因素及预防

食管癌是最常见的消化道恶性肿瘤之一，也是世界上第六大常见的癌症相关死亡原因，主要类型有食管鳞癌（esophageal squamous cell carcinoma，ESCC）和食管腺鳞癌（esophageal adenosquamous carcinoma，EAC），我国食管癌以食管鳞癌为主。2020年全球约60万食管癌新发病例和54万例食管癌死亡病例，分别位居恶性肿瘤发病和死亡顺位的第7和第6。而我国食管癌发生风险高且危害严重，2020年新发病例为32.4万例，死亡病例为30.1万例，分别占全球的53.7%和55.35%。目前食管癌的病因尚未完全清楚，"环境－遗传－基因互作"模式对食管癌的发生、发展和转归起着重大影响，高危因素的长期暴露以及人为的干预和治疗对食管癌的进展程度有很大影响，需积极开展食管癌危险因素调查，对其发生的病因进行一级预防。

【食管癌的风险因素】

一、饮食因素

食管癌是多因素作用、多阶段发展的疾病，而饮食因素被认为是食管癌发病的主要危险因素。有证据表明，长期食用含有高碳水化合物的食物可以刺激胰岛素和胰岛素样生长因子1的大量分泌，进而促进细胞增殖和抑制细胞凋亡，增加癌症发生的风险。食用加工肉类、食用腌制蔬菜、高盐饮食、酸菜、烟熏制品、辛辣食品、霉变食品、喜硬质饮食、喜食烫食及饮食不规律、快速进食等不良饮食习惯都可能增加食管癌风险。其中，喜食烫食增加食管癌发病风险的原因主要是烫食通过食管时会刺激食管黏膜形成内源性活性氮，进而形成致癌的亚硝胺，而反复热损伤可能损害食管上皮的屏障功能，使其更易受到腔内致癌物的损害，诱发食管癌的发生。

二、营养素缺乏

营养摄入不均衡是食管癌高发区的普遍现象，主要表现为维生素和微量元素缺乏。研究表明，维生素在预防癌症方面发挥着积极作用，如维生素 E 和维生素 C 及类胡萝卜素具有抑制自由基对 DNA 的氧化损伤、减少自由基对细胞膜的伤害、防止脂质过氧化反应的能力。而微量元素锌、硒和铂的缺乏也与食管癌的发生有关。此外，总脂肪和饱和脂肪与食管癌的风险也存在不良关联。

三、吸烟与饮酒

国际癌症研究机构将吸烟与饮酒归类为食管癌的病因。吸烟与饮酒作为危险因素显著增加了机体基因的突变数目，从基因水平影响食管癌的进展。亚硝胺和多环芳烃被认为是烟草中的主要致癌物质。长期吸烟与多种抑癌基因启动子区域高度甲基化呈显著正相关，而抑癌基因启动子区域高度甲基化将导致抑癌基因表达水平下降，进而促进癌症的发生。吸烟同时可以诱发短暂的食管下括约肌松弛，从而引起胃食管疾病症状，增加食管腺鳞癌的风险。酗酒容易导致食管鳞癌的产生，且其导致食管鳞癌产生的概率高于酗酒导致其他癌症产生的概率。在肝脏，乙醇脱氢酶诱导乙醇被氧化成乙醛，乙醛的破坏作用能导致体内 S - 腺苷甲硫胺酸、叶酸和甜菜碱的缺乏，进而导致体内甲基含量的不足，而甲基的缺乏使得体内一些致癌基因的甲基化水平降低，导致癌症的发病率增加。酗酒也能导致抑癌基因的甲基化水平的升高，促进食管癌发生。

四、地理和环境

除饮食习惯等因素外，地理环境因素也是影响食管癌发生的重要原因，包括微生物感染、土壤重金属污染、水污染、含氮化合物、维生素、锌、硒、铜等与地质及自然环境景观相关的因素等。作为亚硝胺类前体物质同时也是食管癌发病可能高危因素的氨氮和硝酸盐氮常常是河水的主要污染物。氨氮和硝酸盐氮对地表水造成污染后会导致地下水亚硝胺含量显著升高；而自来水中氯化物本身也可以诱发食管癌。环境中真菌毒素也是长期以来危害人类健康的一类感染因素，其中 WHO 将黄曲霉毒素作为 I 类致癌物，食物中黄曲霉毒素暴露量与食管癌前病变风险有关。有证据表明幽门螺杆菌、人乳头瘤病毒（human papilloma virus，HPV）等微生物感染可能与巴雷特食管或食管癌的发生存在关联。幽门螺杆菌可能是胃食管反流病的保护因素，根除幽门螺杆菌可能诱发胃食管反流病，一种可能的解释是幽门螺杆菌感染常引起萎缩性胃炎，从而引起胃液体积减小、酸度降低，从而降低胃食管反流病的风险，最终减少了食管腺鳞癌的发生；另一方面，幽门螺杆菌可导致萎缩性胃炎，致使产亚硝基细菌大量生长，生成亚硝酸化合物等致癌物质，从而导致食管腺鳞癌的发生。而 HPV 感染与食管腺鳞癌之间也存在显著相关性，最常见的亚型是 HPV16 型和 HPV18 型，其次是 HPV11、HPV31、HPV33 和 HPV52 型。流行病学调查显示，食管腺鳞癌是西方国家发展最快的癌症，最近关于高危 HPV 感染与巴雷特食管异常增生和癌症之间的联系的研究表明，高危 HPV 感染可能是食管腺鳞癌显著增加的主要危险因素之一。另有一些非常罕见的食管淋巴上皮癌可能与 EB 病毒（Epstein-Barrvirus，EBV）感染有关；多瘤病毒（PyV）是一种无包膜的双链 DNA 病毒，其中可感染人类的 BK 病毒

（BKV）、JC 病毒（JCV）和 Merkel 细胞 PyV（MCPyV）的致癌潜能已经得到证实。

五、微生态

近期研究表明，菌群失调与食管癌的发生密切相关，尤其是口腔菌群失调。牙龈卟啉单胞菌（porphyromonas gingivalis，Pg）为寄居在牙龈上皮细胞内的一种厌氧菌，研究发现食管癌组织的 Pg 感染率明显高于贲门癌及胃癌，这可能是因为口腔中感染的 Pg 转移并寄居于食管及胃中所致。具核梭形杆菌（Fusobacterium nucleatum，FN）是口腔中最丰富的物种之一，研究发现其与食管癌之间存在紧密关联。食管癌患者与健康者的食管黏膜菌群存在较大差异，健康者食管的微生物环境中主要有链球菌等革兰氏阳性菌，而具有食管病变和食管癌的患者病变组织中主要存在革兰氏阴性菌，如变形菌门、厚壁菌门、梭杆菌门等。革兰氏阴性菌可产生脂多糖，有研究表明，脂多糖可上调 COX-2 和诱导一氧化氮合酶的表达，延缓胃排空的同时促进食管下段括约肌松弛，引起胃食管反流及巴雷特食管，最终造成食管癌的发生。食管癌及其癌前病变患者胃内微生态处于失衡状态，在食管炎和巴雷特食管患者的胃液中观察到肠杆菌科细菌的增加。早期食管鳞癌和食管鳞状上皮增生患者的胃体黏膜表现为厚壁菌门的梭状芽孢杆菌和丹毒丝菌相对丰度明显增加。肠道菌群的失调也与食管癌的发生存在关联，肠道中的粪肠球菌可通过肠道转位引起全身感染，导致肠外肿瘤如食管癌的发生。肠杆菌及克雷白杆菌属等能产生脂多糖的肠道菌群可能促进肠道黏膜破坏，增加肠道通透性，导致脂多糖进入血液并迁移到食管组织，与 TLR4 等受体结合，从而引发食管癌。另外，脑 - 肠轴是肠道和大脑神经系统之间的双向调节通路，肠道菌群可通过脑 - 肠轴这一远端效应调控肠道的黏膜免疫及炎症反应，从而间接参与食管癌的发生、发展过程，但其具体机制复杂，有待阐明。

六、家族史及遗传因素

关于家族遗传史与食管癌发病风险之间的关系尚有争议，美国、意大利等国家还未确定两者之间是否存在关联；而在食管鳞癌发病率比较高的国家中有研究表明，确诊的食管鳞癌患者的直系亲属及其分支患食管鳞癌的概率大于无食管鳞癌家族史的患者，这表明食管癌具有明显的家族聚集性倾向。此外，其他癌症家族史亦与食管癌风险增加有关，如肺癌、前列腺癌等均已显示出相关性。

全基因组关联研究已经确定了几十个食管癌的遗传易感位点，其中主要包括致癌物代谢相关基因、相关的抑癌基因和癌基因、DNA 损伤修复相关基因及某些免疫相关基因等。

1. 致癌物代谢基因：外界致癌物质在进入人体后需要经过代谢酶的激活才能发挥致癌性，人体中有多种代谢酶的基因多态性与食管癌联系密切。亚甲基四氢叶酸还原酶（MTHFR）在叶酸代谢及 DNA 甲基化和 DNA 合成修复的过程中发挥重要作用，其中 *MTHFR C677T* 突变最为常见，其可增加食管癌的患病风险。

2. 癌基因及抑癌基因：*P53* 基因是一种非常重要的抑癌基因，还是多种人类癌症中最常见的突变基因。*P53 Pro 72Arg* 基因多态与抑癌基因 *PTEN rs2735343 C/G* 多态相互作用，共同影响人群患食管鳞癌的风险。

3．DNA 损伤修复相关基因：DNA 损伤修复相关基因是与机体肿瘤易感性相关的一个重要因素。XRCC1（X 射线修复交叉互补基因 1）主要在碱基的切除修复和电离辐射及氧化损伤引起的单链断裂修复中发挥作用，且 XRCC1 的多态性 p. Arg194Trp 与食管癌的发生有关。

4．免疫相关基因：免疫调节紊乱可能导致肿瘤易感性，与食管癌相关的免疫基因有细胞毒性 T 淋巴细胞相关抗原 4（CTLA-4）及干扰素调节因子 3（IRF-3）。研究发现 *CTLA-4* 基因 rs231775、rs4553808 位点基因多态性与食管癌易感性相关。

七、其他因素

其他较明确的食管癌危险因素有社会经济水平较低、咀嚼槟榔、贲门失迟缓症、范科尼贫血等。男性、高龄、白种人、肥胖、胃食管反流病、巴雷特食管病史是影响食管腺鳞癌发生的主要危险因素。

【食管癌的预防与筛查】

由于早期食管癌患者缺乏典型的临床症状和体征，大多数患者就诊时已达肿瘤中晚期，预后较差（5 年生存率约 30.3%），而早期食管癌患者在接受治疗后 5 年生存率可达 95.00%，因此食管癌预防比治疗更重要，应着重从以下几方面进行预防。

一、饮食

饮食、营养全面均衡，建议经常食用新鲜蔬菜水果、绿茶、肉蛋奶类及豆类食品。摄入的 Omega-3 脂肪酸、多不饱和脂肪、水果和蔬菜中的纤维、维生素可以降低患食管癌的风险。膳食钙摄入高者，避免饮用污染水，少食腌制食品、霉变食品、烫食，以及饮食规律、细嚼慢咽等良好饮食习惯都可降低食管癌的发病风险。

二、生活行为方式

戒烟和戒酒有助于降低食管癌的患病风险。体重指数（BMI）与食管腺鳞癌的发病风险密切相关，BMI 越高，患食管腺鳞癌的风险越大。保持积极的运动习惯并控制 BMI 在健康范围内是一个良好的举措。此外，补充营养素可以降低患食管癌的风险，长期持续并尽早开始补充营养素可能会获得更好的效果。

三、预防感染

积极预防 HPV、EB 病毒、PyV 感染，包括选择接种抗 HPV 疫苗等；注意食物贮存，防止食材霉变；注重口腔卫生，忌滥用抗生素破坏机体微生态。

四、筛查与早期诊断

针对食管癌高风险人群开展筛查能够有效降低人群食管癌发病率和死亡率。目前，我国 2022 年版筛查指南推荐 45 岁为食管癌筛查起始年龄，75 岁或预期寿命小于

5 年时终止筛查。食管癌高风险人群定义为年龄≥45 岁，且符合以下任意 1 项：①长期居住于食管癌高发地区；②一级亲属中有食管癌疾病史；③患有食管癌前疾病或癌前病变；④有吸烟、饮酒、热烫饮食等生活和饮食习惯。推荐鲁氏碘液染色内镜（LCE）或窄带成像技术（narrow-band imaging，NBI）作为食管癌筛查的首选，有条件者可联合使用放大内镜，基于 LCE 或 NBI 的指示性活检病理学为诊断金标准（图 2 – 1）。

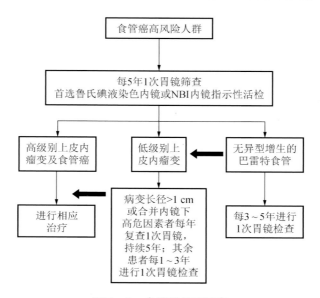

图 2 – 1　食管癌筛查流程

在过去的几十年间，我国食管癌的疾病负担普遍下降，但因为人口基数大，我国食管癌疾病负担较其他国家相比仍较高。食管癌的一级预防可通过消除危险因素，如戒烟戒酒、均衡摄入营养素、改善不良生活方式和饮食习惯来实现；而对于二级预防则应加强食管癌的早期筛查、早诊早治，以改善患者的预后，减轻经济负担。

（朱佳莉）

第二节　胃癌的风险因素及预防

胃癌被认为是最常见的上消化道癌症类型之一，是全世界癌症相关死亡的第二大原因，好发于经济文化落后的地区。据 2021 年全球癌症报告，胃癌居全球癌症发病谱的第 5 位、死因谱的第 4 位。我国 2020 年胃癌发病率居恶性肿瘤的第 3 位，每年新发胃癌病例约占全球的 40%。胃癌一经发现，多为晚期，总体 5 年生存率不足 50%，而早期发现、早期治疗可大大改善预后。同时胃癌是一种受多因素影响的疾病，也是主要癌症中受生活、饮食影响最大、可预防的癌症之一，采取有效的预防措施可降低胃癌的发病率。

【胃癌的风险因素】

胃癌的发生过程复杂，是遗传和环境等因素相互作用的综合结果，其发生、发展的具体机制尚不清楚，目前研究已经明确的主要危险因素有 Hp 感染、高盐饮食、烟熏煎炸食品、红肉、加工肉及不良饮食习惯、吸烟、饮酒、一级亲属胃癌家族史等。

一、感染

1．Hp 感染：被认为是胃癌最重要的风险因素，约90％的非贲门癌与 Hp 感染有关。1994 年 WHO 的国际癌症研究署将 Hp 感染定为人类 Ⅰ 类致癌源。Hp 经口进入胃后穿过胃黏液层，定居于黏液层与胃窦黏膜上皮细胞表面，可导致胃炎、胃溃疡、胃黏膜相关淋巴组织淋巴瘤及胃癌等消化系统疾病。Hp 感染与社会经济水平及公共卫生条件存在密切关系，发达国家 Hp 感染率及胃癌的发病率均较低。也有一些发展中国家，如印度、泰国等，Hp 感染率虽然很高，但胃癌的发病率并不高。Hp 与遗传和饮食之间的相互作用也许可以解释这些差异。

2．EBV 感染：EBV 感染可导致胃癌发病率升高，5％～10％的胃癌与 EBV 感染有关。EBV 相关性胃癌是胃癌的一种重要类型，好发于年龄偏大的男性人群。EBV 在胃癌中的确切作用尚不清楚，最近的研究表明 EBV 及 Hp 感染协同会增加胃癌的发病率。

二、饮食结构

1．高盐饮食：摄入高盐食物及腌制食品（如咸菜、腊肉等）可增加胃癌的发病风险。摄入高盐食物后，高渗透压对胃黏膜造成明显损害，使胃黏膜表面发生大面积的弥漫性充血、水肿、糜烂、溃疡，甚至坏死和出血等病理变化。长期摄入高盐及腌制、熏烤食品可直接损伤胃黏膜表面黏液屏障，易导致 Hp 感染，两者协同作用可进一步提高胃癌的发生风险，并增加胃黏膜对致癌物的易感性，升高胃炎、消化性溃疡及胃癌的发生风险。此外，腌熏煎烤炸食品（如咸鱼、咸菜、烧烤等）中过量的亚硝酸盐及多环芳烃等致癌物，容易诱发胃黏膜上皮细胞异型增生，进而增加癌变概率。

2．过量饮酒：饮酒是胃癌的主要危险因素之一。研究表明过量饮酒会增加胃癌的发生风险。乙醇具有的亲脂性和脂溶性，可导致胃黏膜糜烂及黏膜出血。长期大量饮酒可刺激胃黏膜炎症发生，进而造成黏膜腺体萎缩。近期研究发现具有 *ALDH2* 基因突变的人，也就是喝酒脸红的人，即使只是少量饮酒，胃癌发生的风险也会大大增加。饮酒还可引起酒精性肝硬化及急、慢性胰腺炎等，间接加重胃黏膜损伤。

3．红肉和加工肉类：过量进食肉类可增加患胃癌的风险。研究表明，红肉食用量每增加 100 g/d，胃癌发生风险增加 26％。加工肉为一级致癌物，其中含有大量亚硝酸盐及血红素铁，可导致胃癌的发病风险增加，且加工肉类中多环芳烃、杂环胺等致癌物增加，增强其致癌作用。红肉富含饱和脂肪，保护性脂肪如 Omega-3 含量低，长期大量摄入会导致胃炎，从而增加胃癌发生的风险。

4．新鲜蔬果摄入少：水果和蔬菜中富含类胡萝卜素、叶酸和维生素 C、维生素 E

等，可通过调节异型增生物质代谢相关酶类进而阻断致癌物的作用，降低肿瘤细胞的核分裂能力。水果和蔬菜中含有丰富的抗氧化剂，可以清除氧自由基，减少细胞 DNA 损伤。蔬果中丰富的膳食纤维可降低体内亚硝酸盐的浓度，降低胃癌的发病风险；水果中丰富的黄酮类化合物可以抑制癌细胞的黏附、侵袭、迁移等，从而阻断细胞的癌变。

三、行为因素

1．肥胖：随着我国居民物质生活条件的提高及体力劳动减少，国民肥胖人群的比例逐年增加。而肥胖者通常伴随着高脂高盐饮食，这会增加胃癌发生的概率，特别是非贲门胃癌的发生风险。腹型肥胖可使腹内压增高、食管下括约肌松弛而引起胃食管反流，此为贲门胃癌的高危因素。

2．吸烟：是胃癌的高危因素之一，已被证明会增加贲门胃癌发生风险，且吸烟量越大、年限越长，胃癌发生风险越高。烟草所含致癌物可诱导胃黏膜上皮细胞异型增生，使癌变风险增加，而且吸烟可使胃黏膜血管收缩及胃黏膜缺血、水肿，同时减少前列腺素的合成，刺激胃酸分泌，加重对黏膜的损伤。

3．职业暴露：长期在粉尘及高温工作环境中劳作的人群患胃癌风险增加。职业接触粉尘、高温微粒和六价铬等金属与非贲门胃癌有关。现研究发现从事木材加工、橡胶制造、煤矿和金属加工等职业的工人患肿瘤风险更大。

4．长期不良饮食习惯会干扰胃液的正常分泌，导致胃黏膜反复受损，保护性修复因素减弱，从而诱发异型增生及癌变。一项在我国人群中开展的 Meta 分析提示不吃早餐、饮食不规律、吃饭速度快、暴饮暴食、吃剩饭菜是胃癌的危险因素。

四、遗传因素

1．家族史：约 10% 的胃癌表现为家族聚集性，一级亲属中患胃癌者的胃癌发病率是普通人的数倍。一些遗传性疾病，如遗传性弥漫性胃癌、林奇综合征、家族性腺瘤性息肉病、波伊茨－耶格综合征和利－弗劳梅尼综合征等患者患胃癌风险均较高。

2．血型：大量研究表明，与其他血型相比，A 型血人群患胃癌风险较高，其原因可能是 A 型血人体血清中含有 A 抗原，其与某些肿瘤表面的抗原相似，削弱了机体对该类肿瘤抗原的识别清除功能，促进了肿瘤的发生。

3．性别：男性胃癌发病率约为女性的 2 倍。胃癌是男性第四大常见癌症类型，是女性的第七大常见癌症类型。一个可能的解释是雌激素的保护作用可能会降低女性患胃癌的风险。其他可能的原因如饮食习惯、不良生活习惯及职业暴露的差异均可能导致男性胃癌发病率高于女性。绝经后女性胃癌的发病率与男性相似，但滞后期为 10 至 15 年。

五、疾病

1．慢性胃病史：一项以近 20 年中国人群为研究对象的胃癌影响因素的研究中发现，慢性胃病史如慢性萎缩性胃炎、腺瘤性息肉、经久不愈的胃溃疡等是胃癌的危险因素。Hp 感染是导致胃炎、胃溃疡的主要危险因素，可间接导致胃癌的发生。胃黏膜萎缩、肠上皮化生及异型增生等为胃癌的癌前病变。

2. 胃部手术史：瑞典的一项研究表明，远端胃切除术后患残胃癌的风险增加。这可能的原因为胃酸分泌减少，利于幽门螺杆菌定植，同时胆汁反流到残胃易导致胃黏膜损伤，最终导致异型增生及癌变。

3. 恶性贫血：是一种自身免疫性疾病，这些患者体内有自身免疫性抗体，如抗壁细胞抗体、抗内因子抗体等，产生的免疫反应可导致胃黏膜萎缩、壁细胞数量减少，不能分泌内因子，因而不能吸收食物中维生素 B_{12}。不及时干预可导致胃底腺区域的萎缩性胃炎，而这是胃癌的癌前病变。另外，患恶性贫血时，壁细胞分泌胃酸减少，提供了利于幽门螺杆菌定植的环境，间接增加了胃癌的发病风险。

六、精神因素

在某些精神状态不佳的情况下，如抑郁、焦虑、高压等，人体免疫系统产生的免疫细胞减少，机体免疫力下降，其阻断及杀灭肿瘤细胞的能力减弱，促进了胃癌的发生和发展。长期处于精神压力下的人大多伴随吸烟、酗酒等不良行为，间接促进了胃癌的发生。

【胃癌的预防】

一、检测并根除幽门螺杆菌

根除幽门螺杆菌是预防胃癌最有效的方法，可消除胃黏膜慢性炎症，减慢黏膜萎缩进程，甚至部分逆转黏膜萎缩，从而降低胃癌的发生风险。我国指南指出根除 Hp 可显著降低胃癌的发生风险。目前临床上倡导的根除 Hp 方案为含有铋剂的四联方案，即质子泵抑制剂（proton pump inhibitor，PPI）+ 铋剂 + 2 种抗生素。按照我国共识推荐的 7 种方案，按疗程治疗 14 天后，Hp 根除率可达 90%。

幽门螺杆菌的检测方法包括侵入性与非侵入性 2 种。侵入性方法主要包括快速尿素酶试验、胃黏膜组织切片染色镜检及细菌培养等；非侵入性方法有 ^{13}C-或 ^{14}C-尿素呼气试验、血清抗体检测及粪便抗原检测，其中尿素呼气试验是目前临床上最常用的检测方法。

二、早期筛查及诊断

早期筛查是发现胃癌的重要手段，胃镜及胃镜下活检是诊断胃癌的金标准。根据我国胃癌的流行病学特点，临床上建议对高风险人群进行定期筛查。符合以下第 1 条和第 2 ～ 第 6 条中任意 1 条者均应列为高危人群，建议作为筛查对象：①年龄 >40 岁；②胃癌高发地区人群；③Hp 感染者；④既往患有慢性萎缩性胃炎、胃溃疡、恶性贫血等胃癌前疾病；⑤胃癌患者一级亲属；⑥存在胃癌其他高危因素（高盐、腌制、熏制饮食、吸烟、重度饮酒等）。

国家卫生健康委办公厅正式发布的《胃癌诊疗指南（2022 版）》指出，内镜检查用于胃癌普查需要消耗大量的人力、物力资源，且患者接受度低。血清学筛查项目操作简便、痛苦小、患者接受度高，是可行有效的方法，主要包含血清胃蛋白酶原、促胃液素-17 检查、幽门螺杆菌抗体检测（图 2－2）。

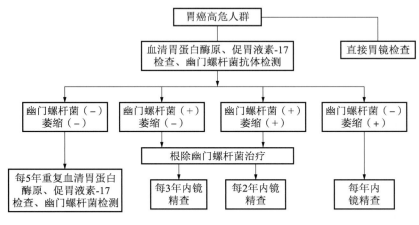

图2－2　胃癌筛查流程

我国李兆申院士发布的新型胃癌筛查评分系统，即应用"新型胃癌风险评分－胃镜二步法"筛查策略，可显著提高筛查效率，从而提高早期胃癌诊断率，同时可对相对低风险人群采取适合的随访策略，节约医疗资源。

三、改善生活习惯

1. 合理膳食：调整饮食结构是预防胃癌最主要的形式。富含水果、蔬菜、谷物的健康饮食不仅可降低胃炎和胃癌的风险，还有助于预防高血压和肥胖，从而降低患各种慢性疾病的风险。有研究表明，每周食用柑橘类水果 3 次以上者与从未食用或摄入不足者相比，胃癌发病风险可降低 70%。建立健康的饮食结构，如少食辛辣刺激及腌制食物、减少亚硝酸盐摄入、避免食用霉变的食物等。

2. 控制体重：通过合理膳食、体育锻炼等将体重控制在合理的范围内，在降低胃癌发病风险的同时，也可有效减少心血管疾病等的发病风险。

3. 戒烟戒酒：吸烟、饮酒不仅是胃癌的危险因素，也是其他多种癌症，如肺癌、肝癌等的危险因素。戒烟、戒酒可减轻对胃黏膜的刺激及损伤，从而减小胃癌的发生概率。

4. 注意餐饮卫生：尽量减少外出就餐次数，少点外卖，聚餐时尽量使用公筷等。外卖及餐馆的食物大多热量较高，长期摄入易致超重甚至肥胖，且有时候卫生条件无法保证，易增加感染幽门螺杆菌的风险，从而增加胃癌的发病风险。

5. 改善饮食习惯：有研究表明，缓慢进食和有效咀嚼可降低胃癌的发生。生活中应避免三餐进食不规律及暴饮暴食等，避免对胃黏膜造成损伤或刺激，可减少胃炎等的发生。

6. 保持心情愉悦：尽量避免抑郁情绪的发生，若长期处于抑郁情绪无法自行调

23

节，可适当求助周围朋友及亲人，必要时可寻求心理医师的帮助。

四、健康普及

对居民进行健康普及，尤其是对胃癌高发地区及高危人群进行健康普及是有必要的。建议此类人群保持良好的生活卫生习惯、定期进行体检等，提高胃癌的一级预防和二级预防效率。

综上，我国胃癌发病率及死亡率均较高，其受遗传因素、行为因素、环境因素的综合作用，是可有效预防的癌症之一。Hp 感染、吸烟、饮酒、高盐饮食等是其危险因素，但可通过根除 Hp、调整饮食结构、戒烟戒酒、定期筛查等有效预防胃癌的发生、发展，降低胃癌的发病率及死亡率。

（曹新广　万笑雨）

第三节　结直肠癌的风险因素及预防

结直肠癌是全球范围内最常见的恶性肿瘤之一，2021 年男性发病率占全部恶性肿瘤的 10%，在我国其是仅次于肺癌和胃癌，居第 3 位的常见恶性肿瘤。而我国也是每年世界范围内结直肠癌新发病例最多的国家。自 20 世纪 90 年代以来，发达国家如欧美、日本、新加坡的结直肠癌发病率逐年下降，这主要归因于生活方式的转变及广泛的结直肠癌筛查。然而，发展中国家包括我国的结直肠癌发病率仍持续上升。结直肠癌的发生发展大多遵循"腺瘤 - 癌"的漫长过程，从癌前病变进展到癌一般需要 5 ~ 10 年，甚至更长的时间，可以说是一种比较"懒惰"的癌，这一点为其早期诊断和临床干预提供了时间窗口。借鉴美国及日本的相关流行病学分析及肿瘤防治工作经验，我国近年来持续开展积极的肿瘤防治政策，结直肠癌的早诊率逐渐上升。

【风险因素】

结直肠癌的病因尚不明确，与其发病有关的风险因素有很多。大量研究表明结直肠癌是由遗传、环境和生活方式等多方面因素、多步骤、内因外因相互作用的结果，目前研究比较明确的危险因素有结直肠癌家族史、炎症性肠病、红肉和加工肉类摄入、肥胖、吸烟、饮酒等。结直肠癌大致分为散发型和遗传性，75% 的结直肠癌为散发型，这类患者一般年龄较大（大于 65 岁），没有相应的癌症家族史，其发生主要由环境因素引起。有结直肠癌家族史的患者约占 25%，其中约 10% 明确与遗传因素有关。

1. 结直肠癌家族史： 结直肠癌家族史与结直肠癌发病风险增高有关，多项研究表明一级亲属患结直肠癌的人群发病风险明显高于普通人群，且发病风险也与直系亲属患癌人数及患癌年龄密切相关，亲缘系数越高、直系亲属中患者数越多、发病年龄越小的人群患病风险越大。主要有两个方面原因，第一是近亲携带易感基因，第二则是家庭成员之间有着共同的生活环境和饮食习惯。大部分患者是这两方面相互作用，具有显著的家族聚集性。

2. 遗传性结直肠癌：小部分有家族史的患者为遗传性结直肠癌，属于真正意义上的遗传性疾病，根据有无息肉大致可分为非息肉病性综合征和息肉病综合征两大类：①非息肉病性结直肠癌：主要是指遗传性非息肉病性结直肠癌；②息肉病综合征：包括家族性腺瘤性息肉病、错构瘤息肉综合征，如遗传性色素沉着消化道息肉病综合征、幼年性息肉病综合征、MUTYH 相关性息肉病（MAP）、锯齿状息肉病综合征等。这些遗传性疾病携带不同致病基因，大部分都有发展成肠癌的倾向，尤其是家族腺瘤性息肉病，恶变率可达100%。结直肠癌发病的年龄大约为40岁，MAP 患者结直肠癌发病的中位年龄为45～59岁，这类患者应该加强自身和亲属的筛查、随访，尤其是内镜检查。

3. 炎症性肠病：炎症性肠病包括溃疡性结肠炎和克罗恩病，在过去主要集中于西方地区，其患病率远高于我国。然而近年来我国炎症性肠病发病率逐年上升，这可能与我国工业化发展有一定关联。目前认为炎症性肠病和结直肠癌之间存在着一定关系。研究表明溃疡性结肠炎患者发生结直肠癌的风险增加，尤其是男性、发病时年轻、广泛性结肠炎的患者。有研究表明在溃疡性结肠炎被诊断8～10年后，结直肠癌的发病风险每年可增加0.5%～1.0%。而且，与一般散发性结直肠癌相比，炎症性肠病相关结直肠癌的预后不良。炎症性肠病相关结直肠癌发生机制可能为反复急性和慢性炎症的累积诱导基因突变，引起上皮异性增生，进而诱发癌变，即通过"炎症－异型增生－癌变"的顺序发展，这与散发性结直肠癌的"腺瘤－癌变"的发病机制不同。

4. 饮食因素：俗话说，病从口入，不良的饮食习惯及方式、某些药物的摄入都可能直接或间接作用于胃肠道黏膜，诱发结直肠癌的发生。

（1）肉类：特别是红肉和加工肉类与结直肠癌发病风险增高有关，而且存在剂量－反应关系，每日摄入加工肉类每增加50 g、红肉每增加100 g，结直肠癌发病风险增加16%。红肉和加工肉类（尤其腌制食品）可能在加工、生产、贮存中添加或在体内外产生亚硝基复合物等致癌物质，诱发结直肠癌。高脂肪饮食特别是以动物脂肪等饱和脂肪酸为主的饮食也被认为是结直肠癌的高危因素。

（2）饮酒：大量饮酒是结直肠癌的危险因素。有研究表明与偶尔饮酒或不饮酒相比，少量饮酒（<28 g/d）不会增加结直肠癌风险，大量饮酒（>36 g/d）者结直肠癌发病风险增高。酒精引起癌变风险增加的原因很多：其在体内产生乙醛等有害的代谢产物；长期大量的酒精摄入可同时导致叶酸、蛋氨酸等摄入不足及细胞结构的甲基化不良；酒精也会导致肠道菌群失调及功能紊乱，这些因素直接或间接增加了患癌风险。有研究认为，与葡萄酒及白酒相比，啤酒促癌发生的风险更高。

（3）膳食纤维、水果和蔬菜：与结直肠癌发生风险降低相关，是结直肠癌的保护因素。膳食纤维可吸收水分，增加大便量，吸附肠道有害物质，稀释致癌物浓度并加快其排出，减少促癌物质的吸收，对致癌物质也有抑制或促进代谢作用。水果、蔬菜中丰富的纤维素、维生素、矿物质、黄酮等有利于降低结直肠癌的发生。食用乳制品可能与结直肠癌风险降低相关。

（4）阿司匹林可能具有预防结直肠癌的功效，维生素 A、维生素 D、叶酸、镁等对肿瘤的防治也有重要作用。维生素 A 可有序调控上皮组织的分化、维持其正常形态，维生素 D 则被发现存在于与结直肠癌发生相关的多个基因位点中。

5．其他：糖尿病、肥胖患者的结直肠癌发病风险增高。瑞典的一项研究显示，糖尿病增加结直肠癌风险与结直肠癌家族史增加结直肠癌风险的程度接近。肥胖越严重、超重时间越久，结直肠癌风险越高。这些患者有着共同的危险因素，如久坐、高脂饮食、代谢紊乱等，进而诱发慢性炎症反应、代谢免疫紊乱、肠道微生态失调等多种因素相互作用，促进结直肠癌的发生。吸烟者的结直肠癌发病风险增高，而且与吸烟年龄和吸烟数量的增加相关，在戒烟后 10 年结直肠癌的风险开始降低。

【结直肠癌的预防】

结直肠癌预防需提高民众尤其是高危人群对结直肠癌前病变的重视程度，加强教育并进行切实有效的干预措施，一方面，通过调节饮食、改变不良习惯、适当锻炼降低结直肠癌的发病风险；另一方面，做好早期筛查，治疗癌前病变、早期癌，降低结直肠癌发病率，提高结直肠癌的存活率。

从生命早期就应该保持健康的良好的饮食习惯，多吃富含膳食纤维类的食物，选择新鲜、时令食物，注意加工及烹饪方式。中国营养学会的《中国居民膳食指南（2022）》提倡食物多样，搭配合理，保证每天摄入不少于 300 g 的新鲜蔬菜，深色蔬菜应占 1/2；保证每天摄入 200～350 g 的新鲜水果，果汁不能代替鲜果；老人、便秘、糖尿病等慢性病患者等特殊人群则需要更大的摄入量，可以吃各种各样的奶制品，摄入量相当于每天 300 mL 以上液态奶，经常吃全谷物、大豆制品，适量吃坚果，保持适当运动，维持健康体重，坚持日常身体活动，每周至少进行 5 天中等强度身体活动，累计 150 分钟以上，主动身体活动最好每天 6000 步。鼓励适当进行高强度有氧运动，加强抗阻运动，每周 2～3 天。减少久坐时间，每小时尽可能起身进行适当活动。

戒烟及减少红肉、加工肉类、酒精的摄入，儿童、青少年、孕妇、乳母及慢性病患者不应饮酒，成年人每天酒精饮用量不超过 15 g。

（曹新广　姚振涛）

参考文献

1. 刘双，黄丽萍，林征，等．水果摄入联合吸烟、饮酒与食管癌发病关系病例对照研究．中国公共卫生，2019（6）：731－734．

2. International Agency for Research On Cancer. List of classifications by cancer sites with sufficient or limited evidence in humans. IARC Monographs, 2022, 32：1－14.

3. YOKOYAMA A, KAKIUCHI N, YOSHIZATO T, et al. Age-related remodelling of oesophageal epithelia by mutated cancer drivers. Nature, 2019, 565(7739)：312－317.

4. COOK M B, KAMANGAR F, WHITEMAN D C, et al. Cigarette smoking and adenocarcinomas of the esophagus and esophagogastric junction：a pooled analysis from the international BEACON consortium. J

Natl Cancer Inst, 2010, 102(17): 1344 - 1353.

5. ZHOU Z, XIA Y, BANDLA S, et al. Vitamin D receptor is highly expressed in precancerous lesions and esophageal adenocarcinoma with significant sex difference. Hum Pathol, 2014, 45(8): 1744 - 1751.

6. 梁索原, 曹玉, 赤泽宏平, 等. 磁县食管癌高发区农村饮水中"三氮"含量的调查研究. 中华肿瘤防治杂志, 2012, 19(9): 649 - 651, 662.

7. CAO W, LEE H, WU W, et al. Multi-faceted epigenetic dysregulation of gene expression promotes esophageal squamous cell carcinoma. Nat Commun, 2020, 11(1): 3675.

8. 谢婷婷, 郑浩轩, 姜泊. 根治幽门螺旋杆菌可诱发胃食管反流病: 多个随机对照研究的 Meta 分析. 南方医科大学学报, 2013, 33(5): 5.

9. OJESINA A I, LICHTENSTEIN L, FREEMAN S S, et al. Landscape of genomic alterations in cervical carcinomas. Nature, 2014, 506(7488): 371 - 375.

10. BELTRAN H, PRANDI D, MOSQUERA J M, et al. Divergent clonal evolution of castration-resistant neuroendocrine prostate cancer. Nat Med, 2016, 22(3): 298 - 305.

11. SUN F, ZHANG Z W, TAN E M, et al. Icaritin suppresses development of neuroendocrine differentiation of prostate cancer through inhibition of IL-6/STAT3 and aurora kinase a pathways in TRAMP mice. Carcinogenesis, 2016, 37(7): 701 - 711.

12. KUNZMANN A T, GRAHAM S, MCSHANE C M, et al. The prevalence of viral agents in esophageal adenocarcinoma and Barrett's esophagus: a systematic review. Eur J Gastroenterol Hepatol, 2017, 29(7): 817 - 825.

13. WONG M Y W, WANG B, YANG A, et al. Human papillomavirus exposure and sexual behavior are significant risk factors for Barrett's dysplasia/esophageal adenocarcinoma. Dis Esophagus, 2018, 31(12).

14. GAO H, LI L, ZHANG C, et al. Systematic review with Meta-analysis: Association of Helicobacter pylori infection with esophageal cancer. Gastroenterol Res Pract, 2019, 2019: 1953497.

15. YANO Y, ETEMADI A, ABNET C C. Microbiome and cancers of the esophagus: a review. Microorganisms, 2021, 9(8): 1764.

16. SHEN W, TANG D, DENG Y, et al. Association of gut microbiomes with lung and esophageal cancer: a pilot study. World J Microbiol Biotechnol, 2021, 37(8): 128.

17. ALPERT O, BEGUN L, ISSAC T, et al. The brain-gut axis in gastrointestinal cancers. J Gastrointest Oncol, 2021, 12(Suppl 2): S301 - S310.

18. SU Z, ZOU G R, MAO Y P, et al. Prognostic impact of family history of cancer in Southern Chinese patients with esophageal squamous cell cancer. J Cancer, 2019, 10(6): 1349 - 1357.

19. 刘轲, 崔露琼, 蒋盼盼, 等. 感染与食管癌的研究进展. 食管疾病, 2020, 2(3): 161 - 164, 205.

20. 杨建洲, 王金胜, 纪爱芳, 等. p53 基因多态性与中国人群食管癌易感性的 Meta 分析. 现代预防医学, 2013, 40(5): 4.

21. 国家消化内镜专业质控中心, 国家消化系统疾病临床医学研究中心(上海), 国家消化道早癌防治中心联盟, 等. 中国早期食管癌及癌前病变筛查专家共识意见(2019 年, 新乡). 中华健康管理学杂志, 2019, 13(6): 465 - 473.

22. 赫捷, 陈万青, 李兆申, 等. 中国食管癌筛查与早诊早治指南(2022, 北京). 中华消化外科杂志, 2022, 21(6): 677 - 700.

23. 中华医学会肿瘤学分会, 中华医学会杂志社. 中华医学会胃癌临床诊疗指南(2021 版). 中华医学杂志, 2022, 102(16): 1169 - 1189.

24. DE MARTEL C, GEORGES D, BRAY F, et al. Global burden of cancer attributable to infections in 2018: a worldwide incidence analysis. Lancet Glob Health, 2020, 8(2): e180 – e190.

25. DADASHZADEH K, PEPPELENBOSCH M P, ADAMU A I. Helicobacter pylori Pathogenicity Factors Related to Gastric Cancer. Can J Gastroenterol Hepatol, 2017, 2017: 7942489.

26. SINGH S, JHA H C. Status of epstein-barr virus coinfection with Helicobacter pylori in Gastric Cancer. J Oncol, 2017, 2017: 3456264.

27. WANG J B, FAN J H., DAWSEY S, et al. Dietary components and risk of total, cancer and cardiovascular disease mortality in the Linxian Nutrition Intervention Trials cohort in China. Sci Rep, 2016, 6: 22619.

28. RAEI N, BEHROUZ B, ZAHRI S, et al. Helicobacter pylori infection and dietary factors act synergistically to promote gastric cancer. Asian Pac J Cancer Prev, 2016, 17(3): 917 – 921.

29. 聂爱英, 梁丽娟, 雷超, 等. 饮食和生活习惯与胃癌的相关性研究进展. 现代生物医学进展, 2017, 17(3): 578 – 581.

30. SUN Y, WANG S, QI M, et al. Psychological distress in patients with chronic atrophic gastritis: the risk factors, protection factors, and cumulative effect. Psychol Health Med, 2018, 23(7): 797 – 803.

31. TSUGANE S, SASAZUKI S. Diet and the risk of gastric cancer: review of epidemiological evidence. Gastric Cancer, 2007, 10(2): 75 – 83.

32. XIE Y, HUANG S, SU Y. Dietary flavonols intake and risk of esophageal and gastric cancer: a Meta-analysis of epidemiological studies. Nutrients, 2016, 8(2): 91.

33. 李玉平, 任鹏, 王伦善, 等. 上消化道肿瘤与 ABO 血型相关性分析. 实验与检验医学, 2017, 35(6): 992 – 994.

34. CAMARGO M C, GOTO Y, ZABALETA J, et al. Sex hormones, hormonal interventions, and gastric cancer risk: a meta-analysis. Cancer Epidemiol Biomarkers Prev, 2012, 21(1): 20 – 38.

35. 孙凯旋, 张眉佳, 廖成功, 等. 中国人群胃癌发病影响因素的 Meta 分析. 现代肿瘤医学, 2022, 30(8): 1431 – 1438.

36. LAGERGREN J, LINDAM A, MASON R M. Gastric stump cancer after distal gastrectomy for benign gastric ulcer in a population-based study. Int J Cancer, 2012, 131(6): E1048 – 1052.

37. 万晶晶. 胃癌病因学的研究进展. 医学综述, 2014, 20(14): 2542 – 2544.

38. FORD A C, YUAN Y, MOAYYEDI P. Helicobacter pylori eradication therapy to prevent gastric cancer: systematic review and meta-analysis. Gut, 2020, 69(12): 2113 – 2121.

39. 王江滨, 杜奕奇, 吕农华, 等. 第五次全国幽门螺杆菌感染处理共识报告. 中华消化杂志, 2017, 37(6): 364 – 378.

40. SUN C Q, CHANG Y B, CUI L L, et al. A population-based case-control study on risk factors for gastric cardia cancer in rural areas of Linzhou. Asian Pac J Cancer Prev, 2013, 14(5): 2897 – 2901.

41. 李博伦, 陈小岚. 结直肠腺瘤发病相关因素及癌变机制的研究进展. 解放军医药杂志, 2015, 27(10): 108 – 111.

42. 徐玉彬, 张培建, 王超臣. 结直肠癌的病因及发病机制的研究进展. 中华临床医师杂志: 电子版, 2015, 9(15): 5.

43. 沈颖筱, 史冬涛, 张德庆, 等. 结直肠锯齿状腺瘤恶变潜能研究进展. 中华消化杂志, 2018, 38(3): 214 – 216.

44. 中国抗癌协会家族遗传性肿瘤专业委员会. 中国家族遗传性肿瘤临床诊疗专家共识(2021 年版)——家族遗传性结直肠癌. 中国肿瘤临床, 2022, 49(1): 1 – 5.

45. BOTTERI E, BORRONI E, SLOAN E K, et al. Smoking and colorectal cancer risk, overall and by molecular subtypes: a meta-analysis. Am J Gastroenterol, 2020, 115(12): 1940 – 1949.

46. 陈敏, 吴开春. 炎症性肠病癌变的发生机制与防治. 医学新知, 2013, 23(5): 6.

47. 陆诗媛, 房静远. 溃疡性结肠炎癌变及其预防. 中华内科杂志, 2018, 57(4): 302 – 305.

48. GUO C G, MA W, DREW D A, et al. Aspirin use and risk of colorectal cancer among older adults. JAMA Oncol, 2021, 7(3): 428 – 435.

49. 中国临床肿瘤学会指南工作委员会. 中国临床肿瘤学会(CSCO)结直肠癌诊疗指南 2020. 北京: 人民卫生出版社, 2020.

50. 中国营养学会. 中国居民膳食指南(2022). 北京: 人民卫生出版社, 2022.

51. 国家癌症中心中国结直肠癌筛查与早诊早治指南制定专家组. 中国结直肠癌筛查与早诊早治指南(2020, 北京). 中华肿瘤杂志, 2021, 43(1): 16 – 38.

第三章　胃的癌前状态和癌前病变

胃癌是起源于胃黏膜上皮的恶性肿瘤，我国胃癌高发，每年新发胃癌患者约为67.9万人，直接导致死亡的病例约为49.8万人，约占全世界胃癌发病患者数的40%和死亡人数的35%，是危害我国人民健康、增加公共卫生负担的常见癌肿。因此，通过早诊早治帮助早期胃癌患者达到治愈、发现和管理与胃癌发病密切相关的癌前状态（precancerous condition）和癌前病变（precancerous lesion）具有重要的社会意义和经济价值。

【定义】

从广义上讲，癌前状态包括癌前疾病（precancerous disease）和癌前病变。常见的癌前疾病如慢性萎缩性胃炎（chronic atrophic gastritis，CAG）、慢性胃溃疡、残胃、胃息肉等，为易于诱发胃癌的良性疾病，但缺乏病理学上较易进展为浸润性胃癌的异型增生（dysplasia）或上皮内瘤变（intraepithelial neoplasia），本文为了区别上述涉及临床和病理学概念的疾病属性，将癌前状态狭义地等同于癌前疾病。例如，根据Correa教授提出的肠型胃癌演变模式，肠型胃癌发展路线包括（图3-1）：幽门螺杆菌感染引起的慢性非萎缩性胃炎（图3-1C）→慢性萎缩性胃炎→肠上皮化生（以下简称肠化）（图3-1D～图3-1F）→异型增生/上皮内瘤变（图3-1G和图3-1H）→浸润性胃腺癌（图3-1I），这其中萎缩性胃炎和肠化可视为癌前状态或疾病，异型增生/上皮内瘤变则归属为癌前病变。

从病理学角度出发，胃黏膜萎缩指的是胃固有腺体减少，组织学上包括固有腺体被肠上皮或假幽门腺化生腺体取代的化生性萎缩，以及因纤维或纤维平滑肌性组织增生替代或炎症细胞破坏导致固有腺体数量减少的非化生性萎缩。萎缩的程度依据胃固有腺体减少的比例进行分级，包括：①轻度萎缩：固有腺体减少的数量不超过原有腺体的1/3（图3-1D）；②中度萎缩：固有腺体减少的数量超过原有腺体的1/3，但未超过2/3（图3-1E）；③重度萎缩：固有腺体减少的数量超过原有腺体2/3以上（图3-1F）。肠化严重程度的评估方法与萎缩分级方法类似，肠化黏膜面积小于胃黏膜腺体总面积的1/3为轻度；肠化黏膜面积介于胃黏膜腺体总面积的1/3至2/3之间为中度；肠化黏膜面积超过胃黏膜腺体总面积2/3为重度。同时，肠化黏膜应计入萎缩范畴。涉及上述评估的胃镜活检标本取材应达到黏膜肌层，如取材过浅、活检未达黏膜肌层者，因不能完整观察胃固有腺体，导致难以准确评估萎缩程度。

　　异型增生是指黏膜上皮具有明确的细胞和结构异常，即已经转变为肿瘤，但缺乏明确间质浸润的状态。在 2019 年出版的第 5 版 WHO 消化系统肿瘤分类中，推荐使用异型增生用于描述消化道（包括食管、胃和肠道）的癌前病变，包括低级别异型增生和高级别异型增生，实际上在 1978 年 WHO 推荐统一使用"异型增生"时被分为"轻、中、重度"三级。目前 WHO 推荐使用的低级别异型增生对应既往轻和中度异型增生，而高级别等同于重度异型增生。上皮内瘤变同样用于描述具有细胞形态和组织结构异常的非浸润性肿瘤，在 2010 年出版的第 4 版 WHO 消化系统肿瘤分类中推荐等同于异型增生使用，且同样分成低级别和高级别两级（与既往三级异型增生的对应方式同前），然而在第 5 版 WHO 分类中上皮内瘤变被推荐用于胆胰系统癌前病变的诊断。

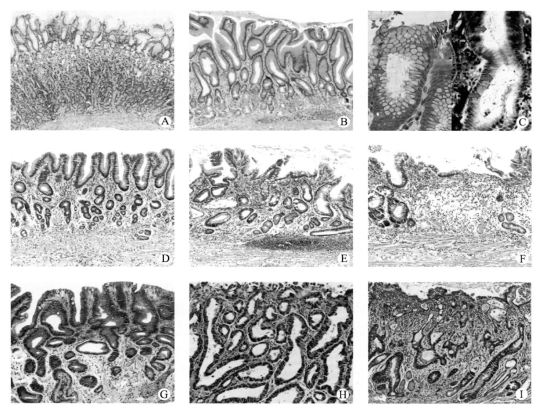

A. 正常胃体黏膜；B. 正常胃窦黏膜；C. 幽门螺杆菌（红色箭头）感染胃黏膜（左侧 HE 染色，右侧沃森－斯塔里银染色）；D. 胃黏膜轻度萎缩；E. 胃黏膜中度萎缩；F. 胃黏膜重度萎缩；G. 低级别异型增生/上皮内瘤变；H. 高级别异型增生/上皮内瘤变；I. 早期胃癌。

图 3-1　肠型胃癌发展路线

　　从表述上来讲两者存在差异，异型增生更强调病变的形态学变化，即黏膜上皮具有肿瘤的形态学特征；而上皮内瘤变则更侧重通过组织学异常识别具有潜在进展为癌分子学异常的病变，因此除异型增生外，还包括具有特定组织学形态但缺乏异型增生的病变，如结肠无蒂锯齿状病变虽较少伴发异型增生却仍能导致结肠癌的发生，故同属于癌前病变。因此，异型增生（强调形态学变化）≈上皮内瘤变（强调病变演进阶段，有时可无异型性）。然而，由于各地区、各医院病理医师使用习惯的差异，包括笔者所在单位，目前"异型增生"和"上皮内瘤变"均用于胃癌前病变的诊断。

　　在临床理解和病理诊断达成共识的基础上，无论使用哪个诊断名词，从病理角度其代表的组织学变异是相同的，这其中包括细胞异型和结构异型。低级别异型增生/上皮内瘤变（图3-1G和图3-2A）：细胞较正常排列密集，细胞核拉长呈雪茄样/长梭形，细胞核与胞质比例（以下简称核质比）轻度升高（≤50%），假复层或复层排列，肿瘤细胞仍保持生长极性（即肿瘤细胞主体仍位于腺体基底膜侧，细胞核的长轴均垂直于基底膜或指向腔缘），核分裂象增多但缺乏病理性核分裂象。同时肿瘤腺体结构轻度紊乱、分布尚均匀，常累及黏膜浅中层，可有腺体延长或扩张，但缺乏典型的出芽、分支、融合等异常结构。高级别异型增生/上皮内瘤变（图3-1H和图3-2B）：肿瘤细胞核异型增加（如细胞核增大，形状变化为卵圆形、圆形或不规则形，染色质浓聚导致细胞核深染，可见明显核仁），瘤细胞核除位于腺体基底膜侧外，可向腔缘侧生长/移位，细胞核可单层或复层排列，极性逐渐消失（肿瘤细胞核长轴指向紊乱，不再垂直于基底膜或腔缘），核质比常超过50%，核分裂象更常见且可出现病理性核分裂象；腺体结构明显紊乱，可见扭曲、分支、背靠背、腔内折叠呈筛状等，肿瘤可累及黏膜全层，但缺乏早期间质浸润证据，可出现腺腔内坏死。

　　值得指出的是，由于东西方对早期胃癌认识观点的差异，相同的组织学图像可能导致不同的病理诊断。例如，高级别异型增生具有进展为浸润性腺癌的风险，且与早期胃癌形态学特点高度相似，故按照日本标准诊断为非浸润性腺癌（等同于原位癌），并将高级别异型增生归属于早期胃癌，而癌前病变主要指具有低级别异型增生的腺瘤。因此在日本，"腺瘤"的大体形态可呈扁平、隆起或凹陷状，然而在西方"腺瘤"主要用于诊断隆起性病变。

　　不典型或非典型增生从字面理解包括各种与正常不同的组织学改变，其诊断的病变涵盖潜在的肿瘤性病变及有别于正常但组织学又达不到肿瘤诊断标准的异常上皮改变，因此常使临床医师对病理医师的真实诊断意图含混。笔者所在的医院出于临床与病理的沟通习惯，常使用不典型/非典型增生描述活检标本中形态学可疑但不足以诊断为肿瘤的病变（图3-2C），但仍建议在活检标本中针对上述情况使用Vienna分类或日本Group分类进行描述（表3-1），相对简单明了。

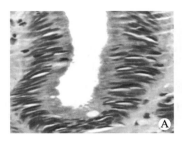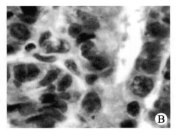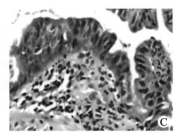

A. 低级别异型增生/上皮内瘤变细胞核特征；B. 高级别异型增生/上皮内瘤变细胞核特征；C. 胃黏膜非典型增生，此处黏膜间质内活动性炎症较重，难以鉴别其为癌前病变或修复性改变。

图 3-2　胃癌前病变

表 3-1　消化道上皮性肿瘤的 Vienna 和 Group 分类

Vienna 分类	Group 分类
Category 1　非肿瘤病变	Group 1　正常组织或非肿瘤性病变
Category 2　肿瘤和非肿瘤鉴别困难的病变	Group 2　难以明确是肿瘤或非肿瘤性病变
Category 3　非浸润性低度异型肿瘤/低度异型性腺瘤/低级别上皮内瘤变/低级别异型增生	Group 3　腺瘤
Category 4　非浸润性高度度异型肿瘤	Group 4　腺瘤或癌难以鉴别
4.1　高度异型性腺瘤/高级别上皮内瘤变/异型增生	
4.2　非浸润性癌/上皮内癌/原位癌	
4.3　可疑浸润性癌	
Category 5　浸润性癌	Group 5　癌
5.1　浸润性黏膜内癌	
5.2　浸润黏膜下层或进展期癌	

【流行病学】

CAG、肠化和异型增生/上皮内瘤变的患病率与胃癌的发病率密切相关，并在各国及各地区间差异明显，通常与患者群的遗传背景、环境因素和 Hp 感染率等有关。国内不同地区和民族中 Hp 感染率为 30%~80%，其中 80% 以上的 Hp 感染患者伴有活动性胃炎或 CAG，同时 CAG 患者中 Hp 感染率约为 26.7%。有研究显示 CAG 患者中胃癌的年发病率为 0.1%，合并肠化后胃癌的年发病率为 0.25%，而继发低级别异型增生/上皮内瘤变患者中胃癌的年发病率为 0.6%。而高级别异型增生/上皮内瘤变患者 4~48 个月内进展为浸润性腺癌的比例为 60%~85%，较其他癌前状态和低级别癌前病变进展为恶性肿瘤的风险显著增加。

【病因】

如前所述，Hp 感染目前仍是我国导致 CAG、慢性消化性溃疡等癌前状态的主要原因，并被 WHO 国际癌症研究署（IARC）列为胃癌的 I 类致癌因子，但随着医疗界对根除 Hp 预防胃癌策略共识度的提高，以及人们预防胃癌意识的提高，Hp 感染率呈下降趋势。因此，导致 CAG 等癌前状态的病因不仅限于 Hp，还包括化学因素（如胆汁反流、药物和酒精摄入等）刺激、自身免疫功能异常（如自身免疫性胃炎等）和其他少见原因（如细菌、真菌感染、嗜酸性粒细胞或淋巴细胞性胃炎、梅内特里耶病或其他疾病累及胃黏膜等）。已知长期胆汁反流、药物（如非甾体抗炎药）和乙醇摄入可直接或间接导致胃黏膜损伤，从而导致 CAG、黏膜肠化或异型增生。自身免疫性胃炎患者因血和（或）胃液中产生针对壁细胞和（或）内因子的抗体而导致严重的胃体 CAG 和（或）维生素 B_{12} 吸收障碍。除 Hp 外，包括海尔曼螺杆菌在内的其他细菌、真菌、病毒和寄生虫感染胃的情况相对少见，嗜酸性或淋巴细胞性胃炎、梅内特里耶病、克朗凯特－卡纳达综合征（Cronkhite-Canada syndrome）或克罗恩病等累及胃偶有发生，但仍可导致相关病因明确患者的胃黏膜慢性损伤。此外，家族性腺瘤性息肉病，以及近年来报道的胃腺癌及胃近端息肉病等遗传性疾病亦可直接导致胃息肉、腺瘤或胃癌的发生。

【筛查诊断】

近年来，随着内镜诊疗技术的发展，高清放大染色内镜识别 CAG、肠化、异型增生/上皮内瘤变均优于白光内镜。内镜下以白为主的背景色调和亮蓝脊等都有助于 CAG 和（或）肠化是否存在和范围的判断。窄带成像技术（NBI）内镜下呈茶色，存在明显边界，且伴有腺体和微血管异常的病变，有利于癌前病变或早期胃癌的发现。此外，通过血液检测血清胃蛋白酶原（pepsinogen，PG）I、II 比值及胃泌素-17（gastrin-17，G-17）都有助于评估患者是否存在 CAG 及其程度，被称为"血清学活检"。生理状态下，PG 和 G-17 分别由胃体/底泌酸腺中的主细胞和胃窦部的 G 细胞分泌产生。在胃黏膜出现炎症时，血清 PG I 和 PG II 水平可增加，但当胃黏膜发生萎缩时，如果以胃体萎缩为主，随着泌酸腺黏膜的丢失和主细胞数量的减少，PG I 和 PG II 水平下降，且 PG I 下降更明显，因此血清中 PG I /PG II 比值降低，而此时为促进代偿性胃酸分泌会导致胃窦分泌 G-17 水平升高；而胃窦萎缩时，G-17 分泌水平降低，但 PG I 和 PG II 及其比值正常；全胃萎缩时上述血清标志物水平均降低。有研究显示联合检测 PG、G-17 和抗 Hp 抗体可协助筛查胃癌高风险人群，以提示医师对相关人群进行胃镜检查。

目前组织病理学仍是确诊和评估胃癌前状态和（或）癌前病变的金标准，但受限于医师经验、活检取材误差等因素，会影响最终的病理诊断结果。因萎缩和肠化在胃内常非均匀分布，所以既往按照悉尼胃炎共识要求在胃角、胃体和胃窦的大、小弯侧指定区域进行随机活检无法保证活检完全准确。目前提出可借助高清内镜，在胃体、胃角和胃窦等部位各取 1 块活检后分瓶放置和标示，若有其他可疑病灶时，再次单独靶向活检后放入标本瓶中并标记送检，这样有利于提高病理诊断的准确性。

病理对于癌前状态严重程度的评估可采用基于萎缩程度的 CAG 评分系统（OLGA，表3-2）或基于肠化程度的评价系统（OLGIM，表3-3），上述评分系统均需同时对胃体和胃窦黏膜进行组织学评估，根据活检标本中萎缩、肠化的范围和程度分为 0~Ⅳ 期，其中Ⅲ和Ⅳ期提示患者具有更高的胃癌发病风险，故更有利于癌前状态的跟踪随访。

表3-2　慢性萎缩性胃炎基于萎缩程度的 OLGA 评价系统

胃窦	胃体			
	无萎缩	轻度萎缩	中度萎缩	重度萎缩
无萎缩	0 期	Ⅰ 期	Ⅱ 期	Ⅱ 期
轻度萎缩	Ⅰ 期	Ⅰ 期	Ⅱ 期	Ⅲ 期
中度萎缩	Ⅱ 期	Ⅱ 期	Ⅲ 期	Ⅳ 期
重度萎缩	Ⅲ 期	Ⅲ 期	Ⅳ 期	Ⅳ 期

表3-3　慢性萎缩性胃炎基于肠化程度的 OLGIM 评价系统

胃窦	胃体			
	无肠化	轻度肠化	中度肠化	重度肠化
无肠化	0 期	Ⅰ 期	Ⅱ 期	Ⅱ 期
轻度肠化	Ⅰ 期	Ⅰ 期	Ⅱ 期	Ⅲ 期
中度肠化	Ⅱ 期	Ⅱ 期	Ⅲ 期	Ⅳ 期
重度肠化	Ⅲ 期	Ⅲ 期	Ⅳ 期	Ⅳ 期

【治疗及随访】

目前治疗上无论对于萎缩、肠化或癌前病变，甚至是早期胃癌内镜治疗后都建议首先完善 Hp 检测，若伴有 Hp 感染则建议规范用药根除，根除后虽然短期内较难逆转肠化，但对于合并肠化的 CAG 具有干预作用，同样也可以阻止低级别癌前病变进一步向高级别癌前病变甚至早期胃癌发展。此外，目前一些中药制剂、叶酸、胃黏膜保护剂对 CAG 也有一定治疗作用。

有研究显示38%~75%的低级别癌前病变（异型增生/上皮内瘤变）可自行消退，19%~50%持续存在，其中23%可继续进展为高级癌前病变或早癌，故针对有清晰边界的低级别癌前病变，可考虑内镜下微创治疗，其余可考虑随访。而高级别癌前病变仅有5%可消退，其中80%~85%会进展为癌，故建议根据内镜下评估情况，首先考虑内镜黏膜下剥离术（endoscopic submucosal dissection，ESD）治疗，并进行全面规范的病理评估。若出现内镜下判断和病理诊断不符的情况，建议再次活检或进行病理会诊。

　　对于胃黏膜癌前状态和癌前病变的监测和随访，建议已行内镜治疗的癌前病变患者在术后 3～6 个月内再次复查高清染色内镜，根据内镜下评估情况制定随后的随访间隔时间。对于无具体边界的低级别癌前病变，建议每年复查高清染色内镜；若发现有边界的低级别癌前病变病灶，建议每半年复查高清染色内镜以便根据病情变化早期干预。对于 OLGA 或 OLGIM 评价系统评分为Ⅲ或Ⅳ期的患者，建议每 1～2 年复查高清染色内镜；若评分为 0 期～Ⅱ期或仅局限于胃窦的 CAG 患者，可每 3 年复查 1 次胃镜。

（孙　琦）

参考文献

1. 王静雷，杨一兵，耿云霞，等. 1990—2017 年中国胃癌发病、患病及死亡状况趋势分析. 中国慢性病预防与控制，2020，28(5)：321－325.

2. SUNG H, FERLAY J, SIEGEL R L, et al. Global Cancer Statistics 2020：GLOBOCAN estimates of incidence and mortality worldwide for 36 cancers in 185 countries. CA Cancer J Clin, 2021, 71(3)：209－249.

3. 中华医学会消化内镜学分会，中国抗癌协会肿瘤内镜专业委员会. 中国早期胃癌筛查及内镜诊治共识意见(2014 年，长沙). 中华消化杂志，2014，34(7)：433－448.

4. 中华医学会消化病学分会. 中国慢性胃炎共识意见(2017 年，上海). 胃肠病学，2017，22(11)：670－687.

5. 中华中医药学会脾胃病分会，中华医学会消化病学分会消化肿瘤协作组，中华医学会消化内镜学分会早癌协作组，等. 中国整合胃癌前病变临床管理指南. 中国中西医结合消化杂志，2022，30(3)：163－183.

6. 张慧，薛艳，周丽雅，等. 北京某三级甲等医院 35 年间主要上消化道疾病及幽门螺杆菌感染的演变. 中华内科杂志，2016，55(6)：440－444.

7. DE VRIES A C, VAN GRIEKEN N C, LOOMAN C W, et al. Gastric cancer risk in patients with premalignant gastric lesions：a nationwide cohort study in the Netherlands. Gastroenterology, 2008, 134(4)：945－952.

8. SUNG J K. Diagnosis and management of gastric dysplasia. Korean J Intern Med, 2016, 31(2)：201－209.

9. 杜菲，董银凤，陈天辉. 幽门螺杆菌根治与复发研究进展. 国际流行病学传染病学杂志，2020，47(2)：169－173.

10. DE BOER W B, EE H, KUMARASINGHE M P. Neoplastic lesions of gastric adenocarcinoma and proximal polyposis syndrome (GAPPS) are gastric phenotype. Am J Surg Pathol, 2018, 42(1)：1－8.

11. 国家消化系疾病临床医学研究中心(上海)，国家消化道早癌防治中心联盟(GECA)，中华医学会消化病学分会幽门螺杆菌学组，等. 中国胃黏膜癌前状态及病变的处理策略专家共识(2020). 中华消化内镜杂志，2020，37(11)：769－780.

第四章 / 幽门螺杆菌感染

在过去的医学教科书中，曾经记载胃内是一个彻底无菌的环境，当时的人们相信胃内是不可能发现任何细菌的，但是与胃紧挨的小肠和结肠中却含有丰富的微生物，因此当时给出了一个理由：没有细菌可以在胃内的强酸环境下生存。直到 1982 年澳大利亚学者 Barry J. Marshall 和 J. Robin Warren 从胃溃疡患者的胃黏膜活检标本中首次分离并获取幽门螺杆菌（helicobacter pylori，Hp），这刷新了人们对胃部疾病发生、发展的认识，后续的研究逐渐明确了 Hp 与慢性胃炎、消化性溃疡、功能性消化不良、胃癌、胃黏膜相关淋巴组织淋巴瘤之间的致病关系。基于这些无可置辩的研究结论，1994 年 WHO 将幽门螺杆菌列为 I 级致癌原，2022 年美国卫生和公共服务部将幽门螺杆菌列为明确致癌物，其与胃癌的关系就像吸烟与肺癌的关系一样。

【Hp 感染的流行病学】

一、Hp 感染的现状、传播途径及预防措施

Hp 感染是一项全球性公共卫生问题。基于各个国家或地区的经济发展水平、人口聚集密度、文化饮食习惯等因素的影响，Hp 感染在全球呈不均匀分布。在各大洲中，以非洲的 Hp 感染率最高（70.1%），而大洋洲的感染率最低（24.4%）；在各个国家中，则从瑞士的 18.9% 到尼日利亚的 87.7% 不等。而就我国的感染现状，中国大陆成人 Hp 感染率为 40%~60%，但近几十年来感染率呈逐步下降的趋势。据估计，2015 年全球约有 44 亿人类感染了 Hp，换句话说，全球有超过一半的人口受到感染。

Hp 的主要传播途径为"粪—口"传播和"口—口"传播。首先，Hp 感染者的粪便中存在 Hp，如果健康人饮用了被污染的水源或食物，就有可能会被传染。其次，Hp 感染者的口腔中也可能存有 Hp，与之共同就餐、接吻等都有可能发生传染。再次，共用餐具，如盘子、碗、筷子、勺子和其他食物容器或共同使用受污染的牙科设备等也会发生传染。最后，也存在通过内镜等医源性传播的可能。

在 Hp 感染的高危因素中，常见的是社会经济情况差、卫生条件欠佳及人口密度高，因此就社会层面而言，促进社会经济发展、提高人们生活水平、改善环境卫生条

件和加强 Hp 知识宣教可以在大方向上减少 Hp 感染率。而就个人层面而言，有以下几点需要注意：①做好个人卫生，勤洗手，特别是在上完卫生间后和处理完食物材料时，避免吃不卫生的食物和生食。②我国有共餐的文化习惯，因此筷子和其他餐具也就成为 Hp 的重灾区，容易造成交叉感染。建议筷子要定期高温消毒，最好 3 个月更换 1 次，避免共用餐具，最好养成分餐制习惯，尤其是家庭成员中有 Hp 感染者时。③Hp 可通过唾液传播，避免在喂食婴幼儿前咀嚼食物，家庭成员间应避免共用牙膏和牙刷，并应早晚漱口，定期更换牙刷。

二、Hp 感染的家庭聚集现象

Hp 可在人群中传播，而家庭是其最易传播的场所，有研究统计发现 Hp 阳性和阴性儿童，其父母的 Hp 感染率分别为 73.5% 和 24.2%，而且其兄弟姐妹的 Hp 感染率分别为 81.8% 和 2%，由此可见 Hp 感染存在家庭聚集现象，而这也是 Hp 复发、再感染和根除失败的重要因素之一。此外，父母的社会地位和经济条件也作为一项子女 Hp 感染率的独立影响因素，父母是蓝领或农民的子女感染率要明显高于父母为白领者，而且同一家庭中感染往往是同种类型的菌株，特别是母亲和子女之间。

造成 Hp 感染的家庭聚集现象的可能原因有以下 3 点：①人类本身就是 Hp 的宿主，家庭中的 Hp 感染者就是主要的传染源，家庭成员间的密切接触，尤其是儿童时期亲子的密切互动是获得 Hp 感染的重要因素。②共同的生活习惯和暴露于同一传染源也是重要原因之一，故而不同区域的 Hp 感染率也不同。③在排除了社会经济情况等外在因素，发现非白种人仍是 Hp 感染的高危因素，说明种族遗传因素也是不可忽略的。

家庭中的 Hp 感染者是潜在的传染源，可使其他家庭成员都发生感染，而大多数的感染都发生在儿童和青少年时期，且主要发生在家庭环境中，即使成年后也会感染。因此，2021 年李兆申院士在全球消化领域顶级期刊 *Gut* 牵头发表了《中国居民家庭幽门螺杆菌感染的防控和管理专家共识（2021 年版）》，针对我国 Hp 感染的家庭聚集现象，认为家庭成员间 Hp 感染传播的问题需要引起重视，并提出"以家庭为单位防控 Hp 感染"的理念，认为应对 Hp 感染的家庭成员进行共同治疗，并应对胃癌或胃黏膜癌前病变的患者的共同生活的家庭成员进行 Hp 筛查，尽可能做到首次治疗即根除。"以家庭为单位防控 Hp 感染"是降低我国的 Hp 感染率的重要策略，对防控相关疾病的发生发展，提高国民卫生健康水平起到了极为积极的作用。

【Hp 的生物学特性及致病机理】

一、Hp 的生物学特性

Hp 在光学显微镜下呈 S 形、弧形、V 形、U 形、螺旋形等形态，革兰氏染色阴性。若培养时间过长或外部条件发生改变，菌体可发生球形变，表明细菌正处于休眠。在电镜下菌体呈螺旋形弯曲，长 1.5 ~ 5.0 μm，宽 0.5 ~ 1.0 μm，表面光滑，末端圆顿并有 2 ~ 6 条鞭毛，稍长于菌体结构，每一鞭毛与菌体细胞膜上直径长约

50 nm 的圆球结构相连，鞭毛的存在使 Hp 有较强的动力，并有助于其在胃部黏膜中定植（图 4 – 1）。鞭毛含有一层蛋白和脂多糖组成的外鞘，保护其免受胃酸的侵害。Hp 是一种专性微需氧菌，在正常大气或绝对厌氧的环境中都无法生存，其稳定生长需要微氧环境，即氧含量要求为 5% ~ 8%，以及 95% 以上的相对湿度、37 ℃的环境温度，且 pH 要求为 7.0 ~ 7.2。Hp 生长缓慢，通常需要培养 3 ~ 5 天后才可见隆起的针尖样或圆形菌落，呈半透明或灰白色，较湿润，直径小于 1 mm，偶见周围有溶血现象。Hp 不分解糖类，大多数含有尿素酶，这也是鉴定该菌的重要证据之一。

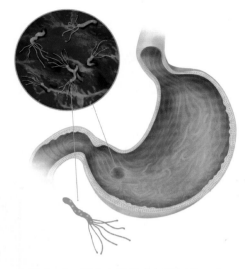

图 4 – 1　胃内定植的幽门螺杆菌示意

　　根据是否表达细胞毒素相关基因 A（cytotoxin-associated gene A，Cag A）和空泡细胞毒素 A（vacuolating cytotoxin A，Vac A），可将 Hp 分为两种主要类型：① Ⅰ 型细菌含 Cag A、Vac A 基因，表达 Cag A 蛋白且有空泡毒素活性；② Ⅱ 型细菌不含 Cag A 基因，不表达 Cag A 蛋白，无空泡毒素活性。其中，Ⅰ 型菌株含有一段约 40 kb 的基因片段，基因呈高密度分布并参与编码 Ⅳ 型分泌系统（the type Ⅳ secretion system，T4SS），可将 Cag A、Vac A 等毒力因子注入宿主细胞，从而引起细胞病变。有研究报道，Cag A 阳性的 Hp 与胃窦的萎缩和肠化的分布和强度均有关。Ⅰ 型菌株还可通过释放细胞产物与毒素破坏胃黏膜屏障，并释放炎性介质、氧自由基等，引起炎性反应并促进细胞增殖，最后导致胃黏膜上皮化生、异型增生等一系列病变。

二、Hp 的致病机理

　　Hp 的致病机制尚未十分明确，但其可能与下面几个因素相关：① Hp 是一种螺旋形弯曲、末端钝圆、单级多鞭毛的细菌，这种特殊的形态结构特点有助于其通过鞭毛穿过胃内黏液层移向胃黏膜，从而与胃黏膜细胞接触。② Hp 可释放高活性的尿素酶分解尿素，从而产生氨，中和胃酸，在菌体周围维持一个碱性微环境，有助于其在胃黏膜表面的定植。③ Hp 同时也分泌 Vac A，诱导胃黏膜细胞发生空泡变性，从而引起胃黏膜损伤和溃疡形成。④ Hp 可将其产生的 Cag A 蛋白通过 T4SS 注入胃黏膜细胞，细胞内的 Cag A 蛋白可与 Grb2 蛋白结合，从而激活 Ras、MEK 及 ERK 信号通路，影响胃黏膜细胞的基因表达，导致胃黏膜细胞增殖加快、运动增加、形态改变，最后引起癌变。⑤ Hp 感染后可诱导黏膜细胞产生多种炎症因子，如白细胞介素 1、白细胞介素 8、白细胞介素 10、肿瘤坏死因子、γ 干扰素等，引起中性粒细胞从血管内移行到胃黏膜处并被激活，释放多种代谢产物和蛋白溶解酶，导致胃黏膜损伤。

【Hp 感染与临床相关疾病】

一、Hp 感染与慢性胃炎

慢性胃炎的病因多种多样，常见的包括 Hp 感染、服用非甾体抗炎药、胆汁反流（图 4-2）、饮酒等，其余少见病因包括自身免疫性（A 型胃炎，图 4-3）、淋巴细胞性、嗜酸性粒细胞性等相关胃炎。临床上可将慢性胃炎分成 Hp 胃炎（图 4-4）和非Hp 胃炎（图 4-5），这种分类可提高临床医师对 Hp 检测与治疗的重视。

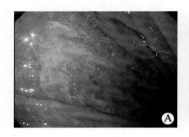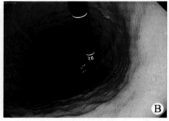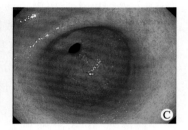

图 4-2 胆汁反流性胃炎

男性，55 岁，上腹不适数年。^{13}C 尿素呼气试验阴性。胃镜下表现：胃体大弯少许充血、肿胀，黏液湖可见大量黄色胆汁（A）；胃体小弯黏膜无明显充血、水肿，散在黄色胆汁斑（B）；胃窦黏膜光滑，无充血、水肿，散在黄色胆汁斑（C）

目前证据表明，70%～90% 的慢性胃炎患者存在 Hp 感染，如果存在慢性活动性胃炎，则高度提示有 Hp 感染。Hp 与慢性胃炎之间的因果关系符合 Koch 法则，同时可以在人-人之间相互传播，因此 Hp 相关胃炎是一种感染性疾病。

慢性胃炎的发病初期，主要局限于胃窦部，随着病情进展可沿着胃小弯逐渐向胃体扩展，最终可表现为全胃炎。Hp 相关慢性胃炎主要表现为以下 3 种类型：①浅表性胃炎：Hp 主要在胃窦定植，此时胃酸的分泌受影响不大，胃黏膜的炎性细胞浸润、萎缩程度同样不严重，大多数患者属于此类。②弥漫性胃窦胃炎：Hp 感染后正常的胃酸分泌负反馈调节被破坏，导致促胃液素分泌增加、生长抑素分泌减少，最终引起胃酸分泌显著增加。高胃酸状态下 Hp 定植及胃炎的发生通常局限于胃窦。同时，十二指肠黏膜为了适应高胃酸负荷，发生胃上皮化生，Hp 定植可由胃窦向十二指肠移行，导致十二指肠黏膜受损及溃疡形成。③多灶性萎缩性胃炎：Hp 感染后可直接或间接地抑制胃酸分泌，如 Hp 自身分泌产物（单胺、氨等）抑制胃酸的分泌或中和胃酸，最终导致低胃酸状态。正常生理性的胃酸分泌可保护胃黏膜免于 Hp 的侵袭及致病；低胃酸状态下，Hp 的定植由先前的胃窦部向胃体或全胃移行，病灶呈多灶性分布，从而引起多灶性萎缩性胃炎。另外，在低胃酸状态下，促胃液素水平代偿增高，可与其他因素协同促进胃肿瘤的发生和发展。

对慢性胃炎的评估，主要包括 Hp 感染与否、活动性、炎性反应、萎缩和肠化生等 5 个指标，每个指标又分为无（0）、轻度（+）、中度（++）和重度（+++）共个

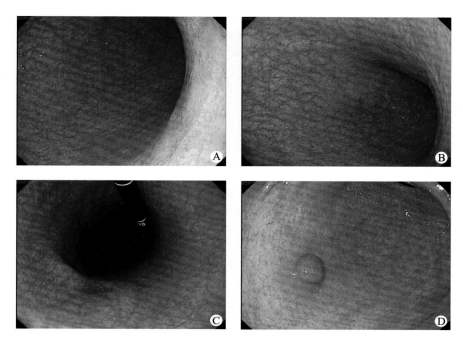

图4-3 自身免疫性胃炎（A型胃炎）

男性，66岁，无不适主诉。抗内因子抗体、抗壁细胞抗体检测均阳性，维生素B_{12} 87 ng/L（正常范围：180～914 ng/L）。正镜见高位胃体大弯及低位胃体前壁、小弯及大弯黏膜明显菲薄，皱襞消失，黏膜下血管透见（A，B）。倒镜见全胃体黏膜明显菲薄，皱襞消失，黏膜下血管透见（C）。胃窦黏膜无明显萎缩，提示"逆萎缩"。大弯偏后壁侧可见一大小约0.6 cm×0.6 cm发红的Is型病变，内镜下切除后病理提示增生性息肉（D）

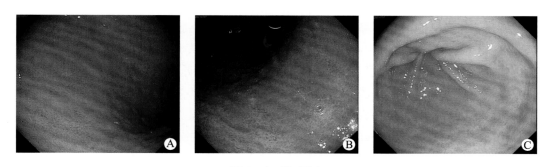

图4-4 Hp胃炎

男性，63岁，上腹隐痛不适数年。[13]C尿素呼气试验阳性。胃镜下表现：胃体大弯黏膜弥漫性发红，黏膜肿胀（A）；胃体小弯黏膜充血、肿胀，红白相间（B）；胃窦黏膜充血、肿胀，红白相间，以白为主（C）

4级别。Hp感染后的慢性胃炎病理特点为：包括浆细胞、淋巴细胞及少量嗜酸性粒细胞在内的慢性炎性细胞在黏膜固有层不同程度地浸润，其浸润程度与Hp定植数量相关，但在严重腺体萎缩、肠化生的胃黏膜中，此类炎性细胞很少浸润。若在黏膜上皮或胃腺腔内出现中性粒细胞浸润，则可诊断为"慢性活动性胃炎"。Hp长期感染所致

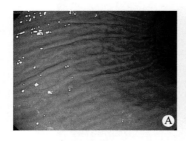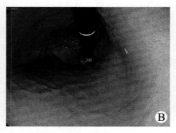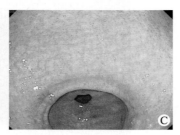

图 4-5　Hp 未感染正常胃

女性，38 岁，健康体检。^{13}C 尿素呼气试验阴性。胃镜下表现：胃体大弯黏膜光滑，皱襞呈平直条状，可见一大小约 0.3 cm×0.2 cm 胃底腺息肉（A）；胃体小弯黏膜光滑，可见规则排列的集合静脉（RAC）（B）；胃窦黏膜光滑，红白相见，以红为主，可见黏膜下树枝样微血管（C）

的炎症、介导的免疫反应可进一步加重黏膜腺体的损伤，引起胃黏膜萎缩或肠化生。镜下病理显示胃黏膜固有腺体萎缩，即可诊断为萎缩性胃炎。需要指出的是，任何原因导致的黏膜损伤的病理进展过程中，均可出现腺体数目减少，以下情况不能视为萎缩性胃炎：①浅表性胃炎中的胃小凹腺体数量减少，或局限于胃小凹区域的肠化生；②活检取材于糜烂或溃疡边缘处；③黏膜层出现淋巴滤泡，此时应评估周围区域的腺体情况来决定；④活检组织未达到黏膜肌层，不能完整反映病灶形态。此外，正常人随着年龄的增长，胃黏膜可出现生理性萎缩，其本质上是退行性病变，该情况下炎症通常不是很明显。胃黏膜固有腺体减少导致萎缩后，在此基础上若发生间质纤维化，或炎性细胞浸润固有层代替，则称为非化生性萎缩；若胃黏膜腺体固有层部分或全部由肠上皮腺体组成，则称为化生性萎缩，也就是肠化生。

　　Correa 等最早提出肠型胃癌的发生模式为：正常胃黏膜→慢性炎症→萎缩性胃炎→肠化生→上皮内瘤变→胃癌（"Correa" 模式）。从炎症的启动到促使向胃癌转化，Hp 在整个过程中起到了关键的作用。有统计数据表明，平均每年有 2%～3% 的慢性胃炎发生进展；处于胃黏膜萎缩阶段的患者，胃癌的年发生率为 0.1%；若萎缩合并肠化生，则胃癌年发生率为 0.25%；若存在上皮内瘤变，其年发生率为 0.6%。

　　Hp 相关胃炎患者的胃黏膜病变与临床症状严重程度没有必然联系，部分患者常可表现为消化不良。Hp 感染后若不主动采取干预措施，其感染状态不会自行消除；根除 Hp 不仅能缓解相关临床症状，最重要的是降低胃癌发生风险。根除 Hp 能使胃黏膜炎性反应得到显著改善，并且阻止或延缓胃黏膜萎缩、肠化生的发生、发展，甚至可使部分萎缩发生逆转。目前大多数认为根除 Hp 难以逆转肠化生，但一些最新的研究结果指出，部分患者的肠化生在 Hp 根除后可能发生逆转，但需要进行足够长的随访时间才能观察到。

二、Hp 感染与消化性溃疡

　　消化性溃疡指胃肠道黏膜缺损直径≥0.5 cm，且深度超过黏膜肌层的局限性损伤，主要因胃酸及胃蛋白酶消化作用而发生。消化性溃疡的最主要的危险因素是 Hp 感染和非甾体抗炎药使用，其他危险因素包括使用糖皮质激素、抗肿瘤药物及胃泌素瘤、饮酒、吸烟、心理因素等。

临床上，消化性溃疡以胃溃疡和十二指肠溃疡（图 4 - 6）最为常见，也可见于食管下段、胃肠吻合口及异位的胃黏膜等部位。Hp 感染是 70%～80% 胃溃疡和 90% 以上十二指肠溃疡的病因。大约 25% 的非甾体抗炎药使用者合并消化性溃疡，若同时合并 Hp 感染时，两者能协同促进溃疡的发生。

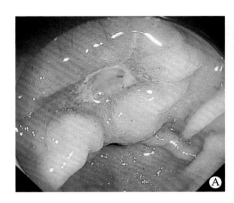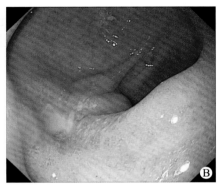

A. 胃溃疡，男性，37 岁，反复上腹痛 2 个月。¹³C 尿素呼气试验阳性。胃镜下表现：胃窦小弯侧见一大小约 0.8 cm×0.8 cm 溃疡灶，表面附着白苔，中央见少许新鲜出血点，周围黏膜充血、水肿；B. 十二指肠球部溃疡，男性，23 岁，反复上腹痛 3 个月。¹³C 尿素呼气试验阳性。胃镜下表现：十二指肠球部前壁近幽门口处见一大小约 0.8 cm×0.8 cm 溃疡灶，表面附着白苔，周围黏膜充血、水肿。

图 4 - 6 Hp 阳性消化性溃疡

Hp 感染后通常在胃窦中定植密度最高，而胃窦也是调节正常胃酸分泌的关键区域。几乎所有的 Hp 相关胃炎病例都有胃窦炎的表现，这种状态下胃泌素和生长抑素水平会发生改变。Hp 在胃窦定植后，产生的尿素酶水解尿素产生氨，一方面在 Hp 周围形成"氨云"，利于 Hp 在胃黏膜的定植；另一方面，使局部黏膜的 pH 值升高，不断刺激 G 细胞分泌胃泌素，破坏促胃液素 - 胃酸之间的反馈作用，使胃酸分泌显著增加。Hp 引发的局部炎症能够破坏 D 细胞，使生长抑素分泌减少，减弱对 G 细胞释放促胃液素的抑制作用，使胃泌素进一步升高，胃酸分泌同样增加，同时能影响组胺的代谢，抑制胃内生长抑素的分泌，导致胃酸的分泌异常。此外，Hp 菌株的空泡毒素 A、细胞毒素相关基因 A 能够加重局部免疫炎症，脂多糖可破坏黏膜的完整性，均不同程度地损害了局部黏膜的防御修复。在多种损害因素与防御因素失衡的情况下，最终导致胃溃疡的发生。

Hp 感染引起胃酸分泌增加是导致十二指肠溃疡发生的重要因素。有研究发现，与 Hp 阴性的健康人群相比，Hp 感染合并十二指肠溃疡患者中，通过胃泌素刺激分泌的胃酸增加了 6 倍，而 Hp 感染但无溃疡者的数量增加了 3 倍。在高胃酸负荷的状态下，作为一种代偿反应，十二指肠发生胃上皮化生。由于 Hp 与胃黏膜上皮细胞之间

43

的黏附具有高度特异性，使得原本在胃窦定植的 Hp 能够向十二指肠移行。在十二指肠溃疡患者中，几乎所有的 Hp 都定植黏附在十二指肠黏膜发生胃上皮化生的组织上，而非正常的肠黏膜细胞上。Hp 在胃上皮化生部位附着定植后，释放毒素，导致黏膜炎症和免疫损坏，最终导致溃疡的发生。除破坏正常的胃酸分泌外，Hp 还会影响十二指肠碳酸氢盐的分泌。与未感染 Hp 和 Hp 感染后无溃疡的患者相比，Hp 合并十二指肠溃疡患者的十二指肠基础碳酸氢盐分泌、酸刺激引起的碳酸氢盐分泌均显著降低。

在 Hp 被发现之前，消化性溃疡被视为一种慢性、反复发作且经常致残的疾病，治疗上只能对症处理。后来证实根除 Hp 能促进消化性溃疡的愈合、显著降低其复发率，使得目前消化性溃疡能够得到完全治愈。目前认为，所有的消化性溃疡患者，不管是否活动，或是否合并并发症，均应进行 Hp 检测和根除治疗。

三、Hp 感染与胃癌

胃癌是全球第三大最常见的癌症死亡原因。全世界大约 50% 的人口存在 Hp 感染，我国是 Hp 高感染率国家，目前 Hp 的感染率为 40%~60%。Hp 感染后会导致慢性胃炎，少数易感个体在此基础上，通过萎缩、肠上皮化生和上皮内瘤变等演变进展，最终可导致胃癌。

根据国家癌症登记中心资料，我国 2015 年胃癌发病率居所有恶性肿瘤的第 2 位，仅次于肺癌。"GLOBOCAN 2018" 数据统计显示胃癌在我国的年发病率为 29/10 万，男性和女性的胃癌发病率在恶性肿瘤中分别居第 2 位和第 5 位，而死亡率分别居第 3 位和第 2 位。胃癌的发病率随年龄增长而显著上升，随着我国人口预期寿命的提高及年轻人群患胃癌的风险增加，预测死亡率会进一步上升。

按照组织起源不同，胃癌可分为肠型（分化型）（图 4 - 7）和弥漫型（未分化型）（图 4 - 8）两大类：①肠型胃癌：起源于肠化生黏膜，细胞间的黏附分子保留尚完整，细胞间彼此能排列成管状或腺体样结构，类似于肠道等部位的腺癌样形态，故称为"肠型"。②弥漫型胃癌：起源于固有层黏膜，细胞之间缺乏黏附分子，彼此相互分离，不能排列成管状或腺体样结构，更易侵犯邻近组织，出现淋巴结转移和远处转移。少部分病例同时具有肠型和弥漫型胃癌的生物学特点，被称为混合型胃癌。

Hp 感染是肠型胃癌发生的重要危险因素。1994 年，WHO 属下的国际癌症研究机构将 Hp 定义为 I 类致癌原，至少 90% 胃癌与 Hp 感染相关。Hp 感染通常开始于婴儿或儿童早期阶段，但往往需要 40 年甚至更久时间才发展至胃癌，中间需经过漫长的病理演变过程，即慢性活动性胃炎 - 萎缩 - 肠化生 - 上皮内瘤变 - 胃癌，Hp 感染后的动物试验研究结果也证实了类似的病理演变过程。Hp 感染同样增加弥漫型胃癌的风险，但缺乏上述一系列明确的病理演变阶段。

目前认为，肠型胃癌的发生是 Hp 感染、环境因素和遗传因素三者共同作用的结果。其中 Hp 感染是胃癌最重要且可控的危险因素。Hp 的胃癌致病能力与其毒力因子密切相关，其中两个重要毒力因子为细胞空泡毒素（Vac A）和细胞毒素相关蛋白

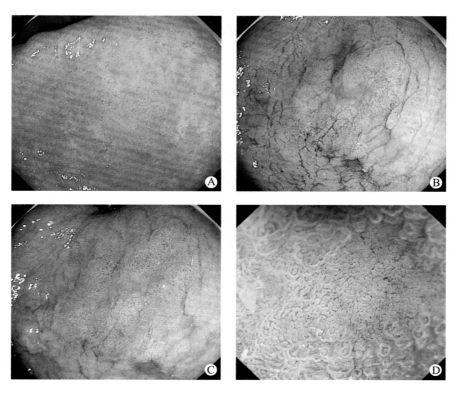

图 4 -7　Hp 阳性肠型（分化型）早期胃癌

男性，81 岁，体检发现胃黏膜病变 1 周。^{13}C 尿素呼气试验阳性。白光镜下胃窦后壁近胃角处见一大小约 1.0 cm×0.8 cm Ⅱb 型病变，表面偏黄色调（A）。靛胭脂喷洒后病灶边界清晰，病灶内黏膜呈明显的颗粒样改变（B）。NBI 模式下病灶呈茶褐色改变，边界清晰（C）。NBI 水下放大见病灶内微腺管显示不清，微血管呈不规则网格状改变（mesh-pattern），提示高分化腺癌（tub1）（D）

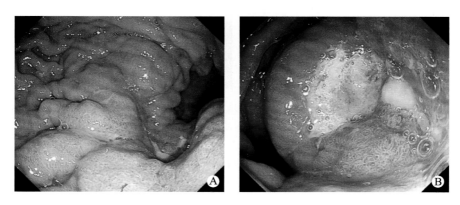

图 4 -8　Hp 阳性弥漫型（未分化型）进展期胃癌

男性，31 岁，反复上腹痛数月。^{13}C 尿素呼气试验阳性。远景示胃体后壁范围约 3.0 cm×3.0 cm 深凹陷，边界欠清（A）；近景示病灶中央可见巨大溃疡性病灶，底面凹凸不平，表面附着白苔，周围黏膜不规则堤坝样隆起，皱襞中断，黏膜质脆，触之易出血（B）

（Cag A）。Vac A 可引起胃黏膜细胞空泡样变性、诱导细胞凋亡；Cag A 可诱导 IL-8 分泌，使组织炎性损害加重，同时促进细胞的增殖、分化、减少凋亡，从而发挥促肿瘤作用。与 Cag A 阴性菌株相比，Cag A 阳性 Hp 菌株致病能力更强，与胃癌的癌前病变及胃癌的进展密切相关。Hp 诱发胃癌的分子机制涉及 *k-ras*、*c-myc*、*c-met* 等原癌基因的激活/突变，*TP53*、*TP73*、*APC*、*TFF*、*DCC* 抑癌基因的激活/突变，基因启动子的 DNA 甲基化，DNA 双链断裂等。

根除 Hp 可以降低感染者的胃癌发生风险。感染 Hp 后，若在胃黏膜尚未发生萎缩前根除 Hp，几乎可以完全预防肠型胃癌的发生。若胃黏膜已出现萎缩或肠化生，根除 Hp 可延缓胃黏膜萎缩、肠化生发展，部分萎缩甚至可发生逆转，但肠化生通常很难逆转。对已出现萎缩或肠化的 Hp 感染患者，根除 Hp 总体上仍可获益，能够不同程度地降低胃癌致病风险。

四、Hp 感染与胃黏膜相关淋巴组织淋巴瘤

胃淋巴瘤是起源于胃黏膜下层淋巴组织的恶性肿瘤，近年来在我国的发病率不断上升，是除胃癌之外的第二大胃常见恶性肿瘤。胃淋巴瘤绝大多数是 B 细胞来源性，主要包括黏膜相关淋巴组织（mucosal-associated lymphoid tissue，MALT）淋巴瘤（MALT 淋巴瘤）（图 4 - 9A）和弥漫性大 B 细胞淋巴瘤（diffuse large B-cell lymphoma，DLBCL）（图 4 - 9B），前者为低度恶性，约占所有胃淋巴瘤 50%，后者为高度恶性，占 45% 以上。胃 MALT 淋巴瘤中 2%~5% 会发生组织学转化，其中多数发展为胃 DLBCL。

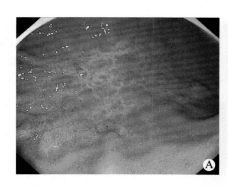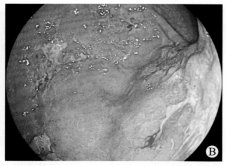

A. 胃 MALT 淋巴瘤，男性，52 岁，^{13}C 尿素呼气试验阳性。胃体可见大片片状黏膜发白，边界欠清，局部可见皱襞纠集；B. 弥漫大 B 细胞淋巴瘤，男性，46 岁，^{13}C 尿素呼气试验阳性。胃体可见多发溃疡性病灶，边界欠清，表面附着白苔。

图 4 - 9 Hp 阳性胃 MALT 的淋巴瘤

胃 MALT 淋巴瘤的病因和发病机制尚未完全阐明。据统计，胃 MALT 淋巴瘤中 Hp 检出率为 70%~90%，有 75%~80% 的早期胃 MALT 淋巴瘤患者在根除 Hp 后可获得完全且持久的缓解，提示 Hp 感染可能是胃 MALT 淋巴瘤的主要病因。Hp 感染后的细菌定植引起胃黏膜慢性活动性炎症，同时诱导全身和黏膜免疫反应，激活 CD4$^+$ T 细胞和 Treg 细胞，通过免疫刺激诱导和活化 B 细胞群，在局部募集和增殖后形成淋巴滤

泡，最终形成 MALT 淋巴瘤的典型病理改变。胃 MALT 淋巴瘤的遗传学特征性包括 t（11；18）、t（1；14）和 t（14；18）易位，其出现频率取决于淋巴瘤的组织来源。它们能产生激活 NF-κB 通路的致癌融合蛋白，参与肿瘤的发生、进展。

胃 MALT 淋巴瘤的临床症状缺乏特异性，可表现为上腹痛、腹胀、厌食或消瘦等。内镜检查胃黏膜表现多种多样，可呈现类似萎缩性胃炎、消化性溃疡等表现，包括黏膜褪色、皱襞肿大、单发或多发溃疡、黏膜下肿瘤样隆起等。诊断主要依靠内镜病理活检，但由于病变常位于黏膜下层，需多部位、深度取材，部分需要超声内镜、内镜黏膜切除术获取病理组织进行分析，以提高诊断的阳性率。

目前对胃 MALT 淋巴瘤常采用 Lugano 分期系统进行分期。治疗主要包括根除 Hp、手术、放疗及化疗等多手段综合治疗。Ⅰ 和 Ⅱ 期患者占 80%~90%。合并 Hp 阳性者，根除 Hp 治疗是首选的一线治疗方案，治疗后多数患者肿瘤缩小或消失。国外研究报道，早期胃 MALT 淋巴瘤合并 Hp 阳性，单独 Hp 根除治疗有高达 86.6% 的完全缓解率。若 Hp 治疗无效，病灶多有黏膜下浸润、淋巴结转移，且部分存在染色体 t（11；18）或 t（1；14）易位。Hp 治疗无效或 Hp 阴性，首选局部放疗或单药利妥昔单抗治疗。Ⅲ 和 Ⅳ 期患者可采用化疗或靶向治疗，手术治疗仅限于穿孔、大出血等特殊情况。

胃 MALT 淋巴瘤患者在接受抗 Hp 治疗后，需对 Hp 感染情况行定期监测，避免再次感染，同时进行每 3~6 个月内镜精查再评估。由于首次感染后肿瘤细胞对 Hp 抗原已高度敏感，若肿瘤完全缓解后再次感染 Hp，胃 MALT 淋巴瘤很快会重新出现，且进展迅速，为尽可能降低再感染风险，建议同时对共同居住的家属进行积极 Hp 筛查和根除治疗。研究表明，无 t（11；18）易位的 MALT 淋巴瘤，存在向 DLBCL 转化的可能，对于抗 Hp 治疗后仍未完全缓解的患者，更应注意密切随访，以便及时调整治疗方案。

五、Hp 感染与消化不良

功能性消化不良是一种临床综合征，指一组源自上腹部、持续存在或反复发生的症侯群，包括上腹痛或烧灼感、早饱感或餐后饱胀、嗳气、恶心或呕吐等症状，经内镜检查、生化检查等除外其他器质性、代谢性疾病。

Hp 感染后的临床症状因细菌、宿主和环境因素而异，大多数 Hp 感染患者均为无症状性胃炎，部分患者可出现消化不良症状。目前很多证据显示，部分患者在急性胃肠炎恢复后出现功能性消化不良症状，因此提出"感染后功能性消化不良（post-infectious functional dyspepsia，PI-FD）"。这个过程涉及十二指肠免疫激活、胃容受性受损和胃排空延迟等机制。而 Hp 感染是导致胃十二指肠炎症的重要原因，临床观察也发现 Hp 感染患者消化不良的发生率高于无感染患者，因此提出了 Hp 相关消化不良这个观点。Hp 感染是否会导致胃排空延迟目前尚未明确，部分研究认为 Hp 可能通过改变胃泌素、生长抑素的分泌来影响胃酸产生，而胃酸异常分泌可导致胃蠕动障碍、消化不良。此外，十二指肠在酸暴露情况下可抑制胃窦收缩，导致延迟胃排空，间接引起饱胀、腹胀和上腹痛等症状。

国内共识推荐，对于 Hp 胃炎伴消化不良症状的患者，根除 Hp 治疗是优选选项，部分患者的症状在治疗后能获得长期缓解。京都共识同样推荐将根除 Hp 作为这部分患者的一线治疗。Hp 胃炎伴消化不良症状患者对 Hp 根除治疗反应也不尽相同，主要分为以下 3 类：①症状得到长期缓解，时间大于 6 个月；②症状短时间内改善后又复发；③症状无任何改善。目前观点认为，第 1 种情况属于器质性消化不良，即上述的 Hp 相关消化不良，后两种情况仍被视为功能性消化不良。

总体而言，对于 Hp 感染患者合并消化不良，根除治疗是最经济、最有效的方法，其长期效果不仅仅在于改善部分患者症状，也有助于预防消化性溃疡、降低胃癌风险等。

六、Hp 感染与胃食管反流病

近 10 年来，不断有针对 Hp 感染与胃食管反流病（gastroesophageal reflux disease，GERD）（图 4 - 10）之间的相关研究，但因研究人群、地域分布及随访时间的差异，得到的结果不尽相同。有分析表明，根除 Hp 可能是导致 GERD 发生的危险因素之一，即 Hp 感染在此类人群中可能具有保护作用。部分证据来源包括：Hp 在 GERD 患者中的感染率低于正常人群，食管疾病严重程度越高，Hp 的感染率越低；对胃炎及消化性溃疡患者行根除 Hp 治疗后，GERD 的发病率明显上升。Hp 对胃食管反流病发生机制的影响并不清楚。早期的研究推测认为，Hp 在胃窦部的感染可导致血清胃泌素浓度的升高，进而提高食管下括约肌的压力，减少胃内容物及酸反流。但也有研究得出与上述相反的结论，故目前尚有争议。

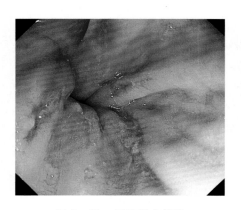

图 4 - 10　反流性食管炎

七、Hp 感染与胃肠外疾病

Hp 不仅引起胃肠道疾病，也与许多胃肠外疾病有关，如血液系统疾病、自身免疫性疾病、神经系统疾病及心血管疾病等。近年来，Hp 与胃肠外相关性疾病的关系引起了众多国内外学者的兴趣，也是研究的热点问题。但需要指出，目前围绕 Hp 与胃肠外疾病的相关性、发病机制及治疗效果等研究，其结论也不尽相同，部分问题尚存争议，今后需更深入的研究、更充分的证据提供支持。

1. 难治性或不明原因的缺铁性贫血：有证据支持，缺铁性贫血患者伴 Hp 感染时，Hp 根除联合铁剂比单纯补充铁剂的疗效更显著，血红蛋白、血清铁蛋白、血清铁升高更明显。有观点认为，Hp 感染引起的缺铁性贫血一般有以下特点：①大多数患者可能没有任何胃肠道症状；②未发现明显的胃、十二指肠出血性病变；③没有证据表明铁摄入不良或吸收不良；④仅发现 Hp 相关胃炎的病理特点；⑤贫血对铁剂治疗通常无效；⑥根除 Hp 后能够纠正贫血，并使铁代谢指标正常化，有时甚至无需补充任何铁剂。目前关于 Hp 引起缺铁性贫血的机制尚未完全阐明，现有观点认为：①细菌定植引起机体的铁丢失增加；②胃酸分泌异常导致维生素 C 吸收减少，影响铁在胃肠道的转运吸收；③细菌繁殖利用铁，导致竞争性消耗增加等。国内外多项共识均推荐，对于 Hp 感染合并不明原因的缺铁性贫血时，需考虑到检测和根除 Hp。

2. 特发性血小板减少性紫癜：在中国、日本和意大利，成人特发性血小板减少性紫癜（idiopathic thrombocytopenic purpura，ITP）患者的 Hp 感染率明显高于正常人群，儿童 ITP 与 Hp 感染之间关系的研究不多。大部分研究结果表明，ITP 患者合并 Hp 感染时，根除 Hp 治疗能够提高临床疗效，其中约 50% 成人和约 39% 儿童患者的血小板水平在 Hp 根除后得到提高，部分患者病情甚至达到完全缓解。目前研究认为，Hp 菌体的某些成分（如 Cag A 蛋白、尿素酶 B 等）与血小板之间有相似的抗原表位，机体在 Hp 感染后产生的特异性抗体识别血小板表面糖蛋白，继而发生抗原抗体反应，最终破坏血小板。Hp 同样可刺激 B 细胞、T 细胞增殖产生抗血小板自身抗体，参与免疫介导的血小板破坏。

3. 维生素 B_{12} 缺乏症：有研究表明，Hp 阳性胃炎组的血清维生素 B_{12} 低于 Hp 阴性胃炎组，提示慢性 Hp 感染与维生素 B_{12} 缺乏之间存在一定相关性。目前认为其主要是由维生素 B_{12} 吸收障碍导致，机制包括：①部分患者 Hp 感染后导致低胃酸分泌状态，影响维生素 B_{12} 从食物中分离，同时也降低了与胃相应受体结合效率；②胃酸分泌异常导致维生素 C 吸收减少，同时胃内 pH 值升高，影响维生素 B_{12} 在胃肠道的吸收；③Hp 感染后机体自身分泌维生素 B_{12} 功能障碍。

此外，最新的研究显示，Hp 感染还可能与慢性荨麻疹、非酒精性肝病、胰岛素抵抗、2 型糖尿病、急性冠脉综合征以及阿尔茨海默病、帕金森病等也具有一定的相关性，但相关报道之间的结果不完全一致，需待今后更加深入的基础和临床研究证据支持。

【Hp 感染的诊断】

Hp 是一种革兰氏阴性杆菌，人体感染后会激发免疫反应，产生相应抗体。此外，Hp 在胃内可产生特异性的尿素酶，继而分解尿素产生氨和二氧化碳，部分 Hp 在胃上皮黏膜代谢脱落后随粪便排出。目前临床上使用的各种检测方法基本都是针对 Hp 的这些生物学特性开发的，每一种检测方法都具有其各自的特点，检测准确性也存在差异，任何检测方法都存在假阴性和假阳性可能，应用的试剂和方法需经过临床验证，还需要结合患者的实际情况选择最合适的检测方法。手术后残胃者采用尿素呼气试验（UBT）检测 Hp 结果不可靠，由于受肠道其他产尿素酶细菌的影响可能出现假阳性结果，宜采用快速尿素酶试验（RUT）、组织病理学染色或者粪便抗原检测（SAT）等方法检测（表 4－1）。

表4-1 各种幽门螺杆菌检测方法比较

分类	检测方法	初始诊断	治疗后复查	检测前是否需停用PPI、抗生素、铋剂	消化道出血是否影响	抗生素耐药性检测	敏感性	特异性
侵入性（需要胃镜检查）	快速尿素酶试验	+	-	+	-	-	85%~95%	95%~100%
	组织病理学	+	+	+	-	-	91%~93%	100%
	细菌培养	+	-	+	-	+	76%~90%	100%
	分子生物学检测（PCR）	+	+	+	-	-	95%	95%
非侵入性（不需要胃镜检查）	尿素呼气试验	+	+	+	+	-	96%~100%	93%~100%
	粪便抗原检测	+	+	+	-	-	95.5%	97.6%
	血清学检测	+	-	-	+	-	76%~84%	79%~90%
	粪便PCR检测	+	-	+	+	+	71%	96%

注：PCR，聚合酶链反应。

根据检测方法是否需要行胃镜检查，可以将Hp的检测方法分为侵入性和非侵入性，前者主要包括快速尿素酶试验、组织病理学、细菌培养、基因检测等；后者主要包括尿素呼气试验、粪便抗原检测、血清学检测等。内镜技术的不断发展，使得通过胃镜下相应的表现来诊断Hp是否感染成为可能，但该方法需要相应的内镜设备，而且对内镜医师有很高的要求，需要专业内镜医师通过不断的锻炼与学习才能达到满意的诊断准确率。

一、快速尿素酶试验

快速尿素酶试验是目前临床上内镜检查时常用的Hp检测方法，其原理是Hp可产生活性很强的尿素酶，分解尿素产生NH_3和CO_2，通过试剂检测NH_3可确定是否有Hp感染，其具有简便、快速、价廉的特点，但其检测结果受试剂种类、反应时间、取材部位、取材组织大小、取材组织中细菌菌量与形态、环境温度等多种因素的影响。

首先，目前市场上的检测试剂种类繁多，不同的检测试剂、在不同时间内读取结果都可能会影响检测的结果。因此，需要使用经临床验证合格的试剂并对标本观察足够的时间，才能保证检测的准确性。据研究报告，目前市售的RUT试剂检测Hp的特异性为95%~100%，敏感性为85%~95%。发生萎缩肠化的胃黏膜不适宜Hp定植，当胃黏膜活检标本取自于萎缩肠化的黏膜时，也可能会导致RUT试验假阴性的结果。

此外，口服质子泵抑制剂或抗生素等后、活动性出血时、胆汁反流性胃炎等情况会导致胃内细菌负荷量减少、细菌球形化或细菌定植移位，也会导致检测结果出现假阴性的可能；消化性溃疡伴出血会使 RUT 的敏感性降低 70%。因此，RUT 检测阴性不能排除 Hp 感染。RUT 检测前需要停用抗生素和铋剂至少 4 周，质子泵抑制剂至少 2 周；如果同时取 2 块组织（胃窦和胃体）进行 RUT 检测，可以降低检测结果的假阴性率，从而提高检测的敏感性。

在某些情况下，由于胃内其他产脲酶细菌的存在，如头状葡萄球菌亚群、溶尿链球菌、唾液链球菌和奇异变形杆菌等，RUT 也可能会出现假阳性的结果。《幽门螺杆菌感染的处理——马斯特里赫特 V/佛罗伦萨共识报告》及我国《第五次幽门螺杆菌感染处理共识意见》均允许使用 RUT 作为常规诊断，但由于其敏感性低和假阴性率高，不能用于 Hp 根除治疗后的疗效评估。

二、组织病理学检测

组织病理学检测也是目前临床上内镜检查时常用的 Hp 检测方法，可以直接显示 Hp，在诊断 Hp 感染的同时还可以对胃黏膜病变进行病理学诊断。目前临床上使用的组织病理学染色方法种类较多，诊断 Hp 感染的特异性达 100%，敏感性范围为 50%~95%，取决于活检的质量、位置、大小和数量以及应用的染色方法等。荟萃分析显示，在最佳条件下，检测的敏感性为 91%~93%。

最常用的组织病理学染色方法是苏木精 - 伊红染色（hematoxylin and eosin staining，HE staining），但是当黏膜炎症明显，尤其是伴有活动性炎症时可能会影响染色结果，如果此时 HE 染色切片未找见 Hp，可采用特殊染色进行辅助诊断。

特殊染色中，以沃森 - 斯塔里（Warthin-Starry silver staining）银染色阳性检出率为高，全片只要有少数几个典型的 Hp 即可诊断。改良吉姆萨（Giemsa staining）染色法因其成本低、使用方便、灵敏度高、重现性好等优点，已成为世界范围内检测 Hp 最常用的方法。需要注意的是，Hp 只能在足够薄且染色良好的切片上才能被检测到。免疫组化染色敏感性高，可用于菌群密度低、萎缩性胃炎伴广泛肠上皮化生，以及标准染色未检出 Hp 的慢性活动性胃炎等情况，但检测费用高。荧光原位杂交在检测 Hp 感染的同时，还可以检测其对克拉霉素、左氧氟沙星等抗生素的耐药性，辅助临床治疗。

需要注意的是，发生萎缩肠化的胃黏膜表面通常无 Hp 定植。研究表明，萎缩肠化的黏膜组织病理学检测 Hp 的敏感性下降到 30%~55%，在此处活检很可能会出现假阴性的结果，故宜在非萎缩肠化的黏膜处进行活检来检测 Hp。研究显示，当存在胃黏膜萎缩肠化时，在胃体小弯进行组织病理学检测 Hp 的敏感性为 80%，胃体大弯的敏感性为 95%~100%。因此，存在胃黏膜萎缩肠化的患者及胃癌患者检测 Hp 感染的合适活检部位为胃体部，特别是胃体大弯侧。

某些药物可导致 Hp 发生球形变，当组织病理学检查发现球样菌且胃黏膜同时伴有中性粒细胞浸润时，大多数情况下这种球样菌是 Hp，此时结合 Hp 抗体检测，可以明确和证实是否存在 Hp 感染。另外，消化性溃疡伴出血患者的组织病理学检测的敏感性降至 70%；然而，无论是否有出血，与 RUT 或细菌培养相比，其仍是一种相当可靠的检测方法。

三、细菌培养

细菌培养的方法包括琼脂稀释法、肉汤稀释法、E-试验（E-test）法、K-B 纸片法等，是 Hp 感染诊断的金标准，不仅可以分离、鉴定和培养纯的 Hp，而且可以研究 Hp 病原菌的形态、生物学特性等，还能为抗原制备、药敏试验、细菌分型和致病性等提供研究材料，多用于科研或者服务于个体化医疗。细菌培养诊断 Hp 感染的特异性很高，但敏感性相对较低；由于该方法复杂，耗时，需一定实验室条件，且受到标本采集、保存、运送、分离培养等多方面因素的影响，因此培养的难度较大，不适宜在基层医院推广。荟萃分析显示，在最佳条件下，该方法检测的特异性为 100%，敏感性为 76%~90%。在培养前需停用铋剂和抗生素至少 4 周，停用质子泵抑制剂、组胺受体拮抗剂（H_2RA）至少 2 周。为了避免 Hp 在胃中不均匀分布造成的假阴性结果，有必要采取在胃窦及胃体多部位、多块活检的方式，提高检测的敏感性。

虽然细菌培养非常耗时、费力，需要特殊条件才能实施，但其在临床实践中非常有价值，因为其可以进行抗生素的耐药性检测，从而指导临床治疗，进而提高 Hp 根除率。《Maastricht Ⅴ 共识报告》建议在克拉霉素耐药率高于 20% 的地区进行 Hp 培养和抗生素药敏试验以协助制定治疗方案。在二线治疗失败后，当进一步选择抗生素取决于 Hp 对抗生素的敏感性时，建议采用 Hp 培养和抗生素药敏试验。此外，研究显示，初次治疗就使用细菌培养和抗生素药敏试验进行含铋剂四联疗法进行治疗的根除率明显高于含克拉霉素的经验四联疗法。

四、尿素呼气试验

尿素呼气试验是一种适合诊断 Hp 感染和治疗后确认是否根除的无创性检测方法。因其检测准确性高，易于操作，可克服细菌"灶性"分布的差异，能反映全胃 Hp 的感染状况，是无创检测的首选方法，检测灵敏度为 96%~100%，特异性为 93%~100%。与大多数其他试验一样，可靠的 UBT 结果需要在停用质子泵抑制剂和 H_2RA 至少 2 周和停用抗生素和铋剂至少 4 周后才能进行。目前临床上常用的尿素呼气试验分为 ^{13}C-UBT 和 ^{14}C-UBT。

[13]C-UBT 对 Hp 感染的判断以 DOB 值（delta over baseline）表示，DOB 值的高低可以在一定程度上反映感染者胃内细菌定植的负荷量及其增殖活跃程度，但检测值高低与感染者疾病轻重，如萎缩肠化的严重程度等无关。从理论上讲，所给予的检测药物中 [13]C-尿素的含量（药物剂量）越大，最终检测出的 DOB 值越高，如口服药物的 [13]C-尿素含量低，会导致检测的敏感性降低，从而导致假阴性的结果，尤其当胃内细菌定植负荷量较低时。因此，检测时所服用 [13]C-尿素药物的含量与其匹配的检测仪器均会直接影响检测的准确性。目前认为应用设计良好的 ^{13}C-UBT 方案，同位素尿素剂量为 50~75 mg 时的检测准确性可以得到保证。[13]C-UBT 应用的同位素尿素有胶囊剂、颗粒剂、片剂等。颗粒剂不需在胃内崩解，发挥作用快，但可能受口腔细菌的干扰；

胶囊剂可减少口腔细菌干扰，但会受胶囊剂胃内崩解速度的影响，一般要求胶囊剂胃内崩解时间 <10 分钟。最近，一种新的 UBT 技术被提出，其使用^{13}C-尿素片配方，允许在服用药片后 10 分钟内进行高精度的空气采样。此外，片剂的优点是可以防止制剂与口咽中产生脲酶的细菌相互作用，从而导致假阳性结果。应注意 UBT 检测值接近临界值时（如^{13}C-UBT 检测 DOB 临界值为 4，检测结果 DOB 值为 2~6），检测结果不可靠，可能为假阴性或者假阳性，需择期再次检测或采用其他方法检测协助诊断。

此外，研究表明，在^{13}C-UBT 检测试剂中加入柠檬酸，有助于提高 UBT 检测的可靠性。其原理是柠檬酸可以降低胃内 pH 值，提高胃内酸度，从而提高 Hp 的尿素酶活性，减少非 Hp 细菌产生的假阳性现象，有助于提高 UBT 检测的灵敏度和特异度，这对于萎缩性胃炎或服用抗酸药患者更为重要。

^{14}C-UBT 对 Hp 感染的判断以 DPM 值（disintegrations per minute）或 CPM（C 值）来表示，CPM 和 DPM 可相互转换（CPM = DPM × 探测效率）。^{14}C 是天然存在的核素，地球中任何生物在生命代谢中都会不断吸收^{14}C，而后又不断排出^{14}C（以有机物或二氧化碳的形式），使生命体中的^{14}C 与环境达到平衡。^{14}C-UBT 对人体产生的辐射影响非常微小，几乎可忽略不计（比人乘坐 1 小时飞机所受到的自然环境辐射剂量还要低），不会对人体造成辐射伤害。理论上该检测对孕妇也无危害，但由于怀孕期间可能会受到各种外界因素的影响，而普通群众对于核医学的认知严重不足，为了避免不必要的麻烦，不建议孕妇在怀孕期间做^{14}C-UBT。当儿童接受含 0.75 μCi 胶囊的^{14}C-UBT 时，其所受到的辐射剂量低于人体 1 天所受到的自然环境辐射，因此该试验对儿童安全，在美国儿童使用的剂量与成人相同，无须调整。

五、粪便抗原检测

粪便抗原检测（SAT）基于粪便中细菌抗原直接鉴定。该检测方法无创、快速、成本低、使用方便，不需要口服任何试剂，适于所有年龄和类型的患者，是儿童诊断 Hp 感染的简便有效的方法。目前主要有两种类型的 SAT 用于 Hp 的检测：酶免疫分析法（EIA）和基于居家快速检测的免疫层析分析法（ICA），使用多克隆抗体或单克隆抗体。EIA 比 ICA 提供的结果更可靠。以单克隆抗体为基础的检测比多克隆抗体更准确。经过临床验证的单克隆抗体检测试剂，具有较好的检测敏感性和特异性，可以检测 Hp 现症感染，可用于 Hp 治疗前的诊断和治疗后的复查。

SAT 只需要少量粪便，可以在家中采集样本，并在适当的时间送检，研究报道其检测的敏感性为 95.5%，特异性为 97.6%。粪便样本可在 -20 ℃冷冻，并可长时间保存。如果样本在室温下保存 48~72 小时，检测的敏感性将下降到只有 69%。为了保证采集的粪便样本的质量，不建议在腹泻或水样便时进行该检测。

此外，SAT 必须不早于最后 1 次服用抗生素和铋剂的 4 周或最后 1 次服用质子泵抑制剂的 2 周。为了评估根除效率，检测必须在完成根除后 30 天或更长时间内进行。粪便中抗原分布不均匀，便秘时抗原被破坏，胃肠道持续出血、胃内细菌负荷低是假阴性结果的主要原因。目前，在我国，SAT 主要作为呼气试验检测的备选方法，需注意只有经过所应用地区临床验证的试剂，才可以被应用于该地区的人群检测。

六、血清学检测

Hp 感染后会引起人体产生全身免疫反应，Hp 抗体一般会在感染后 3～4 周出现在血液中；如根除治疗成功，3～6 个月抗体滴度会明显下降。但是对于血清抗体滴度数年持续不降者，常提示体内 Hp 感染存留，可能根除治疗失败。这些抗体可通过以下 3 种方法进行检测：酶联免疫吸附（ELISA）试验、乳胶凝集试验和蛋白免疫印迹试验。其中，ELISA 是最常用的方法，其基于检测特定的循环抗体即 IgG、IgA、IgM。血清学检测的各种方法特异性和敏感性各不相同，不同商品试剂盒检测的准确性也存在较大差异，一项荟萃分析显示，其敏感性和特异性分别为 85% 和 79%；另一项研究显示其敏感性为 76%～84%，特异性为 79%～90%。部分血清试剂盒可在判断 Hp 感染的同时检测 Cag A 和 Vac A 等毒素抗体。

由于 Hp 感染一般都不能自行消失，如未经 Hp 根治的患者 Hp 抗体阳性即提示有 Hp 现症感染。而根除治疗后血清抗体短期内不会明显下降，因此血清抗体检测不能用于治疗后的复查。此外，由于血清学检测不受近期用药和胃内局部病变的影响，在如下情况下可作为现症感染的诊断手段：消化性溃疡伴活动性出血、胃黏膜相关淋巴组织淋巴瘤、伴有弥漫性肠化的重度萎缩性胃炎等。当患者因病情不能停用影响检测的药物（如质子泵抑制剂），而临床又需要明确患者是否存在 Hp 感染时，可采用血清抗体检测方法进行筛查（需采用经过验证的试剂）。

血清抗体检测广泛用于 Hp 的检测，具有非侵入性、快速、不需要任何特殊设备等优点，可以用于人群筛查。2017 年发布的《中国早期胃癌筛查流程专家共识意见》就将 Hp 抗体检测作为一项检测指标用于胃癌筛查。

七、分子生物学检测

分子生物学检测是基于聚合酶链反应（polymerase chain reaction，PCR）或反转录 PCR（reverse transcription PCR，RT-PCR）核酸扩增技术的 Hp 检测方法。Hp 的 DNA 可以在胃黏膜活检、唾液、粪便或牙齿等样本中检测到。因此，根据取材的不同，PCR 可以被认为是一种有创或无创的 Hp 检测方法。研究显示，有创性分子生物学检测的灵敏度和特异性均高达 95%，并可同时检测导致抗生素耐药性和细菌毒力因子，如 Cag A 和 Vac A 的特异性突变，用于指导临床治疗。目前已有检测 Hp 对克拉霉素和喹诺酮类抗生素耐药突变基因的商品试剂盒被应用于临床；但是，该检测方法比其他方法昂贵，实验室必须有适当的设备，因此在目前在临床上难以大范围推广。

相对于获取胃黏膜活检标本需要行有创性的胃镜检查，粪便标本中 Hp DNA 的检测是一种非常方便、快速、灵敏、准确的方法。其优点是检测结果快，对样品分析所需的细菌量较少，不需要特殊的加工用品和材料的运输，可以在相当短的时间内（<4 小时）得到结果，诊断 Hp 的灵敏性为 71%，特异性为 96%。此外，粪便 RT-PCR 分析可检测 Hp DNA 序列和抗生素耐药点突变。尽管该检测具有很高的特异性，但许多研究显示假阳性结果的比例很高，特别是在根除治疗成功后 4～6 周内进行检测时。在接受治疗的患者中，假阳性结果可以解释为粪便中持续存在球形 Hp，随着时间的推

移，其开始减少，并在 8~12 周时完全消失。因此，粪便 RT-PCR 检测一般不用于治疗后的复查。

下一代测序技术（next-generation sequencing，NGS）是诊断 Hp 的新方法之一，其可以直接从福尔马林固定的石蜡包埋胃黏膜活检标本中对 Hp DNA 进行测序。NGS 揭示了导致抗生素（克拉霉素、左氧氟沙星和四环素）耐药的基因突变及其与耐药表型的相关性。利用 NGS 技术，在 *gyrA*、*23S rRNA* 和 *16S rRNA* 基因中进行基因突变的鉴定和分析，灵敏度为 95%。

在有条件的情况下，如能够在患者首次治疗之前即进行细菌耐药性检测，不但可以提高根除治疗的成功率，还有利于减少对耐药抗生素的不适当应用，降低药物不良反应发生风险，减少耐药菌的产生。而对于反复治疗失败的患者，细菌耐药性检测有助于指导患者的个体化治疗。《幽门螺杆菌感染的处理——马斯特里赫特 V/佛罗伦萨共识报告》建议，在克拉霉素高耐药地区（耐药率 >15%），当一线治疗准备应用含有克拉霉素的方案时，建议在治疗前先进行 Hp 对克拉霉素的耐药性检测，可以采用细菌培养的耐药性检测或者分子生物学检测。

八、内镜诊断

由于 Hp 感染与胃癌的发生密切相关，特别是早期胃癌，在不同 Hp 感染状态下的内镜表现存在明显差异，因此内镜检查时判断 Hp 的感染状态显得尤为重要。内镜技术的发展，使得通过内镜下观察诊断 Hp 感染成为可能，目前临床上主要采用日本消化内镜学会于 2015 年提出的"京都胃炎分类"进行诊断，其将 Hp 的感染状态分为3 类，即 Hp 现症感染、Hp 未感染、Hp 除菌后（图 4 – 11），然后根据胃镜下胃黏膜的不同表现，综合评估后推断 Hp 的感染状态。其中，提示 Hp 现症感染的绝对指征包括皱襞肿大蛇形、黏膜肿胀、黏液白浊、弥漫性发红、点状发红、鸡皮样胃炎（图 4 – 12）；提示 Hp 未感染的绝对指征：规则排列的集合静脉（Regular arrangement of collecting veins，RAC）（图 4 – 13A）；提示 Hp 除菌后的绝对指征：地图状发红（图 4 – 13B）。

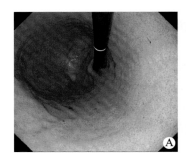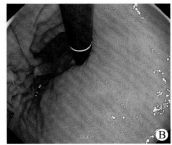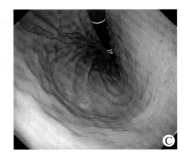

A. Hp 未感染；B. Hp 现症感染；C. Hp 除菌后。

图 4 –11 胃黏膜的 3 种 Hp 状态

然而单纯使用白光（WLI）进行内镜诊断的难度非常大，没有经过系统培训学习

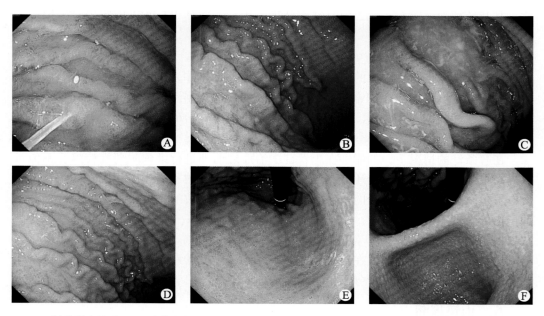

A. 皱襞肿大蛇形；B. 黏膜肿胀；C. 黏液白浊；D. 弥漫性发红；E. 点状发红；F. 鸡皮样胃炎。

图 4-12 Hp 现症感染的绝对指征

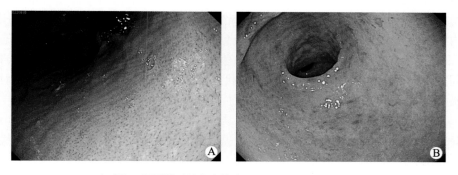

A. 未感染，规则排列的集合静脉；B. 除菌后，地图状发红。

图 4-13 Hp 未感染与除菌后的绝对指征的鉴别

的内镜医师很难达到满意的诊断准确率，图像增强内镜检查术（image enhanced endoscopy，IEE）如窄带成像技术（narrow-band imaging，NBI）、蓝激光成像技术（blue laser imaging，BLI）、联动成像技术（linked color imaging，LCI）及放大内镜（magnifying endoscope，ME）、激光共聚焦显微内镜等可提高诊断的准确率。一项研究通过判断胃黏膜弥漫性红色这种与 Hp 现症感染明显有关的内镜特征，评估了 LCI 与 WLI 诊断 Hp 感染的准确性、敏感性和特异性，结果发现 LCI 组的准确性（85.8% vs. 74.2%）、敏感性（93.3% vs. 81.7%）和特异性（78.3% vs. 66.7%）均较 WLI 组高。此外，放大内镜是另一种可以提高诊断准确率的 IEE 工具，可以通过胃黏膜微血管及微腺管结构预测 Hp 感染。Meta 分析显示放大内镜预测 Hp 感染具有较高的诊断准确性，无论是白光内镜还是结合色素内镜，都能准确预测 Hp 感染。

　　总之，通过内镜下观察确实可以诊断 Hp 感染，同时可以降低诊断和治疗成本，然而该方法的应用需要相应的设备，检查医师需要经过相关的培训，其准确性及特异性也存在较大差异。因此，目前在日常实践中并没有被广泛应用，但是随着内镜技术的不断发展及内镜医师的不断学习和进步，内镜诊断 Hp 感染的准确性将不断提高。

【Hp 感染的治疗】

一、Hp 的耐药情况

　　目前 Hp 根除治疗失败的原因包括抗生素耐药、患者依从性、地区因素、宿主因素、质子泵抑制剂代谢等，其中抗生素耐药是最主要的原因。Hp 通过自身染色体的突变，可对多种抗生素产生耐药。随着抗生素的广泛使用，Hp 对常用抗生素的耐药率越来越高，尤其是其对甲硝唑、克拉霉素及左氧氟沙星耐药的广泛流行，是导致 Hp 根除治疗失败的重要因素。

　　目前全球 Hp 对抗生素的耐药问题日益严重，且存在明显的地区差异。一项来自伊拉克的系统回顾和荟萃分析，纳入共 66 项研究对 5936 株 Hp 进行了分析。结果显示克拉霉素的总耐药率为 21%，甲硝唑为 62%，克拉霉素联合甲硝唑为 16%，环丙沙星为 24%，左氧氟沙星为 18%，红霉素为 29%，呋喃唑酮为 13%，四环素为 8%，阿莫西林为 15%，对阿莫西林、克拉霉素、环丙沙星、呋喃唑酮和四环素的耐药率均呈上升趋势。另一项来自伊朗的荟萃分析是从 2010 年至 2020 年发表的共 27 篇被纳入的引文中提取的数据，结果显示甲硝唑和克拉霉素对 Hp 耐药率分别为 64.9% 和 25.3%，阿莫西林为 20.7%，四环素为 16.1%，左氧氟沙星为 21.9%，利福平为 22.8%，呋喃唑酮为 27.2%，环丙沙星为 32.3%，红霉素为 38.7%。一项纳入了 24 个国家 176 篇文献、针对亚太地区 Hp 对抗生素的耐药情况系统性综述和荟萃分析研究结果显示 Hp 对克拉霉素、甲硝唑、左氧氟沙星的耐药率分别为 17%、44% 和 18%，对阿莫西林和四环素的耐药率分别是 3% 和 4%。一项针对欧洲地区 Hp 耐药情况的研究，在纳入的 1211 名成人患者中，Hp 对克拉霉素的耐药率为 21.4%，对左氧氟沙星的耐药率为 15.8%，对甲硝唑的耐药率为 38.9%，中西部和南部患者的耐药率明显高于北欧国家。在我国，Hp 对克拉霉素、甲硝唑及喹诺酮类药物也具有较高的耐药率。我国推荐用于 Hp 一线根除治疗的 6 种抗生素中，克拉霉素（20%~50%）、甲硝唑（40%~70%）、左氧氟沙星（20%~50%）的耐药率呈上升趋势，而阿莫西林（0~5%）、四环素（0~5%）和呋喃唑酮（0~1%）的耐药率仍较低。

　　在 Hp 根除治疗前，如获得当地抗生素的耐药背景，则对抗生素选择有重要的指导作用。因此，目前相关的共识或指南在选择合适的 Hp 治疗方案时强调了当地抗生素耐药性流行情况的重要性。在抗生素低耐药地区可以作为一线方案指导抗生素选择；在抗生素高耐药地区，尤其是对于初次或多次治疗失败的患者，基于细菌耐药性检测结果制定的个体化根除治疗方案，不但可以提高根除治疗的成功率，同时可避免因使用耐药抗生素导致的治疗失败，从而提高 Hp 根除率。

二、Hp 感染的治疗

目前我国共识意见推荐用于 Hp 根除治疗的常用抗生素包括阿莫西林、克拉霉素、硝基咪唑类（如甲硝唑、替硝唑）、氟喹诺酮类（如左氧氟沙星、莫西沙星）、呋喃唑酮、四环素等。由于四环素的可获得性问题，近年来研究应用多西环素或米诺环素替代四环素。此外，对于国际共识推荐的利福布汀，考虑到中国结核病的发病及结核菌耐药问题，中国共识没有将其推荐用于 Hp 的根除治疗。推荐用于治疗的常用制酸剂是质子泵抑制剂，包括奥美拉唑、兰索拉唑、雷贝拉唑、埃索美拉唑、潘托拉唑、艾普拉唑等。此外，还有最新报道的以钾离子竞争性方式可逆性抑制 H^+-K^+-ATP 酶活性的伏诺拉生。

根据选择的抗生素、制酸剂的种类及是否加用铋剂，可以制定各种不同的治疗方案。目前临床常用根除 Hp 的治疗方案主要包括三联疗法、非铋剂四联疗法（序贯疗法、伴同疗法、混合疗法）、含铋四联疗法，以及最近报道的大剂量二联疗法、含伏诺拉生的疗法等。细菌对抗生素耐药是导致 Hp 根除治疗失败的主要原因，因此合理而个体化地选择治疗方案，是患者获得根除治疗成功的关键。

1. 三联疗法

标准的三联疗法是质子泵抑制剂联合两种抗生素。高剂量制酸剂和至少 10 天的疗程是三联疗法能否成功的关键。一项来自纽约大都市地区的回顾性研究报告称，1 种基于克拉霉素的 10 天疗程的三联疗法，累计根除率达 86%，提示标准三联疗法在低耐药地区（克拉霉素耐药率 <20%）仍然有效，但在高耐药地区的根除率很不理想。此外，Hp 对甲硝唑的耐药率也非常高，在三联疗法中表现不佳，在未使用过甲硝唑的患者中根除率仅为 64%；但在甲硝唑高耐药地区，高剂量甲硝唑确实能提高根除率，表明甲硝唑的体外耐药并不总是与体内治疗效果相关。

一线治疗失败后，有些地区推荐氟喹诺酮为主的三联疗法作为标准的补救治疗。然而，这种方法的根除率因耐药性的增加而异，耐药性随着其更广泛的使用而增加。澳大利亚的研究报告显示这种补救疗法的根除率为 89%~91%。然而，来自中国台湾的一项研究报告显示，含氟喹诺酮三联疗法的根除率仅为 69.2%，明显低于氟喹诺酮为主的四联疗法。

《幽门螺杆菌感染的处理——马斯特里赫特 V/佛罗伦萨共识报告》指出在克拉霉素耐药率 >15% 的地区，若未预先进行抗生素敏感性试验，则应放弃使用含质子泵抑制剂 - 克拉霉素的三联方案。而我国绝大部分地区都是克拉霉素和甲硝唑高耐药地区，因此我国的相关共识意见与指南均不建议将三联疗法用于 Hp 感染的治疗。

2. 非铋剂四联疗法

非铋剂四联疗法是质子泵抑制剂与 3 种抗生素合用，根据组合方式不同，主要包括序贯疗法、伴同疗法及混合疗法。多项荟萃分析显示，非铋剂四联疗法优于标准三联疗法。所有非铋剂四联疗法对 Hp 敏感菌株都有很好的根除率，但不同耐药菌株感染的患者，根除率则不尽相同。有研究认为，针对克拉霉素耐药菌株，所有非铋剂四联疗法的疗效均优于三联疗法，而伴同疗法较序贯疗法有更好的根除率。3 项荟萃分析结果显示伴同疗法和序贯疗法有相似的根除率，从而进一步认为混合疗法也有不错的疗效，但是这些结果因为方法学的问题需谨慎看待。

伴同疗法患者有更好的依从性，且患者耐受性与标准三联方法相当。然而，伴同疗法有几个局限性，如不良事件发生率高于序贯疗法，并发症发生率的增加可能会影响患者的依从性。虽然不良事件发生频率较高，但治疗周期<2周，因此大多数患者可以完成疗程。此外，过度暴露于不必要的抗生素可能会增加抗生素耐药性。

当伴同疗法和序贯疗法疗程相似时，伴同疗法有更好的根除率。而序贯疗法更复杂，且需在治疗期间更换抗生素，这容易使患者产生困惑。甲硝唑耐药性是影响序贯疗法根除率的另一个影响因素，但通过增加药物剂量、增加给药频率、延长疗程等方式能部分克服甲硝唑耐药。序贯疗法中甲硝唑的给药时间为5~7天，混合疗法为7天，伴同疗法为10~14天。一篇中国台湾的报道指出，当甲硝唑耐药率<40%时，序贯疗法较14天三联疗法更有优势，而在甲硝唑耐药性不断增加的情况下，序贯疗法根除率较14天三联疗法没有优势。《幽门螺杆菌感染的处理——马斯特里赫特V/佛罗伦萨共识报告》不推荐序贯疗法，原因是在对克拉霉素耐药和对甲硝唑敏感的Hp菌株的病例中，序贯疗法的根除率低于伴同疗法。

可能是因为耐药菌株的地区差异，混合疗法的数据非常稀缺。西班牙、伊朗和中国台湾的研究报道了很好的根除率，而意大利和韩国的结果则不令人满意。与序贯疗法相比，混合疗法更受欢迎，因为其更简单，但混合疗法是否优于序贯疗法存在争议，如果Hp对克拉霉素和甲硝唑均耐药，混合疗法效果较低。

《幽门螺杆菌感染的处理——马斯特里赫特V/佛罗伦萨共识报告》指出，除非10天方案在当地证实有效，否则推荐非铋剂四联疗法的疗程为14天。克拉霉素和甲硝唑双重耐药是影响非铋剂四联方案根除率的主要影响因素。有研究报道当序贯疗法、混合疗法和伴同疗法的双重耐药性菌株分别为>5%、>9%或>15%时，其根除率通常会小于90%。克拉霉素和甲硝唑双重耐药率>15%将影响所有非铋剂四联疗法的根除率。由于我国绝大部分地区都是克拉霉素和甲硝唑高耐药地区，《第五次全国幽门螺杆菌感染处理共识报告》指出在Hp感染的初次和再次治疗中，均不推荐非铋剂四联疗法。在铋剂不能获得、对铋剂过敏或存在铋剂使用禁忌情况时，可以考虑使用非铋剂四联疗法。

3. 含铋剂四联疗法

铋剂通过多种方式对Hp产生直接的杀菌作用，即在菌壁和质周间隙形成复合物，并使细菌黏附在胃黏膜上。铋剂还通过增加黏膜保护因子如前列腺素、表皮生长因子和碳酸氢盐的分泌来帮助溃疡愈合。在Hp多重耐药菌株和抗生素耐药率较高的地区，含铋剂的疗法是一种有效的治疗选择。在我国，由于抗生素滥用造成的细菌耐药性越来越严重，传统的三联疗法和非铋剂四联疗法均无法达到满意的治疗效果，且铋剂在我国较其他国家易获得，因此我国《第五次全国幽门螺杆菌感染处理共识报告》推荐铋剂四联方案作为主要的经验性根除Hp方案，总共包括7种方案，各方案的剂量及用法等情况见表4-2。除含左氧氟沙星的方案不作为初次治疗方案外，根除治疗不分一线和二线，应尽可能将疗效高的方案用于初次治疗。除非10天方案在当地证实有效，否则含铋剂四联疗法的疗程应延长至 14 天。

表4-2 推荐的铋剂四联方案

方案	抗菌药物 1	抗菌药物 2
A	阿莫西林 1000 mg bid	克拉霉素 500 mg bid
B	阿莫西林 1000 mg bid	左氧氟沙星 500 mg qd 或 200 mg bid
C	阿莫西林 1000 mg bid	呋喃唑酮 100 mg bid
D	四环素 500 mg tid 或 qid	甲硝唑 400 mg tid 或 qid
E	四环素 500 mg tid 或 qid	呋喃唑酮 100 mg bid
F	阿莫西林 1000 mg bid	甲硝唑 400 mg tid 或 qid
G	阿莫西林 1000 mg bid	四环素 500 mg tid 或 qid

注：标准剂量（质子泵抑制剂 + 铋剂）（bid，餐前半小时口服）+ 2 种抗菌药物（餐后口服）。标准剂量质子泵抑制剂：艾司奥美拉唑 20 mg，雷贝拉唑 10 mg（或 20 mg），奥美拉唑 20 mg，兰索拉唑 30 mg，潘托拉唑 40 mg，艾普拉唑 5 mg，以上选一。标准剂量铋剂为枸橼酸铋钾 220 mg（果胶铋标准剂量待确定）。

根除方案中抗菌药物组合的选择应参考当地人群中监测的 Hp 耐药率和个人抗菌药物使用史。此外，方案的选择应该权衡疗效、费用、潜在不良反应和药物可获得性，做出个体化抉择。初次治疗失败后，可在其余方案中选择一种方案进行补救治疗。

左氧氟沙星属氟喹诺酮类药物，与其他喹诺酮类药物有交叉耐药。喹诺酮类药物在临床应用甚广，不少患者在根除 Hp 前很可能已用过这类药物。为了尽可能提高初次治疗根除率，我国《第五次全国幽门螺杆菌感染处理共识报告》不推荐含左氧氟沙星方案用于初次治疗。另外，呋喃唑酮因副作用较大，国家药品监督管理局目前已将其适应证改为"仅用于难以根除的幽门螺杆菌感染"，因此常规不推荐将含呋喃唑酮的铋剂四联方案用于初次治疗。我国《第六次全国幽门螺杆菌感染处理共识报告》已将含呋喃唑酮的四联方案从一线方案中剔除，推荐作为二线治疗方案。此外，在克拉霉素、甲硝唑、左氧氟沙星等多药高耐药地区，既往有克拉霉素、甲硝唑、左氧氟沙星等用药史等估计难以根除情况下，可权衡利弊选择含呋喃唑酮四联方案。因为含四环素和甲硝唑的铋剂四联方案在部分患者中的不良反应比较明显，且四环素的临床可及性不佳，所以在使用时建议医患共同决策。此外，不建议在铋剂四联方案中常规使用双倍剂量质子泵抑制剂。但在某些情况下，通过 *CYP2C19* 基因型检测已明确 Hp 感染患者为质子泵抑制剂快代谢型时，可以酌情使用双倍剂量质子泵抑制剂的铋剂四联方案进行根除治疗，可能有利于提高根除疗效。

4. 大剂量二联疗法

大剂量二联疗法指含双倍剂量质子泵抑制剂和每日 ≥3 g（分 3 次或以上给予）阿

莫西林的方案，疗程为 14 天。近年来有研究显示，大剂量二联疗法在亚洲人群中可以获得较好的疗效，我国的多项多中心研究均证实大剂量二联疗法治疗 Hp 感染的根除率能达 90% 以上。

北京大学第三医院周丽雅教授的团队采用"埃索美拉唑 20 mg + 阿莫西林 750 mg qid，疗程 14 天"的方案治疗初治患者，结果显示根除率按意向性治疗分析（intention-to-treat analysis，ITT analysis）与符合方案分析（per-protocol analysis，PP analysis）分别为 87.1% 与 92.4%，而作为对照组的含铋剂四联方案 ITT 与 PP 分析分别为 80.5% 与 87.8%，两组存在统计学差异。而重庆大坪医院兰春慧采用完全相同的治疗方案用于初治患者，结果显示根除率按 ITT 与 PP 分析分别为 87.9% 与 91.1%，而作为对照组的含铋剂四联方案 ITT 与 PP 分析分别为 89.7% 与 91.2%，两组间没有统计学差异，提示大剂量二联疗法用于 Hp 感染初治患者，可以达到满意的治疗效果，而含铋剂四联方案的疗效不稳定，可能与选择的方案不同有关。上海仁济医院的一项研究采用"埃索美拉唑 40 mg + 阿莫西林 1 000 mg tid，疗程 14 天"的方案治疗 Hp 感染初治患者，根除率按 ITT 与 PP 分析分别为 92.5% 与 96.1%，同样取得了满意的治疗效果。而我国台湾台北国立大学的一项研究采用"雷贝拉唑 20 mg + 阿莫西林 750 mg qid，疗程 14 天"的方案治疗初治与复治的患者，结果显示，初治患者的根除率按 ITT 与 PP 分析分别为 95.3% 与 96.6%，而复治患者的根除率按 ITT 与 PP 分析分别为 89.3% 与 89.3%，提示大剂量二联方案对于 Hp 感染复治患者同样能达到满意的治疗效果。

大剂量二联方案作为 Hp 根除方案在初治及复治 Hp 感染中均可获得较高的根除率，且具有抗生素耐药现象少见、副反应少等优势，有望成为一线根除方案或者治疗失败后的补救方案。

5. 含伏诺拉生的疗法

伏诺拉生是一种新型钾竞争酸阻滞剂，其通过阻止 K^+ 结合到胃 H^+-K^+-ATP 酶来提供可逆的酸抑制，相对于质子泵抑制剂，其抑酸疗效更强，起效更迅速，持续时间更长，不通过 CYP2C19 代谢，受基因多态性影响较小，且其抑酸效果明显优于质子泵抑制剂，可以进一步提高 Hp 根除治疗效果。伏诺拉生于 2019 年 12 月在我国获批上市，适应证为反流性食管炎，目前在我国还没有治疗 Hp 感染的适应证。但是含伏诺拉生的三联疗法在日本等国家已经被用于 Hp 感染的根除治疗，并取得了优异的疗效，且不良反应发生率较低。日本一项比较伏诺拉生和质子泵抑制剂在一线三联治疗中疗效的大型试验报道，伏诺拉生（90.8%）的根除率显著高于埃索美拉唑（77.5%）或雷贝拉唑（68.4%）。克拉霉素耐药患者用阿莫西林和克拉霉素联合伏诺拉生的根除率为 82.9%。一项对 14 项涉及超过 14 636 例患者的研究的荟萃分析发现，作为一线治疗时，含伏诺拉生方案的综合根除率高于含质子泵抑制剂方案。亚组分析进一步表明，伏诺拉生的根除率在克拉霉素耐药株和敏感株患者中均具有优势。一项多中心回顾性研究报告了接受伏诺拉生治疗的患者，一线治疗的根除率为 94.4%，二线治疗的根除率为 97.1%，不良事件发生率较低（4.4%）。一项评估包括伏诺拉生在内的青霉素过敏患者方案的小型研究显示，使用克拉霉素 - 甲硝唑 - 伏诺拉生的根除率

（92.9%）远远超过以质子泵抑制剂为基础的治疗方案（54.2%），提示对青霉素过敏的患者，采用伏诺拉生、克拉霉素和甲硝唑三联疗法可有效根除 Hp。

伏诺拉生是对抗以克拉霉素为基础的三联疗法根除率下降的一种选择。然而，令人担心的是，这可能不足以满足克拉霉素耐药率较高的国家，特别是像我国绝大部分地区都是克拉霉素高耐药地区，含伏诺拉生的三联疗法可能难以达到满意的效果。因此，目前含伏诺拉生与铋剂的四联方案及含伏诺拉生与大剂量阿莫西林的二联疗法均已经在我国进行多中心的临床研究，具体疗效如何还需要等研究结果发表。

6. 基于细菌耐药性检测的个体化治疗

随着抗生素的广泛使用，Hp 对常用抗生素的耐药率越来越高，传统 Hp 根除治疗方案的根除率越来越低。目前 Hp 根除治疗失败的原因包括抗生素的选择、患者依从性、地区因素、宿主因素、质子泵抑制剂代谢等，其中细菌耐药是最主要的原因。因此，如何正确选择抗生素并制定个体化治疗方案是根治 Hp 的关键。通过 Hp 菌株培养、抗生素敏感性试验及抗生素耐药基因位点突变检测等选择敏感抗生素，从而制定个体化的治疗方案，不仅可以提高治疗的成功率，还可以避免不必要的抗生素的应用，降低药物不良反应的发生风险，特别是在耐药率高的地区。

近年来，随着 Hp 体外细菌培养及药敏试验在临床上广泛开展，根据药敏试验结果选择敏感抗生素进行个体化治疗越来越受到重视。目前已有大量研究显示，基于细菌培养及药敏试验选择敏感抗生素进行个体化治疗的 Hp 根除率均能达到 90% 以上。此外，随着基因组时代的到来，目前对于 Hp 菌株的全基因组测序已经成为现实，通过基因检测可以了解菌株的致病性及其对抗生素耐药性信息、宿主的药物代谢及癌症易感性等基因表达情况，从而使患者可以获得更加精准的诊断和治疗，个体化精准诊疗必将成为未来的发展趋势。荧光 PCR 技术是一种直接检测核酸的分子生物学技术，具有灵敏度高、特异性好、操作简单、能够早期检测病原体的优点。Sanger 测序法（双脱氧链终止法）是目前应用最多的核酸测序技术，具有高度的准确性，是基因检测的金标准，目前已被广泛应用于 Hp 的全基因组测序。

对于治疗失败患者，尤其 2 次以上治疗失败的患者，国内外很多共识都已经推荐在再次治疗前进行细菌耐药性检测，如通过细菌培养的方法检测细菌对抗生素的敏感性，或通过基因检测的方法检测细菌的耐药基因突变情况，根据细菌耐药性检测结果选择敏感抗生素进行根除治疗，以提高再次治疗的成功率。而对于首次治疗患者，在治疗前先进行细菌耐药性检测，再根据检测结果合理选择敏感抗生素治疗，不仅可以提高治疗的成功率，患者还会有多种获益。然而，不管是细菌培养还是耐药基因检测，都需要很高的技术及设备要求，且价格相对昂贵，目前仍难以在临床上大范围推广应用。因此，在 Hp 感染者的初次治疗中，不建议常规使用药物敏感性检测指导下的个体化根除治疗方案。

7. 其他辅助治疗

（1）益生菌：益生菌可通过免疫或非免疫机制抑制 Hp，已有多种益生菌菌株被证明具有抗 Hp 作用。体外实验显示，GMNL-74（鼠李糖乳杆菌）和 GMNL-185（嗜酸乳杆菌）对抗生素敏感菌株和 MDR-Hp 菌株的生长均具有较强的抑制作用。动物实验显示，经 GMNL-74 和 GMNL-185 喂养处理后，Hp 诱导的胃内炎症细胞浸润减少，促炎细胞因子 COX-2 和 TNF-α 的表达显著下降，提示益生菌可以降低人体胃内 Hp 的细菌负荷并减轻胃内的炎症反应。

一项系统综述评估了益生菌单药治疗的疗效，虽然发现益生菌优于安慰剂，但纳入的 11 项研究的综合根除率仅为 14%，提示单用益生菌对 Hp 的根除效果有限。有研究显示，与标准三联方案相比，添加益生菌可提高 Hp 根除率、降低不良反应。另一项荟萃分析报告称，在以铋剂为基础的四联疗法中加入益生菌可使根除率提高约 10%，提示益生菌辅助标准三联或铋剂四联根除方案可部分提高 Hp 根除率，降低腹泻等主要不良事件的发生。但一项来自意大利 7 家医院的多中心回顾性、观察性研究，共有 376 例纳入意向性治疗分析（ITT 分析），352 例纳入符合方案分析（PP 分析），结果显示，四联 + 益生菌组根除率分别为 90.2%（ITT）和 95%（PP），四联组根除率为 90.2%（ITT）和 94.1%（PP），两组之间无统计学差异。因此，加用益生菌是否可以增加原 Hp 根除治疗方案的根除率还存在争议，需要更多的前瞻性、多中心研究加以证实。

而补充益生菌可以明显改善肠道微生态已经得到普遍的共识。研究发现，在 Hp 感染的治疗过程中及治疗后较长一段时间内（至少 8 周），肠道内的微生态会发生明显的改变，导致肠道功能紊乱，严重者可能出现明显的腹胀、腹泻等胃肠道症状。在最近的一项研究中，添加益生菌可以将不良事件的发生率从 28.2% 降低到 12.2%。因此，可以在肠道微生态不稳定如有功能性腹泻、腹泻型肠易激综合征、长期抗生素使用等情况的 Hp 感染者中使用，以尽快纠正根除治疗导致的肠道功能紊乱。

（2）中药：体外及体内研究发现，一些中草药及其提取物对 Hp 具有明显的抑制作用，当其与抗生素联合应用时还具有协同抗菌作用，如黄连、大黄、黄芩、土荆芥、穿心莲、吴茱萸、板蓝根、乌梅、甘草等。然而，目前的很多基础及临床研究显示，单纯应用中药治疗很难达到抗生素的疗效，而将中药与抗生素联合，进而提高细菌对抗生素的敏感性、改善临床根除疗效，已成为目前临床应用关注的重点，并已成为 Hp 感染治疗的新路径之一。专家建议以下两种情况下可考虑加用中药：①克拉霉素、左氧氟沙星、甲硝唑高耐药地区，采用经验性治疗时；②曾根除 Hp 治疗失败的患者人群中，在铋剂四联方案基础上联合某些中药，可能有助于提高根除率。有研究显示在铋剂四联基础上联合某些中药可提高 Hp 根除率，如铋剂四联治疗结束后序贯荆花胃康胶丸（160 mg、3 次/天或 240 mg、2 次/天，3~4 周）、铋剂四联联合中药汤剂半夏泻心汤、铋剂四联联合以大黄、黄连、黄芩为主的辨证论治方剂，有助于改善消化不良症状，而不增加不良反应。也有研究显示上述中药替代铋剂四联方案中的克拉霉素或铋剂具有与铋剂四联相近的 Hp 根除率。采用中药汤剂治疗时，应由取得中医资质的医师辨证施治。但有关中药联合应用的时机、疗程、剂量、种类等尚有待进一步的临床研究。近年已有多项临床研究显示，在治疗方案中加入中药，可以提高幽门螺杆菌的根除率及患者的症状改善率，同时降低抗生素等药物的不良反应发生率。

（3）免疫治疗：Hp 感染是一种传染性疾病，而疫苗接种是预防传染性疾病最有效的策略，既可以从源头控制其传播和感染，还可以大幅减少防治费用，学者们现已普遍认为 Hp 疫苗免疫防治是未来控制 Hp 感染的最有效方法。但由于在疫苗研发中仍然有许多棘手的问题未能解决，目前国际上还没有可以上市的治疗性疫苗应用于临床。

三、特殊人群的诊治

1. 老年人 Hp 感染

根除 Hp 的获益和风险在不同个体存在差异。老年人群合并慢性疾病、肾损伤的比例高于非老年人，且老年人合并用药较非老年人多，药物不良反应风险增加，应充分评估 Hp 根除的风险和获益，个体化掌握根除指征。实施根除治疗前，应充分评估感染者根除的获益及其一般健康状况、药物治疗可能的不良反应，进行个体化处理。一项我国香港医院数据库研究纳入 73 237 例接受 Hp 根除治疗的患者，将该队列中的胃癌发病率与匹配的当地一般人群的预期胃癌发病率进行对比，旨在评估接受 Hp 根除治疗的大型队列人群与匹配的一般人群中胃癌的年龄 – 特异性风险。结果显示与匹配的一般人群中预期胃癌发病率相比，Hp 根除治疗显著降低≥60 岁的老年患者胃癌发病率，尤其是在根除治疗≥10 年的老年患者中，这提示老年 Hp 感染者根除 Hp 仍可降低胃癌发生风险。老年人服用低剂量阿司匹林比例相对高，并发症发生率高，在拟服药之前根除 Hp 可明显获益。

2. 儿童 Hp 感染

中华医学会儿科学分会消化学组发布的《儿童幽门螺杆菌感染诊治专家共识》明确指出，14 岁以下的儿童不建议常规做 Hp 的筛查。因为儿童是 Hp 感染高危人群，即使筛查出来后进行了治疗，复发的可能性也很高。当儿童感染 Hp 后表现出症状，且诊断为消化性溃疡、胃黏膜相关淋巴组织淋巴瘤时，则必须进行 Hp 根除治疗。当儿童存在以下情况也可考虑根治：①慢性胃炎；②胃癌家族史；③不明原因的难治性缺铁性贫血；④计划长期服用非甾体抗炎药（包括低剂量阿司匹林）；⑤监护人、年长儿童强烈要求治疗的。

儿童 Hp 感染的处理策略以预防感染为主，治疗为辅。经医师评估需要根除 Hp 治疗的儿童，常规建议采用目前指南推荐的标准三联方案进行治疗：质子泵抑制剂（如奥美拉唑）＋克拉霉素＋阿莫西林，常规疗程为 10 天或 14 天；若青霉素过敏，可将阿莫西林换成甲硝唑或替硝唑（部分地区若克拉霉素耐药率较高，如＞20%，可首选含铋剂的三联疗法，即阿莫西林＋甲硝唑＋胶体次枸橼酸铋剂）。

3. 难治性 Hp 感染

难治性 Hp 感染的定义在国内外存在差异，近期美国胃肠病学会发布了处理"难治性 Hp 感染"的专家评论，基于循证医学证据总结了 12 条最佳实践建议。该文中对"难治性"的定义是治疗失败 1 次，而很多第 1 次治疗失败的原因是治疗不规范导致的，并非细菌菌株因素或宿主因素的原因，因此，我国的定义是连续规范的不同药物组合方案根除治疗 2 次仍未成功。造成难治性 Hp 感染原因主要包括：①菌株因素：原发耐药或继发耐药；②宿主因素：$CYP2C19$ 基因多态性；③青霉素等药物过敏或不耐受依从性不佳；④医师因素：不规范。

（1）针对耐药菌株：我们需要了解当地 Hp 耐药情况及个体抗菌药物应用史，主要是大环内酯类和左氧氟沙星应用史，如有用药史，应避免应用含克拉霉素、左氧氟沙星方案。此外，通过 Hp 菌株培养、抗生素敏感性试验及抗生素耐药基因位点突变检测等避免使用耐药的抗生素。

（2）针对宿主因素（*CYP2C19* 基因多态性）：选择作用较强的和 *CYP2C19* 基因多态性影响小的质子泵抑制剂（如艾司奥美拉唑和雷贝拉唑），适当增加质子泵抑制剂剂量。必要时可选用钾离子竞争性酸阻滞剂（potassium-competitive acid blocker，P-CAB）替代质子泵抑制剂。

（3）针对青霉素等药物过敏或不耐受、依从性不佳：青霉素过敏患者占 5% ~ 10%，这部分患者 Hp 感染的根除治疗面临困难。临床上因为各种原因无法使用阿莫西林的患者比例要远高于真正过敏患者，其原因包括既往青霉素过敏表现、青霉素皮试阳性、没有皮试条件、其他不良反应等，但其中只有很少一部分患者是免疫介导的过敏反应。临床医师应仔细询问相关病史，排除混杂因素，在符合临床规范要求的前提下，尽可能保留使用阿莫西林。此外，向患者解释根除方案的药物组成、服用方法以及根除 Hp 的获益和根除治疗的潜在不良反应，增加患者服药过程中的依从性。

（4）针对医师因素（不规范）：加强医务人员的专业学习，反复强调 Hp 感染的规范化诊治疗程，提倡开展 Hp 感染诊治专病门诊，按规范诊治流程进行诊治，避免不规则的诊治造成治疗失败，进而导致抗生素耐药率不断升高。

（周晴接　王顺才　陈弈涵）

参考文献

1. 国家消化系疾病临床医学研究中心（上海），国家消化道早癌防治中心联盟（GECA），中华医学会消化病学分会幽门螺杆菌学组，等. 中国幽门螺杆菌根除与胃癌防控的专家共识意见（2019 年，上海）. 中华消化杂志，2019，39(5)：310 - 316.

2. 成虹. 幽门螺杆菌及其相关疾病诊疗成虹 2020 观点. 北京：科学技术文献出版社，2019.

3. 房静远，杜奕奇，刘文忠，等. 中国慢性胃炎共识意见（2017 年，上海）. 胃肠病学，2017，22(11)：670 - 687.

4. 林果为，王吉耀，葛均波. 实用内科学. 15 版. 北京：人民卫生出版社，2017.

5. 中华医学会消化病学分会幽门螺杆菌和消化性溃疡学组，全国幽门螺杆菌研究协作组，刘文忠，等. 第五次全国幽门螺杆菌感染处理共识报告. 胃肠病学，2017，22(6)：346 - 361.

6. 中华医学会消化病学分会幽门螺杆菌学组. 第六次全国幽门螺杆菌感染处理共识报告（非根除治疗部分）. 中华消化杂志，2022，42(5)：289 - 303.

7. 中国抗癌协会淋巴瘤专业委员会，中国医师协会肿瘤医师分会，中国医疗保健国际交流促进肿瘤内科分会. 中国淋巴瘤治疗指南（2021 年版）. 中华肿瘤杂志，2021，43(7)：707 - 735.

8. BRAVO D，HOARE A，SOTO C，et al. Helicobacter pylori in human health and disease：Mechanisms for local gastric and systemic effects. World J Gastroenterol，2018，24(28)：3071 - 3089.

9. CHEY W D, LEONTIADIS G I, HOWDEN C W, et al. ACG Clinical Guideline: Treatment of Helicobacter pylori Infection. Am J Gastroenterol, 2017, 112(2): 212 – 239.

10. FORD A C, TSIPOTIS E, YUAN Y, et al. Efficacy of Helicobacter pylori eradication therapy for functional dyspepsia: updated systematic review and meta-analysis. Gut, 2022: gutjnl-2021-326583.

11. FORD A C, YUAN Y, MOAYYEDI P. Helicobacter pylori eradication therapy to prevent gastric cancer: systematic review and meta-analysis. Gut, 2020, 69(12): 2113 – 2121.

12. GISBERT J P, CALVET X, COSME A, et al. Long-term follow-up of 1, 000 patients cured of Helicobacter pylori infection following an episode of peptic ulcer bleeding. Am J Gastroenterol, 2012, 107(8): 1197 – 204.

13. HERRERO R, PARK J Y, FORMAN D. The fight against gastric cancer—the IARC Working Group report. Best Pract Res Clin Gastroenterol, 2014, 28(6): 1107 – 1114.

14. HOJO M, MIWA H, OHKUSA T, et al. Alteration of histological gastritis after cure of Helicobacter pylori infection. Aliment Pharmacol Ther, 2002, 16(11): 1923 – 1932.

15. HONG S J, KIM S W. Helicobacter pylori Infection in Gastroesophageal Reflux Disease in the Asian Countries. Gastroenterol Res Pract, 2015, 2015: 985249.

16. HWANG Y J, KIM N, LEE H S, et al. Reversibility of atrophic gastritis and intestinal metaplasia after Helicobacter pylori eradication—a prospective study for up to 10 years. Aliment Pharmacol Ther, 2018, 47(3): 380 – 390.

17. KATO M, OTA H, OKUDA M, et al. Guidelines for the management of Helicobacter pylori infection in Japan: 2016 Revised Edition. Helicobacter, 2019, 24(4): e12597.

18. LANAS A, CHAN F K L. Peptic ulcer disease. Lancet, 2017, 390(10094): 613 – 624.

19. MALFERTHEINER P. The intriguing relationship of Helicobacter pylori infection and acid secretion in peptic ulcer disease and gastric cancer. Dig Dis, 2011, 29(5): 459 – 464.

20. MALFERTHEINER P, MEGRAUD F, O'MORAIN C A, et al. Management of Helicobacter pylori infection-the Maastricht V/Florence Consensus Report. Gut, 2017, 66(1): 6 – 30.

21. NARAYANAN M, REDDY K M, MARSICANO E. Peptic ulcer disease and Helicobacter pylori infection. Mo Med, 2018, 115(3): 219 – 224.

22. PEEK R M JR, BLASER M J. Pathophysiology of Helicobacter pylori-induced gastritis and peptic ulcer disease. Am J Med, 1997, 102(2): 200 – 207.

23. PEREIRA M I, MEDEIROS J A. Role of Helicobacter pylori in gastric mucosa-associated lymphoid tissue lymphomas. World J Gastroenterol, 2014, 20(3): 684 – 698.

24. ROKKAS T. The role of Helicobacter pylori infection in functional dyspepsia. Ann Gastroenterol, 2012, 25(2): 176 – 177.

25. SHIOTANI A, CEN P, GRAHAM D Y. Eradication of gastric cancer is now both possible and practical. Semin Cancer Biol, 2013, 23(6 Pt B): 492 – 501.

26. SIPPONEN P, PRICE A B. The Sydney System for classification of gastritis 20 years ago. J Gastroenterol Hepatol, 2011, 26(Suppl 1): 31 – 34.

27. BURUCOA C, AXON A. Epidemiology of Helicobacter pylori infection. Helicobacter, 2017, 22 Suppl 1.

28. SOKIC-MILUTINOVIC A, ALEMPIJEVIC T, MILOSAVLJEVIC T. Role of Helicobacter pylori infection in gastric carcinogenesis: Current knowledge and future directions. World J Gastroenterol, 2015, 21(41): 11654 – 11672.

29. SUGANO K, TACK J, KUIPERS E J, et al. Kyoto global consensus report on Helicobacter pylori

gastritis. Gut, 2015, 64(9)：1353 – 1367.

30. SUZUKI H, MATSUZAKI J, HIBI T. What is the difference between Helicobacter pylori-associated dyspepsia and functional dyspepsia? J Neurogastroenterol Motil, 2011, 17(2)：124 – 130.

31. SUZUKI H, MOAYYEDI P. Helicobacter pylori infection in functional dyspepsia. Nat Rev Gastroenterol Hepatol, 2013, 10(3)：168 – 174.

32. TAN J, WANG Y, SUN X, et al. The effect of Helicobacter pylori eradication therapy on the development of gastroesophageal reflux disease. Am J Med Sci, 2015, 349(4)：364 – 371.

33. TROPPAN K, WENZL K, NEUMEISTER P, et al. Molecular Pathogenesis of MALT Lymphoma. Gastroenterol Res Pract, 2015, 2015：102656.

34. WANG L, CAO Z M, ZHANG L L, et al. Helicobacter Pylori and Autoimmune Diseases：Involving Multiple Systems. Front Immunol, 2022, 13：833424.

35. WARREN J R. Gastric pathology associated with Helicobacter pylori. Gastroenterol Clin North Am, 2000, 29(3)：705 – 751.

36. ZHAO Y, LI Y, HU J, et al. The Effect of Helicobacter pylori eradication in patients with gastroesophageal reflux disease：A Meta-analysis of randomized controlled studies. Dig Dis, 2020, 38(4)：261 – 268.

37. LEE Y C, DORE M P, GRAHAM D Y. Diagnosis and treatment of Helicobacter pylori Infection. Annu Rev Med, 2022, 73：183 – 195.

38. YANG H, HU B. Diagnosis of Helicobacter pylori infection and recent advances. Diagnostics (Basel), 2021, 11(8)：1305.

39. SONG Z, CHEN Y, LU H, et al. Diagnosis and treatment of Helicobacter pylori infection by physicians in China：A nationwide cross-sectional study. Helicobacter, 2022, 27(3)：e12889.

40. QIU E, LI Z, HAN S. Methods for detection of Helicobacter pylori from stool sample：current options and developments. Braz J Microbiol, 2021, 52(4)：2057 – 2062.

41. BUZÁS G M. Helicobacter pylori—2021［Helicobacter pylori—2021］. Orv Hetil, 2021, 162(32)：1275 – 1282.

42. PARIHAR V, MCNAMARA D. Endoscopic detection of Helicobacter pylori by the rapid urease test. Methods Mol Biol, 2021, 2283：37 – 43.

43. KAYALI S, ALOE R, BONAGURI C, et al. Non-invasive tests for the diagnosis of helicobacter pylori：state of the art. Acta Biomed, 2018, 89(8/S)：58 – 64.

44. LOSURDO G, FRANCIOSO F, PRICCI M, et al. A prospective study on Helicobacter pylori rapid urease test false negativity：is it time for its use in restricted situations? Minerva Gastroenterol (Torino), 2022.

45. RICCI C, HOLTON J, VAIRA D. Diagnosis of Helicobacter pylori：invasive and non-invasive tests. Best Pract Res Clin Gastroenterol, 2007, 21(2)：299 – 313.

46. LOPES A I, VALE F F, OLEASTRO M. Helicobacter pylori infection—recent developments in diagnosis. World J Gastroenterol, 2014, 20(28)：9299 – 9313.

47. LEE J Y, KIM N. Diagnosis of Helicobacter pylori by invasive test：histology. Ann Transl Med, 2015, 3(1)：10.

48. 中华医学会健康管理学分会,《中华健康管理学杂志》编辑委员会, 中华医学会消化病学分会幽门螺杆菌学组. 体检人群[13]C 尿素呼气试验技术规范专家共识. 健康体检与管理, 2021, 2(2)：93 – 98.

49. KWON Y H, KIM N, YOON H, et al. Effect of citric acid on accuracy of ^{13}C-urea breath test after

Helicobacter pylori eradication therapy in a region with a high prevalence of atrophic gastritis. Gut Liver, 2019, 13(5): 506 – 514.

50. CHEN Z, LIU H, ZHANG Y, et al. ^{13}C-Urea breath test for the diagnosis of H. pylori infection in patients after partial gastrectomy: a systematic review and meta-analysis. J Invest Surg, 2022, 35(5): 1125 – 1134.

51. GRAHAM D Y, MIFTAHUSSURUR M. Helicobacter pylori urease for diagnosis of Helicobacter pylori infection: A mini review. J Adv Res, 2018, 13: 51 – 57.

52. 国家消化系疾病临床医学研究中心, 中华医学会健康管理学分会, 中华医学会核医学分会. 幽门螺杆菌 – 尿素呼气试验临床应用专家共识(2020 年). 中华健康管理学杂志, 2020, 14(6): 509 – 514.

53. MIFTAHUSSURUR M, WINDIA A, SYAM A F, et al. Diagnostic value of ^{14}C urea breath test for helicobacter pylori detection compared by histopathology in indonesian dyspeptic patients. Clin Exp Gastroenterol, 2021, 14: 291 – 296.

54. KPOSSOU A R, KOUWAKANOU H B, AHOUADA C, et al. Infection par Helicobacter pylori: prévalence et facteurs associés dans une population tout venant d'après une recherche par test respiratoire à l'urée marquée au carbone 14 [Helicobacter pylori infection: prevalence and associated factors in a study population undergoing Carbon-14 urea breath test]. Pan Afr Med J, 2021, 40: 266.

55. KAKIUCHI T, MATSUO M, SAKATA Y, et al. Clinical evaluation of a novel stool antigen test using bioluminescent enzyme immunoassay for detecting Helicobacter pylori. Can J Gastroenterol Hepatol, 2022, 2022: 5571542.

56. HAN Y, DAI W, MENG F, et al. Diagnosis of Helicobacter pylori infection in the elderly using an immunochromatographic assay-based stool antigen test. Microbiologyopen, 2020, 9(9): e1102.

57. ALZOUBI H, AL-MNAYYIS A, AL RFOA I, et al. The use of ^{13}C-urea breath test for non-invasive diagnosis of helicobacter pylori infection in comparison to endoscopy and stool antigen test. Diagnostics (Basel), 2020, 10(7): 448.

58. CHEN M J, FANG Y J, WU M S, et al. Application of Helicobacter pylori stool antigen test to survey the updated prevalence of Helicobacter pylori infection in Taiwan. J Gastroenterol Hepatol, 2020, 35(2): 233 – 240.

59. GÓMEZ N A, ALVAREZ L R, ZAPATIER J A, et al. Eficacia de las pruebas de antigenos en heces y serológica para el diagnóstico de helicobacter pylori en la población ecuatoriana [Efficacy of stool antigen and serologic tests in the diagnosis of Helicobacter pylori in Ecuadorian population]. Rev Gastroenterol Mex, 2005, 70(2): 146 – 150.

60. FLORES-LUNA L, CAMORLINGA-PONCE M, HERNANDEZ-SUAREZ G, et al. The utility of serologic tests as biomarkers for Helicobacter pylori-associated precancerous lesions and gastric cancer varies between Latin American countries. Cancer Causes Control, 2013, 24(2): 241 – 248.

61. BEST L M, TAKWOINGI Y, SIDDIQUE S, et al. Non-invasive diagnostic tests for Helicobacter pylori infection. Cochrane Database Syst Rev, 2018, 3(3): CD012080.

62. 国家消化系统疾病临床医学研究中心, 中华医学会消化内镜学分会, 中华医学会健康管理学分会, 等. 中国早期胃癌筛查流程专家共识意见(草案)(2017 年, 上海). 中华健康管理学杂志, 2018, 12(1): 8 – 14.

63. SZYMCZAK A, FERENC S, MAJEWSKA J, et al. Application of 16S rRNA gene sequencing in Helicobacter pylori detection. PeerJ, 2020, 8: e9099.

64. NEZAMI B G, JANI M, ALOUANI D, et al. Helicobacter pylori mutations detected by next-generation sequencing in formalin-fixed, paraffin-embedded gastric biopsy specimens are associated with treatment failure. J Clin Microbiol, 2019, 57(7): e01834-18.

65. KHADANGI F, YASSI M, KERACHIAN M A. Review: diagnostic accuracy of PCR-based detection tests for Helicobacter pylori in stool samples. Helicobacter, 2017, 22(6).

66. NYSSEN O P, VAIRA D, TEPES B, et al. Room for improvement in the treatment of Helicobacter pylori infection: lessons from the European registry on H. pylori management (Hp-EuReg). J Clin Gastroenterol, 2022, 56(2): e98 – e108.

67. TABASSUM H, AHMAD I Z. Molecular docking and dynamics simulation analysis of thymoquinone and thymol compounds from nigella sativa L. that inhibit Cag A and Vac A oncoprotein of Helicobacter pylori: probable treatment of H. pylori infections. Med Chem, 2021, 17(2): 146 – 157.

68. POHL D, KELLER P M, BORDIER V, et al. Review of current diagnostic methods and advances in Helicobacter pylori diagnostics in the era of next generation sequencing. World J Gastroenterol, 2019, 25(32): 4629 – 4660.

69. LEE W. Application of current image-enhanced endoscopy in gastric diseases. Clin Endosc, 2021, 54(4): 477 – 487.

70. BESSÈDE E, ARANTES V, MÉGRAUD F, et al. Diagnosis of Helicobacter pylori infection. Helicobacter, 2017, 22 Suppl 1.

71. YASUDA T, HIROYASU T, HIWA S, et al. Potential of automatic diagnosis system with linked color imaging for diagnosis of Helicobacter pylori infection. Dig Endosc, 2020, 32(3): 373 – 381.

72. CHO J H, JEON S R, JIN S Y, et al. Standard vs magnifying narrow-band imaging endoscopy for diagnosis of Helicobacter pylori infection and gastric precancerous conditions. World J Gastroenterol, 2021, 27(18): 2238 – 2250.

73. SPADA C, PICCIRELLI S. Real-time diagnosis of Helicobacter pylori during endoscopy by gastric juice analysis. Methods Mol Biol, 2021, 2283: 21 – 27.

74. FITZGERALD R, SMITH S M. An overview of Helicobacter pylori infection. Methods Mol Biol, 2021, 2283: 1 – 14.

75. NYSSEN O P, ESPADA M, GISBERT J P. Empirical vs. susceptibility-guided treatment of Helicobacter pylori infection: a systematic review and meta-analysis. Front Microbiol, 2022, 13: 913436.

76. ZUBERI B F, ALI F S, RASHEED T, et al. Comparison of vonoprazan and amoxicillin dual therapy with standard triple therapy with proton pump inhibitor for Helicobacter pylori eradication: a randomized control trial. Pak J Med Sci, 2022, 38(4Part-II): 965 – 969.

77. ARIÑO PÉREZ I, MARTÍNEZ-DOMÍNGUEZ S J, ALFARO ALMAJANO E, et al. Management of Helicobacter pylori infection and effectiveness rates in daily clinical practice in Spain: 2010—2019. Antibiotics (Basel), 2022, 11(5): 698.

78. YANG G B, HU F L, CHENG W, et al. A multi-center, randomized controlled study on the effect of Saccharomyces boulardii combined with triple therapy for the initial eradication of Helicobacter pylori infection. Zhonghua Yi Xue Za Zhi, 2022, 102(18): 1383 – 1388.

79. O'MORAIN N R, DORE M P, O'CONNOR A J P, et al. Treatment of Helicobacter pylori infection in 2018. Helicobacter, 2018, 23 Suppl 1: e12519.

80. 马丹, 孟凡冬. 幽门螺杆菌感染与胃癌的早期诊治. 中华内科杂志, 2020, 59(5): 392 – 394.

81. FALLONE C A, CHIBA N, VAN ZANTEN S V, et al. The Toronto consensus for the treatment of

Helicobacter pylori infection in adults. Gastroenterology, 2016, 151(1): 51 – 69.

82. SMITH S, BOYLE B, BRENNAN D, et al. The Irish Helicobacter pylori Working Group consensus for the diagnosis and treatment of H. pylori infection in adult patients in Ireland. Eur J Gastroenterol Hepatol, 2017, 29(5): 552 – 559.

83. MCNICHOLL A G, GISBERT J P. Warnings on the safety of quinolones: Should Helicobacter pylori treatment prescriptions be modified? Gastroenterol Hepatol, 2019, 42(7): 461 – 463.

84. GAO W, ZHANG X, YIN Y, et al. Different dose of new generation proton pump inhibitors for the treatment of Helicobacter pylori infection: A meta-analysis. Int J Immunopathol Pharmacol, 2021, 35: 20587384211030397.

85. YUAN Z, XIAO S, LI S, et al. The impact of Helicobacter pylori infection, eradication therapy, and probiotics intervention on gastric microbiota in young adults. Helicobacter, 2021, 26(6): e12848.

86. SEO S I, LIM H, BANG C S, et al. Bismuth-based quadruple therapy versus metronidazole-intensified triple therapy as a first-line treatment for clarithromycin-resistant Helicobacter pylori infection: a multicenter randomized controlled trial. Gut Liver, 2022, 16(5): 697 – 705.

87. DUTTA A K, PHULL P S. Treatment of Helicobacter pylori infection in the presence of penicillin allergy. World J Gastroenterol, 2021, 27(44): 7661 – 7668.

88. LI R J, DAI Y Y, QIN C, et al. Application of traditional Chinese medicine in treatment of Helicobacter pylori infection. World J Clin Cases, 2021, 9(35): 10781 – 10791.

89. SI X B, BI D Y, LAN Y, et al. Gastric juice-based genotypic methods for diagnosis of Helicobacter pylori infection and antibiotic resistance testing: a systematic review and meta-analysis. Turk J Gastroenterol, 2021, 32(1): 53 – 65.

90. ISAEVA G, ISAEVA R. Probiotics in the treatment of Helicobacter pylori infection: reality and perspective. Minerva Gastroenterol (Torino), 2022, 68(3): 277 – 288.

91. IINO C, SHIMOYAMA T. Impact of Helicobacter pylori infection on gut microbiota. World J Gastroenterol, 2021, 27(37): 6224 – 6230.

92. PERKOVIC N, MESTROVIC A, BOZIC J, et al. Randomized clinical trial comparing concomitant and tailored therapy for eradication of Helicobacter pylori infection. J Pers Med, 2021, 11(6): 534.

93. CARDOS I A, ZAHA D C, SINDHU R K, et al. Revisiting therapeutic strategies for H. pylori treatment in the context of antibiotic resistance: focus on alternative and complementary therapies. Molecules, 2021, 26(19): 6078.

94. ZAMANI M, ALIZADEH-TABARI S, ZAMANI V, et al. Worldwide and regional efficacy estimates of first-line Helicobacter pylori treatments: a systematic review and network Meta-analysis. J Clin Gastroenterol, 2022, 56(2): 114 – 124.

95. SERRANO C, HARRIS P R, SMITH P D, et al. Interactions between H. pylori and the gastric microbiome: impact on gastric homeostasis and disease. Curr Opin Physiol, 2021, 21: 57 – 64.

96. LEHOURS P, MÉGRAUD F. Culture-based antimicrobial susceptibility testing for Helicobacter pylori. Methods Mol Biol, 2021, 2283: 45 – 50.

97. KAKINUMA D, ARAI H, YASUDA T, et al. Treatment of gastric cancer in Japan. J Nippon Med Sch, 2021, 88(3): 156 – 162.

98. KIANI F, KHADEMOLHOSSEINI S, FATHI M, et al. Standard triple therapy as a remedy for treatment of Helicobacter pylori infection: a systematic review and Meta-analysis of randomized clinical trials. Curr Rev Clin Exp Pharmacol, 2023, 18(2): 167 – 181.

99. ZHONG M F, LI J, LIU X L, et al. TCM-Based therapy as a rescue therapy for re-eradication of Helicobacter pylori infection: a systematic review and Meta-analysis. Evid Based Complement Alternat Med, 2022, 2022: 5626235.

100. GALICIA POBLET G, ALARCÓN CAVERO T, ALONSO PÉREZ N, et al. Management of Helicobacter pylori infection in the pediatric age. An Pediatr (Engl Ed), 2021, 95(5): 383.

101. XIROUCHAKIS E, GEORGOPOULOS S D. Evaluating treatments with rifabutin and amoxicillin for eradication of Helicobacter pylori infection in adults: a systematic review. Expert Opin Pharmacother, 2022, 23(2): 201-210.

102. MLADENOVA I. Clinical Relevance of Helicobacter pylori Infection. J Clin Med, 2021, 10(16): 3473.

第五章 胃微生态与胃部疾病

第一节 胃微生态概况

人体消化道栖息着数以亿万计的微生物，在食物消化吸收、生物黏膜屏障构建、免疫功能调节、参与神经和内分泌活动等方面发挥着重要作用，与人体健康与疾病状态息息相关。近10年以来，得益于研究手段的进步，以宏基因组学为代表的高通量测序技术及随之而来的多组学关联分析研究，以及以深度学习为代表的人工智能在微生物组学领域的应用、培养组学复兴及其高通量化等，均揭示消化道微生物的庞大组成及其对人体潜在的巨大作用。目前多数消化道微生态研究聚焦于肠道菌群，阐述其与消化系统疾病（如炎症性肠病、结直肠癌和肠易激综合征等）和消化道外疾病（如代谢综合征、孤独症和帕金森病等）之间的关联。粪微生态移植作为一种肠道微生态干预手段，已被列入艰难梭菌感染的临床治疗指南。

胃作为人体消化道微生态重要组成部分，人们对其的研究远不如肠道透彻，可能受限于以下因素：胃特殊解剖结构及其苛刻理化环境使得胃内微生物含量相对较少；胃微生态研究取材（如胃液抽吸、胃黏膜活检、胃手术样本等）均采用侵入性手段，远不如肠道微生态取材（粪便）便捷。尽管如此，越来越多的证据显示胃微生态与多种胃部疾病关系密切。胃微生态早期研究主要针对Hp展开，针对Hp自身菌种特征和致病毒力及其参与胃癌等胃部疾病发病机制等。近年来Hp已不再被认为是胃黏膜的唯一居住者。除Hp外，还有大量的微生物群落在胃内定植，这些微生物连同Hp共同构成了人类胃微生态系统。当然，目前健康及胃部疾病状态下的胃内微生物组翔实、准确的构成和功能仍有待深入研究。本章重点对胃内微生物群落结构和功能特征、胃内Hp与非Hp菌群间关系，以及胃微生态相关影响因素等进行介绍。

【胃内细菌群落特征】

胃上接口腔和食管，下通十二指肠，来自口腔、咽、鼻、呼吸道、食管和肠道的细菌均可进入胃内。胃由于胃酸分泌、胃动力特征和黏液分泌等因素而具有独特的微生态环境。传统观念认为胃内环境并不适宜细菌生长和定植，但1983年从胃里分离培养出 Hp 后彻底改变了这一认知。胃内微生物数量显著少于消化道其他部位，胃内可培养微生物数量为 $10^2 \sim 10^3$ CFU/mL，结肠微生物数量则高达 $10^{10} \sim 10^{12}$ CFU/mL。胃内微生物主要源于口腔和食物，胃与口腔微生物区系有明显重叠，但菌群结构分布不同，有其独特微生态特征，表明胃内有其固有菌群。不同个体之间，由于遗传、环境、饮食、药物及身体状态等因素，胃内微生物构成也存在一定差异。

2006 年，有研究最早采用细菌 16S rDNA 测序技术检测 23 名胃疾病患者的胃黏膜相关菌群，共鉴定出 8 个门 128 个种系型。后续有研究使用同样方法对 10 名健康个体和 Hp 阴性且未使用过非甾体抗炎药的胃炎患者进行胃黏膜相关菌群检测，共得到 1223 个非 Hp 序列片段，分属 8 个菌门 133 个种系型。尽管这两项研究地区分布（中国香港 vs. 美国加利福尼亚）和人口种族（汉族中国人 vs. 高加索、西班牙裔和非洲裔美国人）不同，但其胃内菌群构成非常相似。研究确定了属于 7 ~ 8 个门大约 200 个种系型，其中分别有 77.4% 和 79.8% 的测序片段是同质的；两个丰度最高的菌属，即链球菌属、普雷沃菌属是相同的。这些是基于高通量测序方法对胃内微生物组的最早研究。2020 年，笔者团队进一步扩大样本量，对 132 名健康个体和胃疾病患者胃内菌群进行测序分析，明确了中国汉族人群胃黏膜相关细菌群落构成特征，发现胃内具有核心微生物组，但胃内菌群构成存在较高个体差异性。有研究系统分析了已发表的胃内菌群高通量测序数据，对超过 20% 的研究均报道的细菌类别构建系统发育树，提示胃内代表性细菌群落分布于 8 个菌门，包括放线菌门（Actinobacteria）、拟杆菌门（Bacteroidetes）、厚壁菌门（Firmicutes）、梭杆菌门（Fusobacteria）、变形菌门（Proteobacteria）、螺旋体门（Spirochaetes）、软壁菌门（Tenericutes）和 TM7；57 个菌属，其中 6 个菌属被广泛报道，分别为普雷沃菌属（Prevotella）、链球菌属（Streptococcus）、韦荣球菌属（Veillonella）、奈瑟菌属（Neisseria）、梭菌属（Fusobacterium）和嗜血杆菌属（Haemophilus）。

胃黏膜表面存在黏液 - 碳酸氢盐屏障，是胃内容物和胃黏膜的天然物理区隔。胃液相关菌群和胃黏膜相关菌群存在一定差异性。胃液相关菌群多样性较高，易受饮食及其他因素的影响而变异性较大；胃黏膜相关菌群则较为稳定，受干扰因素影响少，且对宿主影响更为直接，与疾病发生发展及治疗关系更为密切。有研究采用严格洗涤步骤对胃黏膜活检样本预处理，并进行 16S rDNA 测序分析，发现洗涤前后菌群构成并无明显变化，这表明诸多非 Hp 细菌可在胃黏膜较好定植，成为胃内常驻菌，而不仅仅是来自口腔等的过路菌。此外，多数研究发现胃窦、胃体菌群 α 多样性无显著差异，表明其分布具有相似性，胃内菌群构成可能不受解剖因素影响。

胃微生态研究过程中，样本类型（内镜下胃黏膜活检样本、胃液抽吸样本、外科胃切除组织样本）、取样部位（胃窦、胃体、病变部位、病变旁部位）、潜在口咽部及消化道其他部位菌群干扰、宿主因素等可对研究结果产生重要影响，应审慎考虑。此外，胃微生态研究因样本多包含较高宿主 DNA 水平，不适宜宏基因组测序，多采用扩增子测序手段，细菌以 16S rDNA 为主，真菌以 18S rDNA 和内源转录间隔区（internally transcribed spacer，ITS）为主，大多鉴定到菌属水平，存在测序深度偏倚、PCR 偏好性等局限，且基于细菌 16S rDNA 的功能预测的真正意义有待商榷和验证，进一步明确健康及胃部疾病状态下胃内微生物组构成和功能需要更精进的手段和更翔实的证据。整合转录组学和代谢组学等多组学研究有助于进一步阐明微生物－微生物及微生物－宿主相互作用机制。

【胃内真菌群落特征】

真菌群落是消化道微生态系统的重要组成部分。早期基于培养研究显示 70% 以上的健康个体胃肠道中存在真菌。目前消化道真菌群落研究主要针对肠道展开，宏基因组学研究表明肠道真菌组仅占肠道微生物组不到 0.1%。与细菌群落相比，消化道真菌总体多样性较低，个体变异性较高，分布以酵母菌属、马拉色菌属和念珠菌属为主。尽管丰度较低，但越来越多证据表明真菌在黏膜健康，尤其是在胃肠微生态扰动期间发挥重要作用。

胃内真菌群落研究相对有限。人体胃内真菌数量为 $0 \sim 10^2$ CFU/mL。有研究基于 11 例健康个体胃黏膜样本进行真菌 ITS 扩增子测序，获得 982 个 OTUs，主要为子囊菌门（Ascomycota）、罗兹菌门（Rozellomycota）和担子菌门（Basidiomycota），其中仍有部分序列未进行注释，这与人类相关的真菌 ITS 参考基因组不完整有关。目前念珠菌属是研究最为广泛的真菌之一。念珠菌属可在高酸环境中生长，某些种系型可增加胃黏膜的损伤。念珠菌感染相关消化性溃疡的特点是溃疡愈合延迟，甚至出现穿孔。念珠菌与 Hp 一样在消化性溃疡发病机制中发挥重要作用，但也有观点认为胃内真菌感染多为胃部损伤后的继发改变。此外，全身免疫功能低下的各类患者可发生胃部侵袭性真菌感染。目前有限的消化道真菌研究多集中于下消化道及粪便样本。总体来看，我们对胃内真菌群落的结构特征及其功能仍知之甚少，亟待开发更为全面丰富的真菌基因组数据库和构建更为高效统一的研究方法，深入解析真菌及其代谢产物在疾病发生中的重要作用，开展细菌和真菌群落间的交互作用机制研究。

【Hp 与胃内其他菌群】

Hp 属变形菌门，是一种微需氧、螺旋形、有鞭毛的革兰氏阴性菌，可在胃内定植。全球自然人群 Hp 感染率已超 50%。Hp 感染在消化性溃疡、胃黏膜相关淋巴组织淋巴瘤、胃腺癌的发生中具有重要作用。Hp 感染可使罹患胃腺癌的风险增加 10 倍，世界卫生组织把 Hp 列为人类 I 类致癌因子。Hp 引起的组织损伤取决于细菌黏附和随后释放的脲酶、细菌磷脂酶和过氧化氢酶等酶类及细菌产物。Hp 在不同菌株之间存在功能差异，Cag A 与 Vac A 是 Hp 重要的毒力因子。

体内微生物的丰富性和多样性对维持生态系统稳定性起着关键作用，胃内微生物具有促进消化吸收、参与免疫调节和神经内分泌等多项重要功能。Hp 感染后胃内菌群群落结构和相互作用发生改变，并参与多种疾病的发生、发展。研究表明，Hp 感染者胃内变形菌门数量显著增加，Hp 成为胃内优势菌，而放线菌门、拟杆菌门和厚壁菌门数量显著减少，胃内菌群的多样性明显降低。值得注意的是，根除 Hp 可能会增加胃微生物群的多样性，表明与 Hp 相关的胃微生物多样性变化在某种程度上是可逆的。儿童 Hp 感染胃内菌群结构改变与成人不同，胃黏膜转录组测序显示 Hp 感染

中 *FOXP3*、*IL-10*、*TGF-β1* 和 *IL-17A* 等多个免疫应答基因表达水平较高，胃微生物群可以通过诱导 Treg 反应进而下调胃部炎症。这可能是儿童 Hp 感染后疾病表现较成人轻的原因之一，提示 Hp 感染与胃内菌群变化及机体免疫反应密切相关。

研究人员尝试构建 Hp 与胃内其他菌群的互作网络，结果表明 Hp 与部分胃内菌群相互作用呈负相关，抑制其生长，而与另外部分菌群相互作用呈正相关，并表现出较高的群内共生或合作倾向。动物模型中，蒙古沙鼠胃内分离培养的 3 种乳酸杆菌（*Lactobacillus reuteri*、*Lactobacillus johnsonii* 和 *Lactobacillus murinus*）对 Hp 的生长具有抑制作用。人体外研究表明两种 *Lactobacillus reuteri* 菌株对 Hp 具有明显的抗菌作用及强大的抗氧化特性。*Streptococcus mitis* 和 Hp 体外共培养发现该菌可诱导 Hp 球形转化并抑制 Hp 生长。进一步蛋白质组学分析阐明了相关代谢通路，Hp 可提高 *Streptococcus mitis* 在不良胃环境中的存活率，与此同时，*Streptococcus mitis* 可以保护 Hp 免受过度氧化应激，降低其致病性，提示细菌物种间相互作用对宿主有潜在保护作用。

此外，Hp 感染可影响胃内其他菌群，并共同参与疾病发生。研究证实，转基因胰岛素 – 胃泌素（INS-GAS）小鼠品系中，单一 Hp 感染的悉生小鼠较无特定病原小鼠发展为慢性萎缩性胃炎和上皮内瘤变更为缓慢。悉生和无特定动物模型的最大区别是消化道内其他非 Hp 共生菌存在与否，说明胃内非 Hp 菌群在疾病发生发展过程中亦发挥重要作用。

【胃微生态影响因素】

人体胃肠道微生物组受诸多因素的影响，包括宿主基因型、年龄、种族、饮食习惯、生活方式、药物治疗和医疗干预等。胃肠道本身的生理因素，如 pH、胃肠动力、营养、黏膜屏障、胆汁分泌和炎症等均可影响微生物组。

一、抑酸剂和抗生素类药物

PPI 在临床上被广泛用于酸相关疾病及 Hp 的根除治疗，其通过抑制胃壁细胞的 H^+-K^+-ATP 酶类减少胃酸分泌。PPI 对 Hp 的作用机制可能包括抑制细菌 P 型 ATP 酶（其与 H^+-K^+-ATP 酶具有高度同源性）的直接抑菌作用和抑制细菌脲酶活性。值得注意的是，只有当给予高剂量的 PPI（奥美拉唑 80 mg/d）时，才可导致脲酶活性的降低，进而起到抑制 Hp 的作用。

PPI 对胃微生态的影响：一方面，可通过增加胃 pH 值，破坏胃内正常生态环境；另一方面，可直接靶向作用于部分细菌和真菌的质子泵。多数研究表明，PPI 并不影响消化道微生物丰富度和多样性，但是与某些特定分类群丰度改变相关，如 PPI 可促进胃内链球菌等口腔源性细菌的过度生长。目前相关研究样本量小，异质性强，混杂因素多，总体上看 PPI 对胃微生态的影响需要进一步研究明确。

抗生素类药物在临床应用广泛，其可显著改变肠道微生物群落的结构和功能，但对胃内微生物组的影响尚不清楚。抗生素种类、应用剂量及暴露时间等与微生物组具体关联尚未明确。多项基于动物模型的研究显示抗生素可使胃内乳杆菌属含量降低，促进真菌种属在胃黏膜上皮定植。基于人体的研究显示头孢类抗生素可导致胃内菌群结构的改变，表现为肠球菌属的过度生长、乳杆菌属水平的显著降低。临床上，包含两种抗生素类的 Hp 根除方案可能导致耐药菌株增加，并可能干扰消化道微生物组的正常结构及其功能，不同抗生素方案对胃内菌群结构和功能及临床表型的影响值得深入研究。

二、微生态制剂

益生菌制剂临床上被广泛用于消化道菌群失调相关疾病的治疗，其主要通过与病原微生物的竞争，增加 IgA 的分泌，调节细胞因子的表达分泌，刺激黏蛋白、细菌素和乳酸的产生，并对调节消化道微生物群落的生长等发挥益生作用。益生菌制剂在胃部疾病和胃内菌群失调中的作用仍不明确，目前研究多集中在补充益生菌制剂提高 Hp 根除率和改善胃肠道不良反应等方面。Maastricht V 共识指出：乳酸杆菌、双歧杆菌和布拉酵母菌等益生菌可能在 Hp 根除中发挥有益作用，如可能提高 Hp 根除率、降低复发率、减少抗生素相关胃肠道不良反应，但益生菌制剂补充的最佳时间尚不清楚。我国《第五次全国幽门螺杆菌感染处理共识报告》中指出，某些益生菌可在一定程度上降低 Hp 根除治疗引起的胃肠道不良反应，但其是否可提高 Hp 根除率尚有待更多研究证实。

益生元可促进肠道特定细菌的生长和活性，进而调节肠道健康；后生元是对宿主健康有益的无生命微生物和（或）其成分的制剂。相较于益生菌的高敏感性和低存活率，二者具有安全、易于制备、不易分解等特点，是近年来肠道健康领域的新兴热点，作用机制可能涉及调节常驻菌群、增强上皮屏障功能、调节局部和全身免疫、调节系统代谢等，其对胃内菌群的影响需进一步研究明确。

三、胃切除术等解剖学异常

以胃切除术为代表的胃部手术可对胃内菌群产生影响。胃次全切除术后胃内菌群多样性增加。胃癌患者在胃切除术前，胃内主要菌属为罗氏菌属和螺杆菌属，而胃切除术后胃内则以链球菌属和普雷沃菌属为优势菌属。菌群功能预测分析显示胃切除术前胃内 N-亚硝化基因占优势，而术后胆汁盐水解酶、NO 和 N_2O 还原酶类占优势。此外，Roux-en-Y 胃旁路术等可改善肥胖导致的肠道微生物丰度下降，并可改善肥胖相关的肠道菌群失调，但其等对胃内微生物群落的影响尚不清楚。

【结语】

胃特殊的理化环境塑造了胃内微生物群落结构，胃内存在固有菌群，其稳态维持对人体健康至关重要。Hp 是目前研究最为透彻的胃内细菌，胃内其他细菌在疾病进展中具体作用尚不明确。胃内真菌群落多样性、结构和功能特征等亦不能忽视。胃微生态受质子泵抑制剂和抗生素类药物、微生态制剂和胃切除术等多种因素影响。现阶段健康和胃部疾病状态下胃内微生物组特征有待进一步分析挖掘，以宏基因组学为代表的多组学方法联合体内外试验验证研究有望进一步阐明胃内微生物群落结构和功能特征、细菌－宿主相互作用机制，揭秘胃内微生态全貌仍任重道远。

第二节　胃微生态与胃癌

胃癌是全球最常见的恶性肿瘤之一，全球每年胃癌新增病例约 100 万例，其中 2/3 源于亚洲地区。在我国，胃癌发病率和病死率均居所有恶性肿瘤的前 3 位。胃癌的发生、发展是一个多因素、多阶段、多步骤的过程，涉及大量分子参与和复杂网络调控。胃癌的病因虽经历数十年的深入研究却仍无明确定论，普遍认为环境因素、饮食因素、Hp 感染及遗传因素等参与了胃癌的发病机制。在我国 90% 以上胃癌被发现时已属于进展期，而胃癌预后与诊治时机密切相关，进展期胃癌即使接受了外科手术治疗，5 年生存率仍低于 30%，而早期胃癌治疗后 5 年生存率可超过 90%，甚至达到治愈的效果。现阶段，早期胃癌筛查策略包括危险因素、血清学筛查、内镜联合病理学检查等，以内镜黏膜下剥离术为代表的内镜技术已被广泛应用于胃癌前病变和早期胃癌的治疗。近年来，人们逐渐认识到胃微生态在胃癌中的作用，越来越多证据提示胃癌与胃内微生物的变化密切相关，基于胃微生态筛选胃癌早期预警及早诊早治标志物是目前研究热点。但目前人们对于胃内微生物究竟如何作用于疾病的认识仍非常有限。除 Hp 外，尚无法明确胃内微生物的变化与胃癌的因果关系。

【胃内细菌群落与胃癌】

肠型胃癌占胃癌大多数，通常经历正常胃黏膜、萎缩性胃炎、肠上皮化生直至胃癌的组织病理演进过程。目前已知 Hp 感染与上述疾病进展密切相关，是胃癌的主要危险因素之一，但仅有 1%~3% 的 Hp 感染患者罹患胃癌，表明 Hp 并非胃癌单一致病因素，其他胃内微生物也可能在胃癌发生发展中起着重要作用。研究表明，活动性胃炎患者 Hp 感染率高于 90%，而在胃癌进展阶段，包括萎缩性胃炎、肠上皮化生，乃至胃癌患者中 Hp 检出率显著降低，Hp 感染的消失及泌酸异常导致的胃内 pH 升高将有利于其他胃内微生物的生存和定植。肠型胃癌进展过程中或存在 Hp 依赖阶段和非 Hp 依赖阶段，这可能也解释了根除 Hp 并不能完全阻止胃黏膜炎症的进展和胃癌的发生。

值得注意的是，笔者团队报道了胃癌不同发展阶段，包括健康对照、慢性非萎缩性胃炎、肠上皮化生、上皮内瘤变及胃癌患者胃黏膜微生物变化。随着疾病进展，胃内菌群 α 多样性呈逐渐下降趋势，且上皮内瘤变和胃癌组显著低于健康对照。主成分分析发现疾病状态下胃内微生物组生态存在失调；慢性非萎缩性胃炎和肠上皮化生聚类相近，表明二者具有相似的菌群特征；而上皮内瘤变与胃癌聚类则有较大重叠。该研究首次纳入上皮内瘤变，胃癌患者胃微生物组或早在肠上皮化生进展为上皮内瘤变过程即发生巨大变化，具体表现为放线菌门、拟杆菌门、厚壁菌门和梭杆菌门丰度降低及酸杆菌门和变形菌门丰度升高。胃内菌群与胃癌发生发展阶段密切相关，提示其在疾病进展中的重要作用。基于上述胃黏膜菌群数据构建随机森林模型，用于预测胃癌发生分期，ROC 曲线下面积大于 0.95（图 5 - 1）。

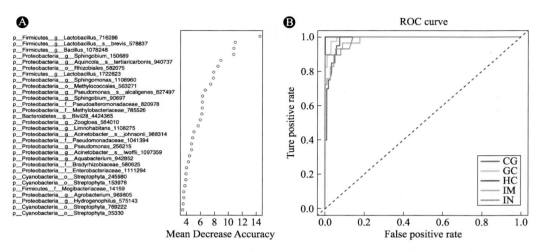

A. 随机森林分类器确认了 30 个最具鉴别性细菌分类群，用于区分不同疾病状态；B. ROC 曲线评估胃微生态预测模型对不同疾病状态分类潜能。

图 5-1　胃癌及其癌前状态/病变不同组织学阶段胃微生态标志物

　　类似地，国内团队以西安和内蒙古地区两个队列人群为基础，系统分析了浅表性胃炎、萎缩性胃炎、肠上皮化生及胃癌进展阶段的胃黏膜菌群特征，发现了 5 种口腔致病菌在胃癌患者胃内富集，包括 *Peptostreptococcus stomatis*、咽峡炎链球菌、微小单胞菌、斯莱克氏菌和害肺小杆菌。与癌前状态/病变相比，上述细菌在胃癌人群中高富集并形成强大的共现关系网络。在疾病演变过程中，细菌之间的共现和排斥关系呈现渐变的演变过程，提示胃黏膜细菌从早期阶段就开始参与了胃癌的发生、发展过程。

　　此外，笔者团队分析了浅表性胃炎、萎缩性胃炎和胃癌患者口腔唾液菌群分布，发现口腔细菌群落可能参与胃癌的发生、发展，可作为潜在的无创的胃癌微生态预测标志物（图 5-2）。在一些人群中，牙周疾病、牙齿脱落与胃癌风险相关。牙龈下斑块、舌苔和唾液样本的其他微生物组研究亦表明口腔微生物组的变化和胃癌及其癌前病变的相关性。

　　尽管如此，上述微生态预测模型的准确性仍应需进一步评估和验证，未来有望建立较准确的胃癌及其癌前病变相关早期预警、早期诊断的微生态标志物及微生态干预治疗靶点。

　　INS-GAS 小鼠循环胃泌素水平显著升高，在 FVB/N 背景下，小鼠在 Hp 感染 6 个月后发生萎缩性胃炎和上皮内瘤变概率为 80%，是常用的胃癌动物模型。早期研究表明，三联疗法根除 INS-GAS 小鼠 Hp 可降低小鼠异型增生严重性，后续研究发现 SPF 级 INS-GAS 小鼠较单一 Hp 感染的悉生小鼠更早发生胃损伤。进一步评估胃内其他菌群对疾病发生、发展的作用，研究人员比较复杂微生物群落、限制微生物群落（乳杆菌属、梭菌属和拟杆菌属）和无菌 INS-GAS 小鼠 Hp 感染后胃损伤发展速度，发现复杂微生物群落和限制微生物群落发展为胃癌速度相似，均快于无菌小鼠。此外，有研

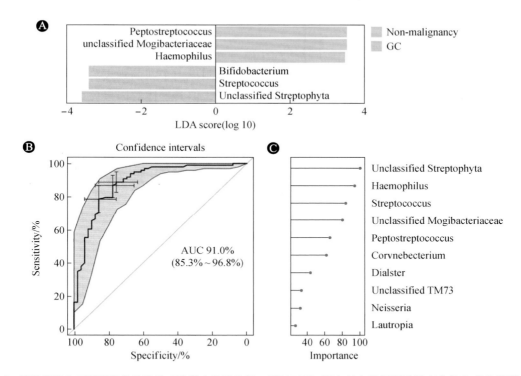

A. 胃肿瘤发生不同组织学阶段的唾液微生物群特征。通过 LEfSe 测定每个组织学阶段富集的细菌分类群，Kruskal-Wallis 试验 $P < 0.05$，log 10 LDA 评分 > 3.4 分；B. ROC 曲线评估唾液微生物在识别胃癌前病变/状态中的潜力；C. 对鉴别胃癌与非胃癌最重要的 10 个细菌属。

图 5-2 胃癌及其癌前状态/病变不同组织学阶段唾液微生态标志物

究将胃癌及胃癌前病变患者胃黏膜及胃灌洗液微生物移植给无菌小鼠，发现相关胃微生物群可选择性定植于小鼠胃内，并可诱导小鼠胃癌前病变的发生。除提示胃微生物群在 Hp 感染后胃癌的发生、发展中发挥作用外，对 INS-GAS 小鼠的研究还可能为胃病进展个体的潜在治疗干预提供进一步的见解。相较于人体研究，在 INS-GAS 小鼠模型中对微生物菌群的操作更可行，因此有可能对胃癌相关微生物进行更有针对性的研究。

【胃内真菌群落与胃癌】

诸多证据表明真菌与胃癌具有相关性，胃癌患者伴发胃内真菌感染较为普遍。胃癌致机体免疫功能低下及胃黏膜屏障受损可能是胃内真菌感染的重要因素。研究人员首次对 10 例健康对照和 45 例胃癌患者癌组织和癌旁非病变组织进行真菌 ITS rDNA 测序分析，发现胃癌患者存在明显胃真菌失衡、多样性降低、特定菌属丰度改变，尤其以白色念珠菌丰度升高为特点。此外，食源性真菌毒素，如黄曲霉素、柄曲霉素等可能在胃癌中发挥致病作用。在中国胃癌和食管癌高发地区，食物中黄曲霉毒素的检出率很高。

【结语】

近数十年来，我们对人类微生物组的了解不断深入。胃微生态中非 Hp 成员的胃癌相关致病菌的陆续报道，对胃癌发生、发展的机制提出了新的观点。尽管越来越多的证据表明胃内菌群的改变出现在胃癌前病变阶段，但其具体的因果关系尤其是重要的促癌机制仍有待进一步研究和探索。了解胃癌相关胃微生态变化，将拓宽我们对胃癌发病机制的认识，并影响这一恶性疾病的预防和治疗策略的选择。

第三节　胃微生态与胃部其他疾病

胃微生态失调可以导致多种局部和全身性疾病。除胃癌外，胃微生态与胃部其他疾病亦存在一定相关性。

【胃微生态与消化性溃疡】

消化性溃疡是指发生在消化道的一种溃疡性疾病，主要位于胃和十二指肠，也可发生于食管、胃-肠吻合口附近及含有胃黏膜的梅克尔憩室等。Hp 感染是消化性溃疡主要病因。胃溃疡患者 Hp 感染率为 80%～90%，十二指肠溃疡患者 Hp 感染率为 90%～100%。Hp 既可以增强侵袭因素，又可损害局部黏膜的防御修复机制。研究显示 Hp 感染的消化性溃疡患者胃黏膜相关细菌群落结构与健康对照组存在显著差异，多为上呼吸道微生物。除 Hp 外，胃内其他微生物可能也参与了消化性溃疡的发生、发展。

胃溃疡合并白色念珠菌等真菌感染多见于老年人及低胃酸人群，可能与胃内低酸环境、真菌相关磷脂酶类的产生，以及调节性 T 淋巴细胞分化成熟功能下降有关。真菌感染相关胃溃疡内镜下表现为深大、多发、合并狭窄，易穿孔或形成瘘。白色念珠菌等与 Hp 一样在没有侵入胃黏膜时也可引起溃疡。亦有不同观点认为胃内真菌感染是胃溃疡的继发现象，并不影响溃疡愈合进程。

消化性溃疡背景下胃微生态研究受药物（抗血小板药物、抗凝药物）和基础疾病等诸多因素影响，应深入开展消化性溃疡及其治疗相关的胃肠菌群结构和功能研究，为其防治提供潜在、有效的微生态手段。

【胃微生态与慢性胃炎】

慢性胃炎患者存在胃内菌群失调，70%～90% 的慢性胃炎患者合并 Hp 感染。有研究采用严格标准纳入 Hp 阴性胃炎、Hp 阳性胃炎和健康对照，结果表明 Hp 阴性胃炎胃内微生物多样性较高。与 Hp 阳性和健康对照相较，链球菌、副流感嗜血杆菌和密螺旋体是其特征菌属，可能发挥致病作用。

慢性萎缩性胃炎最常见的胃黏膜状态是萎缩和肠化，国际上采用 OLGA 系统和 OLGIM 系统判断慢性萎缩性胃炎严重程度并进行胃癌风险分层。萎缩性胃炎由于胃内胃酸屏障功能减低可导致其他微生物在胃内的定植，胃内微生物多样性和物种丰富度较健康人群存在显著差异，以普利沃菌属向链球菌属改变为主要特征。此外，有研究显示自身免疫性萎缩性胃炎与 Hp 感染相关萎缩性胃炎相比，胃内菌群构成存在显著差异。

【胃微生态与胃息肉】

胃息肉多指胃黏膜上皮局限性隆起性病变。临床上最为常见的组织学类型依次为胃底腺息肉、增生性息肉及腺瘤性息肉。

目前对胃息肉的有限系统研究主要集中于胃息肉与癌症之间的关系及 Hp 在发病机理中的作用。与胃息肉的发展有关的可能机制包括遗传因素、胆汁反流和 Hp 感染等，但尚无直接证据。因此，胃息肉的病因和生物学特征及其对人类的长期影响尚不清楚。胃息肉的研究远没有结肠息肉的研究详细。最近，有研究显示胃息肉患者较健康个体胃内微生物群落多样性显著降低。胃底腺息肉和增生性息肉患者的胃微生物群组成相似，上述内容提示胃内菌群失调可能与胃息肉的发生、发展密切相关。

【胃微生态与功能性消化不良】

功能性消化不良是一种常见疾病，根据主要症状可分为餐后不适综合征和上腹疼痛综合征 2 种亚型，是一种排他性诊断。迄今为止，功能性消化不良的确切病理生理学仍有待阐明，可能涉及胃动力障碍和内脏超敏反应。此外，Hp 感染、上消化道菌群改变及心理社会因素也可能参与其中。

研究表明，功能性消化不良患者和健康对照者胃内菌群存在显著差异，具体表现为：功能性消化不良患者胃内拟杆菌门丰度大于变形菌门，而健康对照者拟杆菌门丰度小于变形菌门，且存在酸杆菌门。益生菌的补充治疗可转变此种分布差异，使胃内菌群"正常化"。此外，功能性消化不良患者胃液中胆汁酸含量明显高于健康对照者，提示肠内容物反流或可引起细菌组成改变，参与功能性消化不良发病机制。Hp 感染患者中，功能性消化不良和无症状者胃黏膜菌群培养存在显著差异，这些微生物在功能性消化不良发病机制中发挥独立作用还是和 Hp 协同作用需进一步研究明确。一些随机对照试验显示，根除 Hp 只能缓解少数患者的消化不良。2015 年《幽门螺杆菌胃炎京都全球共识》指出，Hp 是消化不良的原因之一，建议对 Hp 阳性消化不良患者行 Hp 根除治疗，如症状得以长期缓解，可以认为消化不良由 Hp 引起，有别于功能性消化不良。

【结语】

Hp 感染是消化性溃疡、慢性胃炎等多种胃部疾病病因，胃内非 Hp 菌群在疾病发生、发展中亦发挥重要作用。然而，胃微生态与胃部其他疾病相关研究远少于胃癌，各种胃部疾病状态下胃内菌群多样性和结构特征研究需要继续深入。

（徐梦琦　彭丽华　杨云生　王子恺）

参考文献

1. BIK E M, ECKBURG P B, GILL S R, et al. Molecular analysis of the bacterial microbiota in the human stomach. Proc Natl Acad Sci U S A, 2006, 103(3): 732-737.

2. LI X X, WONG G L, TO K F, et al. Bacterial microbiota profiling in gastritis without Helicobacter pylori infection or non-steroidal anti-inflammatory drug use. PLoS One, 2009, 4(11): e7985.

3. WANG Z, GAO X, ZENG R, et al. Changes of the gastric mucosal microbiome associated with histological stages of gastric carcinogenesis. Front Microbiol, 2020, 11: 997.

4. RAJILIC-STOJANOVIC M, FIGUEIREDO C, SMET A, et al. Systematic review: gastric microbiota in health and disease. Aliment Pharmacol Ther, 2020, 51(6): 582-602.

5. SUNG J, KIM N, KIM J, et al. Comparison of gastric microbiota between gastric juice and mucosa by next generation sequencing method. J Cancer Prev, 2016, 21(1): 60-65.

6. SCHULZ C, SCHÜTTE K, KOCH N, et al. The active bacterial assemblages of the upper GI tract in individuals with and without Helicobacter infection. Gut, 2018, 67(2): 216-225.

7. NASH A K, AUCHTUNG T A, WONG M C, et al. The gut mycobiome of the Human Microbiome Project healthy cohort. Microbiome, 2017, 5(1): 153.

8. YANG P, ZHANG X, XU R, et al. Fungal microbiota dysbiosis and ecological alterations in gastric cancer. Front Microbiol, 2022, 13: 889694.

9. GUO Y, ZHANG Y, GERHARD M, et al. Effect of Helicobacter pylori on gastrointestinal microbiota: a population-based study in Linqu, a high-risk area of gastric cancer. Gut, 2020, 69(9): 1598-1607.

10. ZHENG W, MIAO J, LUO L, et al. The effects of Helicobacter pylori infection on microbiota associated with gastric mucosa and immune factors in children. Front Immunol, 2021, 12: 625586.

11. KHOSRAVI Y, DIEYE Y, LOKE M F, et al. Streptococcus mitis induces conversion of Helicobacter pylori to coccoid cells during co-culture in vitro. PLoS One, 2014, 9(11): e112214.

12. KHOSRAVI Y, LOKE M F, GOH K L, et al. Proteomics analysis revealed that crosstalk between Helicobacter pylori and streptococcus mitis may enhance bacterial survival and reduces carcinogenesis. Front Microbiol, 2016, 7: 1462.

13. LOFGREN J L, WHARY M T, GE Z, et al. Lack of commensal flora in Helicobacter pylori-infected INS-GAS mice reduces gastritis and delays intraepithelial neoplasia. Gastroenterology, 2011, 140(1): 210-220.

14. MACKE L, SCHULZ C, KOLETZKO L, et al. Systematic review: the effects of proton pump inhibitors on the microbiome of the digestive tract-evidence from next-generation sequencing studies. Aliment Pharmacol Ther, 2020, 51(5): 505-526.

15. MALFERTHEINER P, MEGRAUD F, O'MORAIN C A, et al. Management of Helicobacter pylori infection-the Maastricht V/Florence Consensus Report. Gut, 2017, 66(1): 6-30.

16. 中华医学会消化病学分会幽门螺杆菌和消化性溃疡学组, 全国幽门螺杆菌研究协作组, 刘文忠, 等. 第五次全国幽门螺杆菌感染处理共识报告. 中华消化杂志, 2017, 22(6): 364-378.

17. TSENG C H, LIN J T, HO H J, et al. Gastric microbiota and predicted gene functions are altered after subtotal gastrectomy in patients with gastric cancer. Sci Rep, 2016, 6: 20701.

18. BRAY F, FERLAY J, SOERJOMATARAM I, et al. Global cancer statistics 2018: GLOBOCAN estimates of incidence and mortality worldwide for 36 cancers in 185 countries. CA Cancer J Clin, 2018,

68(6): 394 - 424.

19. ZONG L, ABE M, SETO Y, et al. The challenge of screening for early gastric cancer in China. Lancet, 2016, 388(10060): 2606.

20. STEWART O A, WU F, CHEN Y. The role of gastric microbiota in gastric cancer. Gut Microbes, 2020, 11(5): 1220 - 1230.

21. KWON S K, PARK J C, KIM K H, et al. Human gastric microbiota transplantation recapitulates premalignant lesions in germ-free mice. Gut, 2022, 71(7): 1266 - 1276.

22. ZHONG M, XIONG Y, ZHAO J, et al. Candida albicans disorder is associated with gastric carcinogenesis. Theranostics, 2021, 11(10): 4945 - 4956.

23. GANTUYA B, EL-SERAG H B, MATSUMOTO T, et al. Gastric microbiota in Helicobacter pylori-negative and—positive gastritis among high incidence of gastric cancer area. Cancers (Basel), 2019, 11(4): 504.

24. PARSONS B N, IJAZ U Z, D'AMORE R, et al. Comparison of the human gastric microbiota in hypochlorhydric states arising as a result of Helicobacter pylori-induced atrophic gastritis, autoimmune atrophic gastritis and proton pump inhibitor use. PLoS Pathog, 2017, 13(11): e1006653.

25. REN R, WANG Z, SUN H, et al. The gastric mucosal-associated microbiome in patients with gastric polyposis. Sci Rep, 2018, 8(1): 13817.

26. IGARASHI M, NAKAE H, MATSUOKA T, et al. Alteration in the gastric microbiota and its restoration by probiotics in patients with functional dyspepsia. BMJ Open Gastroenterol, 2017, 4(1): e000144.

27. PEREIRA V, ABRAHAM P, NALLAPETA S, et al. Gastric bacterial Flora in patients Harbouring Helicobacter pylori with or without chronic dyspepsia: analysis with matrix-assisted laser desorption ionization time-of-flight mass spectroscopy. BMC Gastroenterol, 2018, 18(1): 20.

28. SUGANO K, TACK J, KUIPERS E J, et al. Kyoto global consensus report on Helicobacter pylori gastritis. Gut, 2015, 64(9): 1353 - 1367.

第二篇　早癌篇

第六章 早期食管癌的筛查与诊断

早期食管癌是指病灶局限于黏膜层及黏膜下层,且无淋巴结转移的食管癌(图6-1)。相比较于进展期食管癌年龄标化的5年生存率为10%~30%,早期食管癌在接受治疗后5年生存率可达95%。浅表型食管癌是指病灶局限于黏膜层和黏膜下层,无论有无区域淋巴结转移。

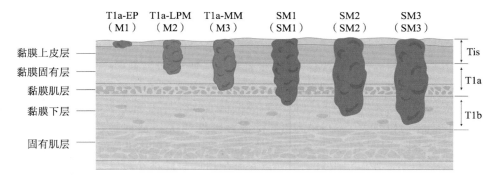

M1:肿瘤局限于黏膜上皮层;M2:肿瘤侵犯至黏膜固有层;M3:肿瘤侵犯至黏膜肌层;SM1:肿瘤突破黏膜肌层达黏膜下层上1/3;SM2:肿瘤侵犯至黏膜下层中1/3;SM3:肿瘤突破黏膜下层下1/3;Tis:原位癌/高级别异型增生;T1a:肿瘤侵犯固有层或黏膜肌层;T1b:肿瘤侵犯黏膜下层。

图6-1 早期食管癌侵犯及食管壁组织病理学结构示意

【流行病学】

一、发病率及病死率

食管癌是常见的消化道肿瘤,严重威胁我国居民生命健康。2020年全球最新癌症数据显示食管癌发病率在全球恶性肿瘤中居第8位,死亡率居第6位。2020年我国食管癌新发病例为32.4万例,死亡病例为30.1万例,分列第6位和第4位,占全球食管癌发病与死亡的53.70%和55.35%。经过近些年的筛查与早诊早治策略,从2000年开始,我国食管癌粗发病率呈下降趋势,且有数据显示5年生存率稍有提高。

二、地域差别

食管癌的发生与地域存在一定关系，全球范围内食管鳞癌好发于发展中国家和地区，尤其是东亚地区发病率最高。腺癌为欧美国家的主流类型，占 70%～80%。我国是食管癌的高发国家，90% 的食管癌类型为鳞癌，农村较城市高发（17.4/10 万 *vs.* 8.3/10 万），且发病率存在显著的地区差异，发病最密集区域位于河北、河南、山西三省交界的太行山南侧，尤以河北磁县最高。

三、性别年龄差异

国家癌症中心数据显示，我国食管癌发病率（粗率）为 18.26/10 万，其中男性和女性分别为 26.05/10 万和 10.07/10 万，全国食管癌死亡率（粗率）为 14.02/10 万，其中男性和女性分别为 20.10/10 万和 7.64/10 万，可见发病率及死亡率男性均高于女性。食管癌发病率及死亡率在 40 岁之前处于较低水平，但 40 岁之后快速上升，两者均在 80～84 岁年龄组达高峰。

【病因】

食管癌的确切病因及发病机制目前尚不清楚。食管癌的发生与该地区人群的生活条件、饮食习惯、存在强致癌物、缺乏抗癌因素及遗传易感性有关。食管癌的高危因素包括：①长期大量饮酒与吸烟：对于食管鳞癌，吸烟者的发生率增加 3～8 倍，而饮酒者增加 7～50 倍。②长期亚硝酸盐及真菌霉素饮食是我国部分食管癌高发区主要的危险因素。③食物粗糙、进食过烫、咀嚼槟榔或烟丝等习惯可长期损伤及刺激食管黏膜。④与肥胖、胃食管反流病、巴雷特食管密切相关，是食管腺癌的主要危险因素。⑤遗传因素：食管癌的发病常表现家族性聚集现象，可能与染色体、基因异常有关；⑥感染因素：人乳头状病毒感染者患食管癌风险提高近 3 倍。

【筛查对象】

随年龄增长，食管癌的发病率也逐渐升高，40 岁以上年龄组占食管癌患者的 99%，且大多数食管癌早期没有任何症状。我国食管癌早诊率低，患者就诊时往往已是中晚期，失去了最佳的治疗时机，给个人、家庭、社会均造成了巨大压力。由此可见，食管癌早期筛查事关重要。

国内外发表的食管癌筛查指南或专家共识均建议对高风险人群进行食管癌筛查，但是各个指南对食管癌高风险人群的判定标准有一定的差异。根据我国国情及食管癌的流行病学特征，符合第 1 条和第 2～第 6 条中任 1 条者应列为食管癌高危人群，建议作为筛查对象（图 6-2）：①年龄超过 40 岁；②来自食管癌高发地区；③有上消化道症状（胸骨后不适、吞咽梗阻感、反酸、腹痛等）；④一级亲属有食管癌病史；⑤患有食管癌前疾病或癌前病变者（如慢性食管炎、巴雷特食管相关异型增生、反流性食管炎、食管鳞状上皮内瘤变等）；⑥具有食管癌的其他高危因素（如热烫饮食、吸烟、重度饮酒、头颈部或呼吸道鳞癌等）。

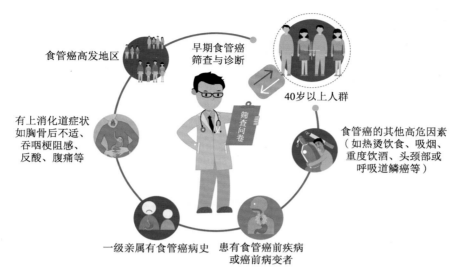

图 6-2　食管癌高风险人群

【巴雷特食管】

巴雷特食管是胃食管反流病的并发症之一，是食管腺癌唯一被公认的癌前病变。其诊断依赖内镜和病理，内镜下可见齿状线相对于胃食管结合部上移≥1 cm，病理证实食管下段的正常复层鳞状上皮被化生的柱状上皮所取代。有报道显示，在食管腺癌中有 80% 与巴雷特食管相关。异型增生属于癌前病变，与食管癌的发生密切相关，因此筛查食管癌时不应忽视巴雷特食管及其腺癌。

【早期食管癌的临床表现及诊断】

食管癌早期多无明显特异性症状，可因炎症刺激表现为吞咽时胸骨后不适感、烧灼感或针刺感，食物通过缓慢或有滞留感。下段食管癌可表现为剑突下不适感。血清肿瘤标志物可用于辅助诊断食管癌，但不能用于食管癌前病变的诊断或预测高危食管癌人群的进展风险。因此，内镜检查、病理活检仍为早期食管癌的诊断"金标准"，并可评估病变范围、分期及浸润深度。

【早期食管癌的筛查方法】

1. **内镜检查**：内镜检查对早期食管癌的诊断及筛查具有独有的优势，可直接观察病灶的形态，并可通过活检获取组织学病理诊断。推荐白光内镜检查联合鲁氏碘液染色内镜、电子染色内镜、放大内镜作为食管癌内镜筛查的首选方法。

2. **食管新型细胞收集器进行食管癌初筛**：食管新型细胞收集器进行细胞学检查对食管鳞状上皮异型增生及早期鳞癌的诊断具有一定临床价值，同时可鉴定巴雷特食管上皮内瘤变和食管腺癌。国内外有研究显示，该检查方法灵敏度及特异度均较高，安全性和耐受性良好，而且较传统的内镜筛查成本更低。若结合人工智能辅助细胞诊断系统，将具有良好的应用前景。

3. 人工智能辅助海绵细胞学检查：人工智能辅助海绵细胞学检查在社区食管鳞状细胞癌筛查中可行、安全、可接受，对食管鳞状病变检测的准确性较高。

【早期食管癌的内镜诊断】

一、白光内镜

白光内镜是诊断食管黏膜疾病的基础，但诊断早期食管鳞癌及癌前病变灵敏度不高，仅有 55.2%～66.7%，易造成漏诊。但在色素内镜发现早期食管癌后，白光内镜对其形态、大小、病变高低等判断十分重要。早期食管癌在白光内镜下可表现为：①黏膜色泽改变：可为片状黏膜发红或发白，边界不清晰；②黏膜血管纹理异常：黏膜血管网紊乱、缺失或截断；③黏膜形态改变：粗糙不规则，轻微隆起或凹陷，可成小结节状结构或有白色附着物（图 6－3，图 6－4，视频 6－1）。

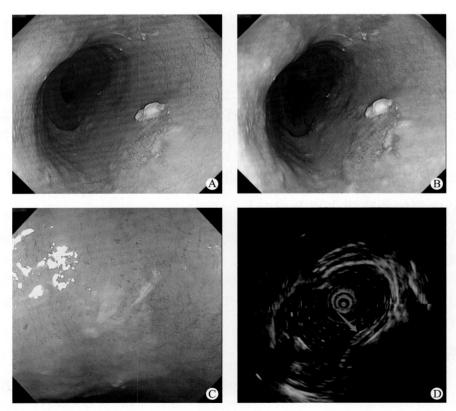

A. 白光内镜提示食管距门齿约 23 cm 处黏膜粗糙发红，表面覆盖白色附着物；B. NBI 示病灶呈茶色改变，边界清晰；C. ME-NBI 示上皮内乳头状毛细血管袢（intraepithelial papillary capillary loop，IPCL）呈 B1 型血管；D. EUS 提示黏膜固有肌层稍增厚（D）。

图 6－3　早期食管癌（男性，63 岁）

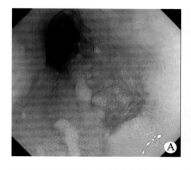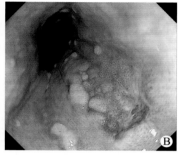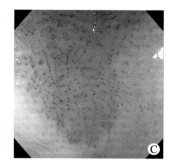

A. 白光胃镜提示食管距门齿 28 cm 处黏膜发红，轻微凹陷，局部可见小结节样隆起；B. NBI 示病灶呈茶色改变，边界清晰；C. ME-NBI 示 IPCL 呈 B1 型血管。

图 6 - 4　早期食管癌（男性，62 岁）

视频 6 - 1

二、色素内镜

利用染料使病灶与正常黏膜在颜色上形成鲜明对比，可清晰显示病灶范围。最常用染料为 1.2% ~ 2.5% 的鲁氏碘液，其染色原理是早期食管鳞癌及癌前病变由于其内的高消耗状态导致糖原含量减少或消失，遇碘后呈淡染或不染。鲁氏碘液染色适用于食管鳞癌高发地区、高危人群的内镜筛查，可提高早期食管鳞癌及癌前病变的诊断率。研究显示，鲁氏碘液染色的诊断灵敏度为 92% ~ 100%，但特异度仅为 37% ~ 82%。

鲁氏碘液染色模式分为 4 级：Ⅰ 级为浓染区，比正常食管黏膜染色深，多见于糖原棘皮症；Ⅱ 级为正常表现，呈棕褐色；Ⅲ 级为淡染区，多见于低级别上皮内瘤变（low-grade intraepithelial neoplasia，LGIN）或急慢性炎症；Ⅳ 级为不染区，多见于浸润癌、原位癌和高级别上皮内瘤变（high-grade intraepithelial neoplasia，HGIN）。

鲁氏碘液染色 1 ~ 3 分钟后，高级别上皮内瘤变和癌变部位可由原来的不染区转为粉红色，称为“粉色征”（图 6 - 5）。粉色征在 NBI 模式下呈闪亮的银色，被称为“银色征”。两者对于高级别上皮内瘤变和癌变的诊断有更高的敏感度和特异度。

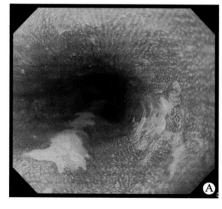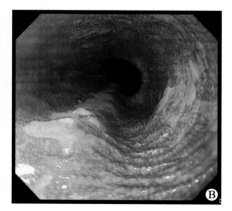

A. 食管距门齿约 25 cm 处鲁氏碘液染色见片状不染区；B. “粉色征”阳性。

图 6 - 5　食管“粉色征”（女性，53 岁）

91

"Tatami-no-me"标志是诊断食管鳞癌浸润深度的一个有用的指标（图6-6）。如果在癌变病灶中没有发现"Tatami-no-me"征，提示肿瘤可能已经侵入固有肌层的深层；如果"Tatami-no-me"征阳性，则说明病变未侵犯固有肌层的深层。

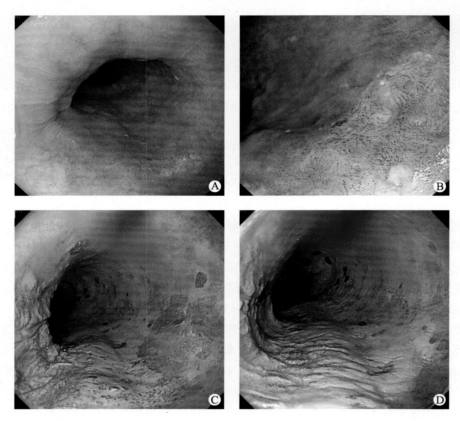

A. 白光胃镜示食管距门齿30~33 cm处黏膜发红，血管纹理中断；B. NBI示病灶轻度茶色改变，IPCL示B1型血管；C. 鲁氏碘液染色病灶不染；D. "Tatami-no-me"征。

图6-6 食管"Tatami-no-me"征（男性，79岁）

三、电子染色内镜+放大内镜

电子染色内镜包括窄带成像技术（NBI）、蓝激光成像技术（BLI）和智能染色技术（intelligent scan，I-SCAN）等，可加强对表浅黏膜及黏膜毛细血管网的显示能力，提高食管高级别上皮内瘤变和微浸润癌的诊断率。在NBI或BLI模式观察下，早期食管癌大部分为褐色区域，并且有明确的边界，与正常区域形成鲜明对比。

电子染色内镜结合放大内镜观察食管上皮内乳头状毛细血管祥（intraepithelial papillary capillary loop，IPCL），可提高诊断早期食管癌的特异度且更好地评估浸润深度，临床上推荐使用日本食管癌协会分型（AB分型）或井上分型（表6-1，表6-2，图6-7~图6-11）。

表 6 − 1　食管 IPCL 的 AB 分型

分型	IPCL	浸润深度
A	轻度异常或没有异常的血管	IN
B1	不同直径的扩张和扭曲的血管形成环	M1 或 M2
B2	不同直径的扩张和扭曲的血管无环形成	M3 或 SM1
B3	直径为 B2 3 倍以上的异常血管	SM2

表 6 − 2　食管 IPCL 的井上分型

分型	IPCL	浸润深度
Ⅰ型	短、细，分布较稀疏，属于正常形态	正常形态
Ⅱ型	长、粗（扩张、伸长），分布较上段密切，属于炎症	炎症
Ⅲ型	末梢分叉，轻度扩张，分布密切、均匀，属于低级别上皮内瘤变	低级别内瘤变
Ⅳ型	微小增粗，呈环状，屈曲，属于高级别上皮内瘤变（癌前病变）	高级别内瘤变（癌前病变）
V-1 型	扩张、蛇形、口径不等、形状不均一	M1
V-2 型	V-1 型基础上延长，稀疏改变	M2
V-3 型	高度破坏，斜行血管延长	M3、SM1
V-N 型	IPCL 消失，出现形状不一、行走紊乱，出现新生物肿瘤血管	SM2

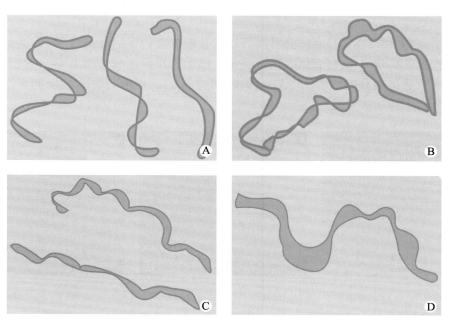

A. A 型；B. B1 型；C. B2 型；D. B3 型。

图 6 − 7　食管 IPCL 的 AB 分型模式

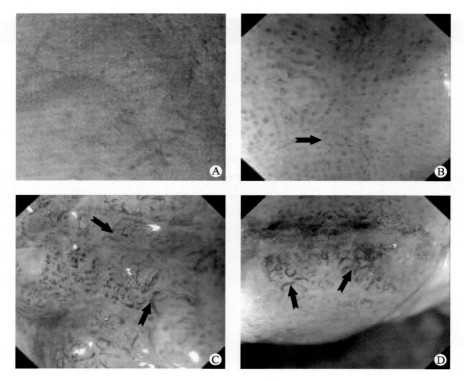

A. A型；B. B1型；C. B2型；D. B3型。

图6-8 食管IPCL的AB分型

　　根据2011年日本食管癌协会对浅表性食管癌放大内镜的分类（AB分型）结果，A型血管形态及IPCL没有变化或轻微变化，提示为正常区域。由B型血管围成的无血管或血管增粗杂乱的区域为AVA（avascular area），提示与肿瘤的浸润深度有关，按大小分为3种亚型（图6-9）。

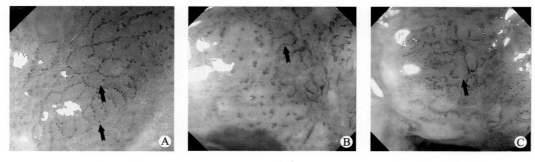

A. AVA的0.5 mm以下为小AVA，提示浸润至M2；B. 0.5 mm至3.0 mm为中AVA，提示浸润至M3；C. 3.0 mm以上为大AVA，提示浸润至SM2、SM3。

图6-9 AVA亚型分型

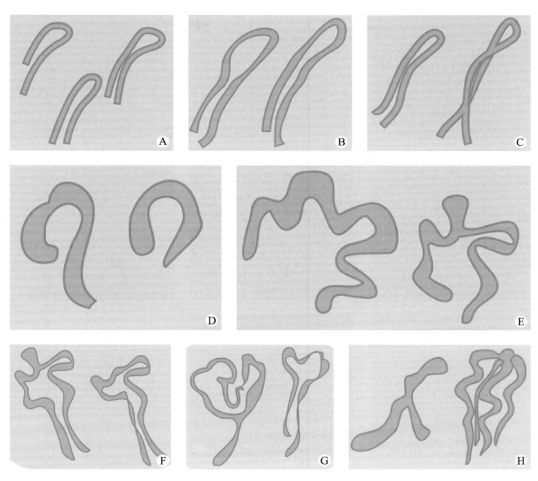

A. Ⅰ型；B. Ⅱ型；C. Ⅲ型；D. Ⅳ型；E. V-1型；F. V-2型；G. V-3型；H. V-N型。

图6-10 食管 IPCL 的井上分型模式

四、超声内镜

超声内镜能精确测定病变在食管壁内浸润深度，需识别食管壁的不同组织层次，同时其诊断淋巴结转移的敏感度高于 CT，但难以用于远处转移的评估（图6-12）。

五、特殊内镜

细胞内镜：细胞内镜技术可将组织放大520倍，从微观角度显示细胞及亚细胞结构，对食管癌及异型增生具有良好诊断能力，但对内镜医师专业知识及技术要求较高，目前未普及，故暂不推荐应用于人群筛查。

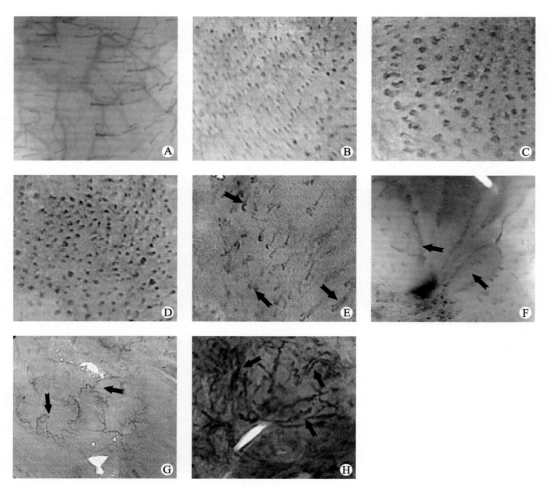

A. Ⅰ型；B. Ⅱ型；C. Ⅲ型；D. Ⅳ型；E. V-1型；F. V-2型；G. V-3型；H. V-N型。

图 6－11　食管 IPCL 的井上分型

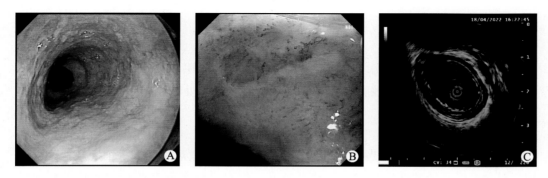

A. 白光胃镜示食管中段见近环周黏膜粗糙、不平整；B. NBI 示 IPCL 呈 B1、B2 型改变；C. EUS 示病变层黏膜局部增厚。

图 6－12　早期食管癌 EUS 一例（男性，71 岁）

【早期食管癌的筛查流程】

（1）食管癌筛查的主要目的是降低人群发病率和死亡率，主要筛查目标为早期食管癌和具有高危因素的癌前病变。鉴于人口基数、财政投入、内镜设备及内镜医师可及性等问题，对于食管癌极高发地区（年龄标化发病率大于 50/10 万），推荐每 5 年进行 1 次内镜普查。对于其他地区，推荐对目标人群进行食管癌风险分层，高危个体应每 5 年进行 1 次内镜筛查。

（2）根据 2022 年我国最新食管癌筛查指南，推荐筛查策略见图 6 - 13。

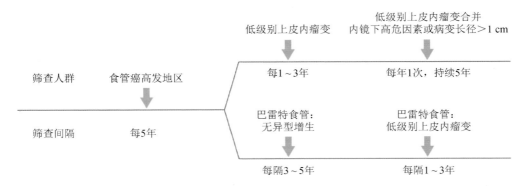

图 6 - 13　食管癌筛查人群与筛查间隔

（3）基于我国 149 个肿瘤登记处的食管癌数据显示，食管癌发病率和死亡率在 45 岁之后迅速上升，因此建议将 40 岁作为食管癌筛查的起始年龄。考虑内镜仍然是食管癌筛查的主要手段，但存在创伤性，且结合老年人的身体状况和预期寿命，参加筛查的获益和危害难以权衡，最新指南建议 75 岁或预期寿命 <5 年者终止筛查。

（何　丹　潘　达　周海斌　杨建锋）

参考文献

1. FERLAY J E M, LAM F, COLOMBET M, et al. Global cancer observatory：cancer today. （2020-12-30）［2022-01-20］. https：//gco. iArc. fr/todAy.

2. 周家琛, 郑荣寿, 张思维, 等. 2000—2015 年中国肿瘤登记地区食管癌发病及年龄变化趋势. 中华肿瘤防治杂志, 2020, 27（18）：1437 - 1442.

3. ZENG H, CHEN W, ZHENG R, et al. Changing cancer survival in China during 2003—2015：a pooled analysis of 17 population-based cancer registries. Lancet Glob Health, 2018, 6（5）：e555 - e567.

4. ARNOLD M, SOERJOMATARAM I, FERLAY J, et al. Global incidence of oesophageal cancer by histological subtype in 2012. Gut, 2015, 64（3）：381 - 387.

5. ZHENG R, ZHANG S, ZENG H, et al. Cancer incidence and mortality in china, 2016. J NAtl CAncer Center, 2022, 2（1）：1 - 9.

6. 陈茹, 郑荣寿, 张思维, 等. 2015 年中国食管癌发病和死亡情况分析. 中华预防医学杂志, 2019,

53(11)：1094 – 1097.

7. 国家消化内镜专业质控中心，国家消化系统疾病临床医学研究中心（上海），国家消化道早癌防治中心联盟，等. 中国早期食管癌及癌前病变筛查专家共识意见（2019 年，新乡）. 中华健康管理学杂志，2019，13(6)：465 – 473.

8. 中华医学会消化内镜学分会，中国抗癌协会肿瘤内镜专业委员会. 中国早期食管癌筛查及内镜诊治专家共识意见（2014 年，北京）. 中华消化内镜杂志，2015(4)：205 – 224.

9. 国家卫生健康委员会. 食管癌诊疗规范（2018 年版）. 中华消化病与影像杂志（电子版），2019，9(4)：158 – 192.

10. 中华医学会消化内镜学分会消化系早癌内镜诊断与治疗协作组，中华医学会消化病学分会消化道肿瘤协作组，中华医学会消化病学分会消化病理学组. 中国早期食管鳞状细胞癌及癌前病变筛查与诊治共识（2015 年，北京）. 中华消化内镜杂志，2016(1)：3 – 18.

11. NAGTEGAAL I D, ODZE R D, KLIMSTRA D, et al. The 2019 WHO classification of tumours of the digestive system. Histopathology, 2020, 76(2)：182 – 188.

12. MERLO L M, SHAH N A, LI X, et al. A comprehensive survey of clonal diversity measures in Barrett's esophagus as biomarkers of progression to esophageal adenocarcinoma. Cancer Prev Res (Phila), 2010, 3(11)：1388 – 1397.

13. FELS ELLIOTT D R, FITZGERALD R C. Molecular markers for Barrett's esophagus and its progression to cancer. Curr Opin Gastroenterol, 2013, 29(4)：437 – 445.

14. MALLICK R, PATNAIK S K, WANI S, et al. A systematic review of esophageal microrna markers for diagnosis and monitoring of barrett's esophagus. Dig Dis Sci, 2016, 61(4)：1039 – 1050.

15. GAO Y, XIN L, FENG Y D, et al. Feasibility and accuracy of artificial intelligence-assisted sponge cytology for community-based esophageal squamous cell carcinoma screening in China. Am J Gastroenterol, 2021, 116(11)：2207 – 2215.

16. 赫捷，陈万青，李兆申，等. 中国食管癌筛查与早诊早治指南（2022，北京）. 中华肿瘤杂志，2022，44(6)：491 – 517.

17. CHEN W, ZHENG R, ZHANG S, et al. Esophageal cancer incidence and mortality in China, 2010. Thorac Cancer, 2014, 5(4)：343 – 348.

第七章 | 早期胃癌的筛查与诊断

第一节 基本概念

【定义】

早期胃癌是指肿瘤细胞仅局限于黏膜或黏膜下层，伴或不伴淋巴结转移。

【胃癌浸润深度分类】

根据美国癌症联合会（AJCC）TNM 分期系统（第 8 版）中的浸润深度分类，将胃癌浸润深度分为以下几种类型：T，原发肿瘤；Tx，原发肿瘤无法评价；T0，无原发肿瘤证据；Tis，原位癌，上皮内肿瘤未侵犯黏膜固有层，高度不典型增生；T1，肿瘤侵犯黏膜固有层、黏膜肌层或黏膜下层；T1a，肿瘤侵犯黏膜固有层或黏膜肌层；T1b，肿瘤侵犯黏膜下层；T2，肿瘤侵犯固有肌层；T3，肿瘤穿透浆膜下结缔组织，但未侵犯脏腹膜或邻近结构；T4，肿瘤侵犯浆膜（脏腹膜）或邻近结构；T4a，肿瘤侵犯脏腹膜；T4b，肿瘤侵犯邻近结构。其中 Tis、T1 为早期胃癌，T2、T3、T4 为进展期胃癌（图 7-1）。

【流行病学】

我国是癌症大国，亦是胃癌大国。根据 WHO 国际癌症研究机构发布的 2020 最新全球癌症数据显示，我国每年新发癌症患者约 457 万人，死亡约 300 万人，其中我国每年胃癌新发病例约 48 万例，死亡病例约 37 万例，其发病率和病死率在恶性肿瘤中均高居第 3 位。晚期胃癌疾病负担重，生存率低，而早期胃癌在治疗后 5 年内生存率高达 90% 以上，部分早期胃癌甚至能治愈。进行胃癌筛查、提高早期胃癌诊断率是降低胃癌死亡率的重要措施。但我国早期胃癌诊断率不到 10%，跟日本（70%）和韩国（50%）差距巨大。因此，完善和推广早期胃癌筛查策略，提高我国胃癌早诊早治率显得十分必要。

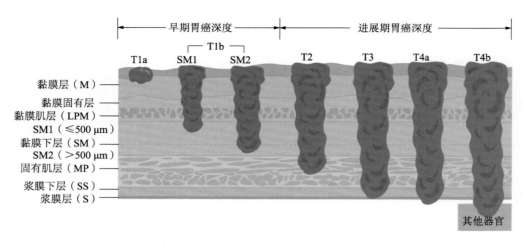

图 7 – 1　胃癌浸润深度分类

【病因】

胃癌的确切病因及发病机制目前尚不清楚。胃癌的发生与性别、年龄、基因易感性、感染、环境因素、饮食习惯等息息相关。胃癌的高危因素包括：①年龄≥40 岁，男性；②饮食：高盐饮食，烟熏煎烤炸食品，不良饮食习惯，饮酒，吸烟；③感染因素：Hp 感染，EB 病毒感染；④遗传因素：约 10% 的胃癌发病表现出家族性聚集现象；⑤其他因素：地质、饮水、免疫功能、精神心理均与胃癌的发生有一定关系。

【国外筛查策略】

目前，世界上只有日本和韩国具备较为完善的胃癌预防和筛查体系。在 20 世纪 60 年代，日本开始了放射学胃癌筛查，并在 1983 年随着《老年人健康服务法》的颁布，发展成由政府主导的全国性的癌症筛查项目，2008 年的《健康促进法》进一步促进了该筛查项目的发展。日本应用的双对比造影术使得 X 线筛查能够检测到早期胃癌，随着筛查标准化的不断进展，诊断准确性显著提升，可明显降低胃癌的死亡率，在 2005 年的《日本胃癌筛查指南》中更是被列为降低胃癌死亡率的唯一方式。20 世纪 90 年代末，内镜检查取代放射检查成为临床主要检查手段。随后，日本和韩国进行 3 项队列研究来调查内镜胃癌筛查在降低死亡率方面的作用，结果显著。随着 2014《日本胃癌筛查指南》的更新，日本政府于 2016 年正式在基于人群和机会性筛查中纳入内镜筛查，建议对 50 岁以上的人群进行每两年 1 次的内镜筛查，开启了内镜筛查时代。与此同时，日本消化内镜学会（JGES）出版《上下消化道内窥镜筛查指导手册》，启动日本内窥镜数据库（JED），开展筛查内镜医师的委员会认证计划，以促进安全、高质量的内窥镜癌症筛查实践。随着日本内镜筛查的进行，多项研究表明内镜筛查净效益大于放射学筛查。2018 年日本更新了指南，建议舍弃上消化道造影，将内镜筛查作为主要手段，并将筛查间隔改为 2 ~ 3 年。

　　1996 年至 2005 年韩国实施了第 1 个国家癌症控制十年计划，并根据 2001 年制定的筛查指南启动了国家癌症筛查计划（NCSP）。根据 NCSP，对年龄大于 40 岁的人群每两年进行 1 次胃癌筛查，允许参与者在放射检查和内镜筛查之间进行选择，并且大部分的费用由国家健康保险筛查项目进行支付。与日本不同，更多的韩国人选择内镜筛查。NSCP 数据显示，胃癌筛查率从 2002 年的 7.40% 提高到 2012 年的 70.9%，其中接受内镜筛查的人群比例从 2002 年的 31.15% 显著增加至 2011 年的 72.55%。与从未筛查的受试者相比，筛查受试者胃癌死亡率的总体优势比（OR）为 0.79（95% CI：0.77~0.81）。此外，经内镜筛查后，胃癌的死亡率降低了约 50%，而放射学筛查却没有显著降低，因此其已被排除在胃癌筛查的指南建议之外。在韩国，胃癌筛查率很高，国家胃癌筛查计划牢固到位，筛查结果可使用全国数据库进行验证，筛查指南始终在更新。在这种情况下，胃癌死亡率下降，5 年生存率也优于日本（表 7-1）。

表 7-1　日本和韩国胃癌筛查对比

项目	日本	韩国
筛查覆盖范围	全国	全国
起始时间（年）	1983	2001
筛查年龄（岁）	≥50	40~74
筛查间隔（年）	2~3	2
筛查方法	2016 年正式纳入内镜筛查，2018 年舍弃上消化道造影，将内镜筛查作为主要筛查手段	推荐胃镜筛查
经费来源	政府补贴，个人支付≤30%	经济落后地区由政府全额补贴，经济发达地区需支付 10% 检查费

【我国筛查现状】

　　我国开展胃癌筛查相对较晚，在充分吸收日本、韩国筛查经验基础上，做了大量胃癌筛查工作。2005 年，我国卫生部启动农村恶性肿瘤高发区癌症早诊早治项目，重点进行胃癌、结肠癌、食管癌、肺癌等的防治工作。2007 年，卫生部启动淮河流域癌症早诊早治项目，推动了淮河流域的胃癌筛查。2012 年，国家重大公共卫生服务项目正式将城市癌症早诊早治项目纳入其中。我国于 2014 年颁布了第 1 份关于早期胃癌筛查的共识意见——《中国早期胃癌筛查及内镜诊治共识意见（2014 年，长沙）》，意见中确定了我国胃癌筛查的高危人群及符合我国国情的筛查方法，即"采用非侵入性诊断方法筛选出胃癌高风险人群，继而进行有目的的内镜下精查"这一筛查策略，并对内镜筛查及治疗做了详细介绍。随着《"健康中国 2030"规划纲要》《中国癌症防治三年行动计划（2015—2017 年）》等各大战略的实施，我国的早癌筛查达到了新高度。随后，2015年国家科技支撑计划、全国早期胃癌筛查项目在同济大学附属杨浦医院启动，先后有200多家医院加入全国早期胃癌筛查协同网络。2018年，在李兆申院士的带领下，首个以三级医联体模式进行的消化道肿瘤筛查与防治项目——消化道肿瘤防治中心项目（GICC）正式启动。在多方的努力下，2018年我国更新了胃癌筛查指南——《中国早期胃癌筛查流程专家共识意见（草案）（2017年，上海）》，并结合我国胃癌筛查的实际情况，提出了新型胃癌筛查评分系统。在各大癌症防治项目的支持及共识意见的指导下，全国各地陆续开展了胃癌筛查，包括河南省林州地区、辽宁省庄河地区、青海地区、淮北地区、江苏无锡、广东地区等，通过对高危人群筛查、机会性筛查、大规模社区自然人群筛查等方式，均取得令人鼓舞的成果。许多研究表明，在高危地区开展内镜筛查可大幅度降低胃癌死亡率。因此，国家癌症中心在2015年首次开展了食管癌和胃癌内镜筛查多中心整群随机试验，对3个高风险地区（磁县、林州、武威）和4个非高风险地区（长沙、哈尔滨、罗山、射阳）进行内镜筛查，并建立了1个多中心的大型癌症筛查队列，以及1个大型数据库和生物库，结果表明尽管在非高危地区仅筛查高危人群，但是食管和胃在高危地区的诊断率仍高于非高危地区，因此在高危地区开展内镜筛查十分必要。

【筛查对象】

根据我国国情和胃癌流行病学，《中国胃癌筛查与早诊早治指南（2022，北京）》指出，符合以下第1条和第2～第6中任1条者均应列为胃癌高危人群，建议作为筛查对象（图7-2）：①年龄40岁以上，男女不限；②胃癌高发地区人群；③幽门螺杆菌感染者；④既往患有慢性萎缩性胃炎、胃溃疡、胃息肉、手术后残胃、肥厚性胃炎、恶性贫血等胃癌前疾病；⑤胃癌患者一级亲属；⑥存在胃癌其他高危因素（高盐、腌制饮食、吸烟、重度饮酒等）。

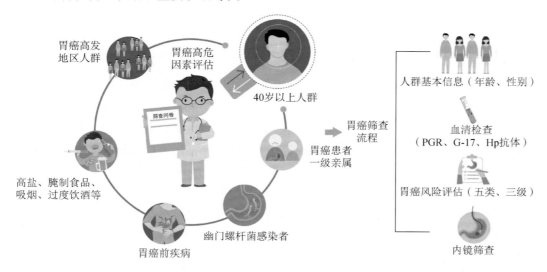

图7-2 胃癌筛查流程

【筛查方法】

一、血清学筛查

1. 胃蛋白酶原（pepsinogen，PG）检测：胃蛋白酶原Ⅰ（PGⅠ）由胃底腺体的主细胞和黏液颈细胞分泌，而胃蛋白酶原Ⅱ（PGⅡ）由贲门腺及胃窦幽门腺的黏液颈细胞和胃底腺体的主细胞及黏液颈细胞分泌（图7-3）。PGⅠ水平和PGⅠ/PGⅡ比值（PGR）的降低被认为是胃萎缩的标志，尤其是胃体萎缩。通常将PGⅠ浓度≤70 μg/L且PGR≤3.0作为诊断萎缩性胃炎的临界值。根据血清PG及Hp抗体水平（血清Hp抗体滴度≥30 U/mL定义为Hp阳性），可以对胃癌患病风险进行分级（ABC法）（表7-2）。值得注意的是，该检测无法有效筛查胃食管交界癌。

表7-2 胃癌筛查ABC法

项目	A	B	C	D
胃蛋白酶原	−	−	+	+
幽门螺杆菌抗体	−	+	+	−
胃癌患病率（%）	0.07	0.44	1.02	2.10
随访	可不行内镜检查	至少每3年行1次内镜检查	至少每2年行1次内镜检查	每年行1次内镜检查

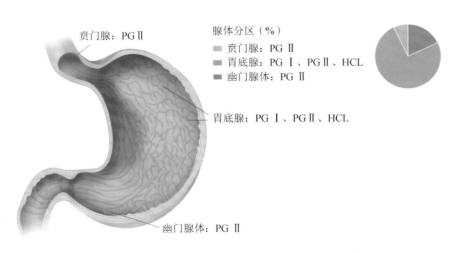

PG：胃蛋白酶原；PGⅠ：胃蛋白酶原Ⅰ；PGⅡ：胃蛋白酶原Ⅱ；HCL：盐酸。

图7-3 胃蛋白酶原分泌部位示意

2. 胃泌素-17（gastrin-17，G-17）检测：胃泌素主要由胃窦和十二指肠的G细胞合成和分泌，其合成经历了前胃泌素、甘氨酸延伸型胃泌素和成熟胃泌素 3 个阶段。成熟胃泌素是酰胺化胃泌素，主要负责刺激胃酸分泌，还可以促进胃黏膜细胞增殖与分化。在血液循环中具有生物活性的成分主要有大分子胃泌素-34 和小分子胃泌素-17，其中胃泌素-17 占胃泌素总量的 90% 以上。胃泌素-17 仅由胃窦部 G 细胞分泌，因此其是反映胃窦黏膜萎缩及异常增殖的重要指标。当胃泌素-17 升高时，表明胃酸分泌增加，胃窦黏膜可能存在异常增殖，胃癌风险相应增高。多项研究表明，PG Ⅰ 和 PGR 降低提示胃癌的高风险。"中国早期胃癌筛查方案"国际研讨会上提出将 G-17≤1 pmol/L 或 ≥15 pmol/L 定义为 G-17(＋)，PG Ⅰ ≤70 μg/L 且 PGR≤7.0 定义为 PG(＋)，将两者组合形成"新 ABC 法"（表 7 −3）。

表 7 −3　胃癌筛查新 ABC 法*

项目	A	B	C	D
胃蛋白酶原	−	−	＋	＋
胃泌素-17	−	＋		＋
胃癌患病率（%）	0.3	4.7		12.5

*其中 A 组定义为低危组，B、C 组定义为中危组，D 组定义为高危组。

3. Hp 检测：多项研究表明，Hp 感染与胃癌密切相关，1994 年国际癌症研究机构将其列为人类胃癌 Ⅰ 类致癌原。我国是 Hp 感染大国，40%~60% 的人感染 Hp，根除 Hp 是预防胃癌最重要的手段，故 Hp 检测是胃癌筛查中不可缺少的一部分，其方法包括血清 Hp 抗体检测、快速尿素酶试验、尿素呼气试验、病理活检染色、粪便 Hp 抗原检测等。

4. 新型胃癌筛查评分系统：国家消化系统疾病临床医学研究中心开展了一项针对胃癌血清学筛查的大数据、多中心临床研究，全国 120 余家医院参与其中，对近 15 000 例胃癌风险人群进行了胃蛋白酶原、胃泌素-17 和 Hp 抗体检测，所有筛查对象均接受了内镜检查。结果表明，当 PGR <3.89、胃泌素-17 >1.50 pmol/L 时，胃癌的发生风险显著增高。经统计分析表明，在胃癌高危人群中，年龄、性别、Hp 抗体、胃蛋白酶原、胃泌素-17 是与胃癌发生最相关的 5 个因素，通过予以不同的分值，可将胃癌风险人群进行分级，由此建立了新型胃癌筛查评分系统（表 7 −4），并在《中国早期胃癌筛查流程专家共识意见（草案）（2017 年，上海）》中正式提出。一项研究将新型胃癌筛查评分系统与新 ABC 法在胃癌及癌前病变筛查中的价值进行比较，结果表明新型胃癌筛查评分系统在胃癌筛查及癌前病变早期干预方面中可能具有更高的价值。

表 7-4　新型胃癌筛查评分系统*

变量名称	分值	变量名称	分值
年龄（岁）		性别	
40～49	0	男	4
50～59	5	女	0
60～69	6	幽门螺杆菌抗体	
>69	10	阴性	0
胃泌素-17（pmol/L）		阳性	1
<1.50	0	PGR	
1.50～5.70	3	≥3.89	0
>5.70	5	<3.89	3
总分	0～23		

* 根据分值可将胃癌筛查目标人群分为 3 个等级：胃癌高危人群（17～23 分），胃癌发生风险极高，建议每年复查 1 次胃镜；胃癌中危人群（12～16 分），有一定胃癌发生风险，建议每 2 年复查 1 次胃镜；胃癌低危人群（0～11 分），胃癌发生风险一般，建议每 3 年复查 1 次胃镜。

二、上消化道钡餐造影

上消化道钡餐造影最早于 1960 年被日本引入进行胃癌筛查，其采用双对比造影技术，即最开始拍摄 8 张 X 片，若有异常表现，再进行更详细的 11 张 X 光片检查。X线钡餐检查的异常表现为胃腔直径减小、变形、狭窄、僵硬、压迹、龛影、充盈缺损、黏膜褶皱中断等。X 线若有阳性表现，则行进一步内镜检查。现多项研究表明，相比于内镜筛查，放射学筛查无法明显降低胃癌的死亡率，在最新的 2018 年《日本胃癌筛查指南》中，已不推荐采用上消化道钡餐造影进行胃癌的筛查。

三、内镜筛查

胃镜及胃镜下活检是胃癌诊断的金标准。内镜筛查在胃癌筛查中显示出更优的成本-效益和更高的敏感度与特异度，可使胃癌死亡率下降约 50%。但内镜筛查为侵入性诊断，检查时患者往往有恐惧心理，感到痛苦，接受度较差，且检查准确性依赖设备和医师技术与经验，检查成本较高，在我国地区经济、医疗资源差距大及医师内镜经验不足、不平衡的情况下，目前还无法大规模开展。对高风险地区、高危人群进行血清学筛查，根据风险分级筛查出高风险人群，再进行内镜精查是我国目前而言最可行的筛查策略。内镜检查技术包括普通白光内镜、化学染色内镜（靛胭紫、亚甲蓝、醋酸、肾上腺素）、电子染色内镜［窄带成像技术、智能分光比色技术（flexile spectral imaging color enhancement，FICE）、蓝激光内镜系统（BLI/LCI）、智能染色技术］、放大内镜、激光共聚焦显微内镜、细胞内镜、荧光内镜、磁控胶囊内镜等（图 7 - 4）。

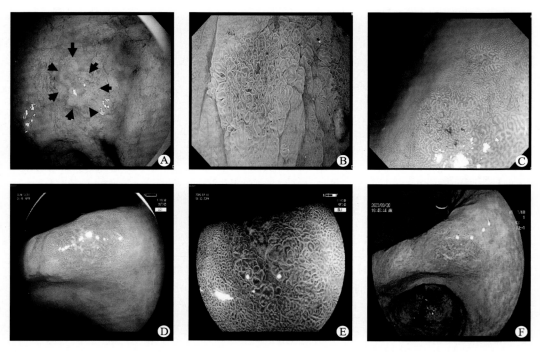

A. 男性，50 岁，图中所示为靛胭脂染色；B. 女性，63 岁，图中所示醋酸染色后，在 NBI 模式和放大内镜模式下所呈现出的图片；C. 女性，66 岁，图中所示为 NBI 模式下的早癌图片；D ~ F. 男性，55 岁，为同一病灶分别在 LCI、BLI、FICE 下所呈现出来的早癌图片。

图 7 - 4　早期胃癌内镜下表现

【早期胃癌内镜下分型】

根据 2002 年及 2005 年巴黎分型标准，浅表性胃癌（Type 0）内镜下表现分为 3 种亚型，即隆起型病变（0-Ⅰ）、平坦型病变（0-Ⅱ）和凹陷型病变（0-Ⅲ）。0-Ⅱ型根据病灶轻微隆起、平坦、轻微凹陷分为 0-Ⅱa、0-Ⅱb 和 0-Ⅱc 3 个亚型。病灶隆起高度≥2.5 mm（活检钳闭合厚度）则为 0-Ⅰ，隆起高度 <2.5 mm 则为 0-Ⅱ。病灶凹陷深度≥1.2 mm（活检钳张开单个钳厚度）则为 0-Ⅲ，凹陷深度 <1.2 mm 则为 0-Ⅱ。同时具有轻微隆起及轻微凹陷的病灶根据隆起/凹陷比例分为 0-Ⅱc + Ⅱa 及 0-Ⅱa + Ⅱc型。凹陷及轻微凹陷结合的病灶则根据凹陷/轻微凹陷比例分为 0-Ⅲ + Ⅱc 和 0-Ⅱc +Ⅲ型（图 7 - 5）。

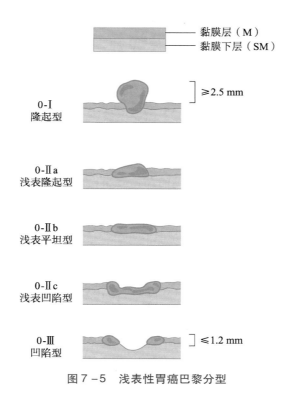

图 7 - 5　浅表性胃癌巴黎分型

【胃癌筛查间隔】

可操作的与胃癌风险联系的萎缩评估（OLGA）和可操作的与胃癌风险联系的肠上皮化生评估（OLGIM）是将胃黏膜组织学与胃癌风险相关联的评价系统。《中国胃癌筛查与早诊早治指南（2022，北京）》建议合并高危因素的局灶性胃萎缩或胃肠化（OLGA 或 OLGIM Ⅰ～Ⅱ）患者，应每 3 年接受 1 次内镜检查；对广泛性胃萎缩或胃肠化（OLGA 或 OLGIM Ⅲ以上）患者，应每 2 年接受 1 次内镜检查。经 ESD 切除的上皮内瘤变或早期胃癌患者及常规手术切除的早期胃癌患者，建议术后 6 个月复查内镜。

【小结】

我国的胃癌分布具有明显的地区差异性，针对高危地区、高危人群的筛查工作是重中之重，合理利用新 ABC 法、新型胃癌筛查评分系统等筛查工具对人群再分层，可大大提高胃癌的检出率，增加筛查的成本效益。当前胃癌筛查最常见的障碍是缺乏体征、害怕筛查程序、害怕筛查结果、筛查成本和尴尬，其中无症状是早期胃癌的最大障碍，因此对人群进行科普宣教，消除人们对胃镜的恐惧，树立高危人群的早期胃癌筛查意识显得十分必要。为了促进早期胃癌筛查的成功，我们需要成熟的筛查规划、完善的筛查项目，帮助目标人群充分认识障碍，增加群众的防癌意识。

第二节 胃镜的筛查与诊断

【胃镜检查前的基本要求】

了解病史：在每次行胃镜检查之前，需要了解患者的主诉及现病史，以及患者有无消化道疾病既往史及相关消化道肿瘤家族史。此外，还需了解是否行过 Hp 相关的检查及治疗，这对后续判断患者 Hp 感染状态是至关重要的。

检查前准备：目前内镜检查前常用的药物有蛋白酶制剂、咽喉麻醉剂、解痉剂及镇静镇痛药。目前常用的蛋白酶制剂及去泡剂是链霉蛋白酶和二甲硅油，其可有效减少胃内的黏液及泡沫，并缩短检查时冲洗的时间，减少检查的时间，并可更加清晰地观察胃内情况或者病灶。而咽喉部麻醉药及镇痛镇静药的使用，可以减少患者的咽喉反应，减轻患者痛苦，有助于操作者在患者平静的情况下完成胃镜检查。而解痉药的使用可以减少患者胃肠道的蠕动，保证内镜视野的稳定及增加内镜操作时的准确性。

胃镜检查中易漏诊的部位：①口咽部：常规的胃镜检查内镜医师经常认为胃镜仅需检查食管、胃及十二指肠即可，但随着内镜医师不断发现口咽部病变及食管癌患者口咽部病变的发病率明显增高，对于咽部的检查绝对不能忽略。②贲门部：当胃内注气后贲门部的观察会变得困难，因此操作者需要在进镜时注意观察贲门部位，尤其是齿状线附近，而反转内镜时镜身经常遮挡我们的视野，操作者需要充分旋转镜身来避免遗漏。③胃体后壁：在胃内大量充气时，观察胃体后壁会成切线位，容易遗漏病灶，因此需在进镜时保持中等充气时观察胃体后壁。④胃体大弯：胃体大弯由于黏膜皱襞的存在容易遗漏病灶，因此一定要在充分注气的情况下观察胃体大弯。⑤胃体上部及胃底部：由于黏液湖的存在，部分病灶可能藏在黏液湖下方，因此进镜时需要充分吸引，但要保持吸引角度及时机，避免损伤黏膜。

【白光内镜】

一、Hp 感染状态及背景黏膜的评估

幽门螺杆菌已知是胃癌发生的主要因素之一，幽门螺杆菌阴性的患者较少发生胃癌，而不同 Hp 感染状态下的早癌其内镜表现亦各不相同，如 Hp 现症感染患者的胃癌多表现为发红的凹陷或平坦病变。Hp 阴性胃黏膜发生的胃癌主要是印戒细胞癌、胃底腺型胃癌，常发生于胃体大弯，没有萎缩背景，分别表现为褪色性病变及黏膜下隆起样病变。而除菌后患者的胃癌多表现为略微发黄的凹陷性病灶，呈"胃炎样"表现。

当处于不同 Hp 感染状态时，患者的胃黏膜在内镜下的表现亦各不相同。现根据《京都胃炎分类》所描述及总结，如果在行内镜检查时发现患者存在皱襞肿胀蛇形、

黏膜肿胀、弥漫性发红、点状发红或胃黏膜呈鸡皮样改变时，可以考虑为 Hp 现症感染；当在胃窦、胃角或者低位胃体发现集合静脉规则排列（regular arrangement of collecting venule，RAC），则考虑 Hp 阴性；当发现地图状发红或者色调逆转存在时，则考虑患者为除菌后状态。而其他如斑状发红或凹陷糜烂等表现则在 Hp 感染状态的各个情况中都有可能出现，因此临床意义相对没那么大。在第 2 版《京都胃炎分类》中，主要增加了伪息肉、铺路石样胃黏膜、黑点和霜降状表现 4 种，而伪息肉主要见于自身免疫性胃炎，铺路石样胃黏膜和黑点主要见于长期服用质子泵抑制剂或钾离子竞争性酸阻滞剂的患者，霜降状表现主要见于非幽门螺杆菌螺杆菌（gastric non-Helicobacter pylori Helicobacters，NHPH）感染的患者。

　　未感染表现：在 Hp 阴性的患者，最主要的是对规则排列的集合细静脉的观察，但有时在除菌后及现症感染的患者中也能观察到 RAC 的存在，因此仅胃体下部、胃角或者全胃都可以观测到 RAC 时，可以诊断为 RAC 阳性，考虑 Hp 阴性（图 7 - 6）。

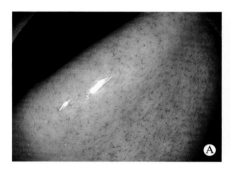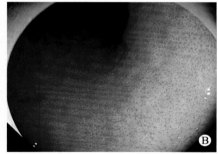

A. 胃角处的 RAC；B. 胃体上部 RAC、条索状充血。

图 7 - 6　集合静脉规则排列

　　现症感染表现：在 Hp 现症感染的患者中，主要表现为黏膜皱襞的肿胀蛇形、黏液湖浑浊或者呈鸡皮样胃炎，部分患者也可以出现增生性息肉及黄色瘤（图 7 - 7）。

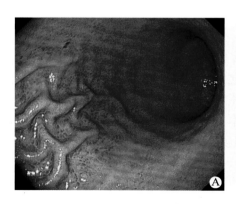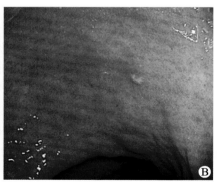

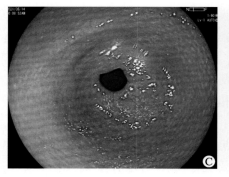
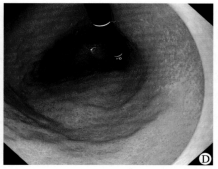

A. 弥漫性发红、皱襞肿胀；B. 黄色瘤；C. 鸡皮样胃炎；D. 弥漫性充血、萎缩。

图 7 - 7　现症 Hp 感染

　　除菌后表现：除菌后的表现主要是地图状发红或者称为色调逆转，其主要原因是除菌后胃内炎症的消退，胃底腺黏膜由发红转为发白，而原来相对发白的肠化黏膜转为发红的色调（图 7 - 8）。

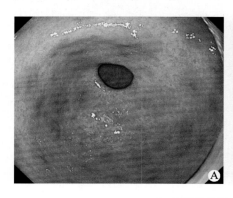
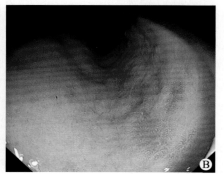

A. 地图状发红；B. 色调逆转。

图 7 - 8　Hp 感染除菌后表现

二、萎缩范围的内镜下评估

　　在明确 Hp 感染状态后，我们需要了解患者胃黏膜萎缩范围，不同萎缩范围患者发生胃癌的概率亦不相同。胃黏膜分为胃底腺、幽门腺和贲门腺，未出现肠化的连续性的胃底腺黏膜的边界线称为 F 线，其与木村 – 竹本分型中提及的萎缩的边界线是相同的。而根据萎缩的范围不同，木村 – 竹本分型中将其分为两大类，包括萎缩范围没有超过贲门的闭合型（close type，C）和萎缩范围超过贲门的开放型（open type，O）。而根据萎缩范围的不同，各自再分为 3 个型：萎缩局限在胃窦的 C1；萎缩超过胃角，但局限在胃体小弯下 1/2 的 C2；萎缩达到胃体小弯上 1/2，但没有越过贲门的 C3；萎缩略微超过贲门，胃体大弯未累计的 O1；全胃萎缩的定义为 O3；介于 O1 及 O2 之间的称为 O2（图 7 - 9）。

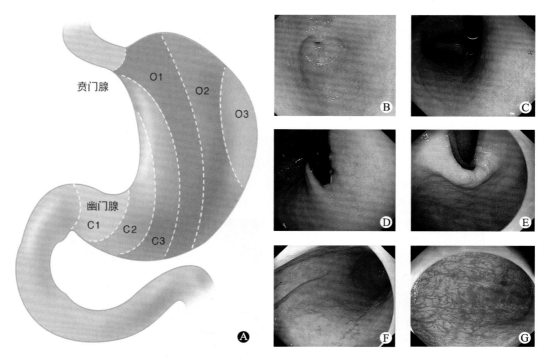

A. 萎缩范围示意图；B. C1 范围内镜表现；C. C2 范围内镜表现；D. C3 范围内镜表现；E. O1 范围内镜表现；F. O2 范围内镜表现；G. O3 范围内镜表现。

图 7 - 9　内镜下萎缩范围示意

【不同形态学类型早癌的白光表现】

一、平坦型：0-Ⅱb 型

0-Ⅱb 型是指与周围无明显凹凸差异的肿瘤，在色调上表现为发红、褪色调或者与周围无明显差异，因此在临床上经常被漏诊。有报道在平坦型病灶中分化型癌约占 80%，而未分化癌占 20% 左右，且绝大多数平坦型癌为 M 癌（图 7 - 10）。

二、凹陷型：0-Ⅲ型

0-Ⅲ型在临床上较为少见，包括 0-Ⅱc + Ⅲ型和 0-Ⅲ + Ⅱc 型。由于溃疡引起周围黏膜水肿，浸润深度的判断在临床上较为困难，因此需要充分注意溃疡周围黏膜的形态变化（图 7 - 11）。

三、隆起型

1. 0-Ⅰ型： 目前将隆起高度在 2 ~ 3 mm 以内的肿瘤性隆起定义为 0-Ⅱa，而超过这个高度为 0-Ⅰ型。0-Ⅰ型在临床上较易被发现，主要通过观察隆起表面的形态及色调是否存在异常。20 mm 以下的病变多为黏膜内癌，大于 30 mm 病灶伴胃壁僵硬或呈缓坡样隆起，多存在黏膜下浸润。但病灶为 20 ~ 30 mm 时，30% ~ 50% 存在黏膜下浸润。

2. 0-Ⅱa 型： 没有达到 0-Ⅰ型高度的病变称为 0-Ⅱa 型。由于隆起得不明显，有时在临床上较难观察，借助靛胭脂染色可以使其变得更加明显。对于 0-Ⅱa 的病变，绝大多数（约 90%）为黏膜内癌。当出现以下表现需考虑黏膜下浸润：大小不等的结节，表面明显著发红，中央存在凹陷（图 7-12）。

四、凹陷型：0-Ⅱc 型

0-Ⅱc 型病变在临床最为常见，在分化型癌中多表现为星芒状或毛刺状的略微发红的浅凹陷，在除菌后的早癌中色调呈略微发黄；在未分化癌中呈褪色调表现，边界模糊或呈断崖样表现。当出现以下表现需考虑黏膜下浸润：凹陷处的胃壁增厚僵硬，凹陷处显著发红，呈黏膜下肿瘤样环周隆起，凹陷处存在大结节，皱襞集中伴肿胀。当病灶大于 20 mm 时约 46% 存在黏膜下浸润（图 7-13）。

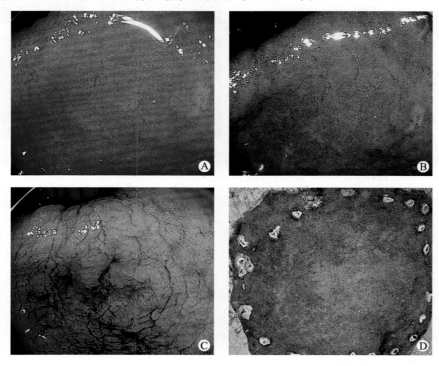

图 7-10   0-Ⅱb 型内镜表现

女性，59 岁，胃窦小弯近胃角可见一略微发黄的 0-Ⅱb 病灶（A）；NBI 下可见红茶色改变，可以看见明确的边界线（B）；靛胭脂染色后肿瘤边界白光下更加清晰，表面呈颗粒样改变（C）；ESD 术后标本水下照相可见病灶略微发白（D）

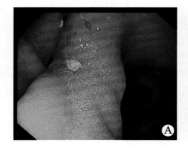
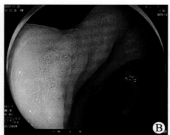
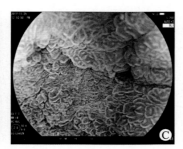

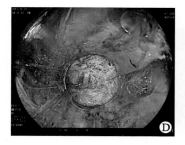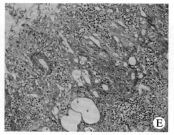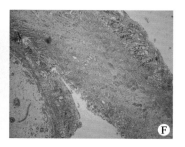

图7-11　0-Ⅲ型内镜表现

男性，63岁，病灶处于胃角，可见一溃疡性病变，周围黏膜充血水肿，呈反应性隆起，颗粒样改变，活检提示"腺癌"（A）。除菌1个月后复查胃镜，原溃疡已经愈合，其中间可见一略发红的凹陷性病灶（B）。BLI＋放大观察病灶，可以看见病灶中心处微腺管显示不清，微血管扭曲紊乱，与周围黏膜存在边界线。远侧腺管扭曲，部分可见融合，考虑存在中分化型癌成分（C）。ESD术中可见病灶中心处存在粘连，考虑为溃疡病变处愈合后出现纤维组织增生导致（D）。术后病理证实为中分化型癌（tub2）（E）。于原溃疡处进行高倍放大观察，可以看到黏膜下层明显的纤维组织聚集（F）

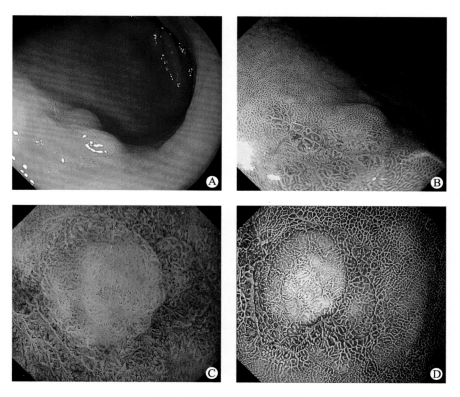

图7-12　0-Ⅱa型内镜表现

男性，74岁，胃窦大弯近前壁可见一略微隆起病灶（A）。NBI下可以看见明确的边界线，病灶腺体不规则，大小不等（B）。术后水下放大可见一隆起性病灶（C）。结晶紫染色后可见看见肿瘤和周围正常组织明确的边界线，隆起的病灶上可见大小不一的腺管（D）

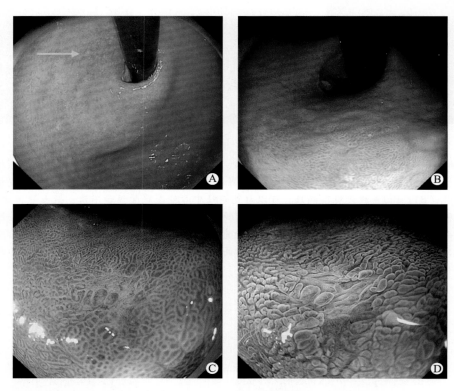

图7-13 0-Ⅱc型内镜表现

男性，56岁，贲门下见一略微发黄病灶（黄色箭头所示），不仔细观察容易漏诊（A）。拉进镜身后可以看见一略微发黄的凹陷型病灶，凹陷处边界比较清晰，但周围发黄的黏膜边界并不明显（B）。凹陷处腺管显示不清，但上面可以看到紊乱、走向不规则的异常血管。凹陷周围腺管有扩张增粗，但边界并不清晰，考虑为除菌后胃癌的"胃炎样表现"（C）。醋酸染色后可见看见凹陷处仍存在少许腺管，结合所见，考虑为分化型癌（D）

【色素内镜】

目前临床上常用的染色剂为靛胭脂和醋酸。靛胭脂染色主要是为了凸显病灶的形态和边界。当我们在白光内镜下难以判断病变的范围和表面结构时，可以使用靛胭脂来协助诊断。由于靛胭脂是依靠重力聚集在胃内凹陷处来凸显病灶的，所以其在0-Ⅱb病变中效果欠佳。在使用靛胭脂时，首先应该充分冲洗病灶表面的黏液，然后使用喷洒管均匀喷洒，喷洒后需要等1~2分钟待靛胭脂沉积完毕后再行观察，如染色较浅，可多次喷洒（图7-14）。

醋酸染色后会产生白色化效应，使得胃黏膜发白，而由于黏膜病变和肿瘤分化程度的不同，黏膜发白的持续时间也不同，正常胃黏膜的发白时间为1~2分钟，而分化型癌或黏膜下层癌则较短，为3~10秒，从而使得病灶和周围正常黏膜组织之间形成分界线，凸显病变的范围，并突出黏膜表面的形态结果。但由于醋酸喷洒后会增加上皮细胞表面的不反光物质、掩盖上皮下的微血管结构，所以需要在充分观察病变的表面微结构及微血管后再使用醋酸染色（图7-15）。

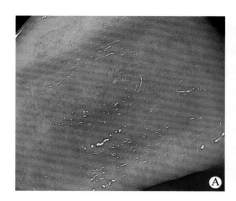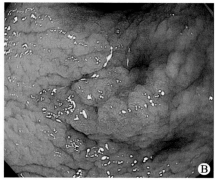

图7-14　早癌靛胭脂染色下表现，白光下难以发现的病灶
通过靛胭脂染色可以使其显示得更加明显

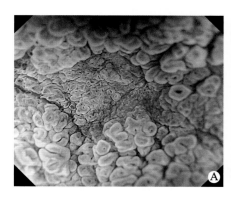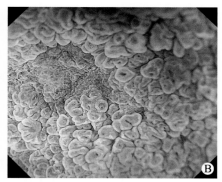

图7-15　早期胃癌醋酸染色后表现，通过醋酸染色可以使得
病灶凹陷处正常难以观察的小凹结构显示得更加明显

【NBI 的观察技巧】

NBI 是由波长415 nm 和540 nm 构成的窄带光，是血红蛋白吸收的特定波长光，因此能使微血管更好地被观察到。而因为其是短波光，拥有不易扩散的特点，所以病灶的表面结构能被更好地观察到。通过 NBI 我们能更好地观察病变的表面结构和微血管情况。

早期胃癌的 NBI 放大内镜的要点主要是肿瘤病灶表明微结构及微血管的异常。在八尾建史的 VS 理论中，把微血管结构（microvascular pattern，V）和表面微结构（microsurface pattern，S）分为规则、不规则和缺失，但是诊断肿瘤的前提是存在明确的边界线（demarcation line，DL），所以其基本诊断程序是：①观察是否存在 DL，当存在 DL 进入下一步；②观察是否存在不规则的表面微血管（irregular microvascular pattern，IMVP）和不规则的表面微结构（irregular microsurface pattern，IMSP）；③当

DL 存在，加上 IMVP 或 IMSP 任一阳性即可诊断为癌。

而小山恒男等将表面结果分成小凹样（pit）和绒毛样（villi），而在正常胃中，没有萎缩的胃底腺区域表现为小凹样，即呈孔状，大的孔表现为黑色，小的表现为白色。而正常的幽门腺和贲门腺则表现为绒毛状，指由白区（white zone）包围的指状或绒毛状结构。而八木一芳等认为胃癌的主要组成成分是血管和白区，有时可以存在白色不透明物质（white opaque substance，WOS）。在分化型癌中，根据是否存在白区，将血管分为网状（mesh pattern）和袢状（loop pattern）两大类，而网状可分为complete mesh pattern 和 irregular mesh pattern，而袢状分为绒毛状、乳头状、萎缩黏膜样及脑回状（图 7 - 16，图 7 - 17）。而根据表面微结构有无不规则、大小不等或密度的高低等情况，再结合表面微血管是否存在异常，可以进行分化型癌的诊断。而在未分化癌中，由于表面微结构的整体并不清楚，所有需要通过微血管来进行诊断，其主要表现为雷纹样（raimon vessels）、波浪样（wavy micro-vessels）和螺旋样（cork screw pattern）（图 7 - 18）。

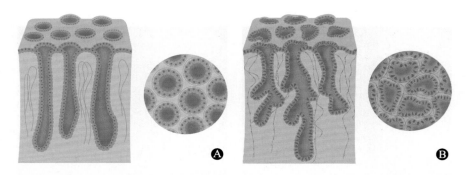

A. 正常胃底腺黏膜中的小凹样结构，中间可见隐窝开口（crypt opening，CO），周围一圈为隐窝边缘上皮（marginal crypt epithelium，MCE），围绕着的血管称为上皮下毛细血管（subepithelial capillary，SEC）；B. 在肿瘤性腺管中隐窝开口变得大小不一，隐窝边缘上皮也不规则，上皮下毛细血管也变得扭曲且粗细不等。

图 7 - 16 胃隐窝结构示意

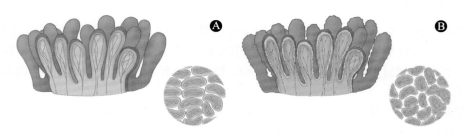

A. 在正常幽门腺黏膜中可以看到绒毛样结构，光滑弧形的隐窝边缘上皮形成隐窝间结构，隐窝间上皮下可见毛细血管，呈规则的几何排列；B. 在肿瘤腺管中，腺管大小不等且扭曲，隐窝边缘上皮形态不规则，其间可见看见绒毛状、乳头状、萎缩黏膜样或脑回状袢状血管。

图 7 - 17 胃绒毛样结构示意

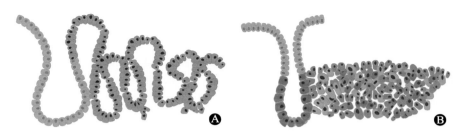

A. 分化型癌由于腺管一边进行分裂、分支及融合，一边增殖，呈膨胀性生长，多呈隆起性表现；B. 未分化癌呈浸润性生长，一边破坏周围组织一边进展，导致病灶表明塌陷，多呈凹陷性改变。

图 7 - 18　胃分化型癌及未分化癌肿瘤生长方式示意

（林介军　陈志祥　黄坚彬）

参考文献

1. SUNG H, FERLAY J, SIEGEL R L, et al. Global cancer statistics 2020: globocan estimates of incidence and mortality worldwide for 36 cancers in 185 countries. CA Cancer J Clin, 2021, 71(3): 209 - 249.

2. ISOBE Y, NASHIMOTO A, AKAZAWA K, et al. Gastric cancer treatment in Japan: 2008 annual report of the JGCA nationwide registry. Gastric Cancer, 2011, 14(4): 301 - 316.

3. KIM H, HWANG Y, SUNG H, et al. Effectiveness of gastric cancer screening on gastric cancer incidence and mortality in a community-based prospective cohort. Cancer Res Treat, 2018, 50(2): 582 - 589.

4. JUN J K, CHOI K S, LEE H Y, et al. Effectiveness of the korean national cancer screening program in reducing gastric cancer mortality. Gastroenterology, 2017, 152(6): 1319 - 1328.

5. 中华医学会消化内镜学分会，中国抗癌协会肿瘤内镜专业委员会. 中国早期胃癌筛查及内镜诊治共识意见(2014 年，长沙). 中华消化内镜杂志，2014, 31(7): 361 - 377.

6. OSHIMA A. A critical review of cancer screening programs in Japan. Int J Technol Assess Health Care, 1994, 10(3): 346 - 358.

7. HAMASHIMA C, GOTO R. Potential capacity of endoscopic screening for gastric cancer in Japan. Cancer Sci, 2017, 108(1): 101 - 107.

8. HAMASHIMA C, SHIBUYA D, YAMAZAKI H, et al. The Japanese guidelines for gastric cancer screening. Jpn J Clin Oncol, 2008, 38(4): 259 - 267.

9. MATSUMOTO S, YOSHIDA Y. Efficacy of endoscopic screening in an isolated island: a case-control study. Indian J Gastroenterol, 2014, 33(1): 46 - 49.

10. HAMASHIMA C, OGOSHI K, OKAMOTO M, et al. A community-based, case-control study evaluating mortality reduction from gastric cancer by endoscopic screening in Japan. PLoS One, 2013, 8(11): e79088.

11. CHOI K S, JUN J K, PARK E C, et al. Performance of different gastric cancer screening methods in Korea: a population-based study. PLoS One, 2012, 7(11): e50041.

12. HAMASHIMA C, Systematic Review Group and Guideline Development Group for Gastric Cancer Screening Guidelines. Update version of the Japanese guidelines for gastric cancer screening. Jpn J Clin

Oncol, 2018, 48(7): 673 - 683.

13. PARK B, LEE H Y, CHOI K S, et al. Cancer screening in Korea, 2010: results from the Korean National Cancer Screening Survey. Asian Pac J Cancer Prev, 2011, 12(8): 2123 - 2128.

14. LEE S, JUN J K, SUH M, et al. Gastric cancer screening uptake trends in Korea: results for the National Cancer Screening Program from 2002 to 2011: a prospective cross-sectional study. Medicine (Baltimore), 2015, 94(8): e533.

15. MABE K, INOUE K, KAMADA T, et al. Endoscopic screening for gastric cancer in Japan: Current status and future perspectives. Dig Endosc, 2022, 34(3): 412 - 419.

16. 朱娟, 王少明, 陈茹, 等. 胃癌筛查现状的研究进展. 中华肿瘤杂志, 2020, 42(7): 603 - 608.

17. 陈中霞, 纪璘, 刘增超, 等. 早期胃癌筛查现状及思考. 中华消化内镜杂志, 2019, 36(5): 305 - 309.

18. 国家消化系统疾病临床医学研究中心, 中华医学会消化内镜学分会, 中华医学会健康管理学分会, 等. 中国早期胃癌筛查流程专家共识意见(草案)(2017 年, 上海). 中华健康管理学杂志, 2018, 12(1): 8 - 14.

19. ZENG H, SUN K, CAO M, et al. Initial results from a multi-center population-based cluster randomized trial of esophageal and gastric cancer screening in China. BMC Gastroenterol, 2020, 20(1): 398.

20. CHAPELLE N, OSMOLA M, MARTIN J, et al. Serum pepsinogens combined with new biomarkers testing using chemiluminescent enzyme immunoassay for non-invasive diagnosis of atrophic gastritis: a prospective, multicenter study. Diagnostics (Basel), 2022, 12(3): 695.

21. MIKI K. Gastric cancer screening using the serum pepsinogen test method. Gastric Cancer, 2006, 9(4): 245 - 253.

22. YAMAJI Y, MITSUSHIMA T, IKUMA H, et al. Inverse background of Helicobacter pylori antibody and pepsinogen in reflux oesophagitis compared with gastric cancer: analysis of 5732 Japanese subjects. Gut, 2001, 49(3): 335 - 340.

23. WATSON S A, GRABOWSKA A M, EL-ZAATARI M, et al. Gastrin—active participant or bystander in gastric carcinogenesis? Nat Rev Cancer, 2006, 6(12): 936 - 946.

24. LI X, FENG M, YUAN G. Clinical efficacy of Weisu granule combined with Weifuchun tablet in the treatment of chronic atrophic gastritis and its effect on serum G-17, PG I and PG II levels. Am J Transl Res, 2022, 14(1): 275 - 284.

25. SHEN H, XIONG K, WU X, et al. The Diagnostic value of serum gastrin-17 and pepsinogen for gastric cancer screening in eastern China. Gastroenterol Res Pract, 2021, 2021: 6894248.

26. TU H, SUN L, DONG X, et al. A serological biopsy using five stomach-specific circulating biomarkers for gastric cancer risk assessment: a multi-phase study. Am J Gastroenterol, 2017, 112(5): 704 - 715.

27. CAI Q, ZHU C, YUAN Y, et al. Development and validation of a prediction rule for estimating gastric cancer risk in the Chinese high-risk population: a nationwide multicentre study. Gut, 2019, 68(9): 1576 - 1587.

28. KUNISAKI C, ISHINO J, NAKAJIMA S, et al. Outcomes of mass screening for gastric carcinoma. Ann Surg Oncol, 2006, 13(2): 221 - 228.

29. 王霄腾, 冀子中, 韩丰, 等. 新型胃癌筛查评分系统与血清学新 ABC 法在胃癌及癌前病变筛查中的比较研究. 中华内科杂志, 2021, 60(3): 227 - 232.

30. HATAMIAN S, ETESAM S, MAZIDIMORADI A, et al. The barriers and facilitators of gastric cancer screening: a systematic review. J Gastrointest Cancer, 2021, 52(3): 839 - 845.

31. ZHANG M, LI X, ZHANG S, et al. Analysis of the efficacy of gastric cancer screening in rural population in Henan Province. Zhonghua Zhong Liu Za Zhi, 2016, 38(1): 73 - 77.

32. THOLOOR S, BHATTACHARYYA R, TSAGKOURNIS O, et al. Acetic acid chromoendoscopy in Barrett's esophagus surveillance is superior to the standardized random biopsy protocol: results from a large cohort study (with video). Gastrointest Endosc, 2014, 80(3): 417 - 424.

33. OHNITA K, ISOMOTO H, SHIKUWA S, et al. Magnifying chromoendoscopic findings of early gastric cancer and gastric adenoma. Dig Dis Sci, 2011, 56(9): 2715 - 2722.

34. IIZUKA T, KIKUCHI D, HOTEYA S, et al. The acetic acid + indigocarmine method in the delineation of gastric cancer. J Gastroenterol Hepatol, 2008, 23(9): 1358 - 1361.

35. SAKAI Y, ETO R, KASANUKI J, et al. Chromoendoscopy with indigo carmine dye added to acetic acid in the diagnosis of gastric neoplasia: a prospective comparative study. Gastrointest Endosc, 2008, 68(4): 635 - 641.

36. TANAKA K, TOYODA H, KADOWAKI S, et al. Surface pattern classification by enhanced-magnification endoscopy for identifying early gastric cancers. Gastrointest Endosc, 2008, 67(3): 430 - 437.

37. FUKUI H, SHIRAKAWA K, NAKAMURA T, et al. Magnifying pharmacoendoscopy: response of microvessels to epinephrine stimulation in differentiated early gastric cancers. Gastrointest Endosc, 2006, 64(1): 40 - 44.

38. WANG T D, VAN DAM J. Optical biopsy: a new frontier in endoscopic detection and diagnosis. Clin Gastroenterol Hepatol, 2004, 2(9): 744 - 753.

39. MUTO M, YAO K, KAISE M, et al. Magnifying endoscopy simple diagnostic algorithm for early gastric cancer (MESDA-G). Dig Endosc, 2016, 28(4): 379 - 393.

40. DIXON M F. Gastrointestinal epithelial neoplasia: Vienna revisited. Gut, 2002, 51(1): 130 - 131.

41. YOSHIDA S, YAMAGUCHI H, SAITO D, et al. Endoscopic diagnosis: latest trends. Gastric Cancer. Tokyo: Springer, 1993.

42. ONO H. Early gastric cancer: diagnosis, pathology, treatment techniques and treatment outcomes. Eur J Gastroenterol Hepatol, 2006, 18(8): 863 - 866.

43. YAO K. The endoscopic diagnosis of early gastric cancer. Ann Gastroenterol, 2013, 26(1): 11 - 22.

44. SUGANO K, SATO K, YAO K. New diagnostic approaches for early detection of gastric cancer. Dig Dis, 2004, 22(4): 327 - 333.

45. ONO S, KATO M, SUZUKI M, et al. Frequency of Helicobacter pylori—negative gastric cancer and gastric mucosal atrophy in a Japanese endoscopic submucosal dissection series including histological, endoscopic and serological atrophy. Digestion, 2012, 86(1): 59 - 65.

46. ASAKA M. A new approach for elimination of gastric cancer deaths in Japan. Int J Cancer, 2013, 132(6): 1272 - 1276.

第八章 早期结直肠癌的筛查与诊断

早期结直肠癌是指肿瘤细胞仅局限于黏膜或黏膜下层，伴或不伴淋巴结转移。

【流行病学】

结直肠癌是最常见的恶性肿瘤之一，其发病率在全球居恶性肿瘤中居第 3 位。我国由于人口老龄化、居民生活方式的转变，结直肠癌的发病率总体仍呈上升趋势。2016 年癌症数据显示我国结直肠癌发病率居第 2 位，死亡率居第 4 位，结直肠癌新发量占全部恶性肿瘤发病的 10.04%，全国结直肠癌发病率（粗率）和死亡率（粗率）分别为 29.51/10 万及 14.14/10 万，其中可见明显的性别差异，无论发病率还是死亡率男性均高于女性。结直肠癌是逐阶段发生、发展的，需经历 5 ~ 10 年的发展过程，提供了早发现、早诊断、早治疗的重要窗口期（图 8 - 1）。早发现、早诊断、早治疗可大大提高结直肠癌的预后，Ⅰ期结直肠癌的 5 年相对生存率（90%）明显高于发生远处转移的Ⅳ期结直肠癌 5 年相对生存率（14%）。

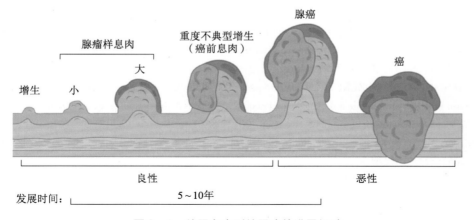

图 8 - 1 结肠息肉到结肠癌的进展经过

【癌前病变及癌变途径】

结直肠癌癌前病变是指被证实与结直肠癌发生密切相关的病理变化，具体包括结直肠腺瘤、腺瘤病（息肉病伴异型增生）、锯齿状病变及炎症性肠病相关异型增生等。根据 2019 年 WHO 指南，锯齿状病变分为增生性息肉（hyperplastic polyp，HP）、无蒂锯齿状病变（sessile serrated lesion，SSL）、传统锯齿状腺瘤（traditional serrated adenoma，TSA）及不能分类的锯齿状腺瘤四类。

目前已知的结直肠癌 3 条癌变途径：①锯齿状病变 - 癌变途径，占结直肠癌发病率的 15%~30%；②腺瘤 - 癌变途径，也称为传统途径，占结直肠癌发病率的 70%~85%；③家族性途径：占结直肠癌发病率的 1%~5%，如林奇综合征。

【病因】

结直肠癌的病因：①生活方式：主要为吸烟、高脂饮食、低纤维饮食、摄入过量的红肉和加工肉、缺乏运动；②遗传因素：常伴有结直肠癌家族史，典型的遗传因素导致的结直肠癌有家族性腺瘤性息肉病及家族遗传性非息肉病性结直肠癌等。结直肠癌的高危因素有：①粪便隐血试验阳性；②一级亲属有结直肠癌病史；③患者本人有癌症病史；④长期吸烟或肥胖者；⑤同时具有以下 2 项及以上者：慢性便秘、慢性腹泻、黏液血便、不良生活事件史、慢性阑尾炎或阑尾切除史、慢性胆道疾病史或胆囊切除史；⑥有盆腔放疗史；⑦糖尿病；⑧炎症性肠病。

【国外筛查策略】

在国外，很多国家早已开始逐步普及结直肠癌筛查，随着筛查计划的推广，美国在 20 世纪 80 年代开始出现结直肠癌发病率和死亡率下降。美国预防服务工作组（USPSTF）于 2021 年发布了结直肠癌筛查指南，指出平均风险人群（无结直肠癌、腺瘤性息肉、炎症性肠病病史，无家族史）中 45~75 岁无症状者应当参与筛查。筛查项目包括 gFOBT、FIT、粪便 DNA-FIT、结肠镜、CT 结肠成像、软式乙状结肠镜检查或者软式乙状结肠镜检查联合 FIT 等，但并未指出单一的首选筛查方法，而是为了提高患者依从性，建议根据患者情况个体化选择。

英国 2021 的数据显示在过去的 2.5 年里实际接受结直肠癌筛查的比例为 50%~57.9%。加拿大 50~74 岁人群中有 55.2% 接受了不同形式的结直肠癌筛查，其中 30.1% 进行了粪便隐血试验，37.2% 接受了内镜检查。2018 年澳大利亚 50~74 岁人群中约 42% 接受了结直肠癌筛查。2018 年韩国结直肠癌终身筛查率为 77%，2019 年日本 47.8% 男性和 40.9% 的女性接受了结直肠癌筛查。

【我国筛查现状】

20 世纪 70 年代浙江大学郑树教授在浙江海宁市、嘉兴市嘉善县等结直肠癌高发地区开展了筛查工作，并创立了序贯结直肠癌筛查模式。2005 年，中央财政补助地方公共卫生专项资金支持开展癌症早诊早治项目，将海宁市和嘉善县两地作为示范基地，进一步研究发现粪便潜血试验对结直肠癌、进展期腺瘤、非进展期腺瘤的检出率已高于优化序贯方案和问卷调查。《中国早期结直肠癌筛查流程专家共识意见（2019，上海）》推荐在 50～75 岁人群中，采用问卷（结直肠癌筛查高危因素量化问卷、伺机筛查风险问卷、亚太结直肠癌风险评分）和免疫法粪便隐血试验/粪便 DNA 检测作为初筛方法，任一项阳性视为初筛阳性，初筛阳性人群建议行高质量结肠镜检查；初筛阴性者建议每年行 FIT 或每 1～3 年行粪便 DNA 检测。

目前筛查存在的主要问题：优化初筛方法的选择和搭配（兼备较高的灵敏度和特异度、操作简便、价格便宜、无创等），提高参与筛查依从性和内镜检查依从性。其实依从性除与患者认知、宣传、筛查组织（流程顺利和经济补贴等）有关外，和筛查方法的选择也有一定的关系。据 268 万人的大样本调查发现，通过问卷初筛发现阳性人群，只有 17.25% 人群接受了进一步结肠镜检查，而在 2020 年温州市重点人群结直肠癌筛查项目中，我们发现粪便隐血阳性人群的结肠镜转化率达 41%。因此选择合适的初筛方案、最大化的富集真正的结直肠癌和腺瘤患者、减少不必要的检查成本和痛苦，是至关重要得。

【筛查对象】

根据我国国情和结直肠癌流行病学，《中国早期结直肠癌筛查流程专家共识意见（2019，上海）》指出筛查分人群筛查和伺机筛查，筛查对象如下：

1. 人群筛查：50～75 岁人群，无论是否存在报警症状。

2. 伺机筛查：无症状一般个体，参照人群筛查年龄范围，可酌情放宽。有症状特别是有结直肠肿瘤报警症状的个体，应筛尽筛。

《中国结直肠癌筛查与早诊早治指南（2020，北京）》推荐一般人群 40 岁起接受结直肠癌风险评估，中低风险的筛查年龄为 50～75 岁，高风险为 40～75 岁。

【筛查方法】

一、结肠镜

结肠镜下组织病理检查作为结直肠癌筛查的金标准，在我国目前的结直肠癌筛查环境中被普遍应用。结直肠镜是内镜医师通过可视镜头直观地观察结直肠整体情况，发现各阶段的病灶，并取活组织病理检查明确诊断的一项技术。定期、及早的结直肠镜筛查可明显降低早期结直肠癌的漏诊率，并为结直肠癌的早发现奠定基础。《中国结直肠癌筛查与早诊早治指南》指出：与未筛查相比，结肠镜筛查可以降低 56% 的发病风险（$RR=0.44$，$95\%\ CI$：$0.22～0.88$）及 57% 的死亡风险（$RR=0.43$，$95\%\ CI$：$0.35～0.53$）。作为结直肠癌筛查的金标准，结直肠镜在人群筛查中的接受率和实际应用率却并不高，原因是术前需要充分的肠道准备、检查具有侵入性、费用相对较高等。

加强人群对结直肠癌筛查及结直肠镜的了解、提高人群筛查中结直肠镜的参与率是提高结直肠癌检出率的有效措施。提高结肠镜检查的质量作为另一有效措施，需要内镜医师提高认识并将结肠镜普遍用于筛查。目前较为公认的高质量结肠镜检查标准包括：①良好的肠道准备率应＞85%。通过多种肠道准备评分量表（波士顿肠道准备量表和渥太华量表等）评估肠道准备情况，良好的肠道准备可提高结肠镜下的腺瘤检出率。很多研究表明，受试者肠道准备良好程度和内镜下的腺瘤检出率有一定的正相关。因此在结直肠镜报告中肠道准备状况的描述也不可或缺。②盲肠插镜率＞95%。完整的全结肠镜检查是保证结肠镜质量的条件之一。有研究表明盲肠插镜率高于95%的内镜医师与盲肠镜插进率低于80%的内镜医师相比，所治疗的患者的间期发病率更低。③退镜时间应至少保证6分钟。有研究发现，退镜时间＞6分钟的内镜医师的腺瘤检出率明显高于不足6分钟退镜时间。为保证结肠镜质量，保证6分钟以上的退镜时间是必要的。④腺瘤检出率应该＞20%，其中男性＞25%，女性＞15%。有研究发现，腺瘤检出率提高1%，相对应的间期癌发病率将降低3%。目前我国尚没有公开发表的研究数据表明适当的结肠镜筛查间隔时间。结合我国目前的国情，高质量的结肠镜检查的间隔时间最好控制在5～10年。

二、粪便隐血试验

与化学法粪便隐血试验（gFOBT）相比，免疫法粪便隐血试验（FIT）具有灵敏度更优且不受饮食影响等优势，已取代gFOBT成为主要的粪便隐血检测技术。《中国结直肠癌筛查与早诊早治指南（2020，北京）》对40篇文献行Meta分析，显示FIT筛检结直肠癌的灵敏度为0.83，特异性为0.90，ROC曲线下面积为0.93；FIT筛检癌前病变的灵敏度为0.36，特异性为0.92，ROC曲线下面积为0.76；FIT筛查可以降低52%结直肠癌死亡率。

FIT筛查分为胶体金法（定性FIT）和乳胶免疫比浊法（定量FIT）。沈永洲等比较了定量FIT和定性FIT结直肠癌检出率，分别为3.66%和0.99%，进展期腺瘤检出率分别为8.38%和5.91%，但是统计学上均没有显著差异。郑树教授团队对6494人的同一份粪便分别进行了定量FIT和定性FIT检测，发现两者符合率差，定量FIT阳性预测值在结直肠癌和进展期腺瘤中均显著高于定性FIT，定量FIT分别为6.21%和14.29%，定性FIT分别为2.1%和6.72%。定量FIT数值越高，进展性肿瘤检出率越高，但是随着阳性阈值的升高，敏感性会出现下降。研究显示当阳性阈值≥10 μg/g时敏感性为91%；当阳性阈值≥20 μg/g时敏感性为71%。Ming Lu等发现定性FIT和定量FIT随诊断阈值变化，筛查效能也发生变化。在结直肠癌和进展期腺瘤筛查中，诊断阈值设定以两者的特异度和阳性率相似为目的时，它们的敏感性、阳/阴性预测值、阳/阴性似然比均无显著差异，这提示不能简单地以试剂盒上的诊断阈值进行筛查，而应根据当地筛查计划所设定的筛查效率，选择合适的诊断阈值。

三、粪便DNA检测

粪便FIT-DNA通过综合粪便脱落细胞中的DNA突变结果和FIT检验结果对结直肠癌行风险评估。多靶点检测比单基因甲基化检查敏感性更高，现在大部分结直肠癌筛查方法的研究以多靶点粪便FIT-DNA为主。2014年美国FDA批准一款FIT-DNA检测试剂盒用于每1～3年结直肠癌筛查，该试剂盒含有FIT、KRAS突变及BMP3和

NGRG4 甲基化及 β-actin，敏感性为 92% ，特异性为 85% ，其中 FIT 占该试剂盒的 80% 筛查效能。一项 9989 例大样本前瞻性验证研究显示多靶点 FIT-DNA 检测灵敏度为 92.3% ，诊断进展期腺瘤的灵敏度为 42.4% 。一项 217 例的小样本研究显示多靶点粪便 FIT-DNA 敏感度、特异度、阳性预测值和阴性预测值均比 FIT 定性和定量检测高，而且前者在进展期腺瘤筛查中比 FIT 敏感性更高，分别为 46% 和 27% ，对锯齿形腺瘤敏感性更有优势，分别为 40% 和 7% 。

虽然我国现也有获得国家药品监督管理局批准的多靶点 FIT-DNA 产品，如"长安心、常卫清"，但多靶点 FIT-DNA 产品在我国人群结直肠癌筛查中的应用仍较局限，仅小样本应用，其在结直肠癌诊断及筛查中的准确性还待进一步研究及实践明确。现阶段高成本和检测条件的实验室高要求等限制了其的广泛应用。但是由于 FIT-DNA 更高的敏感性和特异性，且对进展期腺瘤检出率高，因此成为未来结直肠癌筛查的重要选择，而且运用 PCR 技术进行人群大样本筛查，成本也是低廉的。

【筛查流程】

结肠癌筛查流程见图 8 – 2。

【结直肠早癌的诊断】

结直肠癌的诊断主要依据临床表现和辅助检查，但不典型的早期结直肠肿瘤临床症状和不及时的辅助检查常导致早期诊断的延误。肿瘤标志物检测作为恶性肿瘤早期诊断的重要手段，具有便捷、有效的特点，是早期诊断结直肠肿瘤的关键。目前结肠癌相关肿瘤标志物应用于临床的主要有 CA19-9、CA50、CA72-4、CEA 等。FIT 作为结直肠癌筛查手段，对结直肠癌的诊断有较高的灵敏度。结肠镜检查及病理活检作为结直肠癌诊断的金标准，是早期诊断不可或缺的手段。高质量、及时的结肠镜检查可以提高结直肠肿瘤早期诊断率。

【早期结直肠癌的临床表现】

早期结直肠癌可无明显症状，病情发展到一定程度可出现下列症状：排便习惯改变，大便性状改变（变细、血便、黏液便等），腹痛或腹部不适，腹部肿块，肠梗阻相关症状，全身症状如贫血、消瘦、乏力、低热等。

【早期结直肠癌的内镜诊断】

一、白光内镜

根据早期结直肠癌的大体形态，可以对病变进行分型，一般来讲，分为山田分型和发育形态分型两种。

1. 山田分型：是主要记载消化道息肉隆起病变的分类方法，与良恶性的区别和组织学所见没有关联，只是从形态学上进行分类（表 8 – 1，图 8 – 3）。

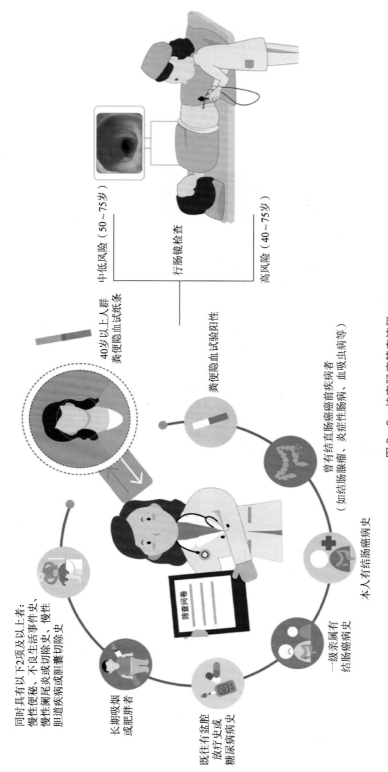

图 8 - 2　结直肠癌筛查流程

表 8 – 1 山田分型

分型	描述
Ⅰ 型	隆起的起始部较平滑，界限不清
Ⅱ 型	隆起的起始部有明确界限，但无蒂
Ⅲ 型	隆起起始部见有细颈，形成亚蒂
Ⅳ 型	明显有蒂

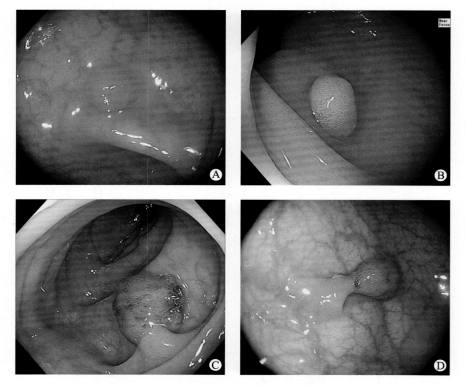

A. 山田Ⅰ型息肉，呈丘状；B. 山田Ⅱ型息肉，呈半球状；C. 山田Ⅲ型息肉，有亚蒂；D. 山田Ⅳ型息肉，有蒂。

图 8 – 3 山田分型

    2. 发育形态分型：起初结直肠肿瘤在肉眼形态上均参照早期胃癌的标准进行分类，即仅以病变的高度为标准，分为隆起型（0-Ⅰ型）和浅表型（0-Ⅱ型）。Ⅰ型包括有蒂型（0-Ip）、亚蒂型（0-Isp）及无蒂型（0-Is）型，Ⅱ型则包括浅表隆起型（0-Ⅱa）、浅表平坦型（0-Ⅱb）、浅表凹陷型（0-Ⅱc）。随着结直肠肿瘤诊疗技术进展，仅以病变高度为标准逐渐不适用，很难为治疗方案提供依据。《中国早期结直肠癌及癌前病变筛查与诊治共识》在原有的以高度为标准的基础上增加了肿瘤生长发育模式的新分类，即发育形态分型。

根据发育形态分型，在结直肠癌的病变分型中，主要分为隆起型（0-Ⅰ型）、平坦型（0-Ⅱa）和浅表凹陷型（0-Ⅱc）3 种。

隆起型（0-Ⅰ型）指病变明显隆起于肠腔，高度超过 2.5 mm 的病变，根据闭合活检钳的直径（一般为 2.5 mm）判断，高于活检钳者即为 0-Ⅰ型，低于活检钳者为Ⅱa 型。隆起型分 3 种亚型（图 8 - 4）：①有蒂型（0-Ip）：病变基底有明显的蒂与肠壁相连；②亚蒂型（0-Isp）：病变基底有亚蒂与肠壁相连；③广基型（0-Is）：病变明显隆起于黏膜面，但病变基底无明显蒂部结构，基底部直径大于病变头端的最大直径。

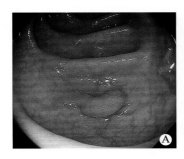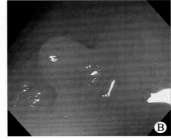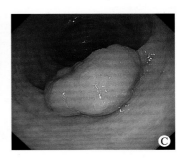

A. 有蒂型（0-Ip）；B. 亚蒂型（0-Isp）；C. 广基型（0-Is）。

图 8 - 4　隆起型病变亚型

平坦型（0-Ⅱa）的病变包括Ⅱa、Ⅱb、Ⅱa + dep、侧向发育型肿瘤。Ⅱa 指病变直径小于 10 mm、平坦型病变或者与周围黏膜相比略高者；Ⅱb 指病变与周围黏膜几乎无高低差；Ⅱa + dep 指在Ⅱa 型病变上有浅凹陷者，见图 8 - 5。

侧向发育型肿瘤（laterally spreading tumor，LST）是指直径≥10 mm、沿肠壁侧向扩展而非垂直生长的一类结直肠病变，于 1993 年由工藤进英教授提出。LST 恶性潜能较息肉状腺瘤更高，其病理主要为 TSA 或管状绒毛状腺瘤或癌变。LST 内镜下主要分为颗粒型和非颗粒型，颗粒型包括颗粒均一型（LST-G-H）和结节混合型（LST-G-M）；非颗粒型包括平坦隆起型（LST-NG-F）和伪凹陷型（LST-NG-PD）（图 8 - 5）。

颗粒均一型：内镜下表面颗粒大小形态均一一致，每个颗粒直径一般 < 3 mm。结节混合型：表面呈颗粒状，颗粒形态大小不一，病变中常可见较大的结节状颗粒，最大直径常 >3 mm，于左半结肠多见，可伴有裙边结构。所谓裙边结构是指出现在 LST 边缘的呈现平坦形态的上皮性肿瘤病变，几乎只伴发于结节混合型，白光内镜下观察欠清晰，应用 NBI 模式或色素内镜有利于发现裙边，明确病变范围。因而对于有裙边结构的结节混合型，建议行 ESD，而非 EMR，术前常规进行放大 NBI 或喷洒结晶紫或靛胭脂溶液，以便明确病变范围，从而达到治愈性切除。此外，颗粒样大结节处或结节之间的凹陷处为癌变发生率较高的部位，因此常需对这些地方进行重点观察。平坦隆起型：呈扁平隆起，表面无颗粒，周边常呈伪足样向四周蔓延，呈现花环状外观。伪凹陷型：最为少见，扁平状外观，中央可见凹陷性改变。

凹陷区域发生 SM 癌的概率更高，因而需对凹陷区域进行重点观察。伪凹陷型恶性程度高，常可见多灶浸润。

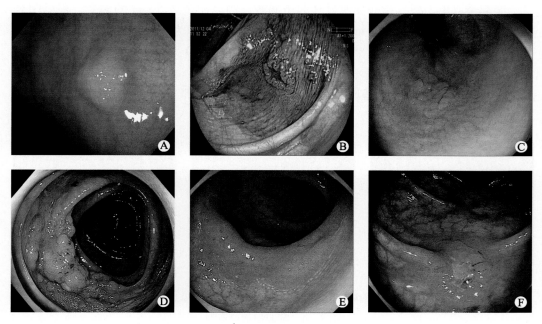

A. Ⅱa；B. Ⅱa + dep；C. LST-G-H；D. LST-G-M；E. LST-NG-F；F. LST-NG-PD。

图 8-5　平坦型病变示意

浅表凹陷型（0-Ⅱc）又分为Ⅱc、Ⅱc + Ⅱa、Ⅱa + Ⅱc 及 Is + Ⅱc 等形态，多为黏膜下深浸润，不符合内镜治疗指征。

二、窄带成像技术

NBI 内镜分型包括 NICE 分型、Sano（CP）分型、广岛分型、昭和分型（showa 分型）、日本窄带成像专家组分型（Japan NBI expert team classification，JNET classification）。其中日本窄带成像专家组分型是第 1 个统一的结直肠 NBI 放大分类，目前最常用（表 8-2）。

表 8-2　日本窄带成像专家组分型

	1 型	2A 型	2B 型	3 型
微血管结构	血管不可见或粗细同周围正常黏膜	血管粗细、分布规则（网格样、螺旋样）	分布欠规则，管径大小不一	疏松分布，管径粗大、有中断
表面结构	可见规则的黑点及白点	规则（管状、分支状、乳头状）	不规则，显示不清	无定形区域

（续）

	1 型	2A 型	2B 型	3 型
可能的病理诊断	增生性息肉、无蒂锯齿状息肉	低级别上皮内瘤变	高级别上皮内瘤变、黏膜下浅层浸润癌	黏膜下深层浸润
内镜下形态	图 8 - 6	图 8 - 7	图 8 - 8	图 8 - 9

三、色素内镜

　　早期结直肠癌的色素染色，最常用的染液为 0.05% 结晶紫溶液或 0.1% ~ 0.4% 的靛胭脂溶液。两者的染色原理不同。结晶紫溶液是一种吸收型染料，可使肠上皮细胞的细胞质着色，而黏膜 pit 或沟槽状结构为非染色区。靛胭脂是一种对比性的表面黏膜染色剂，是利用重力沉积于上皮表面的低凹处，如黏膜 pit 及无名沟等，从而使 pit 染色，显现出 pit 的形态及结构（图 8 - 10）。喷洒染色剂之前，需先冲洗掉病灶表面附着的黏液或粪便残渣，有利于染色剂吸收或沉积，从而更好地显现出 pit 的形态。此外，喷洒染色剂时，最好使用喷洒导管，可以将染液喷洒得更为均匀，有利于观察病灶。同时喷洒染液时，建议从低浓度开始喷洒，如果需要可再次喷洒，以免着色过深影响观察效果。

　　放大内镜结合色素内镜可观察腺管开口部的形态（pit pattern）。腺管开口部会随周围黏膜形态的变化而产生各种变化，这种变化可以预测病变的性质及浸润深度。日本学者工藤进英提出 pit pattern 分型，分为 Ⅰ、Ⅱ、Ⅲ L、Ⅲ S、Ⅳ、Ⅴ 型（Ⅵ 型、Ⅴ N 型）6 种类型，在临床获得了较为广泛的应用（表 8 - 3）。

表 8 - 3　工藤分型*

pit pattern		腺管开口示意图	腺体结构示意图	内镜表现	临床意义
Ⅰ 型	圆形	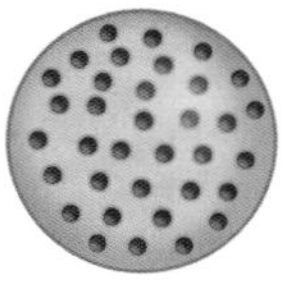	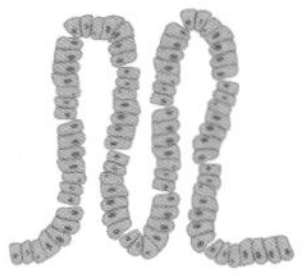	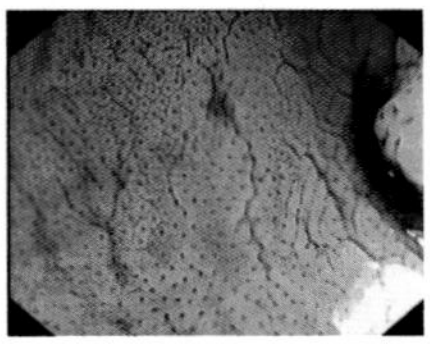	正常
Ⅱ 型	星芒状	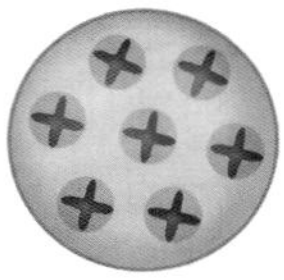	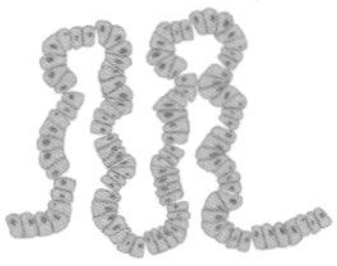	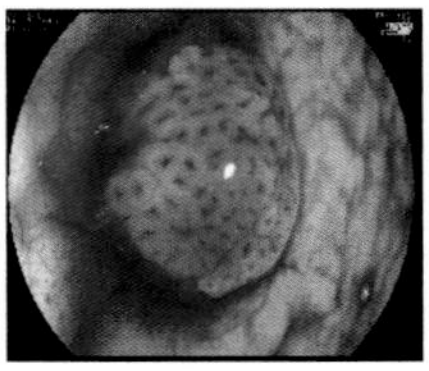	炎性/增生性

（续）

pit pattern		腺管开口示意图	腺体结构示意图	内镜表现	临床意义
ⅢL型	管状				腺瘤
ⅢS型	小圆点				高级别腺瘤/腺癌
Ⅳ型	树枝/脑回				绒毛状腺瘤
ⅤI型	不规则				腺癌
ⅤN型	无结构				（黏膜下）腺癌

*内镜图片由孟令君、乔伟光提供。

Ⅰ型为圆形隐窝，细胞排列比较整齐，无异型性，一般为正常腺管开口而非病变。Ⅱ型呈星芒状或乳头状，黏膜组织增生时，在组织学角度为锯齿状结构，细胞排列尚整齐，无异型性，腺管开口大小均匀，多为炎性或增生性病变而非腺瘤性。Ⅲ型分两个亚型，ⅢL称为管状型腺管开口，在肿瘤性病变中，腺管开口部的形态为试管状的细长形态，其中约86.7%为腺瘤，其余为黏膜癌；ⅢS称为小腺管型，在肿瘤性病变中，腺管开口部的形态为试管状的小圆形的形态，是全层性发育的短小单一腺管结构呈现出小圆形腺管开口，隐窝没有分支，为凹陷型肿瘤的基本形态，此型高度异型增生的腺瘤发生率较高，也可见于黏膜癌。Ⅳ型可以分为有明确分支的树枝型的ⅣB型和绒毛状的ⅣV型两个亚型，为树枝样及脑回样，其中类似珊瑚样改变是绒毛状腺瘤特征所见。Ⅴ型包括ⅤI（不规则型）或ⅤN（无结构型），此型隐窝形态紊乱或结构消失，可见于黏膜下癌。

Pit pattern分型是以治疗为导向的分型，当息肉出现了Ⅰ、Ⅱ型改变的时候，通常仅需要观察，如果怀疑是广基（无蒂）锯齿状腺瘤/息肉时，可以做内镜下治疗。ⅢL、ⅢS和Ⅳ型都是内镜下治疗的适应证，ⅤI需要精查内镜及病理的进一步判断，ⅤN则需要进行手术治疗。

但是锯齿状病变内镜下表现有一些独特的特征：①增生性息肉：见pit pattern分型Ⅱ型。②无蒂锯齿状病变（SSL）：内镜下出现双层隆起、中央凹陷及局部明显发红，表面呈现云雾状外观，可见黏液帽结构，形态多不规则。JNET分型也为1型。Pit pattern分型呈现Ⅱ型或Ⅱ-O型（腺管开口扩大），伴异型增生区域可见ⅢL、ⅤI甚至ⅤN的腺管开口，见图8-11。③传统锯齿状腺瘤（TSA）：内镜形态多变，可呈息肉状，有蒂状或为LST，几乎都发生在左半结肠。TSA根据其内镜下形态，分为隆起型TSA及平坦型TSA，隆起型TSA主要见于左半结肠，内镜下呈分叶状、珊瑚丛样或松塔状，分叶结构表面常可见粗大血管；平坦型TSA多见于右半结肠，内镜下隆起程度不超过周边正常黏膜两倍，多呈现颗粒较均匀的LST，也可表现非颗粒型LST。NICE分型为2型，JNET分型为2A型，Pit pattern分型可见ⅢL或Ⅳ型腺管开口，见图8-12。④其他锯齿状病变：表浅锯齿状腺瘤（superficially serrated adenoma，SuSA）是一种新的锯齿状病变亚型，大多位于左半结肠，以直肠及乙状结肠多见。大部分病变表现为无蒂或轻微隆起，无黏液帽，血管形态一般不明显。内镜下pit patten主要表现为Ⅱ型、ⅢL型，见图8-13。

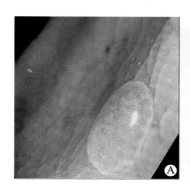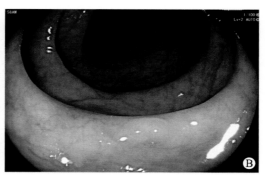

图8-6　结肠息肉JNET分型（1型）

男性，42岁，腹痛1个月，肠镜检查示直肠息肉，活检病理示增生性息肉

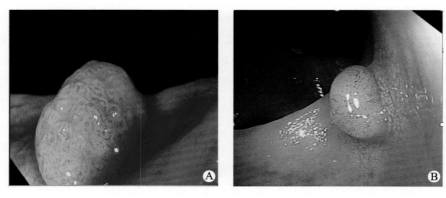

图 8 - 7　结肠息肉 JNET 分型（2A 型）

男性，53 岁，腹痛 3 个月，肠镜检查示结肠息肉，活检病理示腺瘤

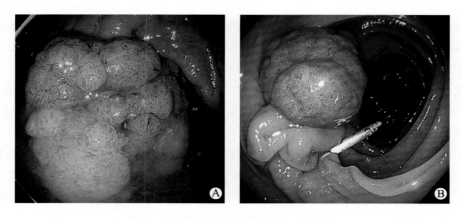

图 8 - 8　结肠息肉 JNET 分型（2B 型）

男性，74 岁，大便难解 1 年。肠镜检查示结肠肿物。ESD 术后病理示管状绒毛状腺瘤，高级别上皮内瘤变

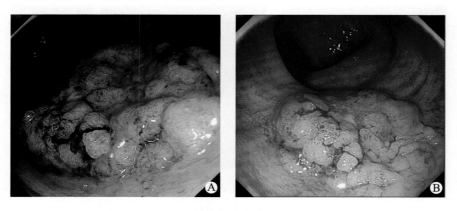

图 8 - 9　结肠息肉 JNET 分型（3 型）

男性，73 岁，便血 1 个月。肠镜检查：结肠癌？术后病理示结肠腺癌，浸润至直肠系膜内

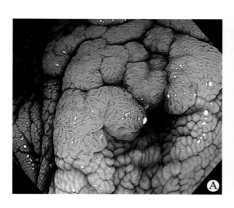 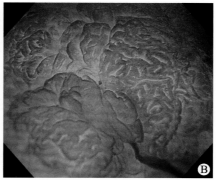

A. 可见ⅢL型pit，pit区域染色；B. 结晶紫染色图片，pit不着色。

图8-10　靛胭脂染色

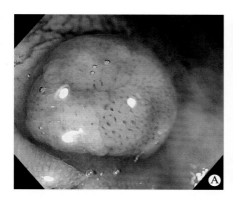 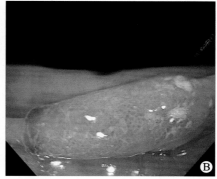

图8-11　SSL靛胭脂染色，呈云雾状外观，表面有黏液帽，
可见Ⅱ-O型腺管开口

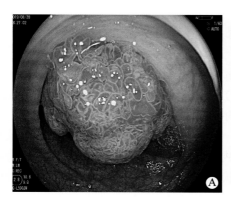 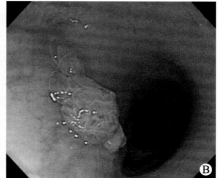

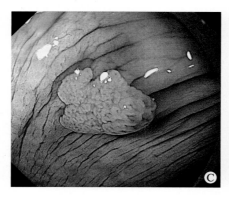
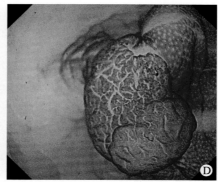

图 8-12　传统锯齿状腺瘤

A，B 为隆起型 TSA，呈现分叶状或松塔状外观；C，D 为平坦型 TSA，位于升结肠，靛胭脂染色剂及结晶紫染色可见ⅢL 腺管开口

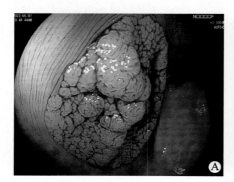
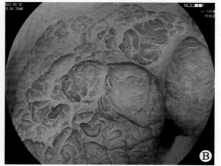

图 8-13　SuSA，位于乙状结肠，靛胭脂染色及结晶紫染色可见ⅢL 型腺管开口

【早期结直肠癌的病理诊断基础】

　　早期结直肠癌定义为浸润深度局限于黏膜及黏膜下层的结直肠上皮性肿瘤，无论有无淋巴结的转移。

　　结直肠癌的起源及演化途径包括腺瘤癌变、锯齿状病变癌变、de novo 起源、炎症性肠病相关异型增生病变癌变、遗传相关的综合征性病变（如林奇综合征）癌变及结直肠淋巴组织相关上皮发生的上皮性肿瘤的癌变。

　　腺瘤癌变是常见的结直肠癌起源方式，结直肠腺瘤的组织学分类包括管状腺瘤、管状绒毛状腺瘤和绒毛状腺瘤，三者通过绒毛状结构在腺瘤组织中的占比进行区分，病变中绒毛状结构占比不超过 25%，以管状结构为主，则为管状腺瘤；若绒毛状结构占比为 25%~75%，则为管状绒毛状腺瘤；若绒毛状结构占比超过了 75%，则为绒毛状腺瘤。组织学上绒毛状结构被定义为长指状的上皮结构，指状结构底部紧邻黏膜肌上缘，指状结构内部有狭长的纤维血管轴心。小尺寸的腺瘤基本都是管状腺瘤，绒毛状结构多见于尺寸较大的腺瘤组织，提示绒毛状结构可能是管状腺瘤在生长发育过程中继发出现的（图8-14）。

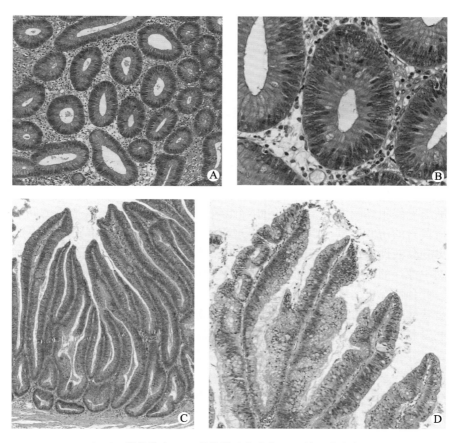

A，B. 管状腺瘤；C. 管状绒毛状腺瘤；D. 绒毛状腺瘤。

图8-14　常见结直肠腺瘤的组织学表现

　　根据组织的异型增生程度，腺瘤可分为低级别异型增生腺瘤及高级别异型增生腺瘤。低级别异型增生腺瘤的细胞异型和结构异型相对较低，细胞核形态呈铅笔芯状或纺锤状，于细胞基底侧排列，细胞核长轴垂直于基底膜（极性保持），核质比通常不超过50%，胞质可有含量不等的黏液成分，游离缘侧可见核分裂象，基底侧常见凋亡小体分布，腺管轮廓圆滑，管腔规整。高级别异型增生腺瘤细胞核呈纺锤状或类圆形，染色质分布不均匀，常见到明显的核仁，细胞胞质黏液缺乏，核质比高，细胞核极性紊乱，腺管轮廓欠圆滑，内腔可见不规则分支、扭曲等改变。高级别异型增生腺瘤与腺癌的区别在于前者无间质浸润或黏膜肌侵犯的表现。

　　结直肠腺瘤可出现鳞状上皮分化、透明细胞分化与潘氏细胞分化等表现。鳞状上皮分化常出现在腺体管腔侧，形成巢团状的复层结构，细胞核多呈卵圆形，核质比较

大，核间距较大，胞质淡、嗜酸性，腺瘤
鳞状上皮分化组织的 CK5/6 免疫组化染色
阳性；透明细胞分化胞质空亮，细胞核多
于细胞中央；潘氏细胞分化可见较多潘氏
细胞样的细胞分布于腺瘤腺管不同区域，
细胞的胞质颗粒嗜酸性，细胞游离缘侧朝
向（图 8 - 15）。

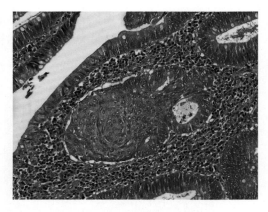

图 8 - 15　腺瘤伴鳞状上皮分化

　　结直肠腺瘤组织可能会因蒂部扭转、
活检等物理损伤导致腺瘤腺体出现在黏膜
下层，称为腺体误位或假浸润。位于乙状
结肠部位的带蒂腺瘤容易出现假浸润。假
浸润的腺瘤组织在空间结构上与黏膜层的
腺瘤组织相延续，组织学表现与位于黏膜层的腺瘤组织类似，腺管周围能见到固有膜
成分，缺乏癌侵犯黏膜下层伴发的促结缔组织增生反应。腺瘤腺管周围的间质常能见
到含铁血黄素的沉积，偶尔腺瘤腺管出现破裂，管腔内黏液渗出到间质内形成黏液
湖，可见到黏液性肉芽肿。腺瘤腺管多位于黏液湖外围区域，与黏液腺癌中肿瘤组织
在黏液湖中漂浮的分布方式不同。另外，结直肠腺瘤可通过累及淋巴腺复合体进入黏
膜下层，此种情况也非真正的浸润。

　　锯齿状病变可通过锯齿状通路进展成为腺癌。锯齿状病变包括增生性息肉、无蒂
锯齿状病变和传统锯齿状腺瘤。增生性息肉是最常见的锯齿状病变，发生癌变的概率
非常低，尺寸多小于 5 mm，组织学亚型包括微小泡型增生性息肉及杯状细胞丰富型增
生性息肉。

　　微小泡型增生性息肉可见大量微小泡黏液细胞，分布于腺管中上层。微小泡黏液
细胞在管腔侧排列形成锯齿状结构，故锯齿状结构主要分布于腺管中上层，腺管中下
层缺乏微小泡黏液细胞分布，缺乏锯齿状结构，形成直管状结构，底部较尖。杯状细
胞丰富型增生性息肉的腺管内衬大量的杯状细胞，分布于腺管全层，锯齿结构仅分布
于腺管表层区域，由杯状细胞簇状排列构成，腺管管腔缺乏锯齿结构。增生性息肉的
基底部有时可见肠内分泌细胞的分布，无蒂锯齿状病变无此特点。

　　无蒂锯齿状病变原名为无蒂锯齿状腺瘤或息肉 SSA/P，2019 年发布的第五版
WHO 消化道肿瘤分类重新将其命名为无蒂锯齿状病变。无蒂锯齿状病变管腔全层均
可见锯齿结构，腺管内衬大量的微小泡黏液细胞，微小泡黏液细胞分泌的黏液在管腔
内积聚容易导致腺管的扩张。无蒂锯齿状病变腺管基底部可见水平扩张，呈倒 T 型或
L 型改变，一些无蒂锯齿状病变的隐窝可穿透黏膜肌进入黏膜下层，称为隐窝反向
增殖，部分无蒂锯齿状病变的腺管可向下挤压黏膜肌组织，形成内翻增殖的样式
（图 8 - 16）。无蒂锯齿状病变可伴发细胞异型增生改变，异型增生亚型包括腺瘤型异
型增生、锯齿型异型增生、微小偏离型异型增生与非特异型异型增生。腺瘤型异型增
生组织学特点类似传统的腺瘤，管腔平直，缺乏锯齿结构。锯齿型异型增生细胞核多
呈卵圆形，胞质嗜酸性，核浆比较高，细胞排列呈小的密集的腺管，呈现背靠背的样

式，管腔有时可见锯齿样结构。微小偏离型异型增生的细胞异型非常低，胞质黏液丰富，多为胃型黏液表现，核质比非常低，此种亚型的异型增生需要有免疫组化 MLH1 的表达缺失才能诊断。非特异型异型增生多伴有 MLH1 的表达缺失，可见明显的锯齿状结构。无蒂锯齿状病变伴发异型增生后可快速进展成为腺癌，是间期癌的主要来源。

传统锯齿状腺瘤可见复杂的指状或绒毛状结构（图 8 - 16C），内衬特征性的柱状上皮细胞，特点为细杆状核，位于细胞中央区域，胞质黏液缺乏，明显嗜酸性，缺乏核分裂象，Ki-67 表达阴性，柱状上皮间可见裂隙样结构，特征性柱状上皮的存在为传统锯齿腺瘤诊断的核心要件。大部分传统锯齿状线路可见异位隐窝的分布，但异位隐窝可在普通的腺瘤中见到，并非传统锯齿状病变特有。传统锯齿状腺瘤的特征性柱状上皮的组织学表现不同于经典的异型增生表现，如缺乏核分裂象、Ki-67 表达阴性等，尽管为肿瘤性上皮，但不应将其视为狭义的异型增生改变。与无蒂锯齿状病变相似，传统锯齿状腺瘤在进展过程中可出现细胞异型增生改变，包括腺瘤型异型增生和锯齿型异型增生。

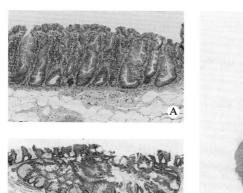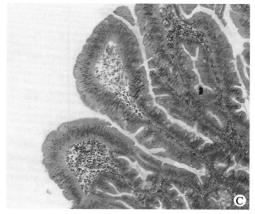

A. 无蒂锯齿状病变；B. 内翻式增殖的无蒂锯齿状病变；C. 传统锯齿状腺瘤。

图 8 - 16　锯齿状病变病理

De novo 起源的结直肠癌主要见于 0- II c 型早期结直肠癌，此类病变即使尺寸小也可出现深浸润，组织学上病变内仅见腺癌成分，无腺瘤组织成分。但需要注意的是，病灶内无腺瘤成分也无法排除病变起源于腺瘤，腺瘤癌变以后，癌组织可破坏腺瘤成分，从这个意义上讲，de novo 起源难以直接被证实。另外，不同的病理诊断体系对结直肠腺瘤和腺癌的病理诊断标准可能存在差异，如符合日本病理诊断标准的一部分结直肠腺瘤可能会被其他病理诊断体系（WHO 病理诊断体系）诊断为腺瘤，因此，对于特定病变的 de novo 起源的推断，可能会因具体病理诊断标准的差异而得到相反的结果。

结直肠癌的组织学分型按病理诊断系统的不同分类也不同，WHO 第五版消化道肿瘤分类中常见的结直肠癌组织学分型包括锯齿状腺癌、腺瘤样腺癌、微乳头状癌、黏液腺癌、低黏附性癌、印戒细胞癌、髓样癌等。日本病理诊断体系中常见的结直肠癌组织学分型包括高分化管状腺癌（tub1）、中分化管状腺癌（tub2）、乳头状腺癌（pap）、黏液腺癌（muc）、低分化癌（por）、印戒细胞癌（sig）等。

管状腺癌肿瘤细胞的细胞核明显增大，核形态多样，多见泡状核，核仁明显，核膜不规则，核极性紊乱，可见复层排列，核质比高。黏膜下层浸润的癌性腺管周围可见明显的促结缔组织增生反应，纤维组织增生明显，包裹在腺管周围，主要成分为肌成纤维细胞、胶原纤维等。

高分化管状腺癌（tub1）的肿瘤细胞排列呈不规则管状结构，但腺管连通性尚好；中分化管状腺癌（tub2）的腺管连通性较差，特点包括筛网状结构形成、不规则小管等，同时易见管腔内坏死物质积聚；乳头状腺癌（pap）可见长指状、绒毛状结构，指状结构内部有纤维血管轴心；黏液腺癌（muc）可见黏液湖形成，癌细胞分布于黏液湖中；低分化癌（por）可分成实型（por1）和非实型（por2）两种，肿瘤细胞缺乏胞质黏液，实型低分化癌肿瘤细胞聚集成实性团状，非实型低分化癌肿瘤细胞无法聚集成团，弥漫分布，细胞周围有较多纤维组织的包绕；印戒细胞癌（sig）富含黏液，黏液挤压细胞核，使其呈现月牙样外观，细胞形态类似印戒形态。特殊型中的髓样癌和实型低分化癌有着类似的实性结构，但肿瘤细胞内可见大量淋巴细胞浸润，泡状核，胞质偏嗜酸性，可见合胞体样改变（图8-17A）。

高级别异型增生腺瘤与黏膜内浸润性癌（如黏膜内的印戒细胞癌）归为pTis，癌组织浸润至黏膜下层分期为T1，T1a特指黏膜下浸润深度范围在距黏膜肌下缘1 000 μm的范围，T1b特指黏膜下浸润深度超过1 000 μm。

内镜下切除病变在病理学评估中出现黏膜下浸润后（即SM癌），需要评估病变浸润的具体深度、组织分化类型、脉管侵犯情况、肿瘤出芽分级等来决定术后处理方式。在垂直切缘阴性的情况下，当SM癌同时满足以下所有条件时考虑为治愈性切除，可随访处理：①肿瘤组织分化类型为乳头状腺癌、管状腺癌或髓样癌；②黏膜下浸润深度小于1 000 μm；③脉管侵犯阴性；④肿瘤出芽分级为1级。

以上条件若有1个不满足，后续可考虑肠切除及淋巴结清扫。

黏膜下浸润深度的测量方案可参考日本结直肠癌学会2019年制定发布的结直肠癌治疗指南。

对于结直肠T1癌，不管是哪种大体形态（除出现黏膜肌错综分布的带蒂病变），如果可以识别或者可以判断出黏膜肌层的位置，则黏膜下浸润深度从黏膜肌层的下缘开始测量；如果无法识别和判断出黏膜肌层的位置，则黏膜下浸润深度就从病变的表面开始测量。

"可以识别或者可以判断出黏膜肌层的位置"是指没有因为癌组织的黏膜下浸润而导致出现黏膜肌层的变形，即黏膜肌组织存在，并且没有出现走向紊乱、分离、断裂、碎片化等表现。反之则出现"变形"，如果把变形的黏膜肌当作起点进行黏膜下浸润深度测量，很可能会低估了浸润深度。另外，如果黏膜肌组织周围存在促结缔组织增生反应（间质反应），这种情况也被认为是出现了变形（图8-17B）。

对于带蒂病变，如果出现黏膜肌错综分布的情况，则采用参考线（基准线）方式进行测量。参考线定义为带蒂病变的颈部（肿瘤头部和蒂部的边界，实践中把参考线定为肿瘤区域和非肿瘤区域的交界线）。黏膜下浸润深度等于浸润最深处到参考线的距离。如果浸润的癌组织局限在头部区域（仅针对出现黏膜肌错综分布的带蒂病变），则称为"头部浸润"（图 8 - 17C）。

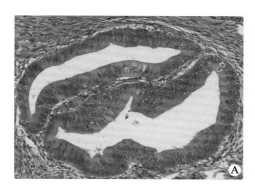
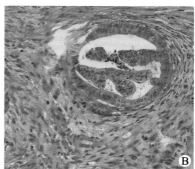
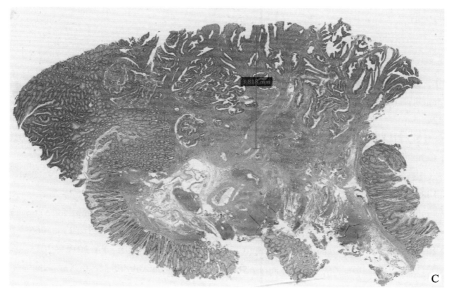

图 8 - 17　合胞体样改变（A）；癌性腺管周围间质反应（B）；SM 癌的深度测量（C）

脉管侵犯包括淋巴血管侵犯与静脉侵犯，在 HE 染色下，肿瘤巢团周围若出现间隙样结构，需要考虑淋巴血管侵犯可能，需要进行 D2-40 及 CD31 免疫组化染色标记。静脉侵犯通常缺乏间隙样结构，若黏膜下浸润的肿瘤组织附近可见厚壁动脉切面而伴行的静脉切面消失，则需要考虑静脉侵犯的可能，需要进行弹力纤维染色（如 EVG 染色、维多利亚蓝染色）明确有无静脉侵犯。

肿瘤出芽特指肿瘤组织浸润前沿区域出现的小的肿瘤巢团，构成肿瘤芽的肿瘤细胞在数量上要求 <5 个，由 ≥5 个的肿瘤细胞构成的肿瘤巢团则不再属于肿瘤芽，应视为低分化癌（por）成分。出芽分级是指在 1 个 20 倍物镜视野（0.785 mm^2）肿瘤

芽的数量进行计数，0~4个定义为1级，记为BD1；5~9个定义为2级，记为BD2；超过10个则定义为3级，记为BD3。肿瘤芽反映肿瘤出现上皮-间质转化，提示侵袭潜能的增高。

【小结】

近年来，我国不同地区陆续开展了结直肠癌的筛查，目前筛查还是以粪便隐血试验和问卷作为初筛试验，但是问卷的质量仍需要考量，甚至部分地区存在问卷阳性率和粪便隐血试验阳性率不交叉的情况。筛查行动还需要社会各界的支持，特别是财政支持，在没有政府补贴的情况下，筛查参与率受影响。初筛阳性率者肠镜转换率仍低，需要加强对这部分人群的随访及早肠镜检查。肠镜检查质量各地参差不齐，腺瘤发现率总体偏低。粪便DNA等先进检查手段普及率仍低，需要降低检查价格，提高参与率。

（朱方超　李雪丽　潘　杰　孟令君　陈振煜　乔伟光）

参考文献

1. BRAY F, FERLAY J, SOERJOMATARAM I, et al. Global cancer statistics 2018：GLOBOCAN estimates of incidence and mortality worldwide for 36 cancers in 185 countries. CA Cancer J Clin, 2018, 68(6)：394-424.

2. ZHENG R S, ZHANG S W, ZENG H M, et al. Cancer incidence and mortality in China, 2016. J Natl Cancer Cent, 2022, 2(1)：1-9.

3. DEKKER E, TANIS P J, VLEUGELS J L A, et al. Colorectal cancer. Lancet, 2019, 394(10207)：1467-1480.

4. US Preventive Services Task Force, DAVIDSON K W, BARRY M J, et al. Screening for colorectal cancer：US preventive services task force recommendation statement. JAMA, 2021, 325(19)：1965-1977.

5. Cancer Research UK. Bowel Cancer Screening Coverage And Uptake, UK, FY 2012—2015. (2021-07-31)［2021-08-27］. https：//www. cAncerreseArchuk. org/sites/defAult/files/cstreAm-node/screen_bowel _cov_upt. pdf.

6. SINGH H, BERNSTEIN C N, SAMADDER J N, et al. Screening rates for colorectal cancer in Canada：a cross-sectional study. CMAJ Open, 2015, 3(2)：E149-157.

7. Australian Institute of Health And Welfare. Bowel cancer screening in Australia. (2020-07-31)［2021-08-27］. https：//www. aihw. gov. au/getmediA/8b7599b3-647b-498e-A582-1A51d8f58A67/Aihw-cAn-133-Bowel-cAncer-screening-in-AustrAliA. pdf. Aspx.

8. HONG S, LEE Y Y, LEE J, et al. Trends in cancer screening rates among korean men and women：results of the Korean National Cancer Screening Survey, 2004—2018. Cancer Res Treat, 2021, 53(2)：330-338.

9. ZHENG G M, CHOI B C, YU X R, et al. Mass screening for rectal neoplasm in Jiashan County, China. J Clin Epidemiol, 1991, 44(12)：1379-1385.

10. 杨金华, 沈飞琼, 薛峰, 等. 2007—2016 年浙江省嘉善县结直肠癌筛查方案应用评价. 中国肿瘤,

2020, 29(12): 919 – 924.

11. 中国医师协会内镜医师分会消化内镜专业委员会. 中国早期结直肠癌筛查流程专家共识意见精简版(2019 年, 上海). 中华消化杂志, 2019, 39(10): 664 – 668.

12. 陈万青, 李霓, 曹毛毛, 等. 2013—2017 年中国城市癌症早诊早治项目基线结果分析. 中国肿瘤, 2020, 29(1): 1 – 6.

13. 国家癌症中心中国结直肠癌筛查与早诊早治指南制定专家组. 中国结直肠癌筛查与早诊早治指南(2020, 北京). 中国肿瘤, 2021, 30(1): 1 – 28.

14. CHEN H, LI N, REN J, et al. Participation and yield of a population-based colorectal cancer screening programme in China. Gut, 2019, 68(8): 1450 – 1457.

15. 陈宏达, 卢明, 刘成成, 等. 结肠镜、免疫法粪便隐血试验和新型风险评估筛查方案在人群结直肠癌筛查中的参与率比较及其影响因素分析. 中华流行病学杂志, 2020, 41(10): 1655 – 1661.

16. LAI E J, CALDERWOOD A H, DOROS G, et al. The Boston bowel preparation scale: a valid and reliable instrument for colonoscopy-oriented research. Gastrointest Endosc, 2009, 69(3 Pt 2): 620 – 625.

17. ROSTOM A, JOLICOEUR E. Validation of a new scale for the assessment of bowel preparation quality. Gastrointest Endosc, 2004, 59(4): 482 – 486.

18. JOHNSON D A, BARKUN A N, COHEN L B, et al. Optimizing adequacy of bowel cleansing for colonoscopy: recommendations from the US multi-society task force on colorectal cancer. Gastroenterology, 2014, 147(4): 903 – 924.

19. CHOKSHI R V, HOVIS C E, HOLLANDER T, et al. Prevalence of missed adenomas in patients with inadequate bowel preparation on screening colonoscopy. Gastrointest Endosc, 2012, 75(6): 1197 – 1203.

20. BAXTER N N, SUTRADHAR R, FORBES S S, et al. Analysis of administrative data finds endoscopist quality measures associated with postcolonoscopy colorectal cancer. Gastroenterology, 2011, 140(1): 65 – 72.

21. BUTTERLY L, ROBINSON C M, ANDERSON J C, et al. Serrated and adenomatous polyp detection increases with longer withdrawal time: results from the new hampshire colonoscopy registry. Am J Gastroenterol, 2014, 109(3): 417 – 426.

22. CORLEY D A, JENSEN C D, MARKS A R, et al. Adenoma detection rate and risk of colorectal cancer and death. N Engl J Med, 2014, 370(14): 1298 – 1306.

23. LIN J S, PIPER M A, PERDUE L A, et al. Screening for colorectal cancer: updated evidence report and systematic review for the US preventive services task force. JAMA, 2016, 315(23): 2576 – 2594.

24. TINMOUTH J, LANSDORP-VOGELAAR I, ALLISON J E. Faecal immunochemical tests versus guaiac faecal occult blood tests: what clinicians and colorectal cancer screening programme organisers need to know. Gut, 2015, 64(8): 1327 – 1337.

25. 沈永洲, 黄彦钦, 朱云峰, 等. 定量与定性粪隐血试剂在结直肠癌筛查中的效果评价. 中华消化杂志, 2014, 34(2): 114 – 117.

26. HUANG Y, LI Q, GE W, et al. Predictive power of quantitative and qualitative fecal immunochemical tests for hemoglobin in population screening for colorectal neoplasm. Eur J Cancer Prev, 2014, 23(1): 27 – 34.

27. 刘丹, 严苏, 张代义, 等. 定量粪便隐血试验在体检人群结直肠癌筛查中的应用. 中华健康管理学杂志, 2021, 15(2): 158 – 162.

28. IMPERIALE T F, GRUBER R N, STUMP T E, et al. Performance characteristics of fecal

immunochemical tests for colorectal cancer and advanced adenomatous polyps: a systematic review and meta-analysis. Ann Intern Med, 2019, 170(5): 319 – 329.

29. LU M, ZHANG Y H, LU B, et al. Head-to-head comparison of the test performance of self-administered qualitative vs. laboratory-based quantitative fecal immunochemical tests in detecting colorectal neoplasm. Chin Med J (Engl), 2021, 134(11): 1335 – 1344.

30. 肖著军, 王新颖, 李丙生, 等. 联合检测 vimentin 和 SFRP2 甲基化在大肠癌筛查中的应用评价. 现代消化及介入诊疗, 2014(1): 13 – 16, 20.

31. REX D K, BOLAND C R, DOMINITZ J A, et al. Colorectal cancer screening: recommendations for physicians and patients from the U. S. multi-society task force on colorectal cancer. Am J Gastroenterol, 2017, 112(7): 1016 – 1030.

32. IMPERIALE T F, RANSOHOFF D F, ITZKOWITZ S H, et al. Multitarget stool DNA testing for colorectal-cancer screening. N Engl J Med, 2014, 370(14): 1287 – 1297.

33. LIN J S, PIPER M A, PERDUE L A, et al. Screening for colorectal cancer: updated evidence report and systematic review for the US preventive services task force. JAMA, 2016, 315(23): 2576 – 2594.

34. IMPERIALE T F, RANSOHOFF D F, ITZKOWITZ S H, et al. Multitarget stool DNA testing for colorectal-cancer screening. N Engl J Med, 2014, 370(14): 1287 – 1297.

35. 金水, 王亚雷, 衡苗, 等. 粪便潜血试验及粪便 DNA 检测对结直肠癌筛查的比较研究. 安徽医科大学学报, 2019, 54(9): 1485 – 1488.

36. BOSCH L J W, MELOTTE V, MONGERA S, et al. Multitarget stool DNA test performance in an average-risk colorectal cancer screening population. Am J Gastroenterol, 2019, 114(12): 1909 – 1918.

37. Endoscopic Classification Review Group. Update on the paris classification of superficial neoplastic lesions in the digestive tract. Endoscopy, 2005, 37(6): 570 – 578.

38. TAMURA S, FURUYA Y, TADOKORO T, et al. Pit pattern and three-dimensional configuration of isolated crypts from the patients with colorectal neoplasm. J Gastroenterol, 2002, 37(10): 798 – 806.

39. HURLSTONE D P, CROSS S S, ADAM I, et al. Efficacy of high magnification chromoscopic colonoscopy for the diagnosis of neoplasia in flat and depressed lesions of the colorectum: a prospective analysis. Gut, 2004, 53(2): 284 – 290.

40. MACHIDA H, SANO Y, HAMAMOTO Y, et al. Narrow-band imaging in the diagnosis of colorectal mucosal lesions: a pilot study. Endoscopy, 2004, 36(12): 1094 – 1098.

第九章 食管胃肠早癌图谱

第一节 食管贲门早癌图谱

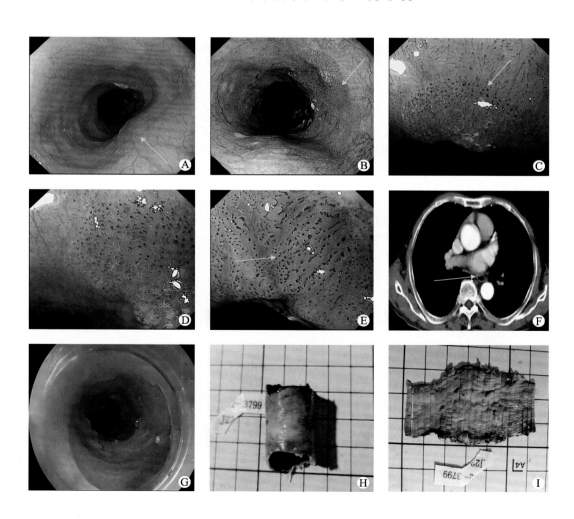

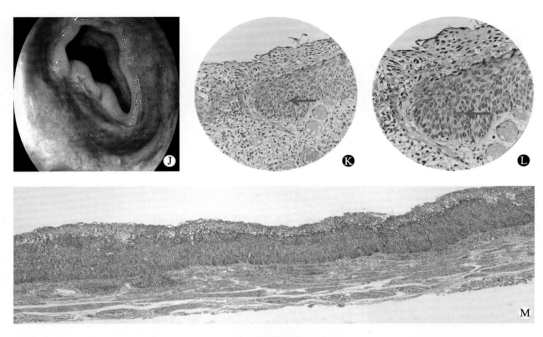

图 9-1　食管早癌（例1）

男性，82岁，上腹胀痛2个月。实验室检查未见异常。白光胃镜见食管黏膜血管网突然中断、模糊不清（A），NBI染色病变呈茶褐色，边界清楚（B，C）。放大胃镜下病变黏膜微血管密度增加，管径增粗，排列紊乱（D，E）。CT示食管壁未见增厚（F），行ESD后创面（G），剥离后标本呈桶状，然后每隔2mm连续取材（H，I）。术后1周、2周、4周复查，并行黏膜下螺旋式注射曲安奈德80mg∶8mL生理盐水（J）。活检病理示病变处细胞密度增加，极性紊乱，核大深染（K，L）；黏膜肿瘤细胞连续生长，超过鳞状上皮层的1/2，黏膜肌层完整未受侵（M）。最终诊断：食管黏膜高级别上皮内瘤变，手术为治愈性切除

（胡小三）

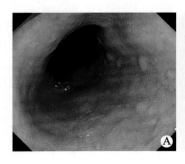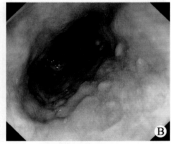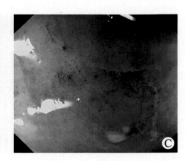

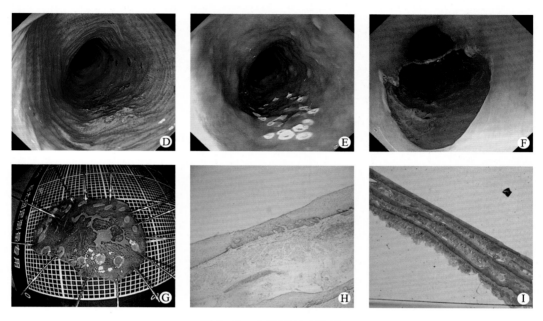

图9-2 食管早癌（例2）

男性，69 岁，剑突下疼痛半年。有脑梗死病史，未规律服药。吸烟40 年，15 支/天。距门齿22 cm 处见一直径约1.2 cm 环1/5 周Ⅱb病变，黏膜发红，表面粗糙，血管纹理消失（A）。NBI 观察 BC 阳性，边界欠清楚（B）。ME-NBI 观察，井上分型Ⅲ型、Ⅳ型血管，AB 分型 B1 血管（C）。碘染色观察，病灶处见不染区，席纹征阳性（D）。内镜下标记，黏膜下注射，剥离，标本固定（E～G）。术后病理：送检"食管"ESD 标本，符合鳞状上皮高级别上皮内瘤变/异型增生（基底层型）（H，I）。标本大小：2.5 cm×1.6 cm×0.2 cm，病变范围：1.2 cm×0.8 cm；肉眼类型：0-Ⅱb；黏膜肌、血管及淋巴管均未见肿瘤累及，标本四周切缘及基底均未见肿瘤残留。免疫组化结果：3#和4#蜡块，P53（＋，约70%），Ki-67（阳性率约15%），D2-40（＋）

（肖　迅）

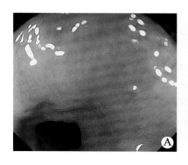
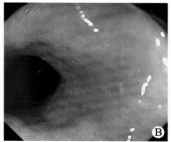
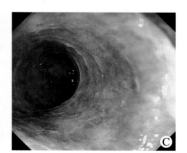

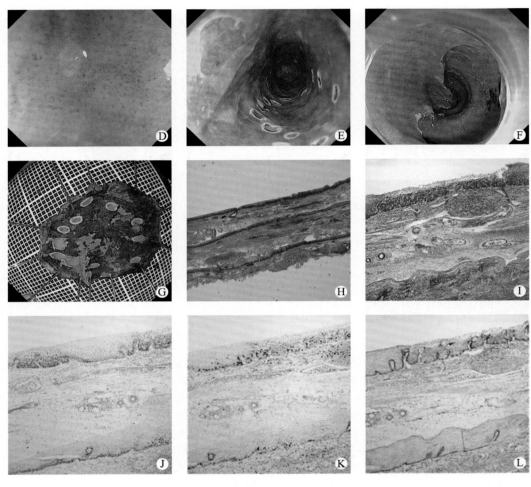

图9-3 食管早癌（例3）

男性，52岁，进食后吞咽梗阻2个月，其父亲因"食管癌"去世。吸烟40年，20支/天；饮酒30年，250 g/d。胸部CT增强扫描：食管下段壁稍增厚，肺部多发结节（3 mm×2 mm），考虑硬结灶可能大。"食管"活检：结合形态及免疫表型，送检病理示黏膜鳞状上皮高级别异型增生（上皮内瘤变）。距门齿35～37 cm处见环1/5周Ⅱb病变，黏膜发红，表面粗糙，血管纹理模糊（A，B）。NBI观察BC阳性，ME-NBI可见B1型IPCL（C，D）。内镜下标记，黏膜下注射，剥离，标本固定（E～G）。术后病理："食管"ESD标本，高级别鳞状上皮内瘤变伴癌变，浅表浸润性高分化鳞状细胞癌形成（H，I）。ESD标本大小：2 cm×1.6 cm×0.2 cm；病变范围：2 cm×0.7 cm；肉眼类型：0-Ⅱb；溃疡形成：未见；病变位于黏膜层，累及导管，未累及黏膜肌，未见确切血管及淋巴管侵犯；标本四周（水平）切缘及基底（垂直）切缘均未见病变累及。免疫组化结果：①肿瘤细胞：P53阳性率约50%（J），Ki-67阳性率约20%（K）；②黏膜肌：Desmin（+），未见肿瘤累及；③脉管内皮细胞：CD34（+），D2-40（+）（L），未见肿瘤累及

（肖 迅）

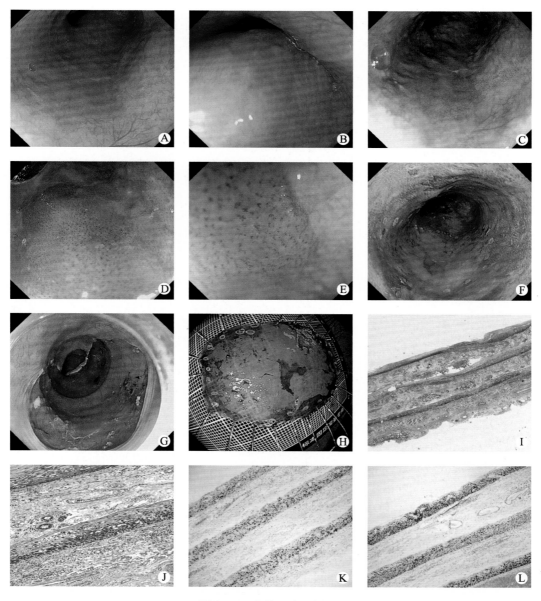

图 9-4 食管早癌（例 4）

女性，71 岁，吞咽梗阻半年。距门齿 24~26 cm 处见环 1/2 周 Ⅱ b 病变，黏膜发红，表面粗糙，血管纹理消失（A，B）。NBI 观察 BC 阳性，ME-NBI 可见 B1 型 IPCL（C，D）。NBI 下标记，标记后碘染可见病灶区不染，均在标记范围内。黏膜下注射，完整剥离，固定标本（F~H）。术后病理："食管距门齿 24~26 cm" ESD 标本，鳞状上皮高级别上皮内瘤变（I~J）；标本大小：4.5 cm×3 cm×0.2 cm；病变范围：4 cm×2.5 cm；病变位于黏膜层，黏膜肌完整；溃疡形成：未见；未见血管及淋巴管侵犯，标本水平切缘和垂直切缘阴性。免疫表型：肿瘤细胞，Ki-67 阳性率约 45%（K），P53 阳性率约 90%（L）

（肖 迅）

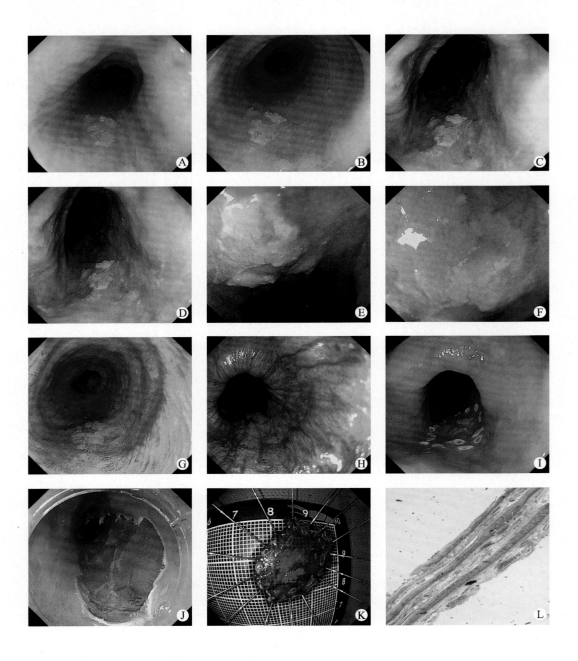

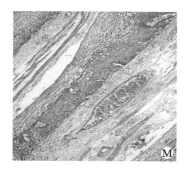
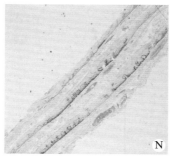
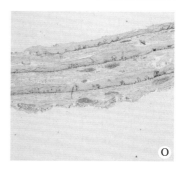

图 9-5　食管早癌（例5）

女性，65 岁，反复中上腹不适 10 余年。距门齿 25～26 cm 处见环 1/5 周，黏膜粗糙，血管纹理消失，局灶见角化灶（A，B）。NBI 观察 BC 阴性（C，D）。ME-NBI 观察，角化区 IPCL 观察欠清晰，局部隐约可见井上Ⅳ型 IPCL（E，F）；碘染后病灶区淡染，席纹征阳性，充吸气病变柔软（G，H）。病变标记，黏膜下注射，剥离，标本固定（I～K）。术后病理："食管"ESD 标本，低级别鳞状上皮内瘤变（L，M）；标本大小：2.5 cm×1.7 cm×0.2 cm；病变范围：1 cm×0.4 cm；肉眼类型：0-Ⅱb；溃疡形成：未见；未见确切血管及淋巴管侵犯；标本四周（水平）切缘及基底（垂直）切缘均未见病变累及。免疫组化结果：①肿瘤细胞：P53 阳性率约 70%（N），Ki-67 阳性率约 20%（O）；②黏膜肌：Desmin（+），未见肿瘤累及；③脉管内皮细胞：CD34（+），D2-40（+），未见肿瘤累及

（肖　迅）

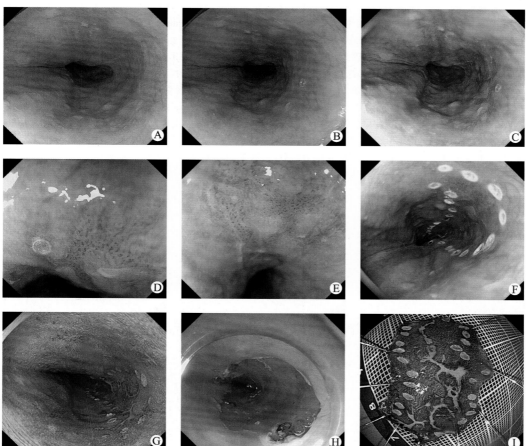

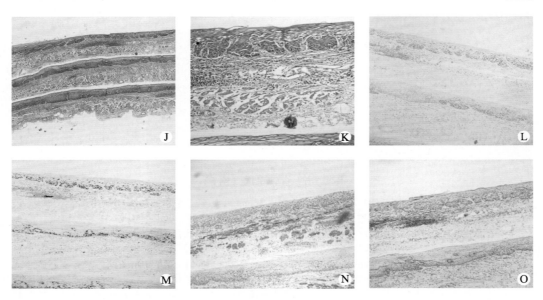

图9-6 食管早癌（例6）

男性，73岁，发现食管病变4个月，冠心病病史8年，行"冠心病支架植入"，长期口服"阿司匹林、硫酸氢氯吡格雷及阿托伐他汀"，因"心律失常"行"射频消融术"。胸部CT增强扫描：食管胸上段管壁不均匀增厚，管腔狭窄，肺部见多发结节（大者14 mm×8 mm），性质？距门齿30～32 cm处见环1/5周Ⅱb病变，黏膜发红，表面粗糙，血管网中断（A，B）。NBI观察BC阳性，可见不规则茶色区域，似见扩张IPCL。ME-NBI观察：可见B1型IPCL（C～E）。NBI下标记，标记后碘染可见病灶区不染，均在标记范围内，席纹征(+)。黏膜下注射，完整剥离，标本固定（F～I）。术后病理："食管"ESD标本，鳞状上皮高级别异型增生/上皮内瘤变伴中分化鳞状细胞癌形成（J，K）；组织大小：3 cm×2 cm×0.2 cm；病变范围约2 cm×1 cm；肉眼分型：0-Ⅱb；浸润模式：INFA；间质浸润深度：浸润黏膜固有层；未见脉管及神经侵犯，标本切缘及基底阴性。免疫组化：①肿瘤细胞：P53（+，80%）（L），Ki-67（60%）（M）；②黏膜肌：Desmin(+)(N)，未见肿瘤累及；③脉管内皮：CD34(+)，D2-40(+)(O)，未见肿瘤累及

（肖 迅）

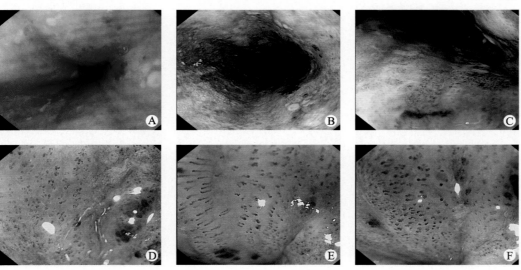

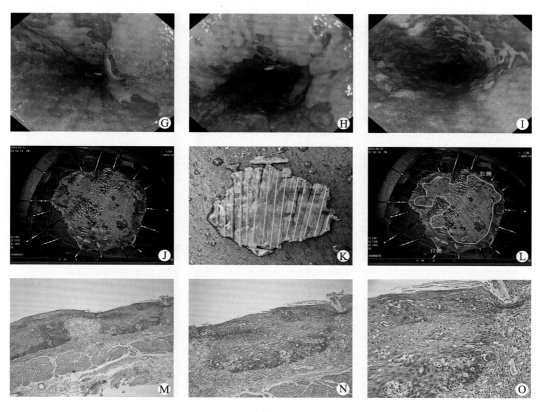

图9-7 食管早癌（例7）

女性，54岁，腹胀、反酸1个月。胃镜示距门齿24～30 cm处黏膜粗糙、发红（A）。染色内镜+放大内镜见0-Ⅱb型病灶，有边界，局部IPCL呈B1型，AVA small［病灶NBI像（B），病灶弱放大像（C），病灶强放大像（D～F）］。鲁氏碘液喷洒后淡染，局部粉红色征阳性（G～I），镜下诊断为高级别上皮内瘤变，局灶癌变可能（M）。ESD切除标本（J，K），ESD标本病理复原热图（L）。病理诊断为高级别鳞状上皮内肿瘤，占黏膜比例70%，多灶性，局部跳跃分布。局灶癌变：鳞状细胞癌，中-高分化，癌变比例<5%，水平宽度0.15 cm，垂直深度0.1 cm，浸润黏膜固有层（m1）。HE染色×50（M）、×100（N）、×200（O）观察：局部累及小唾液腺导管，呈出芽状，贯穿黏膜肌层至黏膜下层（黏膜下侧距离<200 μm），两侧切缘及基底切缘未见肿瘤累及

（侯晓佳）

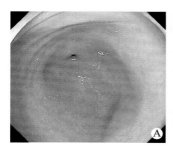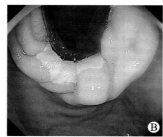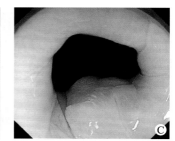

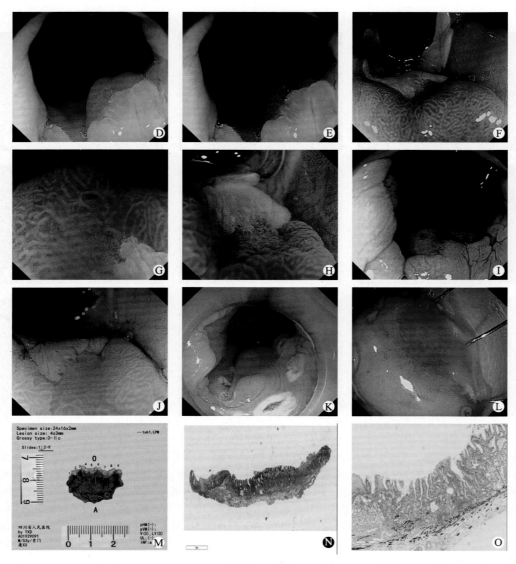

图9-8 贲门早癌（例1）

男性，53岁，腹部不适2个月，加重1个月。腹部CT：贲门处内膜稍增厚，结合病史，考虑贲门肿瘤性病变。背景黏膜：非萎缩，非活动性？（A，B）。食管胃食管结合部可见一直径约0.6 cm 0-Ⅱc病变，鳞状上皮下可见小片状橘色区域（C，D）。NBI观察可见病灶处呈红茶色，鳞状上皮下可见白点，反转观察病变边界清晰（E，F）。ME-NBI观察微血管扭曲增粗，可见loop pattern，表面可见WOS不规则分布，白区不鲜明（G，H）。靛胭脂染色观察可见病灶区结构紊乱，边界清晰（I，J）。病变标记，黏膜下注射，完整剥离（K，L）。标本复原图（M），"胃贲门"腺上皮呈高级别异型增生/上皮内瘤变（WHO 2019），考虑巴雷特食管腺癌可能（N，O）。标本大小：2.5 cm×1.7 cm×0.3 cm；病变大小：0.4 cm×0.4 cm；肉眼类型：0-Ⅱc；溃疡形成：未见；组织学类型：tub1（日本标准/JGCA2017）；累及黏膜固有层；核分级：2级；浸润模式：INFA；胃肠型免疫分型：肿瘤出芽，0个/HPF（0.785平方毫米视野）；未见脉管及神经侵犯；标本四周（水平）切缘及基底（垂直）切缘均阴性。背景黏膜：未见萎缩，未见肠化，慢性轻度炎。免疫组化结果：①肿瘤细胞：muc-2（+/杯状细胞），MUC5AC（+/20%），muc-6（+/15%），CD10（+/10%），CDX2（+/70%），P53（+/95%），Ki-67（约15%），CK（+）。②黏膜肌：Desmin（+），未见肿瘤累及。③脉管内皮：D2-40（+），CD34（+），未见肿瘤累及

（肖 迅）

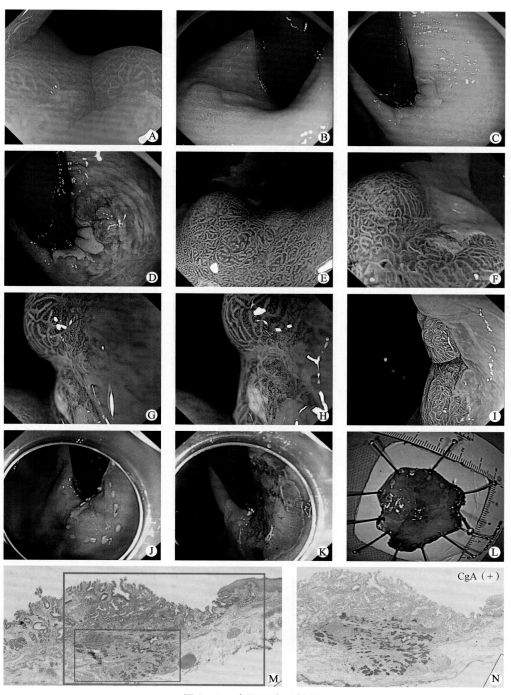

图 9-9　贲门早癌（例 2）

男性，61 岁，既往内镜诊断为贲门炎。白光内镜示贲门一大小约 0.4 cm×0.8 cm 的 0-IIa+IIc 型病变，色调发红（A～C）。靛胭脂染色示 DL(+)，表面略呈结节隆起（D）。ME-NBI 示病灶 DL(+)，IMVP(+)，IMSP(+)（E～H）。醋酸染色示凹陷处白色早期消失（I）。ESD 术后病理示中分化管状腺癌（80%，M 中红框）合并神经内分泌癌 [20%，CgA(+)，M 中蓝框，N]，浸润深度 SM1

（杨文娟　李　静　蒋竞荪　胡　兵）

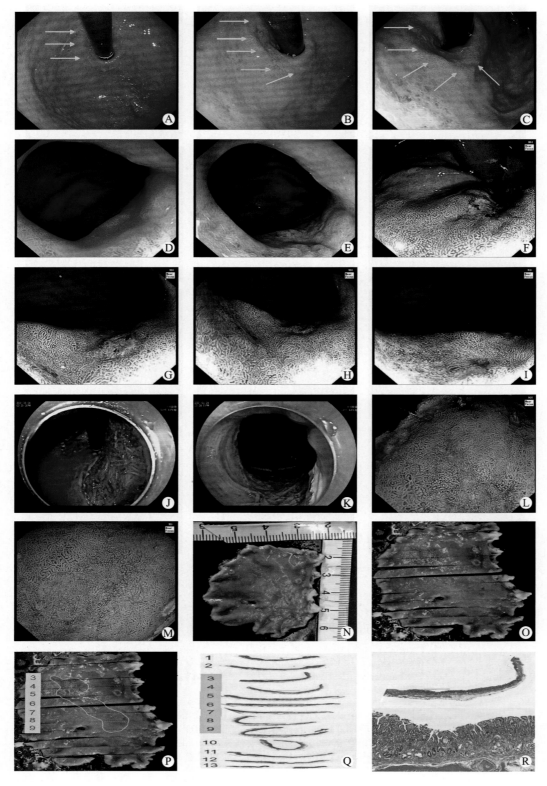

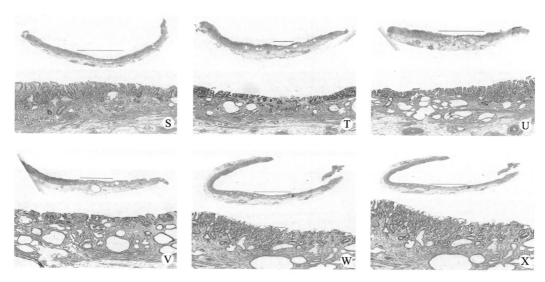

图 9-10　贲门早癌（例 3）

男性，79 岁，腹胀 1 个月。胃镜示贲门后壁一处表浅凹陷病灶，色泽发红。病灶远景（A），病灶近景充气像（B），病灶近景吸气像（C），正镜观察（D），靛胭脂染色（E），NBI + NearFocus 观察（F~I），ESD 创面（J，K），ESD 标本水下 NBI + NearFocus 观察（L，M），ESD 大体标本（N，O），ESD 标本病理复原热图（P，Q），病理诊断为腺癌，pT1a（M），0-Ⅱc，6 mm×26 mm，tub1，Ul(-)，Ly(-)，V(-)，pHM0，pVM0。3~9 条带 HE 染色高倍显微镜像（R~X），见腺癌细胞局限于黏膜固有层

（侯晓佳）

第二节　胃早癌图谱

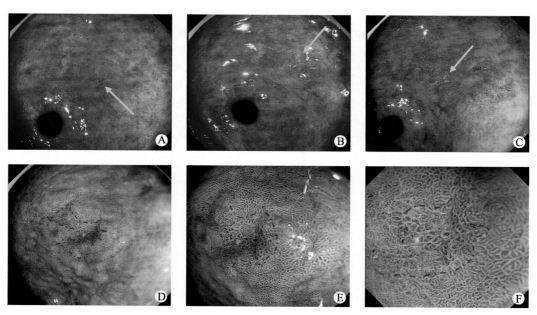

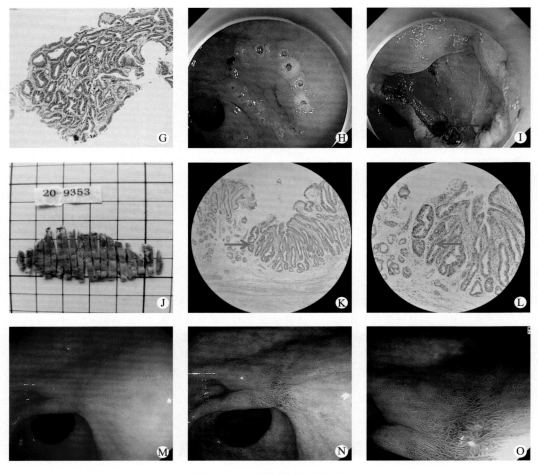

图 9-11　胃窦早癌（例 1）

女性，75 岁，上腹饱胀不适 6 个月。实验室检查未见异常。白光胃镜见胃窦黏膜变薄，白相为主，并见一发黄糜烂（A，B）。NBI 染色病变呈棕褐色，边界清楚（C）。靛胭脂染色后放大胃镜下病变边界清楚，微结构及微血管紊乱，大小不一（D~F）。术前活检示病变处腺管密度增加、大小不一、排列紊乱，细胞核大深染（G）。行 ESD 环周标记病变及术后创面（H，I），剥离后标本每隔 2 mm 连续取材（J）。术后病理提示病变边界清楚，腺管密度增加、大小不一、排列紊乱，细胞核大深染、向腔缘游离（K，L）。术后 3 个月复查，病变处为红色瘢痕，NBI 及放大内镜示微结构及微血管拉伸向瘢痕面集中，边界不清（M~O）。最终诊断：胃窦黏膜高级别上皮内瘤变，手术为治愈性切除

（胡小三）

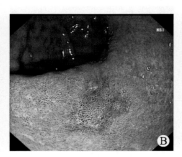

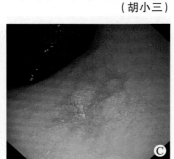

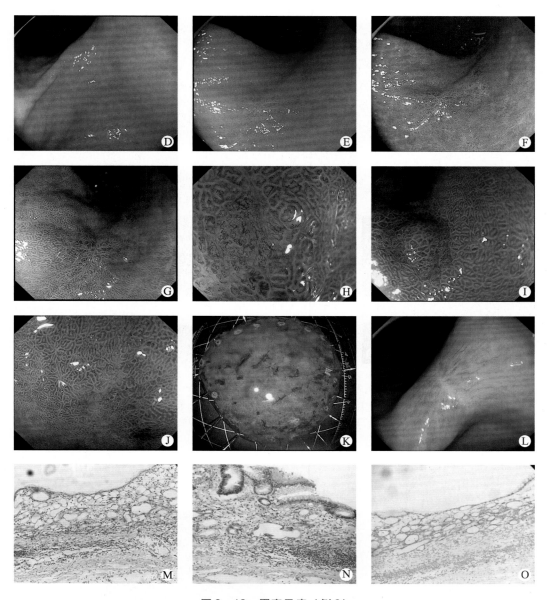

图 9-12　胃窦早癌（例2）

男性，49 岁，上腹胀不适 3 个月入院。既往体健。初次内镜示胃窦小弯侧 0-Ⅱc 病变，大小约 15 mm×18 mm，边缘环形浅表凹陷呈白色调，中央区相对微隆起呈微红色调（A～C）。复查时白光内镜示 0-Ⅱb，局部略粗糙，红白相间，以白为主（D，E）。ME-NBI 示边界显示欠清晰，边缘区微腺体模糊、局部消失，微血管管径粗细不一，呈螺纹状、排列紊乱，中央区可见残存黏膜岛，表面微腺体排列轻度紊乱，SCE 尚可见，未见显著异常微血管（F～J）。离体标本（K），ESD 术后 3 个月复查（L），中分化腺癌（中分化>低分化），局限于黏膜层内，未侵犯黏膜肌，未见溃疡及瘢痕形成，脉管内未查见癌栓。其中 N 为边缘区域，表面腺管结构显示不清（N 对应为中央黏膜岛残存区域）。免疫组化：Ki-67（40%），Desmin（-）（O）。最终诊断：胃窦早期中低分化腺癌

（刘成霞　马兴彬）

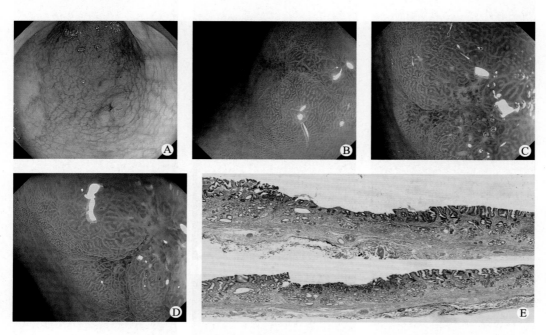

图 9-13　胃窦早癌（例3）

女性，58岁，上腹部不适1周。1个月前行根除 Hp 治疗。白光观察示胃窦见一隆起糜烂灶，靛胭脂染色后病变与边界清晰（A）。ME-NBI 可见 DL 及 IMSP（B～D）。ESD 术后病理，0-Ⅱc，tub1，Ly（－），V（－）（E）

（王萃玥　鲁　临）

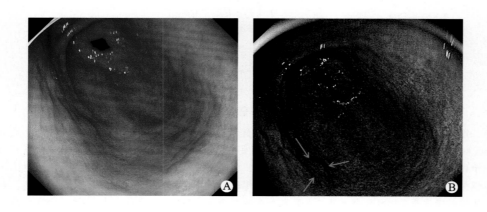

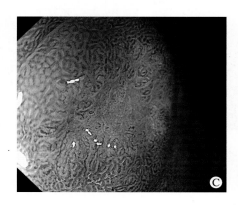
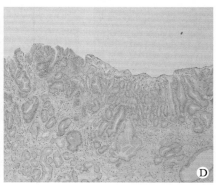

图 9-14　胃窦早癌（例4）

女性，60 岁，上腹部疼痛不适 6 个月，无肿瘤家族病史，查体无特殊。本次胃镜检查显示萎缩的背景黏膜下，胃窦大弯近前壁见一平坦的等色调病变，白光下基本不能发现（A）。NBI 模式下未见茶褐色改变，亦呈现等色调变化，与周围背景黏膜基本无异（B）。ME-NBI 可见边界清晰、不规则网格状血管及不规则的绒毛状结构（C），wos 附着，内镜下明确诊断为分化型黏膜内癌。内镜下治疗术后病理显示胃窦大弯近前壁 0-Ⅱb，4 mm×4 mm，T1a，tub1（D）

（狄连君）

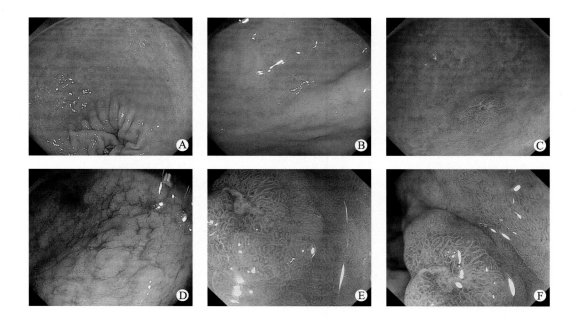

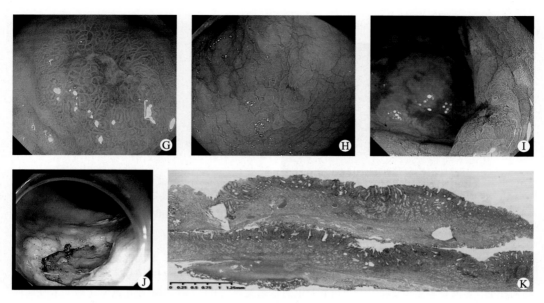

图9-15　胃窦早癌（例5）

女性，38岁，上腹部不适1个月。白光观察示胃窦见一糜烂灶，近景观察呈现微黄色调（A，B）。NBI及靛胭脂染色观察示病变边界清晰，NBI下呈现红茶色调（C，D）。放大内镜观察示DL（+），并可见IMVP及IMSP（E～G）。白醋染色观察示病变"去白化"反应明显，微腺管紊乱（H，I）。ESD治疗及术后病理示0-Ⅱc，Tub1，Ly（-），V（-）（J，K）

（王莘玥　鲁　临）

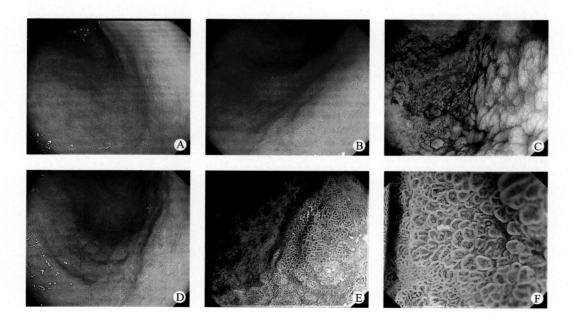

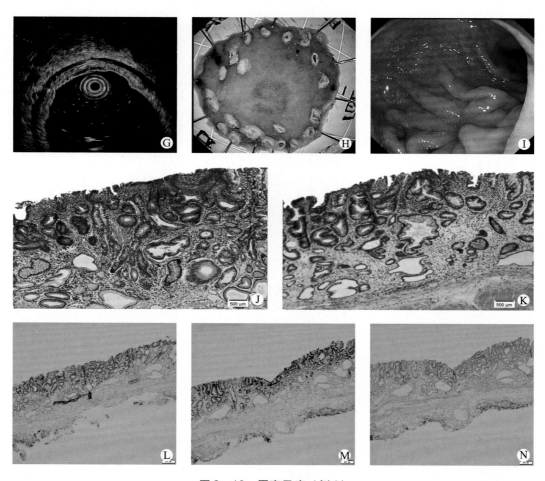

图 9-16　胃窦早癌（例 6）

女性，55 岁，间断腹痛 10 个月。既往 1 年前行根除 Hp 治疗。白光内镜示胃窦后壁侧 0-Ⅱb 病变，大小约 10 mm×12 mm，局部略粗糙，呈胃炎样外观（A，B）。靛胭脂染色、醋酸染色，病变边界不显著（C，D）。ME-NBI 示边界清晰，微腺体大小不一，排列紊乱，微血管呈袢型，扭曲、形态不一（E，F）。超声小探头，层次清晰，黏膜层未见显著增厚（G）。ESD 离体标本（H）。ESD 术后 3 个月复查（I），HE（×100）腺管结构轻度扭曲，细胞核呈杆状、部分假复层改变，胞质深染（J，K）。免疫组化：P53(2＋)，Ki-67(60%)，Desmin(－)（L～N）。最终诊断：胃窦早期高分化腺癌

（刘成霞　马兴彬）

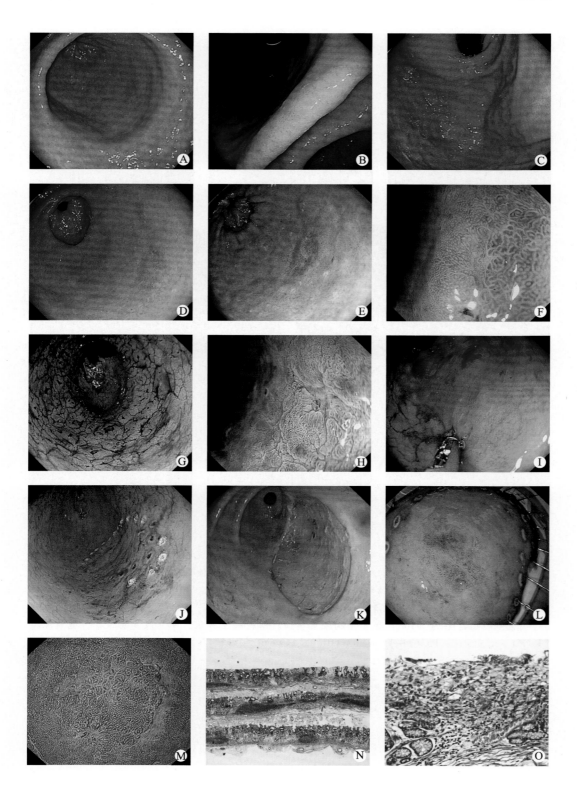

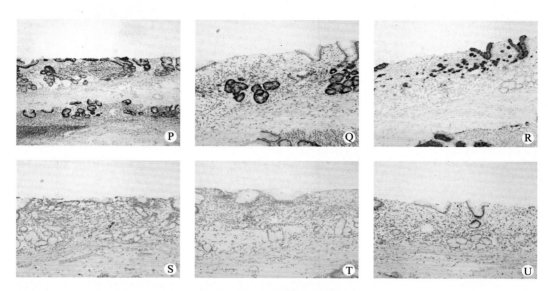

图 9-17 胃窦早癌（例 7）

女性，32 岁，反酸、嗳气半年。腹部 CT 增强扫描：胃窦部胃壁增厚，周围见数个小淋巴结，腹腔、腹腔后间隙见数个大小不等淋巴结（较大者短径约 7 mm）。背景黏膜：萎缩 C2，胃底体可见弥漫点状发红，考虑活动性胃炎（A~C）。胃窦大弯近后壁可见一直径约 0.8 cm 0-Ⅱc 病变，表面发红（D）。NBI 观察：病灶凹陷处呈青绿色改变，局部少许红茶色，边界清晰（E）。ME-NBI 观察：微血管扭曲，肛侧区域可见 csp，MCE 拉长，微结构不规则，边界不清晰（F）。靛胭脂染色观察：边界不清晰，病灶处胃小区消失（G）。醋染后观察：病变凹陷处微结构密集不规则，部分区域消失（H），四象限活检病理未见异常（I）。靛胭脂染色后扩大标记边界，黏膜下注射，完整剥离，标本中央区域可见一个大小约 0.8 cm 浅凹陷病灶，表面结构明显不规则（J~L）。结晶紫染色标本中央区域可见一个大小约 0.8 cm 浅凹陷病灶，表面结构呈现 pit 与颗粒样改变，微结构密集紊乱（M）。术后病理："胃窦" ESD，低分化腺癌含印戒细胞癌，HP（-）（N，O）。标本大小：5 cm×3.5 cm×0.2 cm；病变范围：约 0.8 cm×0.5 cm；大体分型：0-Ⅱc；组织学亚型（日本标准）：sig>por；未见脉管及神经侵犯；肿瘤位于黏膜固有层；标本四周切缘阴性及基底；背景黏膜：慢性萎缩性胃炎伴灶性肠化。免疫组化：肿瘤细胞：CK（+）（P），muc-6（+，10%）（Q），MUC5AC（+，40%）（R），CD10（+，5%）（S），CDX-2（-），muc-2（-），P53（+，5%）（T），Ki-67（约 10%）（U）；黏膜肌：Desmin（+），肿瘤位于黏膜固有层

（肖　迅）

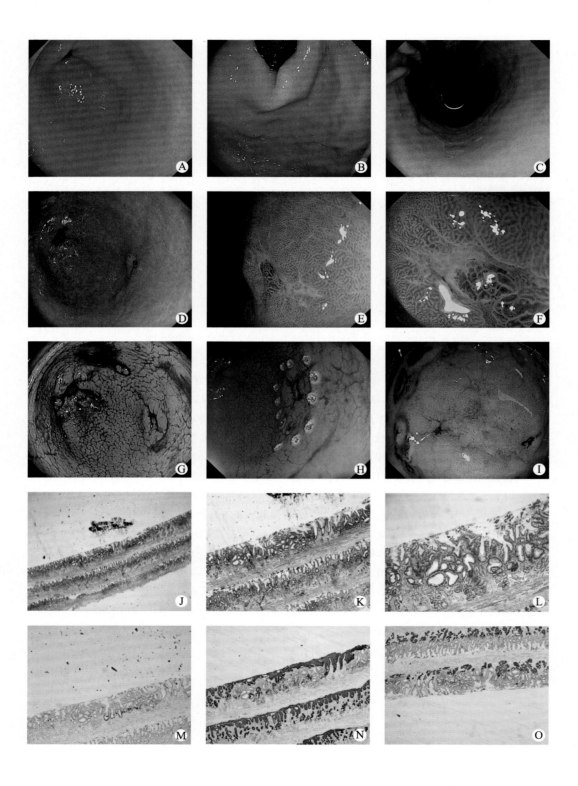

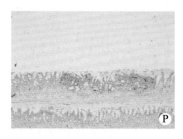
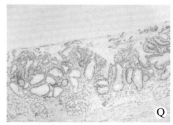
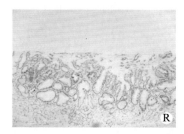

图9-18　胃窦早癌（例8）

女性，67岁，体检发现胃部病变1个月。吸烟30余年，8支/天；饮酒30余年，25 g/d，已戒2个月。腹部CT增强扫描：胃窦部局部胃壁稍增厚，强化。背景黏膜：轻度萎缩，除菌后。胃窦后壁可见一直径约0.6 cm 0-Ⅱc病变，稍发红（A～C）。NBI观察：病灶凹陷处呈红茶色，边界清晰（D）。ME-NBI观察：可见活检瘢痕，微血管扭曲，可见loop pattern，微结构致密（E，F）。靛胭脂染色观察边界清晰，病灶处中央凹陷，胃小区结构不清晰（G）。靛胭脂染色后标记边界，黏膜下注射，完整剥离，标本固定（H，I）。术后病理："胃窦"ESD，灶性腺上皮高级别上皮内瘤变。标本大小：3 cm×2.7 cm×0.2 cm；病变大小：约0.6 cm；肉眼类型：0-Ⅱc；溃疡形成：未见；病变位于黏膜固有层内；胃肠型免疫分型：肠型；未见肯定脉管及神经侵犯；标本四周（水平）切缘及基底（垂直）切缘均阴性；背景黏膜：轻度萎缩，轻度肠化，慢性中度炎（J～L）。免疫组化结果：①肿瘤细胞：muc-2（-）（M），MUC5AC（-）（N），muc-6（-）（O），CD10（+）（P），CDX-2（+），P53（+/10%）（Q），Ki-67（约5%+）（R）。②黏膜肌：Desmin（+），未见肿瘤累及。③脉管内皮：D2-40（+），CD34（+），未见肿瘤累及

（肖　迅）

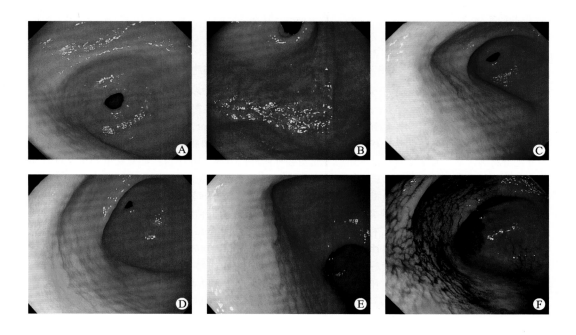

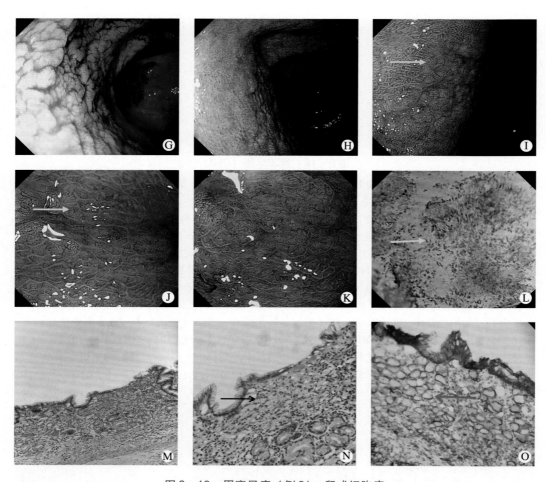

图 9-19　胃窦早癌（例9）：印戒细胞癌

女性，58岁，间断上腹部不适、嗳气3个月入院。普通白光内镜观察背景黏膜：胃窦（A），胃底（B），黏膜红白相间，以红为主，可见散在点状发红，提示慢性浅表性胃炎、幽门螺杆菌现症感染；普通白光下远中近景观察，胃窦前壁可见一大小约1.5 cm×0.8 cm黏膜浅表凹陷，呈略苍白色调，形状不规则，边界清晰，蠕动良好，不延展征阴性（C~E）。靛胭脂染色后中近景观察，病变的边界并没有更加清晰，而是变模糊，提示未分化型癌可能（F，G）。ME-NBI：近景及中等倍率观察病变，病变呈茶褐色调，与背景黏膜分界线清晰，病变区域表面微结构不规则（H，I）；最大倍率观察病变的边界及中央区域，表面微结构不规则，部分融合，表面血管构造不规则、螺旋状，走行紊乱（J，K）。EC细胞内镜观察病变中央区域，见小凹开口及窝间部增宽、模糊不清，可见圆点状细胞核密集排列、欠规则，另可见不规则的短杆状细胞核，极向紊乱（L）。术前内镜诊断为早期胃癌，未分化型，印戒细胞癌可能性大，浸润深度为黏膜层。ESD切除术后病理：黏膜表面窝间部增宽、小凹变浅，黏膜下可见大量肿瘤细胞散在分布，细胞内黏液增多、略嗜酸、核偏位、似戒指、大小不一（M，N）。免疫组化：印戒样肿瘤细胞CK阳性，提示印戒样肿瘤细胞为上皮来源（O）。病理诊断：（胃窦）印戒细胞癌，黏膜层，水平切缘、垂直切缘均阴性，脉管及淋巴管转移阴性。

（刘志宏　王宏光）

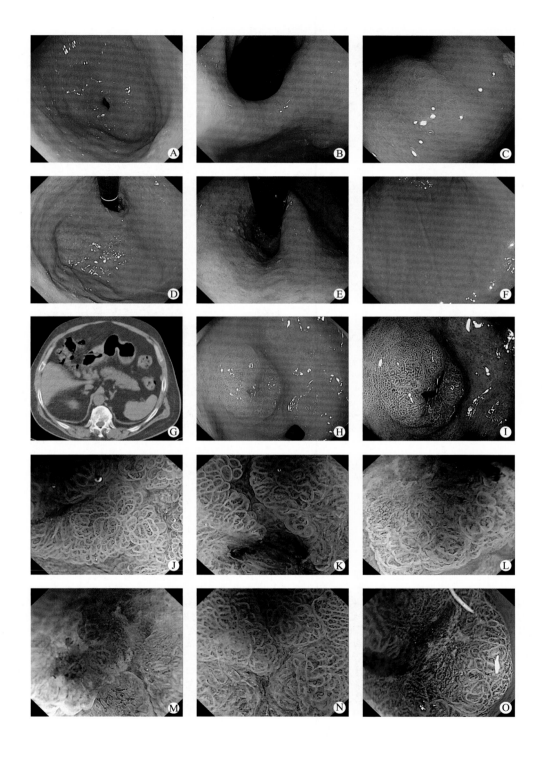

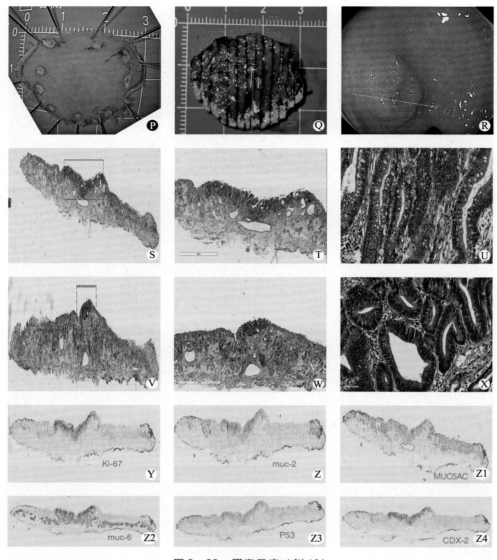

图 9 - 20　胃窦早癌（例 10）

男性，63 岁，间歇性上腹隐痛不适 1 个月，外院胃镜提示胃窦隆起型病变，病理活检示黏膜轻度慢性炎、部分腺体异型增生。个人史、既往史及家族史无特殊。^{14}C：Hp（＋）。胃镜图像提示胃腔背景黏膜呈一个 C3 萎缩状态，黏膜充血、水肿显著，符合 Hp 现症感染表现（A～F）。CT 示胃窦部稍增厚，欠光滑（G）。胃窦前壁－大弯见一个 Ⅱa＋Ⅱc 病变，中央发红明显，大小约 15 mm×15 mm（H）。病变 NBI 观察：凹陷处呈茶色改变（I），对病变部位进行有序放大，病灶边缘的隐窝边缘上皮（MCE）不鲜明化，微血管扭曲、增粗，部分微血管呈网格状改变（H～O）。ESD 标本福尔马林固定后图（P），ESD 标本复原图，黄色实线为 tub1（Q），对应的胃镜图像（R）。病理复原图中第 7 组织条（Q），病变背景示萎缩性胃炎伴肠上皮化生，黏膜中央凹陷处可见边界清晰（S）。图 S 中红色框高分化区域放大图，癌性腺管密集增生，细胞核大深染，排列紊乱，大小不一（T、U）。病理复原图（Q）中第 8 组织条，病变背景示萎缩性胃炎伴肠上皮化生，黏膜隆起处可见边界清晰（V）。图 V 中红色框高分化区域放大图癌性腺管密集增生，细胞核大深染，排列紊乱，大小不一（W，X）。第 7 组织条（Q）免疫组化染色示 Ki-67 肿瘤区域弥漫阳性失去梯度，muc-6、MUC5AC、CDX-2 阳性，P53 野生阳性（Y～Z4）。最终诊断：胃窦Ⅱa＋Ⅱc 型病灶，UL（－），分化型，M 层内病理诊断为 adenocarcinoma（tub1）。免疫组化提示以胃肠混合型黏液表型，pT1a（M），Ly0，V0，HM（－），VM（－），pType 0-Ⅱa＋Ⅱc，UL（－），5 mm×4 mm，L，ant

（田　原）

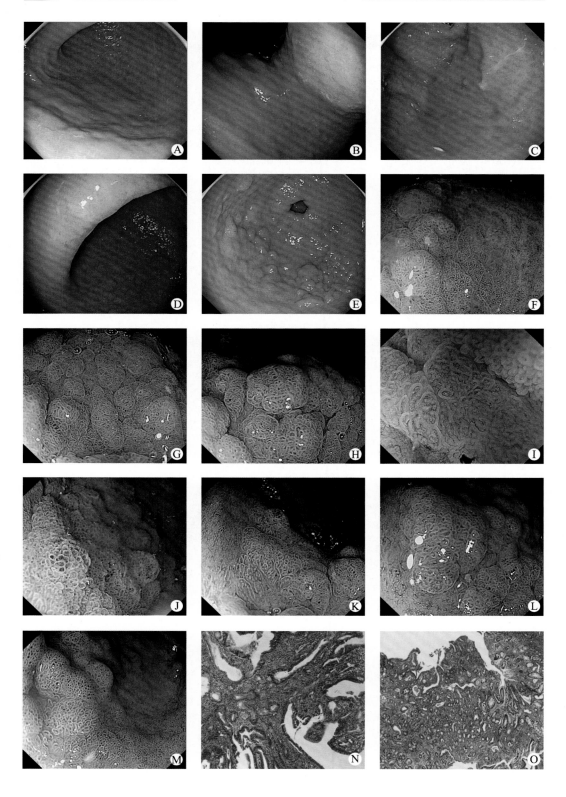

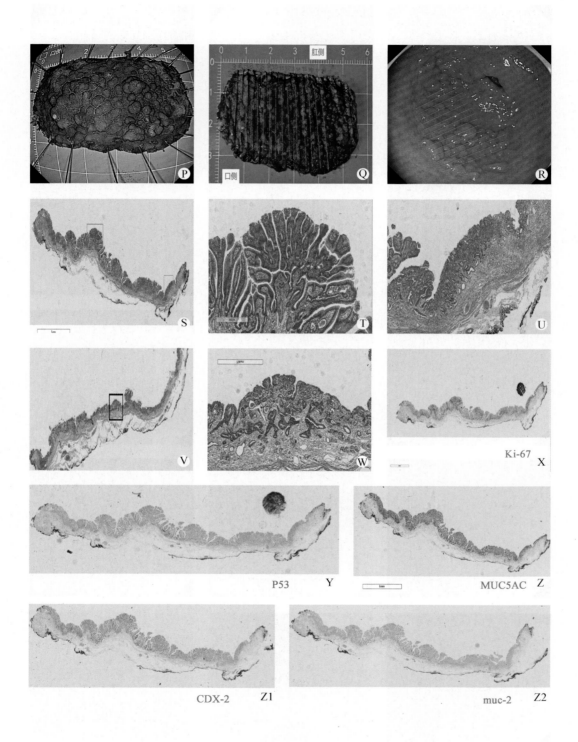

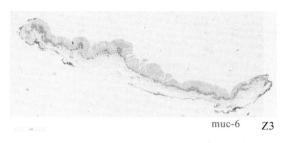

muc-6 　Z3

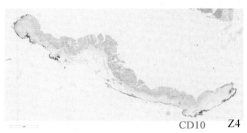

CD10 　Z4

图 9–21 胃窦早癌（例 11）

女性，42 岁，2 周前无明显诱因出现上腹胀痛，外院胃镜发现胃窦黏膜病变。辅助检查：胸部及腹部 CT 未见明显异常。胃镜图像提示胃腔背景黏膜呈 C2 萎缩状态，Hp 现症感染（A～D）；胃窦前壁大弯见一Ⅱa+Ⅱb 病变，大小约 40 mm×30 mm（E）；病变部位进行逐步放大，可见病变部分边界清晰，表面结构大小不一，方向不一致，形态不规则，微血管扭曲增粗，部分结构乳头化（F～M）。活检病理：胃窦黏膜慢性炎，活动性(+++)，肠化(+)，部分腺体呈高级别上皮内瘤变（N，O）。ESD 标本福尔马林固定后图（P）。ESD 标本复原图：红色代表高分化腺癌区域，绿色代表中分化腺癌区域（Q），图 Q 对应的胃镜图片（R）。病理复原图中第 9 组织条（S），图 S 中绿色框高分化区域放大图，癌性腺管密集增生，隆起，细胞核大深染，排列紊乱，大小不一（T）；图 S 中蓝色框中分化区域放大图，癌性腺管紊乱，密集、增生、分支，细胞核大深染，排列极性消失（U）。病理复原图（Q）中第 15 组织条（V），图 V 中黑色框中分化区域放大图黏膜层见异常分支、水平融合生长的中分化管状腺癌（W）。图 Q 第 9 组织条免疫组化染色示 Ki-67 肿瘤区域弥漫阳性，muc-6、MUC5AC 阳性，P53 野生阳性，CD10 阴性，CDX-2 弥漫阳性（X～Z4）。最终诊断：胃窦Ⅱa+Ⅱb 病灶，UL（-），分化型，M 层，病理诊断示 Adenocarcinoma（tub1＞tub2）。免疫组化提示以胃型黏液表型为主，pT1a（M），Ly0，V0，HM（-），VM（-），pType 0-Ⅱa+Ⅱb，UL（-），26 mm×20 mm，L，GRE

（田　原）

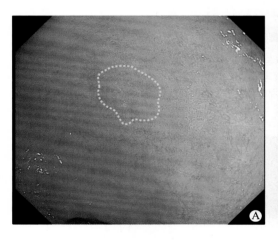

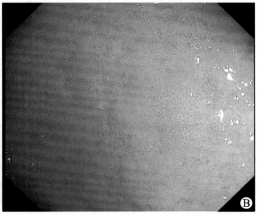

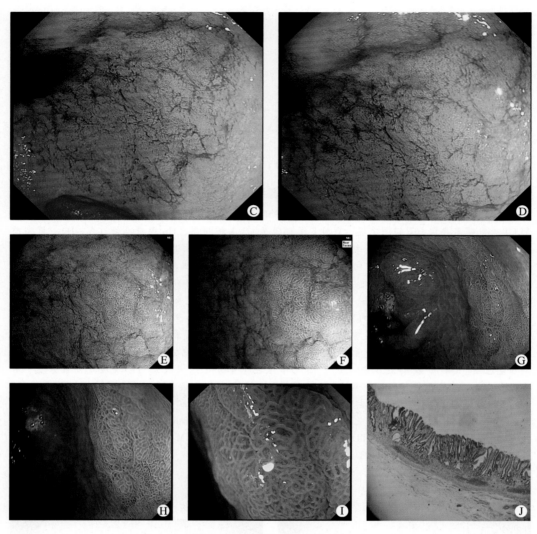

图 9-22　胃窦早癌（例12）

男性，54 岁，Hp 阴性，拟行筛查。胃镜示胃窦后壁 0-Ⅱa 病变，大小约 15 mm。NBI 观察呈茶色改变，MS、MV 欠规则，白光内镜下较隐匿，靛胭脂及 NBI 下边界较明显。放大内镜示 DL（+），IMSP（+），IMVP（+）。活检病理示 Group 5（WHO 标准低瘤变）。ESD 病理示 tub1（WHO 标准低瘤变）

（肖子理）

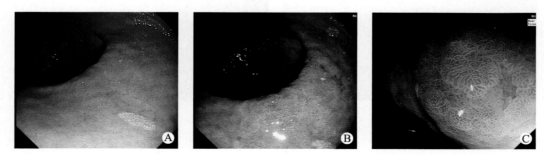

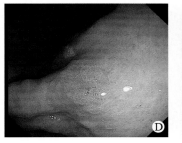

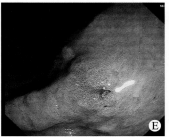

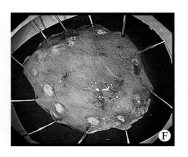

图 9 – 23　胃窦早癌（例 13）

女性，54 岁，Hp 阴性，既往萎缩性胃炎，随访。胃镜示胃窦后壁 0- Ⅱ c 病变，大小约 10 mm。NBI 观察呈茶色改变，MS、MV 欠规则，白光内镜下较隐匿（A，D），NBI 下边界较明显（B，E）。放大内镜示 DL（＋），IMSP（＋），IMVP（＋）（C）。活检病理示 Group 5（WHO 标准低瘤变），ESD 病理示 tub1（WHO 标准低瘤变）（F）

（肖子理）

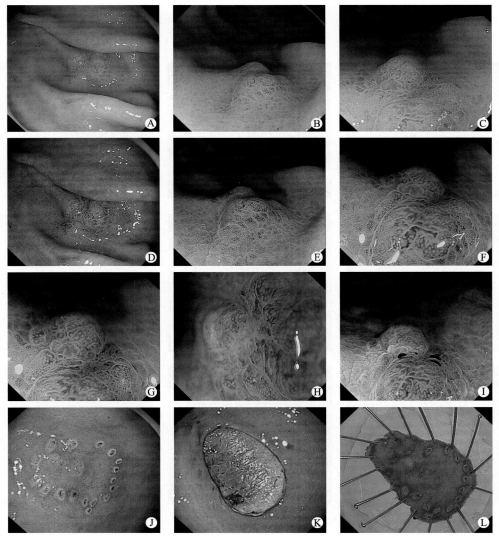

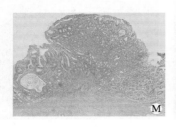 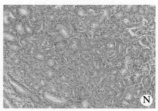 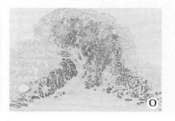

图 9-24　胃体早癌（例 1）

男性，54 岁，上腹部不适 3 年。白光内镜示胃体上段大弯一大小约 0.5 cm×0.8 cm 的 0-Ⅱa 病变，色调略发红（A～C）。ME-NBI（D～H）及醋酸染色（I）示病变 DL（-），IP 增宽，CO 增大，IMVP（-）。活检（J～L）及 ESD 术后病理示泌酸性腺瘤（M，N），浸润深度黏膜层。免疫组化：muc-6（+）（O），MUC5AC（-），muc-2（-），CD10（-），CgA（-），Syn（少数+），CD56（部分+），P53（-），β-catenin（膜+），Ki-67 阳性率约 10%

（杨文娟　李　静　蒋竞荪　胡　兵）

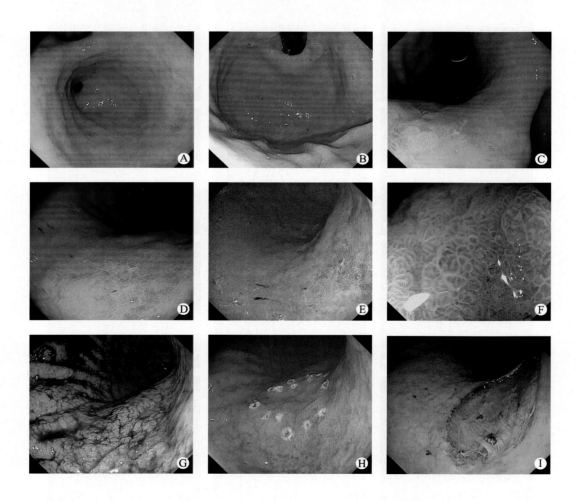

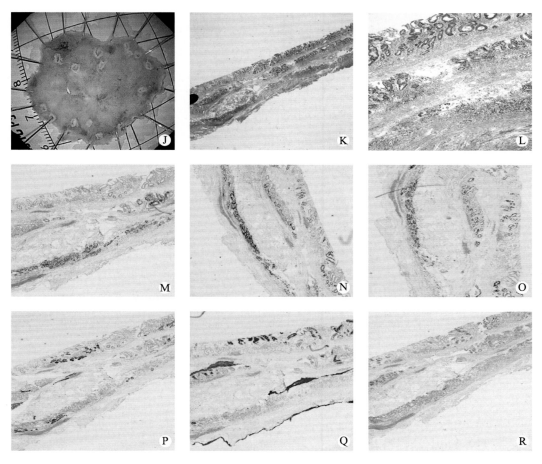

图 9-25　胃体早癌（例 2）

男性，80 岁，黑便 2 余月，糖尿病病史 3 年。吸烟 20 年，已戒 2 年；饮酒 20 余年，100 g/d，已戒 2 年。术前检查：肿瘤标志物 CA125 52.8 U/mL，铁蛋白 395.2 ng/mL，CA72-4 15.3 U/mL。胸部 CT 增强扫描：双肺多发实性结节（大小 7 mm×5 mm），双肺门多发肿大淋巴结，较大者短径约 13 mm，部分淋巴结钙化。腹部 CT 增强扫描：胃体小弯侧胃壁稍增厚，伴黏膜下斑片低密度无强化区，考虑占位性病变可能。背景黏膜：萎缩 O2，可见地图样发红，考虑除菌后黏膜（A~C）。胃体大弯后壁处可见不规则发红，稍显淡黄色改变。胃体后壁上部在地图样发红区域可见一直径约 2.5 cm 0-Ⅱb 病变，表面淡黄色，边界不清，黏膜粗糙，可见活检瘢痕（D）。NBI 观察：病灶区呈红茶色，边界清晰（E）。ME-NBI 观察：微血管扭曲，可见 FNP 样血管改变，表面结构不规则，MCE 不鲜明（F）。靛胭脂染色观察边界不清晰，病灶中央明显发红，胃小区紊乱消失，微结构呈颗粒样改变（G）。黏膜下注射，完整剥离，标本固定（H~J）。术后病理：送检标本灶性区域腺上皮低级别上皮内瘤变，灶性区域高级别上皮内瘤变（K，L）。标本组织大小：3.7 cm×2.9 cm×0.2 cm；病变最大径：1.8 cm×1.5 cm；肉眼类型：0-Ⅱc；溃疡形成：未见；组织学类型：tub1；胃肠型免疫分型：肠型；肿瘤限于上皮层；未见确切血管及淋巴管侵犯；标本四周切缘及基底切缘未见肿瘤浸润。免疫组化：瘤变细胞免疫表型：CD34（-），未见确切血管侵犯；D2-40（-），未见确切淋巴管侵犯；P53（+/突变型）（M），Desmin（+，黏膜肌完整），Ki-67（+，约 90%）（N），muc-2（-）（O），muc-6（个别 +）（P），MUC5AC（-）（Q），CD10（个别 +）（R），CDX-2（+）。背景黏膜：余胃体黏膜中度慢性炎症，中度肠上皮化生，中度萎缩改变

（肖　迅）

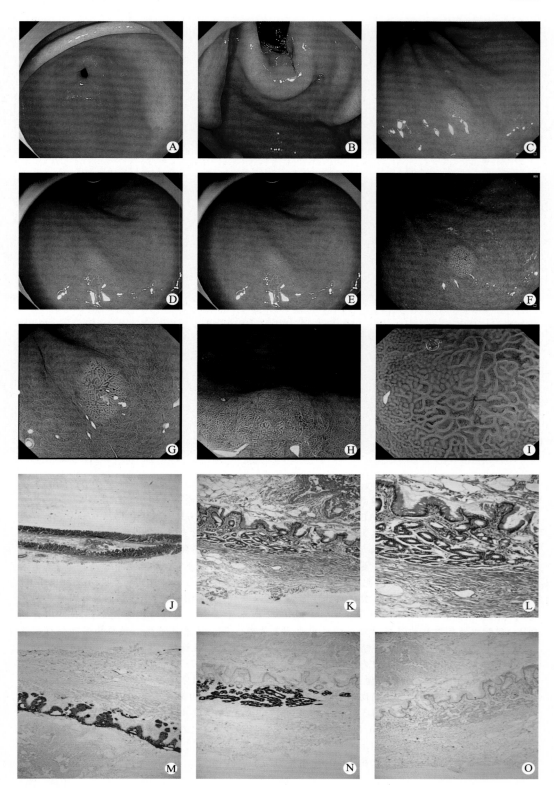

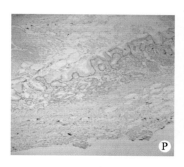 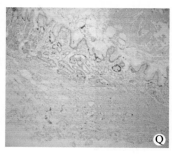 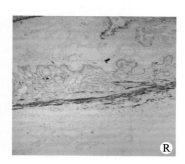

图 9-26　胃体早癌（例3）

女性，63岁，嗳气8个月。浅表淋巴结彩色多普勒超声示左锁骨上淋巴结稍肿大。背景黏膜：非萎缩，Hp阴性（A，B）。胃体中段前壁见一直径约0.6 cm SMT样隆起，呈褪色调，表面可见增粗、扭曲血管（C~E）。NBI观察：DL(＋)，可见病灶处呈褪色调，表面结构不规则，呈绒毛样改变（F，G）。ME-NBI观察：病变无明显边界，IP增宽，表面微结构呈现绒毛样改变，似萎缩样改变，微血管增粗（H，I）。术后病理："胃体"ESD，结合组织形态及免疫组化结果，符合泌酸性腺瘤（WHO2019，5the)/胃底腺型腺癌（日本，JGCA2017）（J~L）。标本大小：2 cm×1.5 cm×0.2 cm；病变大小：镜下约0.4 cm；肉眼类型：0-Ⅱb；溃疡形成：未见；组织学类型：tub2＞tub1（日本标准/JGCA2017）；Vienna分类：4.3；肿瘤累及黏膜固有层；核分级：低级别；浸润模式（INF）：INFA；未见肿瘤累及深在囊性胃炎；胃肠型免疫分型：胃底腺型；肿瘤出芽：0个/HPF（0.785平方毫米视野）；未见肯定脉管及神经侵犯；标本四周（水平）切缘及基底（垂直）切缘均阴性；背景黏膜：未见萎缩，未见肠化，慢性轻度炎。免疫组化结果：①肿瘤细胞：MUC5AC(－)(M)，muc-6(＋)(N)，muc-2(－)(O)，CD10(－)，CDX2(－)，P53(－)(P)，p504s(－)，Ki-67（约1%）(Q)；②黏膜肌：Desmin(＋)(R)，未见肿瘤累及；③脉管内皮：D2-40(＋)，CD34(＋)，未见肿瘤累及

（肖　迅）

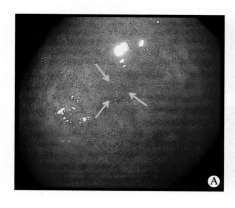 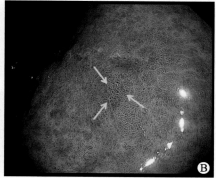

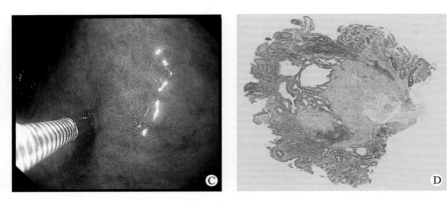

图 9-27 胃体早癌（例 4）：微小早癌

男性，61 岁，健康查体，1 年前根除 Hp 治疗。白光内镜：萎缩背景下见病变呈现微黄色调伴粗颗粒感（A）。NBI 观察：病变呈现红茶色调，微腺管紊乱（B）。靶向取检后活检病理，高级别上皮内瘤变（C，D）

（王莘玥　鲁　临）

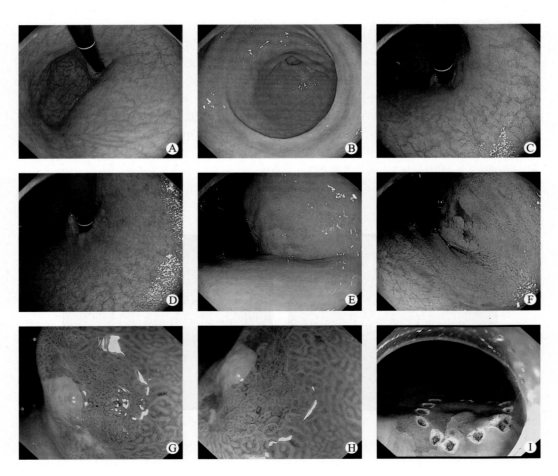

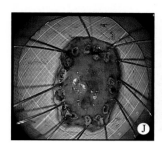

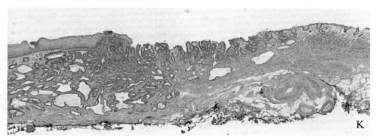

图 9 –28　胃体早癌（例 5）：A＋tub1

男性，59 岁，腹胀半个月。白光观察：胃底、胃体黏膜下血管网透见，胃窦无明显萎缩，提示 A 型胃炎（A，B）。白光及 NBI 观察：贲门下后壁局灶黏膜下血管网透见消失，近景观察可见 0-Ⅱc 病变，靛胭脂染色后边界清晰（C～F）。放大内镜观察：DL（＋），并可见 IMVP 及 IMSP（G，H）。ESD 治疗及术后病理，tub1＞tub2，Ly0，V0（I～K）

（王萃玥　鲁　临）

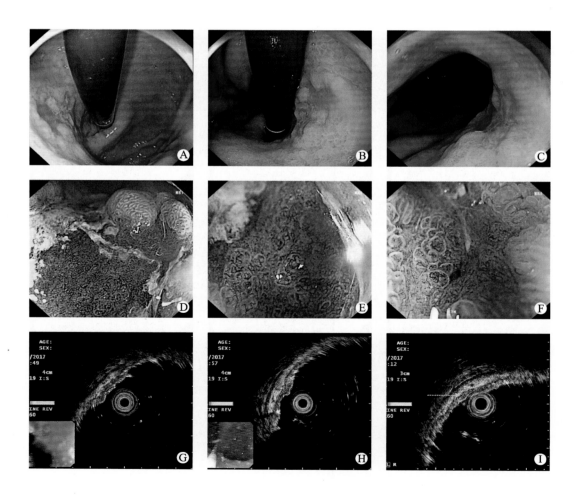

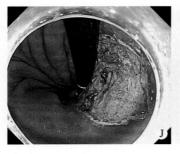 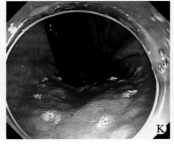 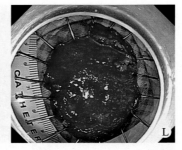

图 9 – 29　胃体早癌（例 6）

男性，66 岁，上腹部不适 10 年余。白光胃镜示胃体上部后壁可见一浅表凹陷病变，中央凹陷处黏膜发红，充血明显，周围隆起处发白，边界清晰（A～C）。ME-NBI 示中央凹陷处腺管显示不清或消失，残存腺管大小不一，可见粗大腺管内微血管扭曲、增粗，呈 ILL2 或 CSP 结构（D～F）。EUS 示病变处黏膜增厚，呈不均质低回声改变，黏膜下层亦有明显增厚，呈不均质稍高回声改变，其内可见一圆形直径约 0.5 cm 低回声，考虑小淋巴结，黏膜下层与固有肌层分界尚清晰（G～I）。完善检查后行 ESD 治疗（J～L）。病理示高级别上皮内瘤变，多灶内黏膜内浸润性腺癌，中低分化；黏膜内浸润（1 mm），切缘阴性，无脉管侵犯。临床诊断：胃体早癌（中低分化）

（吴晓婉）

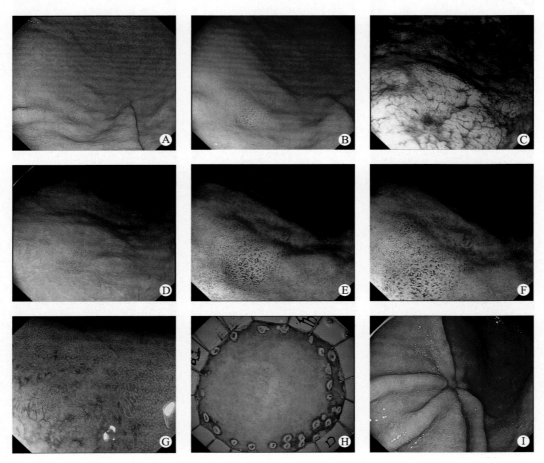

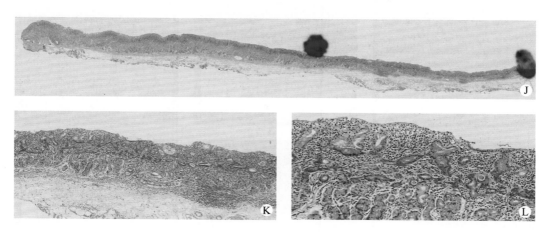

图 9-30 胃体早癌（例 7）

男性，67 岁，上腹胀 20 余天。既往有吸烟、饮酒史。白光内镜：胃体下段大弯侧 0-Ⅱb 病变，大小约 10 mm×20 mm，切换构造强调为 A8 模式，局部略粗糙，呈红白相间（A，B）。靛胭脂染色、醋酸染色：病变边界不清晰（C，D）。ME-NBI：边界清晰，微腺体模糊，排列略紊乱，部分 SCE 可见，微血管管径轻度增粗，走形略紊乱，局部略稀疏（E~G）。离体标本（H）。ESD 术后 3 个月复查（I），中分化腺癌，呈爬行样生长方式，局限于黏膜内，未侵犯黏膜肌，未见确切脉管内癌栓。免疫组化：Ki-67（80%），Desmin（-）（J~L）。临床诊断：胃体早期中分化腺癌

（刘成霞 马兴彬）

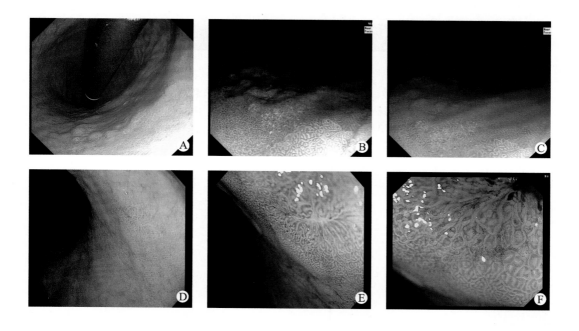

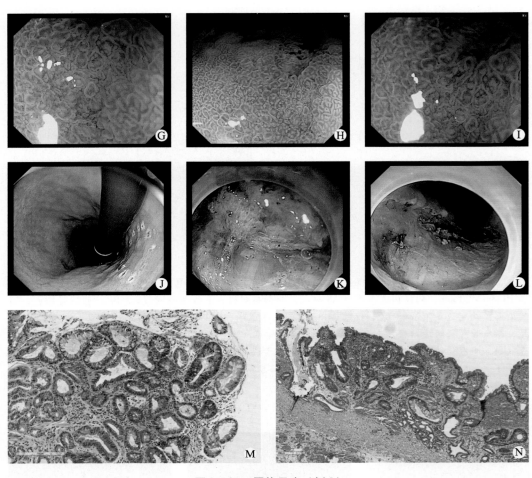

图 9-31　胃体早癌（例 8）

女性，74 岁，萎缩性胃炎，随访。胃镜示胃体下部小弯侧 0-Ⅱb 病变，大小约 5 mm；NBI 示病灶呈茶色改变，MS 欠规则；放大内镜示 DL(+)，IMSP(+)（A～L）。活检病理示 Group 5（WHO 标准低瘤变），ESD 病理示 tub1（WHO 标准低瘤变）（M，N）

（肖子理）

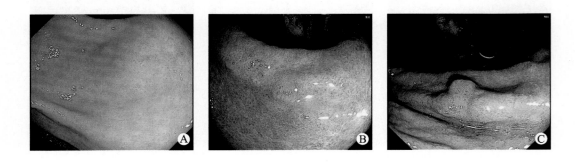

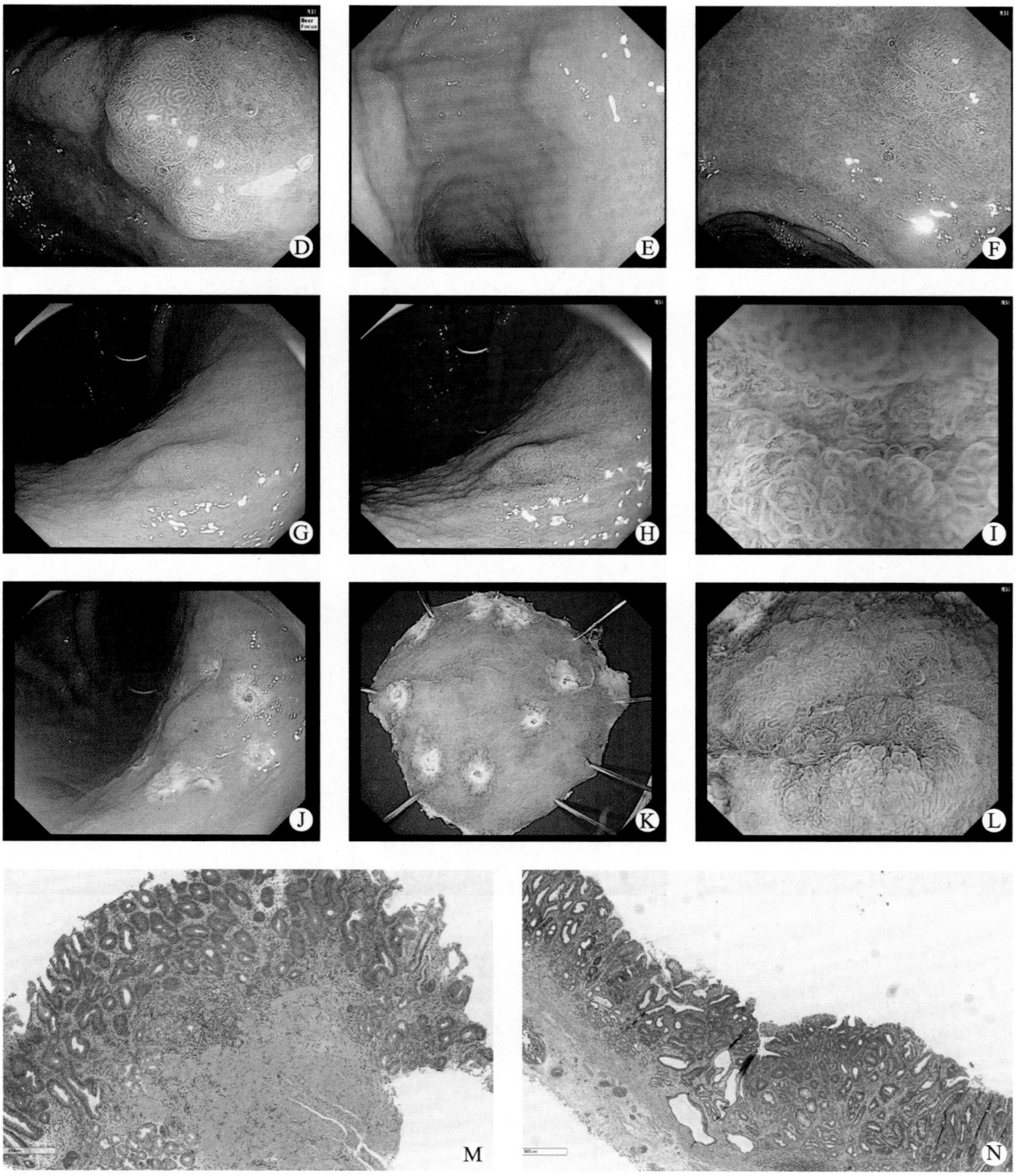

图 9-32 胃角早癌（例1）

男性，66岁，Hp 阳性，拟行筛查。胃镜示胃角小弯侧 0-Ⅱc 病变，大小约 10 mm；NBI 示病灶呈茶色改变，MS、MV 欠规则；放大内镜下 DL(+)，IMSP(+)，IMVP(+)（A～L）。活检病理示 Group 5（WHO 标准低瘤变），ESD 病理示 tub1（WHO 标准低瘤变）（M，N）

（肖子理）

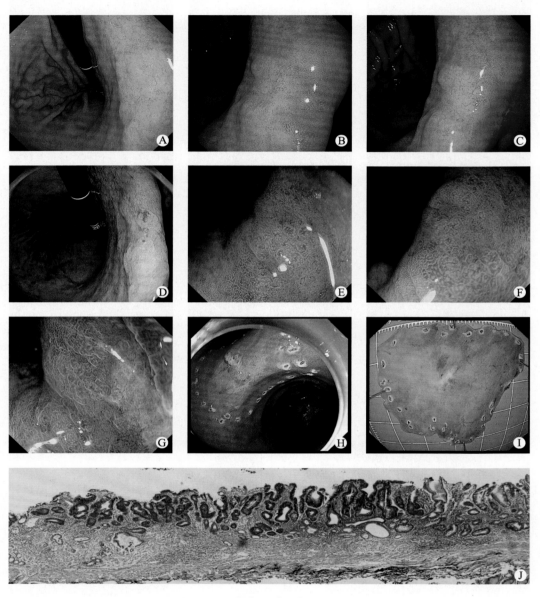

图 9-33　胃角早癌（例2）：tub1

男性，70岁，上腹部隐痛1周。白光观察：胃角黏膜萎缩背景下局灶区域黏膜下血管网透见消失，调整充气量，可见一0-Ⅱc病变；靛胭脂染色后病变范围清晰（A～D）；放大内镜观察，可见 DL（+），并可见 IMVP 及 IMSP（E～G）。ESD 及术后病理：0-Ⅱc，tub1，Ly0，V0（H～J）

（王萃玥　鲁　临）

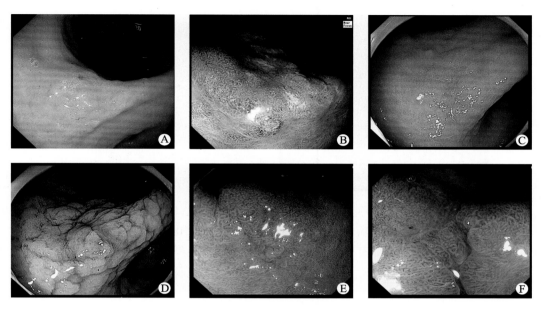

图 9-34 胃角早癌（例3）

男性，61 岁，Hp 阳性，来院筛查。胃镜示胃角前壁 0-Ⅱc 病变，大小约 20 mm；NBI 观察呈茶色改变（A，B）。除菌后，病变较之前更平坦，界限更清晰，放大内镜下 DL(＋)、IMSP(＋)、IMVP(＋)(C～F)。活检病理示 Group 5（WHO 标准高瘤变），ESD 病理示 tub1（WHO 标准高瘤变）

（肖子理）

第三节 结直肠早癌图谱

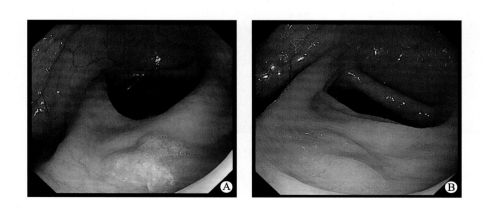

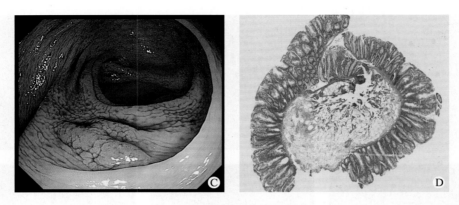

图 9 –35　升结肠锯齿状病变（例 1）：SSL

女性，64 岁，体检。升结肠可见"黏液帽"附着（A），冲洗后见 0-Ⅱa 病变（B）；靛胭脂染色后见病变边界清晰，可见Ⅱ-O 开口（C）。EMR 后病理提示锯齿状腺瘤（D）

（王萃玥　鲁　临）

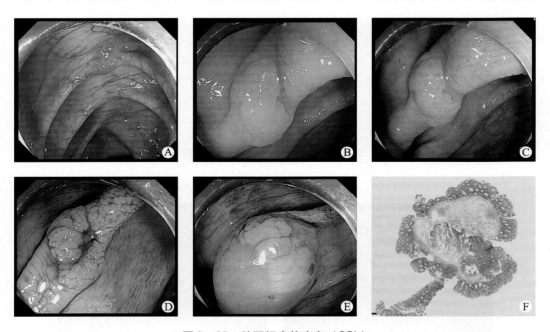

图 9 –36　结肠锯齿状病变（SSL）

男性，59 岁，体检。结肠肝曲可见"黏液帽"附着（A），冲洗后白光及 NBI 下观察见病变边界清楚（B，C），靛胭脂后可见Ⅱ-O 开口（D），黏膜下注射后表现（E），病理提示锯齿状腺瘤（F）

（王萃玥　鲁　临）

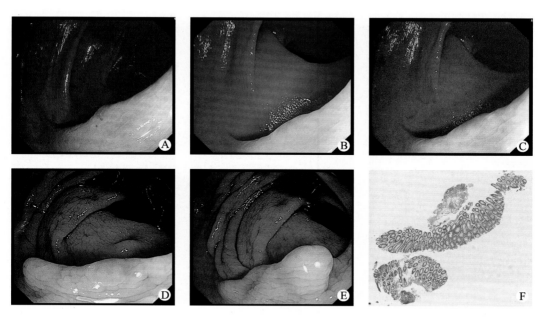

图9-37　升结肠锯齿状病变（例2）：SSL

男性，33岁，体检。升结肠见"黏液帽"附着（A），冲洗后病变可见，白光及NBI观察病变与周围黏膜边界清晰（B，C），靛胭脂染色后可见Ⅱ-O开口（D），吸气状态下病变表现（E），EMR切除后病理提示无蒂锯齿状息肉（F）

（王萃玥　鲁　临）

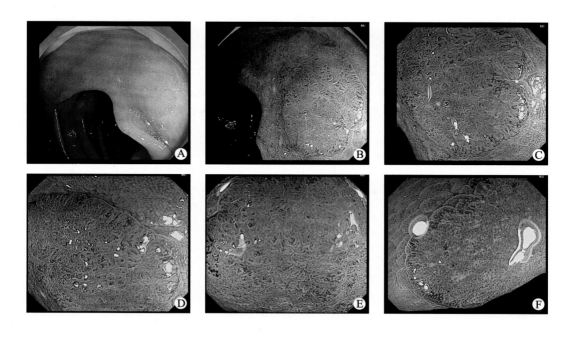

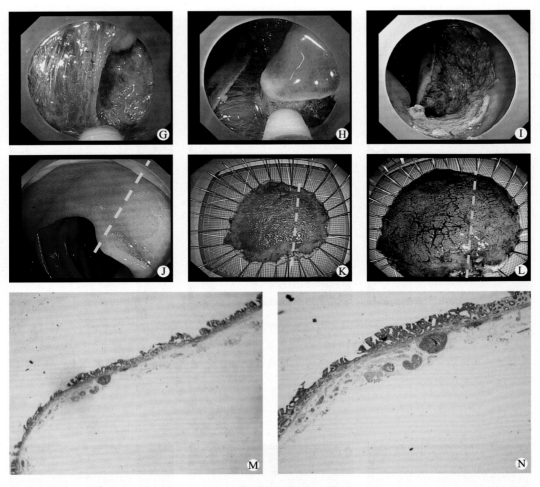

图 9 - 38　横结肠早癌一例

男性, 75 岁, 自诉大便习惯改变。横结肠见平坦 LST-G, 大小约 20 mm, NBI 提示 JNET 2A 型。ESD 后病理: 管状腺瘤, 腺上皮高级别上皮内瘤变, 局限于黏膜层, 淋巴侵犯阴性, 血管侵犯阴性, 水平切缘阴性, 垂直切缘阴性

（肖子理）

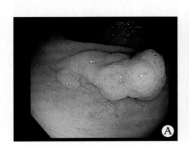
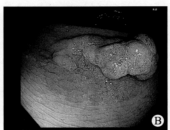
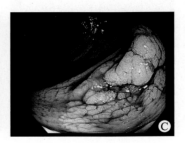

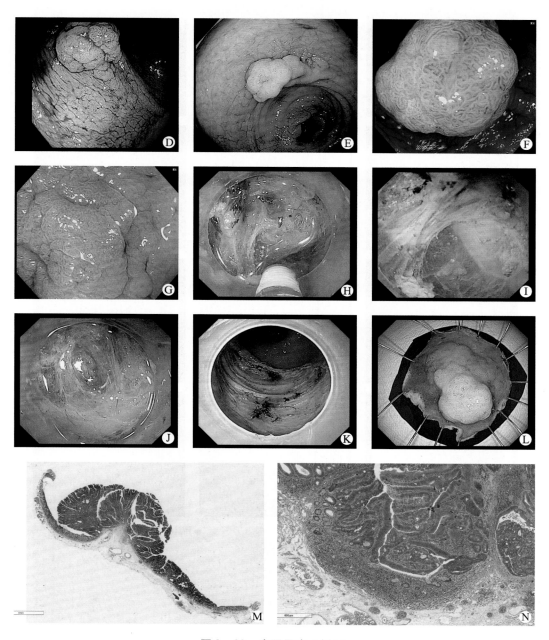

图 9 - 39　直肠早癌（例1）

男性，45 岁，无症状筛查。直肠距肛缘约2 cm 处见平坦 LST-G，中央见较大结节，大小约20 mm，NBI 提示 JNET 2A 型。ESD 后病理：（直肠）管状腺瘤伴高级别上皮内瘤变，局灶癌变，癌变成分为中分化管状腺癌，破坏黏膜肌层，神经脉管侵犯(－)，侧切缘及基底切缘未见肿瘤累及

（肖子理）

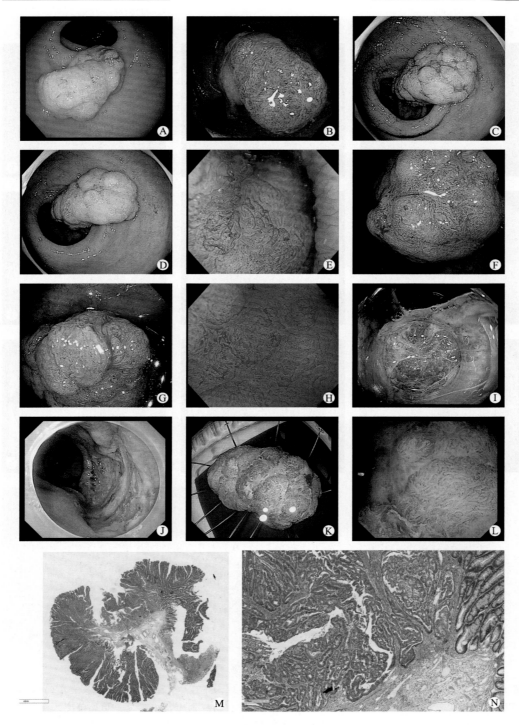

图 9－40　直肠早癌（例 2）

女性，76 岁，便血。直肠见平坦 LST-G，大小约 20 mm，NBI 提示 JNET 2B 型，结晶紫染色提示 pit pattern 分型为 Vi-m。ESD 后病理：黏膜组织，部分区域腺体呈高级别上皮内瘤变，癌变，中分化腺癌形成，浸润至黏膜肌层，切缘未见癌累及

（肖子理）

第三篇　中晚期癌

第十章 食管中晚期癌

食管癌是消化道常见恶性肿瘤，是世界肿瘤死亡的第六大病因。据 2020 年癌症统计，全球食管癌新发病例 60 万，死亡病例 54 万。虽然随着消化内镜的推广，我国食管癌的发病率及死亡率呈逐年下降趋势，但仍是食管癌高发地区，并且全世界食管癌患者约有半数在我国。我国食管癌高发区主要集中在河南、河北、山西、山东等太行山脉区域，以及安徽、四川、广东、福建等地区，高发区特有的地理环境因素及当地居民不良生活习惯，可能是导致食管癌地区差异的原因。

食管癌病理类型分为食管鳞状细胞癌和食管腺癌，其具有不同的流行病学和病理生理学特征，在世界范围内，85% 的食管癌患者为鳞状细胞癌，男性发病率高于女性。食管癌是最具侵袭性的肿瘤之一，尽管诊断和治疗技术不断进步已经改善了患者预后，但由于食管癌起病隐匿，很多患者就诊时已经为中晚期，5 年生存率低，估计为 20%~30%。

【病因】

食管癌发病与生活饮食习惯密切相关，如刺激性食物包括吸烟、饮酒、烫食等。此外，炭烤、烟熏、腌制等食物制备方式也会增加肿瘤发病率。过度饮酒和吸烟是增加食管鳞状细胞癌风险的两个最主要因素，发达国家中近 50% 的食管癌患者因酗酒及大量吸烟的不良生活习惯而患病。一项前瞻性队列研究发现，每天饮用超过 3 杯酒的个体，食管鳞状细胞癌风险增加近 5 倍，其中饮用啤酒或烈性酒风险最高；大量吸烟的人与不吸烟的人相比，患食管癌的风险增加超过 9 倍。荟萃分析表明，女性戒酒或戒烟 5~10 年可以有效地将食管鳞状细胞癌发病风险恢复到从未饮酒或吸烟女性的水平。同样，男性戒烟或戒酒后食管鳞状细胞癌发病风险将每年分别降低 2% 和 4%。

目前研究认为，慢性胃食管反流病或巴雷特食管与食管癌发病相关，特别是食管腺癌。在慢性胃食管反流病患者中，有 7%~10% 的患者合并有巴雷特食管。统计分析全世界有 1%~2% 的成年人存在巴雷特食管。虽然食管鳞状细胞癌仍是食管癌的主要类型，但食管腺癌在西方国家中是增长最快的恶性肿瘤之一，且食管腺癌相关死亡率正在明显上升中。我国食管癌病理类型以鳞状细胞癌为主，但随着社会经济发展和人民生活习惯改变，胃食管反流病、巴雷特食管和食管腺癌的发病率均有明显上升趋势。

【发病机制】

目前研究表明食管癌具有明显的家族史，有食管癌家族史的人群迁移到食管癌低发地区后，其后代的居住环境和生活习惯已经发生了巨大变化，但其食管癌发病率仍高于正常人群。食管癌发病是一个缓慢的过程，从食管基底正常细胞过度增生和不同程度的异型增生，再到侵袭性肿瘤生长，恶变前的阶段可能持续数十年。目前认为食管癌的发生是环境和基因的协同作用，其中基因对食管癌发生、发展起了重要调控作用。高通量基因组技术的发展使食管癌发病机制和分子基础更加清晰。与正常食管相比，食管癌在基因拷贝数、甲基化模式、RNA 和 microRNA 表达等方面具有不同特征，癌基因及抑癌基因平衡打破导致食管黏膜更易受损，进而食管癌的发病风险增加。食管鳞状细胞癌最常见的突变基因是 *TP53*、*NFE2L2*、*MLL2*、*ZNF750*、*NOTCH1*，最常发生基因拷贝数改变的是 *SOX2*、*TERT*、*FGFR1* 和 *MDM1*，最常见的基因缺失是 *RB1*。而食管腺癌常见于 *TGFBR2*、*TP53*、*CDKN2A*、*ARID1A*、*SMAD4* 基因突变，拷贝数的变化主要发生在 *ERBB2*、*VEGFA*、*GATA6* 和 *CCNE1*，最常见的基因缺失是 *SMAD4*。

【临床表现】

早期食管癌可无明显临床症状。

中晚期食管癌可表现为进行性吞咽困难，多伴有进食哽噎感、异物感、停滞感，起初为吞咽干硬食物困难，随后逐渐进展为仅可咽下半流质饮食或流质饮食。其次是吞咽痛、胸骨后疼痛、中上腹烧灼感、饱胀感等，伴或不伴有反酸、胃灼热、嗳气。

中晚期食管癌患者常伴随营养摄入不足，累积数月后可出现消瘦、乏力、倦怠、体力减弱等。

晚期食管鳞状细胞癌可侵犯喉返神经，患者出现声音嘶哑；肿瘤直接侵犯气管可导致食管气管瘘，引起呛咳和反复发作的肺炎；主动脉被肿瘤侵犯后可能出现致命性大出血。

【影像学表现】

一、CT

CT 扫描可确定食管癌侵袭范围及淋巴结转移情况，测量食管壁厚度，显示食管癌周边组织侵犯状况。食管癌 CT 扫描建议包含颈、胸、腹部区域，胃食管交界部癌可根据临床情况必要时扫描盆腔区域。使用对比 CT 增强扫描及多角度重建影像，有利于判断食管癌部位、肿瘤浸润层次、与周围组织器官的相对关系、区域淋巴结转移及远处肝脏转移情况。

二、上消化道造影

X 线钡餐造影操作简便、无创，能够实时动态反映食管腔壁及黏膜情况，清晰显示食管癌形态及部位，有利于判断食管癌所致狭窄及长度，但其无法显示食管侵袭周围组织器官状况。检查应包含正位、左前斜位及右前斜位 3 个体位。

三、MRI

MRI 组织分辨率高，可多平面、多参数扫描，以更有效地评估肿瘤分期。相较于 CT 检查，对于食管癌浸润层次及其与气管及支气管膜部、主动脉外膜等周围组织器官关系，MRI 可提供有价值的补充信息。

四、正电子发射计算机体层显像仪（positron emission tomography and computed tomography，PET/CT）

确定食管癌原发灶范围，了解是否有周围淋巴结转移及转移范围，可以准确判断肿瘤分期。在常规 CT、MRI 等检查阴性的患者中行 PET/CT 检查，有 15%~20% 的远处转移检出率。PET/CT 还可用于食管癌放疗及化疗疗效评价，被认为是评估治疗效果和预后指标很好的检查工具，但目前对于其检测阈值尚缺乏共识，因此检查准确性依赖主诊医师经验。

五、体表超声检查

食管癌患者的超声检查主要用于双侧颈区、锁骨上区淋巴结评估（N 分期）及肝脏、肾脏等转移灶评估（M 分期），为肿瘤分期提供信息。超声引导下可对双侧颈区、锁骨上区淋巴结及肝脏等实质脏器的肿瘤转移行穿刺组织病理学检查。

【内镜表现】

一、普通白光纤维胃镜

普通胃镜是临床诊断食管癌的必要检查项目之一，兼顾肿瘤原发病灶大体分型及活检病理学确诊。在普通胃镜观察下，中晚期食管癌内镜下主要表现为结节状或菜花样肿物，食管黏膜充血水肿、苍白发僵，表面糜烂，触之易出血，部分可见溃疡及不同程度的管腔狭窄。镜下可分为食管壁增厚、边缘坡状隆起为特点的髓质型；边缘隆起呈唇状或蘑菇样外翻，表面可伴有浅溃疡的蕈伞型；肿瘤中央有明显溃疡，通常伴有边缘隆起的溃疡型；以食管管腔明显狭窄为特点，有明显吞咽困难症状的缩窄型。

二、超声内镜

超声内镜对于中晚期食管癌患者预后生存评估及制定合适的治疗方案有重要意义，能清晰地显示食管壁结构、食管癌浸润深度及肿瘤与邻近脏器的关系。超声内镜还可用于观察肿瘤周围组织淋巴结大小和转移情况，敏感性和特异性分别为 80% 和

70% 以上，联合超声内镜引导细针穿刺活检术可进一步提高对可疑淋巴结转移的诊断能力。但由于超声波穿透力有限，超声内镜不适用于远处转移诊断评估，需要结合 CT 和 MRI 等影像学检查综合判断。

【诊断】

食管癌的诊断是由普通白光纤维胃镜加上活检组织病理学证实，常见组织病理学类型包括鳞状细胞癌、腺癌及神经内分泌肿瘤等。胃镜还可以判断食管肿瘤的部位和局部范围，以及是否合并巴雷特食管。

食管癌诊断确定后，对颈部、胸部和腹部行 CT 增强扫描、MRI、全身 PET/CT 或 EUS 或超声内镜引导细针穿刺活检术辅助诊断，可评估是否远处转移，以指导进一步是行外科手术治疗还是姑息性治疗。

【治疗】

外科手术治疗是食管癌主要根治性手段之一，但中晚期食管癌患者就诊时已经丧失了外科手术机会，因此控制原发病灶并抑制播散为目的的系统性姑息治疗在中晚期食管癌治疗中占有重要地位。放射治疗是食管癌中晚期姑息性治疗的重要组成部分，部分接受外科手术的患者也可以采用术前新辅助、术后辅助的综合治疗方案。对于非手术的晚期食管癌患者，免疫治疗联合化疗目前已成为一线治疗方案，可带来明显的生存获益。

由于食管的解剖结构和食管癌的生物学行为，大部分患者存在消化道梗阻等症状，内镜下置入支架可以解除因食管梗阻所致的进食困难，改善患者生活质量及营养状态。目前食管支架主要包括塑料支架和金属支架，推荐使用金属支架以减少支架移位的风险。对于合并有气管食管瘘并发症的食管癌患者，金属覆膜支架封闭瘘口能够显著改善患者生活质量并提高患者生存率。放置支架前需要完善胃镜检查并根据影像学资料，明确食管狭窄段或瘘口位置及长度后选择合适的食管支架。目前对于食管癌所致吞咽困难或合并气管食管瘘的中晚期食管癌患者，食管支架置入成功率为 70% ~ 100%，能极大地缓解患者症状。

【中晚期食管癌预防】

对于早期局限于黏膜内的食管癌，包括射频消融术、内镜黏膜切除术、内镜黏膜下剥离术等内镜下微创手术就可以根除。

由于早期食管癌无明显症状和体征，等到出现进食梗阻、胸骨后疼痛等典型症状时，大多数患者已经进入中晚期。因此对于年龄≥40 岁、来自于食管癌高发地区或有食管癌家族史、长期吸烟、重度饮酒等高危因素的人群，建议行内镜下食管黏膜碘染色法筛查食管癌，根据《中国早期食管癌及癌前病变筛查专家共识意见（2019 年，新乡）》，建议每 5 年进行 1 次（图 10 – 1 ~ 图 10 – 5）。

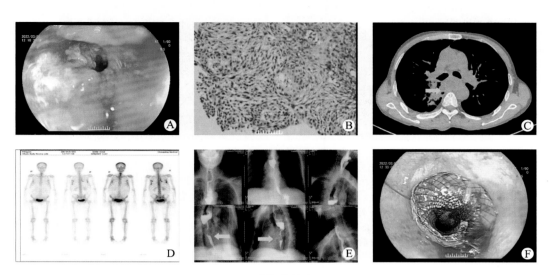

图 10 - 1 晚期食管癌（例 1）

男性，53 岁。吸烟 30 年，20 支/日；饮酒 30 年，酒精摄入约 50 g/d。平时偶有腹痛及胸骨后烧灼感，但从未行胃镜检查。3 个月前患者无明显诱因出现进食后梗阻感，伴恶心、呕吐，呕吐物为刚进食食物，无呕血等，病程中患者吞咽困难情况进行性加重，逐渐进展为仅能摄入流质物体，伴进食后呛咳。于我院门诊行胃镜检查，提示食管下段距离门齿 29 cm 处黏膜不规则隆起，致食管腔狭窄；距门齿 32 cm 处可见两处开口，其中一处开口较小，大小为 3 mm（A），注入少量造影剂后，见造影剂滞留食管旁纵隔。取 4 块活检，病检结果回示食管鳞状细胞癌（B）。胸部 CT：①食管中下段改变，考虑食管癌，右后方食管 - 纵隔瘘形成，伴邻近结构受侵，伴右肺门及纵隔淋巴结肿大。②T12、L3 椎体稍高密度结节。③肝内稍低密度结节，转移灶可能（C）。发射计算机断层显像（emission computed tomography，ECT）：左侧第 9 肋椎关节处、右侧第 11 后肋肩胛下角线处点状放射性增高影，转移性骨肿瘤可能（D）。考虑诊断为食管鳞状细胞癌，已经为晚期，伴全身多处转移，失去外科手术治疗机会。入院后完善钡餐造影检查，提示食管胸中下段管腔轮廓不规则，可见不规则充盈缺损，管腔狭窄，受累段长约 70 mm（E）。后患者行胃镜下食管金属覆膜支架置入缓解进食梗阻及食管纵隔症状（F）

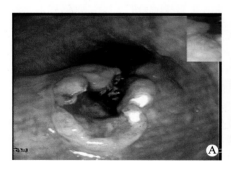

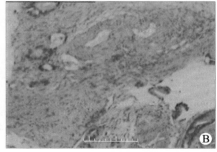

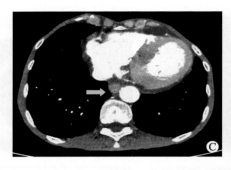
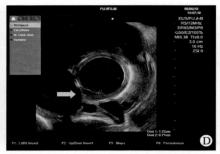

图 10-2　晚期食管癌（例2）

女性，73 岁。吸烟 60 年，草烟半斤/月；饮酒 60 年，酒精摄入约 20 g/d。平时经常感中上腹烧灼样疼痛不适，未行任何检查及治疗。2 个月前患者无明显诱因出现进食后胸骨后疼痛，至我院胃镜检查，提示食管距门齿 36~39 cm 处见隆起性新生物致食管腔狭窄，表面糜烂破溃（A）。取 4 块活检，病检结果回示食管腺癌（B）。胸部 CT 提示食管下段、贲门及邻近胃底管壁不规则稍增厚，明显强化，伴纵隔内及肝胃间隙稍肿大淋巴结（C）。进一步行超声胃镜检查，提示病变部位食管黏膜增厚，侵犯食管全层，回声欠均匀，边界欠清晰，食管纵隔周围数个增大淋巴结（D），穿刺活检提示腺癌。患者确诊为食管癌晚期伴多处转移，治疗效果差

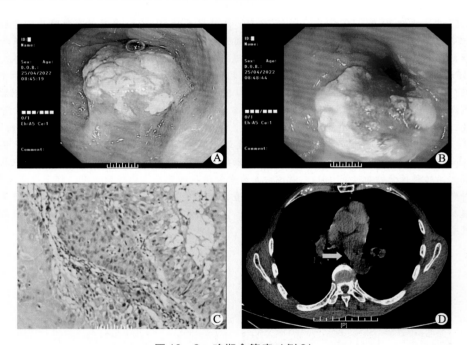

图 10-3　晚期食管癌（例3）

男性，76 岁。吸烟 50 年，10 支/日；饮酒 50 年，酒精摄入约 20 g/d。最近 4 年经常感到胸骨后疼痛不适，未行检查，药店购买药物服用后症状可缓解便没有重视。1 个月前患者无明显诱因出现吞咽困难，初为吞咽干米饭、馒头时出现胸骨后异物感，停止进食后可缓解，后逐渐出现吞咽面条、稀饭时感哽噎感，饮水后症状可缓解，遂于我院门诊行胃镜检查，提示食管距门齿 28~31 cm 处见隆起性新生物致食管腔狭窄，表面糜烂破溃，附着白苔（A，B）。取 4 块活检，病检结果回示食管鳞状细胞癌（C）。胸部 CT 检查提示食管胸中段管壁局限增厚，管腔狭窄（D）。考虑诊断为食管鳞状细胞癌，中晚期，无法行内镜下微创治疗，后于外科行开胸食管癌根治术

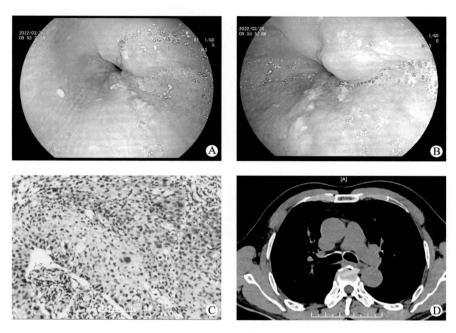

图 10 - 4　晚期食管癌（例 4）

男性，73 岁，喜食火锅等辛辣食物。吸烟 50 年，15 支/日；饮酒 50 年，酒精摄入约 30 g/d。最近 2 年偶进食大块食物时感到吞咽梗阻，每次出现这种情况便饮一杯酒帮助食物咽下，未行任何检查及治疗。患者 20 天前无明显诱因出现进食后哽咽不适，伴嗳气，病程中上述症状逐渐加重，既往饮酒帮助吞咽的方法不再奏效，并伴随进食后呕吐，为进一步治疗就诊于我院。胃镜提示距门齿 33 ~ 36 cm 处见隆起型新生物，累及食管环周 1/2，表面溃烂（A，B），予以活检 4 块，质韧，病检结果回示食管鳞状细胞癌（C）。胸部 CT 提示食管下段管壁增厚（D），考虑食管癌可能性大，肝胃间隙淋巴结显示。考虑诊断为食管鳞状细胞癌，已经为中晚期，无法行内镜下微创治疗，后于外科行开胸食管癌根治术

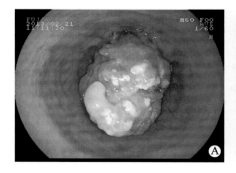

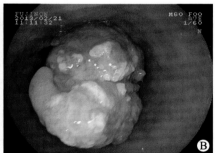

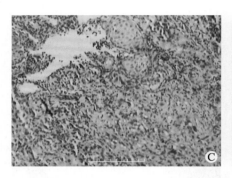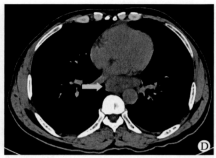

图 10 - 5　晚期食管癌（例 5）

男性，56 岁。吸烟 40 年，20 支/日；饮酒 40 年，酒精摄入约 30 g/d。患者 1 个月前无明显诱因出现进食后哽咽不适，伴反酸、嗳气，病程中上述症状逐渐加重，为进一步治疗就诊于我院。胃镜提示距门齿约 33 cm 处可见一新生物，占据约 3/4 周，管腔狭窄（A，B），内镜无法通过，予以活检，病检结果回示食管鳞状细胞癌（C）。胸部 CT 提示食管胸下段管壁增厚（D），考虑食管癌可能；周围多发淋巴结增大。考虑诊断为食管鳞状细胞癌，中晚期，无法行内镜下微创治疗，后于外科行开"开胸探查 + 食管肿瘤切除术 + 胃代食管胸内吻合术 + 胸膜粘连烙断"术

（宁波　钟立）

参考文献

1. SUNG H, FERLAY J, SIEGEL R L, et al. Global Cancer Statistics 2020：GLOBOCAN estimates of incidence and mortality worldwide for 36 cancers in 185 countries. CA Cancer J Clin, 2021, 71(3)：209 - 249.

2. 魏文强. 我国食管癌防控的现状与挑战. 中华预防医学杂志, 2019, 53(11)：1081 - 1083.

3. 郑荣寿, 孙可欣, 张思维, 等. 2015 年中国恶性肿瘤流行情况分析. 中华肿瘤杂志, 2019, 41(1)：19 - 28.

4. ARNOLD M, SOERJOMATARAM I, FERLAY J, et al. Global incidence of oesophageal cancer by histological subtype in 2012. Gut, 2015, 64(3)：381 - 387.

5. PENNATHUR A, GIBSON M K, JOBE B A, et al. Oesophageal carcinoma. Lancet, 2013, 381(9864)：400 - 412.

6. PANDEYA N, OLSEN C M, WHITEMAN D C. Sex differences in the proportion of esophageal squamous cell carcinoma cases attributable to tobacco smoking and alcohol consumption. Cancer Epidemiol, 2013, 37(5)：579 - 584.

7. FREEDMAN N D, ABNET C C, LEITZMANN M F, et al. A prospective study of tobacco, alcohol, and the risk of esophageal and gastric cancer subtypes. Am J Epidemiol, 2007, 165(12)：1424 - 1433.

8. MÖNIG S, CHEVALLAY M, NICLAUSS N, et al. Early esophageal cancer：the significance of surgery, endoscopy, and chemoradiation. Ann N Y Acad Sci, 2018, 1434(1)：115 - 123.

9. WANI S, RUBENSTEIN J H, VIETH M, et al. Diagnosis and management of low-grade dysplasia in Barrett's esophagus：expert review from the Clinical Practice Updates Committee of the American

Gastroenterological Association. Gastroenterology, 2016, 151(5): 822 - 835.

10. SHAHEEN N J, FALK G W, IYER P G, et al. ACG clinical guideline: diagnosis and management of Barrett's esophagus. Am J Gastroenterol, 2016, 111(1): 30 - 50.

11. THRIFT A P. Barrett's esophagus and esophageal adenocarcinoma: how common are they really? Dig Dis Sci, 2018, 63(8): 1988 - 1996.

12. 杨小平, 沙卫红, 刘婉薇, 等. 1108 例食管癌患者的流行病学调查. 中华胃肠内镜电子杂志, 2015, 2(3): 22 - 25.

13. Cancer Genome Atlas Research Network, Analysis Working Group: Asan University, BC Cancer Agency, et al. Integrated genomic characterization of oesophageal carcinoma. Nature, 2017, 541(7636): 169 - 175.

14. DENG J, CHEN H, ZHOU D, et al. Comparative genomic analysis of esophageal squamous cell carcinoma between Asian and Caucasian patient populations. Nat Commun, 2017, 8(1): 1533.

15. 邢铃, 王田田, 孙波, 等. 内镜超声检查在肝门部胆管癌诊断和术前评价中的作用. 中华消化内镜杂志, 2021, 38(8): 624 - 627.

16. VERSCHUUR E M, REPICI A, KUIPERS E J, et al. New design esophageal stents for the palliation of dysphagia from esophageal or gastric cardia cancer: a randomized trial. Am J Gastroenterol, 2008, 103(2): 304 - 312.

17. BALAZS A, KUPCSULIK P K, GALAMBOS Z. Esophagorespiratory fistulas of tumorous origin. Non-operative management of 264 cases in a 20-year period. European Journal of Cardio-Thoracic Surgery, 2008, 34(5): 1103 - 1107.

18. CHEN Y H, LI S H, CHIU Y C, et al. Comparative study of esophageal stent and feeding gastrostomy/ jejunostomy for tracheoesophageal fistula caused by esophageal squamous cell carcinoma. PLoS One, 2012, 7(8): e42766.

19. VERSCHUUR E M, KUIPERS E J, SIERSEMA P D. Esophageal stents for malignant strictures close to the upper esophageal sphincter. Gastrointest Endosc, 2007, 66(6): 1082 - 1090.

20. CARNEY A, DICKINSON M. Anesthesia for esophagectomy. Anesthesiol Clin, 2015, 33(1): 143 - 163.

21. 国家消化内镜专业质控中心, 国家消化系统疾病临床医学研究中心(上海), 国家消化道早癌防治中心联盟, 等. 中国早期食管癌及癌前病变筛查专家共识意见(2019 年, 新乡). 中华健康管理学杂志, 2019, 13(6): 465 - 473.

第十一章 / 胃中晚期癌

胃癌是指起源于胃黏膜的恶性肿瘤，分为早期胃癌和晚期胃癌。早期胃癌是指病变仅限于黏膜及黏膜下层，不论病变大小、是否存在淋巴结转移。超过黏膜下层侵入肌层为中期胃癌，而侵入或超过浆膜下层至附近器官或转移的肿瘤为晚期胃癌。通常所说的晚期胃癌涵盖了中晚期胃癌。

胃癌是全世界范围内最常见的恶性肿瘤之一。由于在疾病早期缺乏明显和特异性的症状，大多数胃癌患者在疾病晚期才被诊断出来，预后较差。胃癌患者表现出"三高三低"的特点，即发病率、转移率、死亡率高，早期诊断率、根治性切除率、5 年生存率低。此外，胃食管交界处癌的发病率逐渐上升，年轻人胃癌的发病率逐渐上升，大约 10% 的胃癌在 45 岁或更年轻时被发现。平均而言，男性胃癌发病率是女性的 2 至 3 倍。根据 GLOBOCAN 2018 年的估计，胃癌在常见肿瘤类型中居第 7 位，在所有男性恶性肿瘤中居第 4 位。胃癌曾是世界上癌症死亡的最主要原因，直到 1980 年代才被肺癌取代。这种变化是由于肺癌发病率上升和胃癌发病率下降所致。

【病因和发病机制】

胃癌的发生尚没有明确的病因和发病机制，是多因素综合作用的结果，但与以下因素有关。

一、环境因素和饮食因素

不同国家和地区发病率有明显差别。胃癌高发区向低发区的第一代移民的胃癌发病率与本土居民相仿，而第二代和第三代移民胃癌发病率降低，提示胃癌的发病与环境因素有关。人体胃液中亚硝酸盐的含量与胃癌的患病相关。N-亚硝基化合物的饮食或内源性作用已显著增加了胃肠道癌症的风险，主要是非贲门型胃癌。高盐、低蛋白饮食、进食较少新鲜的蔬菜和水果与发病也有一定关系。水果和蔬菜是防止胃癌发展的保护剂，而炭烤的动物肉类、高盐食品和熏制食品可能会促进胃癌进展。食物致癌物可与胃上皮细胞相互作用引起基因及其表达的变化。大量摄入红肉和加工肉类与胃癌发展的统计学显著增加有关。各种因素也会影响胃癌的进展，包括吃夜宵、吞咽热食和昼夜节律紊乱（即没有规律的睡眠时间表）。吸烟者胃癌发病危险性增加 1 倍以上，尤其是弥漫性或胃食管连接处的肿瘤，会随着吸烟的时间和持续时间而增加。此外，重度饮酒者的胃癌风险更高。

二、细菌感染

1. **Hp 感染**：Hp 是一种革兰氏阴性细菌，1994 年被 WHO 定为 I 类致癌物。Hp 致癌机制主要包括：①Hp 可将肽聚糖分泌到宿主细胞中，导致各种促炎细胞因子如 IL-8 和 COX 的上调，从而导致慢性炎症和癌症发展；②Hp 几种毒力因子，如 Cag A 或 Vac A，被认为会增加胃癌发展的风险。Cag A 蛋白可直接损伤胃黏膜，具有致癌和促癌的作用。Hp 还可分泌 Vac A 毒素，其是一种可以抑制 T 细胞反应的化合物，允许在几乎不受免疫系统反击的情况下形成恶性病变。③Hp 感染会损害胃组织微环境，促进上皮间质转化和进一步向胃癌进展。

2. **EB 病毒感染**：大约 10% 的胃癌患者癌细胞中有 EB 病毒感染，在这些患者中 Hp 感染率相对较低。EB 病毒感染与未分化胃癌关系密切，EB 病毒阳性胃癌在年轻患者中更为普遍，淋巴结转移较少见。

三、遗传因素

胃癌大多是零星散发的，大约 10% 显示出家族聚集性。具有孟德尔遗传模式的遗传性胃癌占所有胃癌不到 3%。遗传性弥漫性胃癌是最容易识别的家族性胃癌，是由钙黏蛋白 1 基因（*CDH1*）改变引起的。有家族史的患者患胃癌的风险比没有家族史者高约 3 倍。

【胃癌前状态】

胃癌前状态包括临床概念的癌前疾病和病理学概念的癌前病变。

癌前疾病是指与胃癌相关的胃良性疾病，具有进展为胃癌的危险性，包括慢性萎缩性胃炎伴或不伴肠化、胃息肉、术后胃和巨大胃黏膜肥厚症。

癌前病变是指与癌变的发生密切相关的胃黏膜组织病理学变化，即上皮内瘤变或异型增生，包括高级别和低级别上皮内瘤变。

【病理】

胃癌的发生部位多见于胃窦部，其次是贲门，胃体较少见。

胃癌的分型包括 Lauren 分型和 Borrmann 分型。Lauren 分型包括肠型、弥漫型和混合型。目前常用的是 Borrmann 分型法，可分为 I 型（息肉型）、II 型（溃疡局限型）、III 型（溃疡浸润型）、IV 型（弥漫浸润型）（图 11-1）。其中 IV 型又称皮革胃，全胃受累，胃壁厚而僵硬，胃腔缩小，恶性程度高。

组织类型：腺癌（90% 以上），腺鳞癌、鳞状细胞癌少见。腺癌包括管状腺癌、乳头状腺癌、黏液腺癌、印戒细胞癌等。

转移途径：①直接转移：中晚期胃癌可直接向胃壁内、食管或十二指肠发展。一旦肿瘤浸润浆膜，容易向肝、胰、脾、横结肠等周围器官浸润。胃癌种植于卵巢，称

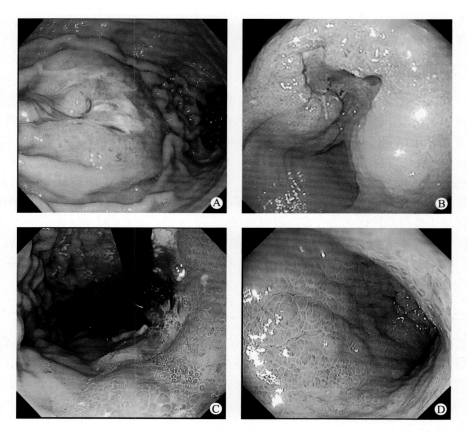

A. Ⅰ型；B. Ⅱ型；C. Ⅲ型；D. Ⅳ型。

图 11-1　胃癌的 Borrmann 分型

卵巢克鲁肯贝格瘤（ovarian Krukenberg tumor）。②淋巴结转移：最常见，若转移至左锁骨上淋巴结称菲尔绍淋巴结（Virchow lymphnode）。③血行转移：最常的是肝转移，也可有肺、胰腺、骨转移等。

【临床表现】

　　早期胃癌多数无特异性表现。中晚期胃癌可出现腹痛、食欲减退、体重下降、呕血和黑便等。腹痛最常见，与进食无明显关系，部分使用抑酸剂可有一定程度地缓解。少数患者急性穿孔后出现腹膜刺激征。肿瘤侵及胃周血管后可有呕血、黑便等表现。早期患者多无明显体征；晚期可出现上腹部压痛、上腹部包块、贫血、黄疸、营养不良甚至是恶病质表现。

【影像学表现】

　　X 线：主要征象有龛影、充盈缺陷、胃腔狭窄、蠕动异常和排空障碍。CT：常规用于胃癌术前分期。PET/CT：对胃癌术前化疗疗效和评估复发有一定的预测作用。

【内镜表现】

胃镜检查和病理组织学活检是诊断胃癌最重要、最可靠的方法。

【诊断】

①40岁以后出现上腹部疼痛或不适，无节律性且伴有食欲缺乏和体重下降者；②胃溃疡患者，经久不愈或经严格内科治疗后症状缓解差者；③慢性萎缩型胃炎伴肠上皮化生及不典型增生，内科治疗效果欠佳者；④中年以上，不明原因贫血、体重下降、粪便潜血试验持续阳性。对于有以上表现者，应高度警惕，需结合X线、胃镜及病理组织学检查以明确。

【鉴别诊断】

应与胃良性溃疡、胃间质瘤、胃淋巴瘤等鉴别。

【治疗】

胃癌的治疗是以手术为主，化疗、放疗、靶向治疗及中医药结合的综合治疗。外科手术是胃癌的主要治疗手段，是目前唯一能治愈胃癌的手段，包括根治性手术和姑息性手术，应争取根治性治疗。对于中晚期胃癌，手术以扩大根治性切除为主，术后应辅助放疗、化疗、靶向治疗的综合性治疗；对于不可切除的晚期胃癌患者，化疗仍是主要的治疗选择，但生存结局较差；对于伴有消化道梗阻者，内镜下金属支架置入术和经皮胃镜内造瘘术有重要作用。

【中晚期胃癌的预防】

一、胃癌疾病本身

（1）胃是消化道中最膨大的部分，是个囊状器官，因此肿瘤的生长通常不会因早期管腔阻塞而引起症状。这也是为什么大多数胃癌被诊断时为晚期，而胃癌的预后仍然很差的原因之一。

（2）胃癌是一种具有侵袭性的恶性肿瘤，恶性程度高，转移率高，导致治疗时的选择有限，预后不良。

二、患者角度

胃癌患者对疾病本身缺乏认识，对于大多数胃癌患者，没有有效的早期诊断标志物，且其低灵敏度和特异性的特点，使多数胃癌的诊断基于上消化道内镜等侵入性程序，部分患者害怕就医的恐惧心理甚至导致疾病的诊治延误。

三、医学角度

（1）部分胃癌早期善于伪装，有胃炎或胃溃疡的外观，若患者缺乏定期的复查与随访，不能在早期发现肿瘤并处理。

（2）临床医师尤其是消化内镜医师对高危人群的筛查很重要。对检出的可疑病变、早期病变行监测、追踪随访也很重要。

（3）在胃癌演变的过程中进行监测、早期发现恶病质前期及肿瘤科、普外科、放疗科等多团队学科协作也很重要（图11-2~图11-5）。

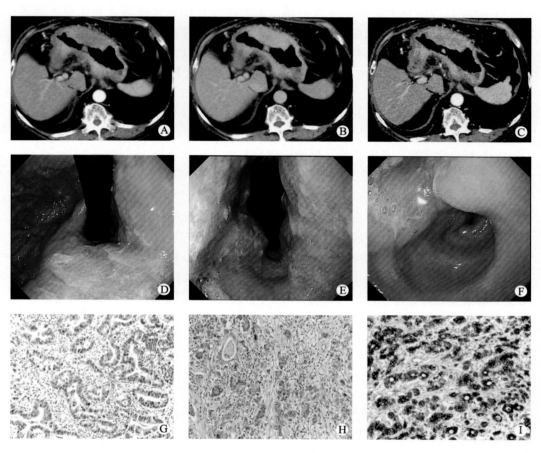

图11-2　胃腺癌

男性，78岁，呕血半年余。半年前出现呕血，自行使用云南白药治疗。1个月前无明显诱因出现上腹部疼痛。吸烟50年，20支/天。饮酒30年，500 g/d。血常规：血红蛋白92 g/L。电解质、肝功能、肾功能及肿瘤学指标正常。CT：胃壁弥漫性不规则增厚，胃体部增厚为著，呈明显不均匀强化，周围多发淋巴结影（A~C）。胃镜示胃小弯及前后壁见巨大浸润增生病变，壁僵硬，侵及胃角及胃窦小弯，表面见溃疡、浅白苔（D~F）。予以胃癌根治术（鲁氏Y形食管空肠吻合术），术后病理示腺癌（低-中分化），浸润至浆膜层，可见脉管内癌栓及神经侵袭，上下切端未见癌累及；小弯侧淋巴结（1/4）可见癌转移，并见2枚癌结节；大弯侧淋巴结（3/6）可见癌转移，并见1枚癌结节；大网膜未见明确癌转移（G，H）。免疫组化（I）：CK（+），CEA（+），D2-40（-），CD34（血管+），S-100（-），Ki-67（约40%+），muc-2（-），muc-5（点状+），muc-6（+），MLH1（+），MSH2（+），MSH6（+），PSM2（+），Her-F有耐药基因表达

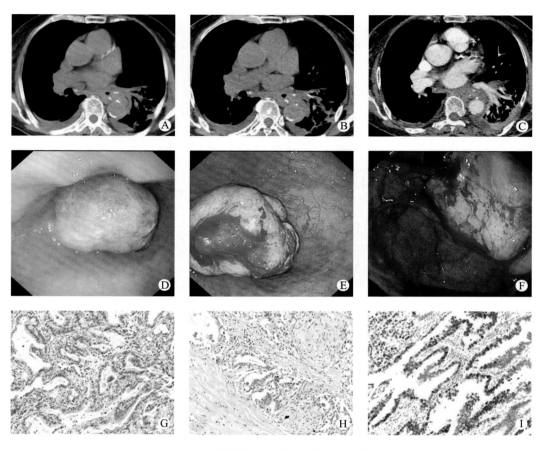

图 11-3 食管下端-贲门小弯低-中分化腺癌

女性，76 岁，上腹部疼痛 1 年。1 年前无明显诱因出现上腹部疼痛，予以"雷贝拉唑"治疗后可缓解，近期予以药物治疗后缓解不明显。父亲有胃癌病史。无烟酒嗜好。血常规：血红蛋白 80 g/L。电解质、肝功能、肾功能及肿瘤学指标正常。CT：食管下段管腔内肿块影子，胃占位征象（A~C）。胃镜示食管距离门齿 38 cm 处见球形增生，阻塞通道，增生延续至胃体小弯侧，壁僵硬，泛白，易出血，质脆（D~F）。行食管部分切除+食管、胃胸内吻合+淋巴结清扫术。术后病理：腺癌（低-中分化），浸润至外膜层外骨骼肌（G，H），未见明确脉管内癌栓，可见广泛神经侵袭，上下切端未见癌累及；贲门周淋巴结（0/1）、小弯侧淋巴结（0/7）均未见癌转移；网膜组织未见明确癌转移。免疫组化（I）：CK（+），CEA（+），D2-40（-），CD34（血管+），S-100（-），Ki-67（大于 40% +），muc-2（-），muc-5（灶性+），muc-6（灶性+），MLH1（+），MZH2（+），MSH6（+），Her-2（0）

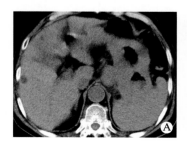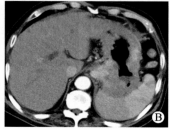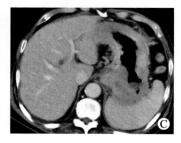

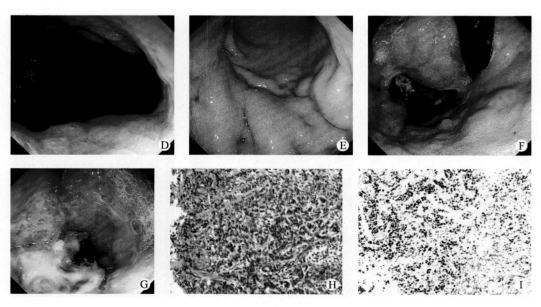

图11-4 胃底低分化腺癌

男性，75岁，上腹部疼痛5个月。5个月前出现上腹部疼痛，为隐痛，未重视。平时喜进食熏肉、腌制食品。无烟酒嗜好。血常规：血红蛋白85 g/L。电解质、肝功能、肾功能及肿瘤学指标正常。CT：胃占位伴腹腔及腹膜后多发淋巴结转移表现，病灶与脾区及胰腺分界不清（A～C）。胃镜：胃底穹隆可见溃疡，表面污秽苔，周围隆起增生，皱襞粗大，充血，壁僵硬，黏液浑浊（D～G）。组织活检病理：（胃底）倾向低分化腺癌，建议行免疫组化进一步诊断（H）。免疫组化（I）：低分化腺癌，CEA（＋），低分子量CK（＋），CK5/6（－），CD20（－），CD3（－），Ki-67（约50%＋），P53（＋），MLH1（＋），MSH2（＋），MSH6（＋），PMS2（＋），Her-2（0）

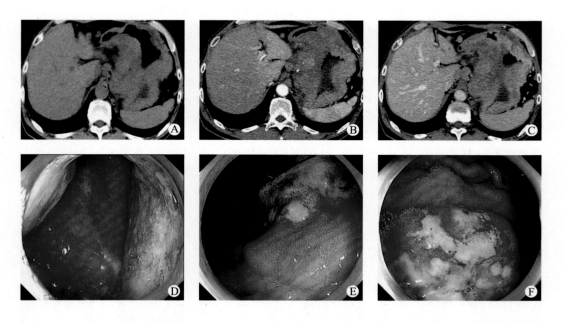

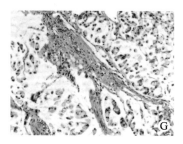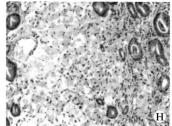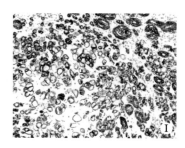

图 11 - 5　胃底、体腺癌

男性，59 岁，上腹部疼痛 1 个月。1 个月前出现上腹部疼痛，进食后明显，感乏力、食欲缺乏。吸烟 30 年，15～20 支/天。饮酒 30 年，100 g/d。血常规：血红蛋白 95 g/L。肿瘤标志物 CEA 37.6 ng/mL，CA125 35.4 U/mL。粪便潜血试验阳性。血常规、电解质、肝功能及肾功能正常。CT：胃壁弥漫性增厚，密度不均匀，增强扫描不均匀强化，以胃底及胃小弯处为著（A～C）。胃镜：胃底小弯溃疡，表面污秽苔，周边隆起，充血，僵硬，延续至胃体（D～F）。病理活检标本示黏液性腺癌（G，H）。免疫组化（I）：CEA(＋)，低分子量 CK(＋)。治疗：病变范围广，手术切除困难，予以全身化疗

（朱苏敏　张　泉）

参考文献

1. SONG Z, WU Y, YANG J, et al. Progress in the treatment of advanced gastric cancer. Tumour Biol, 2017, 39(7): 1010428317714626.

2. SUN Z, WANG Q, YU X, et al. Risk factors associated with splenic hilar lymph node metastasis in patients with advanced gastric cancer in northwest China. Int J Clin Exp Med, 2015, 8 (11): 21358－21364.

3. WU H, WANG W, TONG S, et al. Nucleostemin regulates proliferation and migration of gastric cancer and correlates with its malignancy. Int J Clin Exp Med, 2015, 8(10): 17634－17643.

4. SEXTON R E, AL HALLAK M N, DIAB M, et al. Gastric cancer: a comprehensive review of current and future treatment strategies. Cancer Metastasis Rev, 2020, 39(4): 1179－1203.

5. SAITO M, KIYOZAKI H, TAKATA O, et al. Treatment of stage IV gastric cancer with induction chemotherapy using S-1 and cisplatin followed by curative resection in selected patients. World J Surg Oncol, 2014, 12: 406.

第十二章　中晚期结直肠癌

第一节　中晚期结肠癌

结肠癌是常见恶性肿瘤之一，发病率和死亡率均较高。目前，结肠癌的病因依然没有完全明确，可能与环境、结肠息肉、基因、饮食、生活方式、肥胖等密切相关。

控制结肠癌的发病率及死亡率主要在于早期筛查，包括结肠镜、粪便潜血试验、粪便免疫化学试验、气钡双重造影等。结肠镜可直接观察肠道病变，对可疑病变取病理送病理检查是结肠癌诊断的金标准。此外，筛查的过程中若发现息肉、腺瘤等病变时，可于内镜下直接切除，阻断疾病的进展。内镜黏膜切除术（EMR）、内镜黏膜下剥离术（ESD）等内镜下技术是治疗早期结肠癌的常用方法。

临床上部分结肠癌起病隐匿，症状无特异性，故极易被误诊为其他疾病，延误病情，确诊时即为中晚期结肠癌。针对晚期结肠癌，可采用外科手术切除病变的肠道，必要时追加放化疗。晚期结肠癌最常见的转移器官是肝脏，其次是肺、腹膜等，腹部CT、MRI、PET/CT、穿刺活检等可协助诊断，通常需行原发病灶及转移灶的切除，同时采取相应的化疗方案。

临床医师应特别注意结肠癌的高危人群，面对症状不典型的患者，应全面询问病史，仔细进行体格检查，并行相应的辅助检查，筛查结肠癌。同时，应进行结肠癌的宣教，提高群众预防结肠癌的意识，出现症状时及时就医，提高结肠癌的早期诊断率，改善预后，提高生活质量。

【流行病学】

结肠癌是全世界最常见的消化道肿瘤之一，近几年发病率和死亡率明显上升。根据世界卫生组织公布的资料，2002年全球结肠癌新发病例占全部癌症的9.4%，发病率在男性中位居第4，女性中位居第3，死亡病例约占发病例数的一半。2018年，据《中国癌症统计报告》显示，结肠癌的发病率在所有恶性肿瘤中位居第3，死亡率位居第5，新增病例约37.6万例，死亡病例约19.1万例。

【危险因素】

目前结肠癌的病因尚未明确，可能与以下因素有关。

一、年龄

年龄是结肠癌发病的重要危险因素之一，大量流行病学数据显示结肠癌的发病率和死亡率均会随着年龄的增长而增加。总体而言，90%的新发病例和93%的死亡病例发生在50岁及以上的人群中。

二、遗传因素

遗传和环境因素是结肠癌的重要致病因素。结肠癌大多数是偶然被发现的，约3/4的患者没有结肠癌家族史，15%~20%的患者有结肠癌家族史，最常见的是林奇综合征。林奇综合征是由DNA错配修复基因（*MLH1*、*MSH2*、*MSH6*、*PMS2*或*EPCAM*）突变引起的，复制过程中错配修复损伤进一步致使DNA突变的累积，特别是在具有重复核苷酸序列的微卫星DNA片段中。这种微卫星不稳定性（MSI）可通过聚合酶链反应检测，与同一患者的正常和肿瘤DNA比较。

第二个较常见的遗传因素是家族性腺瘤性息肉病，其是由*APC*基因突变引起的。大部分家族性腺瘤性息肉病在年轻时就发展为结肠腺瘤和后期的结肠癌。

其他遗传因素包括与MUTY DNA糖基化酶（*MUTYH*）基因突变相关的息肉病、波伊茨－耶格综合征、锯齿状息肉病和幼年性息肉病。

三、炎症性肠病

众所周知，溃疡性结肠炎和克罗恩病患者的结肠癌患病风险增加，研究表明，长期有规律的治疗和定期检测可以降低结肠癌的发生率。

四、生活方式与环境因素

部分生活方式和环境因素会增加结肠癌的患病风险。吸烟、饮酒和体重增长均会使结肠癌的患病率增加。体重指数每增加1个单位，结肠癌的患病风险就会增加2%~3%。与此密切相关的是，2型糖尿病患者患结肠癌的风险也会增加。据估计，适量饮酒（每天2~3单位）会使患病风险增加20%，而过量饮酒则会使风险增加50%。长期大量吸烟也有类似的影响。据估计，每天摄入红肉和加工肉类的量每增加100克，结肠癌的患病风险就会增加1.16倍。相比之下，摄入牛奶、全谷物、新鲜瓜果和蔬菜及服用适当的钙、复合维生素和维生素D，可以降低患结肠癌的风险。据估计，每天摄入10 g纤维、300 mg钙或200 mL牛奶可降低约10%的患病风险，每天锻炼30分钟也有类似的效果。低剂量服用阿司匹林也可降低结肠癌的发病率。

【发病机制】

一、分子发病机制

1. 由腺瘤－癌：众多研究显示，大部分结肠癌起源于腺瘤性息肉或癌前病变。结肠癌的发病机制是多样的，在分子水平上，癌变的发展与时间有明显相关性，随着时间的推移，肿瘤生长的物质逐渐积累，最终导致恶性肿瘤。最初通常由 *APC* 基因突变引起，其次是 *KRAS* 和 *TP53* 基因突变。

2. 锯齿状息肉－癌：是结肠癌的另一种发展途径，表现为异型性生长，如增生性息肉、无蒂锯齿状腺瘤或混合型增生性息肉/锯齿状腺瘤。研究表明，肠道菌群失调尤其是核梭杆菌的过度生长，与锯齿状息肉进展为腺癌相关。

3. 染色体不稳定性（CIN）和微卫星不稳定性：在约70%的结直肠癌病例中可观察到 CIN。根据经典的腺瘤到癌通路，*APC* 基因突变导致染色体不稳定，从而诱导进一步发展为癌。这涉及各种数字染色体变异，最常见的是 18 号染色体。CIN 相关的基因包含 *TP53*、*KRAS*、*APC*、*PI3KCA* 等，其引起的结肠癌比微卫星不稳定引起的结肠癌预后更差。

4. 错配修复（MMR）：DNA 复制是一个高保真的过程，在进化过程中，有多种机制可以避免这一过程中的错误。一个等位基因的突变和遗传致使这些错配修复蛋白的功能异常，另一个等位基因可能因杂合性（LOH）丢失、沉默或突变而丧失活性，这是林奇综合征发病机制的基础。基因组中可重复数 10 万次的 DNA 片段区域称为微卫星。MMR 缺乏的细胞可能导致大量的 DNA 错误。蛋白质不匹配会导致这些微卫星的膨胀或收缩，称为微卫星不稳定性。

5. *BRAF V600E* 甲基化：部分散发性结肠肿瘤的典型特征是微卫星不稳定性和 *BRAF V600E* 突变。其致病特征是通过 CpG 序列高甲基化介导错配修复蛋白的遗传沉默。这种高甲基化过程特别容易发生在编码错配修复蛋白基因的启动子区域，导致错配修复酶缺乏症。这些肿瘤被称为 G-GIMP＋（CpG 岛甲基化）肿瘤。*BRAF* 突变是这些肿瘤的唯一特征，更常见于近端或右半结肠癌，预后较差。

二、分子异常

1. 癌基因：*KRAS* 是最常见的癌基因突变。*BRAF* 突变多发生在约 10% 的散发性结肠癌中，右半结肠癌中较常见。临床中最常见的是 *V600E* 突变。*BRAF* 突变会使针对 EGFR 的定向治疗耐药，通常预后较差。约5%的转移性结肠癌患者有 *Her-2* 基因扩增。*Her-2* 正在成为曲妥珠单抗－拉帕替尼和曲妥珠单抗－帕妥珠单抗联合治疗的治疗靶点，在早期临床试验疗效较好。

2. 抑癌基因：由腺瘤发展为结肠癌的患者中，*APC* 基因突变的人群中有 80%~90% 会患结肠癌。*APC* 基因突变是家族性腺瘤性息肉病发生的基本机制。

TP53 基因被称为"基因组的守门人"，包括结肠癌在内的多种癌症都与 *TP53* 基因突变有关。其蛋白质产物（肿瘤蛋白53）能够识别任何形式的 DNA 损伤，或者停

止细胞周期，从而使 DNA 修复或者在不可修复的损伤情况下启动细胞自杀或细胞凋亡的过程。近 50% 的浸润性结肠癌都有 *TP53* 基因突变，通常见于远端结肠癌。

PTEN 基因突变常导致近端或右半结肠癌，由 *PTEN* 突变导致的结肠癌通常伴有 *BRAF* 和 *KRAS* 突变，*TP53* 和 *PTEN* 突变不会同时发生。

高微卫星不稳定性（MSI-H）结肠肿瘤，起源于功能失调的错配修复基因。MSI-H 结肠癌患者的预期寿命可能比微卫星稳定的患者高，免疫治疗效果较好。

MUTY 基因突变会引起与结肠癌相关的遗传综合征，即 MUTYH 相关息肉病（MAP），其好发于 46～48 岁。大约 20% 的腺瘤性息肉病无 *APC* 基因突变，却存在 MUTYH 缺陷。MAP 相关结肠癌常见于结肠近端，具有丰富的黏蛋白组织及淋巴细胞，预后较好。

3. 修饰基因：COX-2 是一种诱导性环加氧酶，在结肠癌中过度表达，其作用包括阻断细胞分化、减少细胞凋亡和促进血管生成。

三、炎症性肠病相关的结直肠癌

众所周知，炎症性肠病有一定的癌变倾向。随着肠道炎症的持续时间、强度和范围的增加，癌变风险也会随之增加。

【病理】

一、早期结肠癌（pT1 期）

肿瘤细胞向下浸润突破肠黏膜肌层至黏膜下层，但未侵犯固有肌层，称为早期结肠癌，可分为以下 3 种类型。

1. 隆起型：肠腔内有明显的隆起样病变（图 12 - 1～图 12 - 3）。

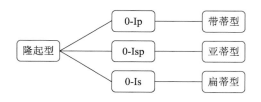

图 12 - 1 隆起型结肠癌分型

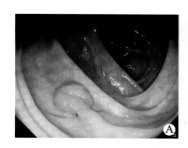 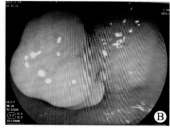 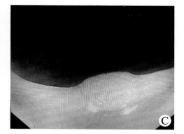

A. 0-Ip；B. 0-Isp；C. 0-Is。

图 12 - 2 早期结肠癌隆起型肠镜表现

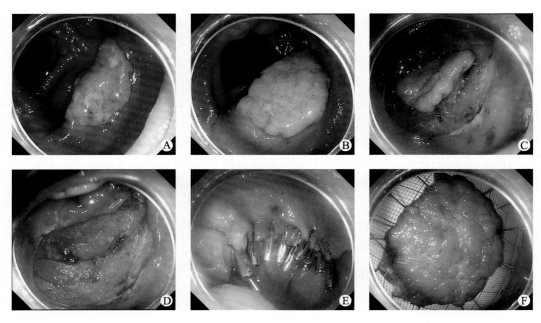

A. 回盲部肿物；B. 黏膜下注射；C. 黏膜下切开；D. 剥离；E. 钛夹缝合创面；F. ESD 切除的标本。

图 12 - 3　回盲部扁平肿物 ESD

2. 浅表型：病变低平或平坦隆起（图 12 - 4，图 12 - 5）。

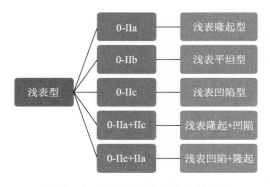

图 12 - 4　浅表型结肠癌的内镜分型

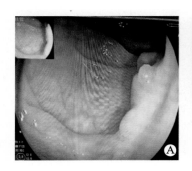
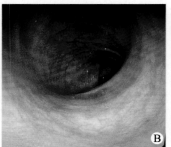
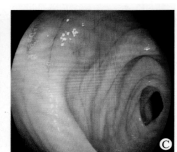

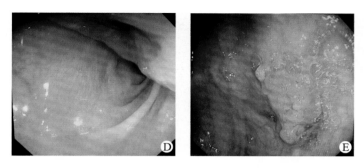

A. 0-Ⅱa；B. 0-Ⅱb；C. 0-Ⅱc；D. 0-Ⅱa+Ⅱc；E. 0-Ⅱc+Ⅱa。

图 12 -5 早期结肠癌浅表型

3. 凹陷型：病变明显低于周围黏膜（图 12 -6）。

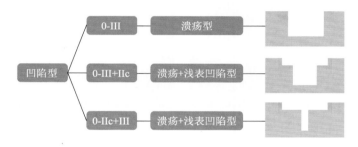

图 12 -6 早期结肠癌凹陷型分型

二、进展期结肠癌大体分型（图 12 -7，图 12 -8）

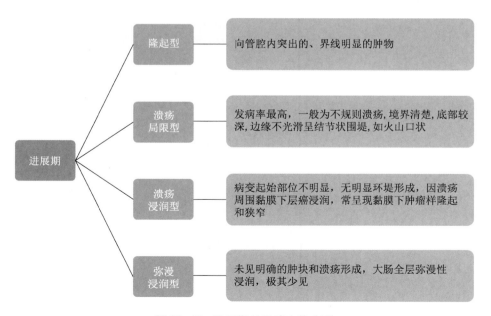

图 12 -7 进展期结肠癌大体分型

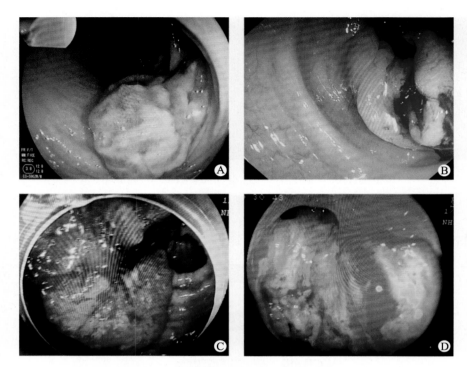

A. 隆起型；B. 溃疡局限型；C. 溃疡浸润型；D. 弥漫浸润型。

图 12 - 8　进展期结肠癌内镜分型

三、结肠癌组织学分型（表 12 - 1）

表 12 - 1　结肠癌组织学分型

组织分型	名称
非特殊类型	腺癌
特殊类型腺癌	筛状粉刺型腺癌、髓样癌、微乳头状癌、黏液腺癌、锯齿状腺癌、印戒细胞癌
少见类型癌	腺鳞癌、梭形细胞癌、鳞状细胞癌、未分化癌
其他特殊类型	—

四、结肠癌组织学分级（表 12 - 2）

表 12 - 2　结肠癌组织分级

分级	分化程度
1 级 低级别	高分化
2 级 低级别	中分化

（续）

分级	分化程度
3 级 高级别	低分化
不等 低级别	不等

五、结肠癌 TNM 分期（表 12 - 3）

表 12 - 3　结肠癌 TNM 分期

分期	定义
Tx	原发肿瘤无法评价
T0	无原发肿瘤证据
Tis	原位癌，黏膜内癌（侵犯黏膜固有层、未穿透黏膜肌层）
T1	肿瘤侵犯黏膜下层，未侵犯固有肌层
T2	肿瘤侵犯固有肌层
T3	肿瘤穿透固有肌层到达浆膜下层或侵犯无腹膜覆盖的结肠旁组织
T4a	肿瘤穿透腹膜脏层
T5b	肿瘤直接侵犯或粘连于其他器官或结构
Nx	区域淋巴结无法评价
N0	无区域淋巴结转移
N1a	有 1 枚区域淋巴结转移
N1b	有 2 ~ 3 枚区域淋巴结转移
N1c	浆膜下、肠系膜、无腹膜覆盖结肠/直肠周围组织内有肿瘤种植，无区域淋巴结转移
N2a	4 ~ 6 枚区域淋巴结转移
N2b	7 枚及更多区域淋巴结转移
M0	无远处转移
M1a	转移至 1 个部位或器官，无腹膜转移
M1b	转移至 2 个或更多部位或器官，无腹膜转移
M1c	仅转移至腹膜表面或伴其他部位或器官的转移

六、结肠癌 TNM 分期与 Dukes 分期（表 12 −4）

表 12 −4　结肠癌 TNM 分期与 Dukes 分期

临床分期	TNM 分期	Dukes 分期
0 期	Tis、N1、M0	—
Ⅰ 期	T1 ~ 2、N0、M0	A
Ⅱ 期	T3 ~ 4、N0、M0	B
Ⅲ 期	任何 T、N1、M0	C1
	任何 T、N2、M0	C2
Ⅳ 期	任何 T、任何 N、M1	D

【临床表现】

1. 症状：结肠癌常见临床症状见表 12 −5。

表 12 −5　结肠癌常见临床症状

时期	症状
早期	可无明显症状
	排便习惯较前改变
	大便性状改变：腹泻、便秘、腹泻与便秘交替、血便等
晚期	腹痛、腹胀等腹部不适感
	腹部肿块
	完全或不完全肠梗阻：恶心、呕吐、完全停止排气排便或排气排便较前减少
	全身症状：低热、贫血、消瘦、乏力等

　　2. 体征：与症状类似，结肠癌通常发展到晚期才会出现体征。部分患者腹部压痛阳性，可触及腹部包块。合并肠梗阻时可见胃肠型及肠蠕动波，听诊可闻及肠鸣音活跃或亢进。出现腹腔积液时移动性浊音可呈阳性。

　　消化道出血可引起贫血，部分患者可出现皮肤、黏膜苍白。长期慢性失血引起的缺铁性贫血可表现为指甲易碎，呈纵向沟纹、勺状；舌炎通常表现为舌红斑及舌乳头缺失；唇炎表现为嘴唇开裂。直肠指诊和粪便潜血试验在评估结肠癌中也是非常重要的。结肠癌晚期可能会出现包括周围淋巴结肿大，特别是左侧锁骨上间隙的菲尔绍淋巴结，肝转移引起肝肿大及肿瘤恶病质引起的肌肉萎缩等体征。

【筛查】

目前，大多数国家认为结肠癌筛查是有一定意义的，并将结肠癌筛查作为降低结肠癌的一种方式。近年来，我国结肠癌的发病率明显增加，全国各地积极开展结肠癌的筛查工作，以降低结肠癌的发病率。结肠癌筛查覆盖人群较大、较复杂，筛查方法会影响筛查结果，因此，其需满足低成本、无创、操作简单、特异性和敏感性高等要求。

一、筛查适宜年龄

根据是否有以下因素，将筛查人群分为普通人群和高危人群，从而选择最佳筛查技术，使患者受益最大化。符合以下任何 1 项者为高危人群：①一级亲属有结肠癌病史；②既往有恶性肿瘤史；③既往有肠道息肉病史；④同时有以下 2 项或 2 项以上者：A. 近两年来便秘，每年便秘≥2 个月；B. 近 2 年来腹泻，累计持续时间≥3 个月，每次持续≥1 周；C. 黏液脓血便；D. 过去 20 年内经历过不良生活事件史，该事件发生之后，对调查对象造成了较大精神伤害或痛苦；E. 慢性阑尾炎或阑尾炎切除史；F. 慢性胆道疾病史或胆囊切除史。

二、普通人群筛查方案

筛查对象为40～74 岁人群，应5～10 年进行 1 次结肠镜筛查，若患者拒绝结肠镜检查，则根据患者是否有高危因素进行评估和使用粪便免疫化学试验进行初筛，若有高危因素和初筛阳性建议行结肠镜检查。

三、高危人群筛查方案

若筛查对象的 2 名一级亲属患有结肠癌或进展期腺瘤（或 1 名一级亲属被诊断时年龄＜60 岁），则应从 40 岁起每 5 年进行 1 次结肠镜筛查，或比家庭中首次诊断出结直肠癌的年龄早 10 年。

针对腺瘤性息肉综合征的患者或具有致病性突变的携带者，应每年进行 1 次结肠镜检查。

林奇综合征家族中携带致病突变的患者，应从 20～25 岁起行结肠镜检查，每 2 年 1 次，直至 40 岁，之后每年 1 次。

四、筛查方法

1. 结肠镜检查：为筛查首选。用灵活的内镜（约 120 cm）检查整个大肠和小肠的远端部分，可直接观察肠腔内壁，对发现肠道肿瘤最敏感，同时可切除癌前病变，降低结肠癌的发病率和死亡率。此外，对病变组织取病理送病检是结肠癌诊断的金标准。与未筛查相比，结肠镜筛查可以降低 56% 的发病风险及 57% 的死亡风险。但是结肠镜检查费用较高，且有一定的风险，还需要良好的肠道准备和镇静。据报道，出血和肠穿孔等主要并发症的发生率为 0.1%～0.2%。

2. **粪便潜血试验（FOBT）**：结肠腺瘤和结肠癌均会有间歇性出血，在粪便标本中可以检测到血红蛋白，这种方法在半个世纪前已经被提出作为结肠癌的筛查方法。研究表明，用这项技术筛查结肠癌，可以降低 9%～22% 结肠癌死亡率。同时，FOBT 成本较低且为非侵入性检查，患者大多数容易接受。但是其也有缺点，如摄入富含铁剂的食物和大量维生素 C 可能产生假阳性结果。另外，如果息肉暂时未出血，那么该方法无法检测到息肉，并且对晚期腺瘤敏感性相对较低。目前已被粪便免疫化学试验（FIT）取代。

3. **粪便免疫化学试验（FIT）**：通过对人血红蛋白的特异性抗体来检测粪便中的血液，可对人类血红蛋白进行定量检测。因此，FIT 不受饮食或观察者偏倚的影响，比 FOBT 更具有特异性，同时其对结肠癌和腺瘤的敏感性优于 FOBT。此外，FIT 需要的样品比 FOBT 少，为患者提供了方便，提高了依从性。总之，尽管 FIT 较昂贵，但是其可能比 FOBT 的性价比更高。

4. **粪便 DNA 检测**：即多靶点粪便 FIT-DNA 检测，是通过实验室技术检测粪便脱落细胞中的 DNA 突变并联合 FIT 形成个体综合风险评分，将综合评分超过阈值的受检者定义为高风险人群，建议进行结肠镜检查。

5. **气钡双重造影（DCBE）**：钡剂覆盖整个结肠黏膜，然后用空气充满结肠，使结肠充分扩张，最后行 X 线检查所获得的图像即为 DCBE。DCBE 被认为是一种安全的方法，但随着新的检查方法的出现，其使用量已明显减少。据报道，DCBE 对大息肉（＞10 mm）的敏感性仅约为 50%，并且由于肠道准备不足，可能会出现假阳性结果。

6. **胶囊内镜（CCE）**：患者吞咽药丸状装置，该装置在通过胃肠道时拍摄。自 2012 年起，欧洲胃肠内镜学会将其作为结肠癌的筛查方法。与结肠镜检查相比，CCE 对患者来说可能更容易接受，但其更昂贵，缺乏切除和（或）活检能力，且需要良好的肠道准备。

7. **软式乙状结肠镜检查（FS）**：医师用柔软灵活的内镜（约 60 cm）检查胃肠道远端直至结肠脾曲。检查前无饮食限制，对肠道准备的要求较低。但是 FS 无法观察到结肠近端的病变情况，与结肠镜相比，其缺乏一定的敏感性，研究显示其使患者的结直肠癌发病率和死亡率分别降低了 32% 和 50%。

8. **结肠 CT 成像技术**：又称 CT 仿真结肠镜，受检者在经过肠道充分准备后，在肠道内充气，然后对全结肠进行仰卧位及俯卧位的薄层 CT 扫描，通过相应的仪器对所取得的图像进行三位重建，以进一步观察全结肠的情况。该项检查痛苦小，无创伤，不受肠腔狭窄的影响，可对阻塞性病变进行定位或检测。但是需要严格的肠道准备，对人体有一定的辐射风险。因此，暂未在人群筛查中广泛应用，仅用于结肠镜无法完成的患者。

9. **血浆 Septin9 甲基化**：血浆 Septin9 甲基化已被发现与早期结肠癌的发生相关，使用实时聚合酶链反应可在血液中检测到 Septin9，可以将其作为一种无创筛查试验，但其对结肠癌癌前病变的特异度和敏感度尚未明确，因此尚未被广泛应用于临床。

【诊断】

早期结肠癌多无明显临床表现，随着疾病的进展可出现上述症状和体征，有助于结肠癌的诊断。

一、实验室检查

疑似结肠癌患者应进行血常规、血清电解质、血糖、肝功能及血生化等检查，约一半的结肠癌患者会出现贫血。在临床中贫血较为常见，结肠癌是导致贫血的原因之一。因此，当患者出现不明原因的贫血时，应考虑进行结肠癌筛查，尤其是中老年人。晚期结肠癌引起的营养不良会导致低白蛋白血症。结肠癌患者肝功能通常在正常范围内，若肝功能或血生化指标出现异常，尤其是碱性磷酸酶和乳酸脱氢酶水平升高，常提示肝转移。

血清癌胚抗原敏感度不高，在结肠癌筛查中的作用较小，早期结肠癌癌胚抗原的水平往往只会轻微升高，晚期会有明显升高。但是血清癌胚抗原特异性差，肠道其他疾病或全身性疾病也可引起癌胚抗原升高。术前检查癌胚抗原有助于确定结肠癌预后，并提供与治疗后比较的标准。术前血清癌胚抗原升高提示预后不良，血清水平越高，肿瘤扩散越广，术后复发的可能性越大。肿瘤完全切除后，血清癌胚抗原水平几乎总是正常的，术后持续和进行性上升提示肿瘤复发，必要时及时进行肠镜检查及腹部影像学检查，以排除肿瘤复发和转移。

二、内镜检查

结肠镜是一种前端带有摄像头的柔软装置，可以直视结肠、直肠和部分小肠的肠黏膜，从而进行诊断和治疗（图 12-9）。

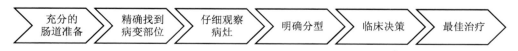

充分的肠道准备　精确找到病变部位　仔细观察病灶　明确分型　临床决策　最佳治疗

图 12-9　结肠镜检查步骤

所有疑似结肠癌的患者均应进行结肠镜检查，检查报告必须包括进境深度、肿物大小、形态、局部浸润的范围，对可疑病变组织必须行组织病理活检。若出现下列情况，则不适合行内镜检查：①全身状况较差，不能耐受结肠镜检查。②急性腹膜炎，肠穿孔，腹腔内广泛粘连。③肛周或严重肠道感染。

三、影像学检查

影像学检查对早期结直肠癌几乎无感，其意义重点在中晚期结直肠癌。

1. 气钡双重 X 线造影：可作为诊断结肠癌的检查方法，但不能用于结肠癌分期诊断，疑似肠梗阻者应慎重选择该检查方法。

2．CT：CT不仅可显示病灶的特点，还可显出病灶内部及周围血管的特点及相对关系，对病变部位的定位和定性诊断有重要价值。多层螺旋CT扫描速度快，不受肠道蠕动的影响，可明确肿瘤的范围、血管、淋巴受侵犯的情况，因此，有利于结肠癌的分期，选择正确治疗方案。

随着CT技术的逐步发展，螺旋CT仿真结肠镜（CTVC）在结肠癌诊断中的应用越来越广泛。受检者在经过充分的肠道准备后，在肠道内充气，随后对全结肠进行仰卧位及俯卧位的薄层CT扫描，通过相应的仪器对所获得的图像进行三位重建，从而观察全结肠的情况。该项检查痛苦小，无创伤，不受肠腔狭窄的影响，可对阻塞性病变进行定位或检测，同时又能显示病灶本身的浸润和转移情况，从而选择最佳的治疗手段。

3．MRI：MRI利用磁共振现象从人体获得电磁信号，通过相关仪器将人体各组织通过影像表现出来，对比度和分辨率较高，对病变的定位诊断明显提高，有利于微小病变的检出。动态增强MRI（DCE-MRI）是诊断肿瘤的常用技术，在对比剂的辅助下，使病变部位的组织、血管较正常部位有明显差异，有助于观察病变的范围、血管和淋巴等的侵犯情况，有利于病变部位的定性和定位诊断。较CT而言，MRI不会产生伪影，图像的分辨率更高，组织结构分析更丰富，软组织显示效果更好。MRI对晚期结肠癌引起的肠梗阻、缺血性结肠炎、周围组织侵犯等的检出率较高，显著提高了临床诊断的准确率，但其操作时间较长，受肠道蠕动和呼吸的影响较明显，且整个操作过程为全封闭状态，部分不能耐受者成像效果较差。此外，MRI检查费用较高，在临床上并未被广泛应用。

4．PET/CT：不推荐作为常规检查手段，对于病情复杂且无法通过常规检查明确诊断的患者，可作为有效的辅助检查。对于术前检查提示为Ⅲ期以上肿瘤者，为明确有无远处转移，可推荐使用PET/CT。

四、组织病理学检查

组织病理学检查是诊断结肠癌的金标准。检测复发或转移性结直肠癌患者的 *KRAS* 和 *NRAS* 基因突变，可指导靶向治疗。在行 KRAS 检测时，应同时进行 *BRAF V600E* 突变状态的评估，以对预后进行分层并指导临床治疗。对于所有结直肠癌患者，均建议进行 MMR 或 MSI 检测，以筛查林奇综合征、行预后分层和指导免疫治疗；还应在 MLH1 缺陷 MMR 肿瘤中检测 *BRAF V600E* 突变和（或）*MLH1* 甲基化，以评估林奇综合征的风险。一些关于结肠癌 Her-2 靶向治疗的临床研究取得了可喜的成果，但目前还没有标准化的检测和解释标准。

五、腹腔镜探查术

以下情况建议行开腹或腹腔镜探查术：①经各种诊断方法尚不能明确诊断且高度怀疑结肠肿瘤；②疑似肠梗阻，内科保守治疗无效；③疑似肠穿孔；④下消化道大出血，且经内科保守治疗无效。

【鉴别诊断】

1. 结肠良性肿瘤： 结肠良性肿瘤是临床常见疾病之一，包括结肠脂肪瘤、纤维瘤、平滑肌瘤等。早期常无明显症状，随着病情的发展可出现腹痛、肠梗阻、腹部包块等，且有一定的恶变风险。结肠镜可协助诊断，并可在适当部位取病理送病检以进一步明确病情。手术或内镜下切除良性肿瘤是临床上常用的治疗手段，可减少并发症，提高患者生活质量。

2. 溃疡性结肠炎： 溃疡性结肠炎是一种发生在结直肠的慢性非特异性炎症，目前多认为与遗传、环境、免疫等多种因素有关，常表现为腹痛、腹胀、腹泻、黏液脓血便、里急后重等，严重者会出现中毒性巨结肠。肠外表现包括外周关节炎、虹膜炎、坏疽性脓皮病、前葡萄膜炎、口腔复发性溃疡等，在病情控制后可缓解。原发性硬化性胆管炎、骶髂关节炎、强直性脊柱炎等不随病情的变化而变化。结肠镜是诊断溃疡性结肠炎的金标准，肠镜下可见连续性弥漫分布的多发浅溃疡或弥漫性糜烂，肠黏膜充血水肿、粗糙状细颗粒样改变，质脆、触之易出血，病程较长者可见假息肉或桥状黏膜，结肠袋变钝甚至消失。目前临床上常用药物有氨基水杨酸制剂、糖皮质激素、免疫抑制剂、生物制剂等。合并大出血、肠穿孔、中毒性巨结肠、癌变等可行外科手术治疗。

3. 克罗恩病： 克罗恩病病因尚未明确，好发于回肠末端，多位于肠管系膜侧，其次是右侧结肠，也可发生于消化道其他部位。多表现为右下腹或全腹腹痛，进食后可加重，排便后可缓解，大便次数增多或腹泻，有时可触及腹部包块，多无里急后重。部分患者可出现肠梗阻、瘘管、脓肿甚至大出血等并发症。结肠镜是诊断的金标准，肠镜下可见间断性黏膜充血水肿，鹅卵石、铺路石样改变，以及深深的裂隙样溃疡，病理提示非干酪样肉芽肿。目前以诱导和维持疾病缓解、内镜可见黏膜愈合、积极预防并发症、提高患者生活质量为目的，水杨酸制剂、糖皮质激素、免疫抑制剂、生物制剂等是临床上较常用的药物。

4. 肠结核： 肠结核好发于回盲部，也可发生于肠道其他部位，多有结核病史、结核中毒症状，可有腹痛、腹泻或便秘，部分可触及腹部包块，伴有肠梗阻的表现。肠镜检查是金标准，内镜下可见环形溃疡，边缘呈鼠咬状，部分可见肠腔狭窄，病理活检提示干酪样肉芽肿。以抗结核治疗为主。若合并完全性肠梗阻、肠道大出血、急性肠穿孔、慢性肠穿孔导致瘘管形成经内科治疗无效等，可行外科手术治疗。

5. 慢性细菌性痢疾： 通常由普通型细菌性痢疾或中毒性细菌性痢疾治疗不彻底而引起，腹痛、腹泻等症状比较轻微，常会出现食欲下降，逐渐出现体重下降，预后较差。

6. 血吸虫病： 常有疫区接触史，可伴有肝脾肿大，粪便检查可见血吸虫虫卵或孵化毛蚴阳性。肠镜下直肠、乙状结肠黏膜处可见黄褐色颗粒。病理检查可见血吸虫虫卵。

7. 阿米巴肠病：有流行病学特征，大便呈果酱样，肠镜下可见深深的烧瓶状溃疡，粪便或组织中可见阿米巴病原体、阿米巴抗体有助于疾病诊断。抗阿米巴治疗有效。

【治疗】

一、手术治疗

对于 T2～4N0～2M0 结肠癌，推荐行肿瘤所在部位的结肠段切除加相应区域淋巴结清扫术，若肿瘤位于右半结肠，应行根治性右半结肠切除术，切除病变部位相应肠道，清扫相应淋巴结及肠系膜，术中应注意结扎切断源自肠系膜上动脉的回结肠动脉、结肠中动脉、右结肠动脉及其分支；若肿瘤位于横结肠，无转移、局部浸润及梗阻，应行横结肠根治术，完整切除横结肠病灶，清扫相应淋巴结；若肿瘤位于左半结肠，一期梗阻近端造瘘，二期再切除病灶。

对于遗传因素引起的家族性腺瘤性息肉病导致的结肠癌，根据肿瘤所在位置行全结肠切除术加回肠储袋肛管吻合术、全结肠切除加回肠造瘘术或全结肠切除加回肠直肠端端吻合术。目前未发生癌变者可根据病情选择结肠部分切除术或全结肠切除术，必要时可选择全结肠或部分结肠切除术，术后定期随访。

若肿瘤侵犯邻近组织器官，行结肠癌根治术的同时应切除受肿瘤侵犯的组织器官。若术前各项检查提示肿瘤处于 T4 期，应先行新辅助化疗降期，再行手术治疗。

结肠癌晚期引起肠道梗阻，可行结肠切除术一期吻合或一期肿瘤切除、近端造瘘、远端闭合或一期造瘘术、二期肿瘤切除或姑息性治疗，如内镜下支架置入术、梗阻近端造瘘、短路手术等。

二、内科治疗

1. 新辅助治疗：针对无法行手术切除的 T4b 期结肠癌，可行化疗或化疗联合靶向治疗，必要时可增加放疗。对于结肠癌合并肝转移和（或）肺转移时，若经过多学科会诊后需要行新辅助治疗且 *KRAS*、*NRAS*、*BRAF* 基因为野生型，可选用西妥昔单抗或联合贝伐珠单抗。推荐使用以下方案：CapeOx（卡培他滨＋奥沙利铂）或 FOLFOX（奥沙利铂＋氟尿嘧啶＋亚叶酸钙）或 FOLFIRI（伊立替康＋氟尿嘧啶＋亚叶酸钙）或 FOLFOXIRI（奥沙利铂＋伊立替康＋氟尿嘧啶＋亚叶酸钙），持续使用 2～3 个月。治疗后再次评估是否适合手术、射频消融、放疗等。

2. 辅助治疗：Ⅰ期（T1～2N0M0）结肠癌一般不使用辅助化疗。Ⅱ期结肠癌若有以下高危因素需行辅助化疗，推荐选择以奥沙利铂为基础的 CapeOx 或 FOLFOX 方案，或单用氟尿嘧啶＋亚叶酸钙、卡培他滨，治疗 3～6 个月。若无高危因素且肿瘤组织检测为 MSS（微卫星稳定）或 pMMR（无错配修复缺陷），建议单用氟尿嘧啶类药物或口服卡培他滨；若无高危因素且肿瘤组织检测为错配修复缺陷或高水平卫星不稳定，不推荐行辅助化疗。Ⅲ期结肠癌建议使用 CapeOx 方案或单用卡培他滨、氟尿嘧啶 + 亚叶酸钙；若为 T1～3N1 患者，可选择 CapeOx 方案，治疗 3 个月。

高危因素：①组织学分化差且为错配修复正常或微卫星不稳定；②T4 期；③血管、神经、淋巴受侵，受累的淋巴结＜12 枚；④术前合并肠梗阻或穿孔；⑤切缘疑似阳性。

3. 其他治疗：结肠癌进展到晚期时，若上述治疗效果不佳时，可适当采取局部治疗，如物理治疗、介入治疗、中医药治疗、瘤体内注射药物等。

4. 最佳支持治疗：在结肠癌整个治疗过程中均应贯穿支持治疗。结肠癌晚期疼痛较明显，需对疼痛进行评估，予以综合合理治疗，按照疼痛三阶梯治疗原则，警惕药物不良反应并积极预防，同时积极治疗原发病。同时给予患者及家属社会心理支持和疼痛教育，嘱注意加强营养，必要时可选择肠内营养。

三、肝转移治疗

50%～60% 的结肠癌会发生转移，肝脏是最常见的转移器官。出现肝转移时即为Ⅳ期结肠癌，5 年生存率约为 6%，手术切除后 5 年生存率为 25%～40%。结肠癌肝转移有不同的分类方法，可分为同时性和异时性、有症状和无症状、局限性肝脏和肝及肝外全身转移，而针对局限性肝脏转移的患者又可分为可切除、潜在可切除及永久不可切除。

1. 结肠癌肝及肝外全身转移：结肠癌晚期出现肝及肝外全身转移的患者，以缓解症状、提高生活质量为主，在身体条件允许的情况下，选择全身化疗。若合并以下并发症，如出血、穿孔、梗阻，需立即行手术缓解症状；若出现左半结肠梗阻，可通过内镜下置入支架以缓解症状。

2. 同时性局限于肝脏的结肠癌：评估患者的一般状态，以判断患者是否可以耐受手术。术前采用 CT 或 MRI 检查胸、腹、盆腔，进一步明确分期。肝脏 MRI 可明确病灶具体部位，有助于鉴别良性病变和转移。

到目前为止，手术是唯一有希望治愈肝转移的手段，尽可能达到切除所有转移灶及切缘阴性，并残留足够的肝脏实质，维持一定的肝脏功能。在条件允许的情况下尽可能采取同期切除，如果合并肠道并发症，可先行肠道手术，后行肝脏手术。术后肝功能正常的肝脏应保留 20% 以上，肝硬化患者的肝脏应保留 30% 以上。目前，随着射频消融技术的发展，肝脏射频消融技术可以代替肝切除来治疗肝转移瘤。虽然无法达到切缘阴性，但其整体生存期与肝切除类似。射频消融治疗的局部复发率常常较高，故常作为手术治疗的辅助手段。对于不可切除的患者，化疗联合射频消融可提高约 3 年无进展生存率，延长总生存期。

对可切除的患者，术前建议采用新辅助化疗，清除肝脏的微小转移灶，缩小肝脏转移瘤以利于手术切除，同时还可明确转移瘤对化疗是否敏感。术前 6 个周期两周及术后 6 个月可采用 FOLFOX 4 方案化疗，积极预防并治疗术后引起的并发症。

确诊为结肠癌的患者同时出现肝转移，且转移灶的范围及分布无法进行手术切除治疗时，化疗可使转移灶缩小，使转移灶由不可切除转变为可切除，增加手术机会。大量文献报道，最初不可切除的转移灶，经化疗后再进行手术切除，可使患者明显受益。化疗联合靶向治疗可增加反应率，同时使切缘阴性的切除率明显提高。西妥昔单抗和帕尼单抗只对 *KRAS* 野生型有效，贝伐珠单抗可精确抑制 *VEGF*、*KRAS* 基因状态而不影响其疗效。应用贝伐珠单抗转化疗时，应在手术前后停用至少 28 天，可有效避免或减少手术出血、伤口愈合等手术相关并发症。

3. 结肠癌术后肝转移：结肠癌术后 55%~60% 的患者会出现肝转移复发，好发于术后 2 年。即使肝转移灶彻底切除，但仍有 60%~70% 会复发。根据肝转移灶的部位、大小、数目及肝外转移情况等，可采用手术、介入、化疗等治疗，治疗方法类似于同步肝转移，其对外科手术技巧的要求更高。

四、肺转移治疗

肺是继肝脏之后第二常见的结肠癌转移部位，与其他远端转移瘤相比，肺转移瘤的生长速度相对较慢，总生存期较好。肺转移按原发肿瘤和肺转移之间的间隔可分为同步转移和异时转移；根据肺转移和其他远端转移的顺序分为初始转移和非初始转移。初始肺转移被定义为肺是第一个远端转移的部位，无论其是否伴有其他远端转移，包括所有同步肺转移和初始异时性肺转移；非初始肺转移是在治疗其他转移性疾病期间发生的转移灶。根据是否伴有肺外转移，可分为孤立性肺转移和非孤立性肺转移。

总体而言，针对可治愈性肺转移的患者，治疗目标是达到无疾病证据的状态，同时降低复发风险。针对部分经过全身治疗但无法治愈的患者，其目标是延长患者生存期，同时提高患者生活质量。肺转移治疗的一般原则是根据肺转移灶的数量、部位、大小和基因型、原发肿瘤位置和肺外转移的情况，在多学科讨论后进行综合治疗，治疗方法包括全身治疗、根治性局部治疗和局部姑息治疗。

1. 同步肺转移的治疗：结肠癌出现肺转移时，常用手术方式有楔形切除，其次为肺段切除、肺叶切除及全肺切除。若术前检查中未见肺门或纵隔淋巴结转移，则不需要在术中行常规淋巴结清扫；若怀疑淋巴结转移，则在手术过程中可考虑淋巴结活检或清扫。

对于不适合或拒绝手术的可切除肺转移患者，可考虑采取非手术的局部治疗，包括立体定向体部放射治疗（SBRT）和消融治疗。与手术治疗的原则相似，在 SBRT 或消融治疗前必须评估原发病灶的状态，这些治疗应在肿瘤整体控制良好的条件下进行。对于单个肺转移瘤，当病变位于外周时，应优先考虑射频消融术；如果病变位于中央，则可以考虑射频消融和放疗；如果病变位于中央区或血管附近，则首先考虑放疗。

部分患者肺转移灶分布较广泛，直径较大或转移灶所在的位置靠近肺门等重要部位，可通过术前强化转化治疗后行切缘阴性手术。

对于不可切除的肺转移瘤患者，建议行姑息治疗，包括全身治疗和姑息性局部治疗。全身治疗应充分考虑治疗目标和药物毒性，可考虑联合化疗或单一化疗±靶向治疗。对于孤立性肺转移的无症状患者，尤其是转移幅度小（如病变<1 cm）且预后良好的患者，可考虑定期随访。由于一些肺转移患者可能具有较长的生存期，转移性病变的基因状态可能会发生变化，从而在接受多线治疗或治疗持续较长时间后会影响进一步全身治疗结果，必要时可行肺内病变的重新活检或液体活检，以充分了解肿瘤的基因状态。

2. 异时肺转移的治疗：如果伴有局部复发且局部复发性病变是可切除的，则应将局部复发性病变视为原发性病变，并根据同步肺转移进行治疗。如果局部复发性病变不可切除，则应将其视为不可切除的转移性病变，整体治疗原则与同步肺转移相似。

五、腹膜转移

出现腹膜转移通常预后较差，以全身治疗为主。若合并梗阻者可行姑息性手术治疗，如结肠切除、转流性造口、梗阻肠段的短路手术、支架置入等，然后给予有效化疗。

六、随访

（1）术后1年内复查结肠镜，若未发现异常，3年内再次复查结肠镜，之后每5年复查1次；若有异常，1年内再次复查结肠镜；若在随访过程中发现结肠腺瘤，应于内镜下行切除治疗；若术前未能行全结肠镜检查，术后3~6个月内行全结肠镜检查。

（2）胸部、腹部、盆腔CT及MRI：建议每6个月复查1次，持续2年，之后每年1次，持续5年。

（3）体检、肿瘤标志物：每3个月复查1次，持续2年，之后每半年1次，持续5年，随后每年1次。

（4）对已经或疑似有复发或远处转移的患者，可考虑行PET/CT。

【中晚期结肠癌的预防】

症状不典型是导致早期结肠癌延误诊治的原因之一，即使出现腹部肿块及全身营养不良的症状也容易被误诊为其他疾病。

急腹症者非常迷惑人，其结肠癌症状不典型，缺乏提示诊断的必要辅助检查。部分结肠癌患者会出现下腹隐痛，容易被误诊为慢性阑尾炎，药物治疗后出现症状缓解的假象，从而延误病情（图12-10）。钡剂灌肠不仅可明确阑尾炎的诊断，还能排除回盲部肿瘤的可能，而对于钡剂灌肠无法排除的患者，可进一步行结肠镜检查。横结肠在腹腔内活动度较大，肿块移位到盆腔，常以下腹部不适来就诊，易被误诊为附件炎，从而延误诊治。一些患者出现反复血便，易被误诊为痔疮及其他肛管疾病，治疗后效果较差或症状好转后多次复发，应及时做直肠指诊及结肠镜检查。便次增多、排便习惯改变及黏液脓血便容易被误诊为慢性肠炎及细菌性痢疾，同时，由于肿瘤多见于老年人，部分年轻人对结肠癌缺乏足够的认识，仅满足于简单的检查结果和短期治疗效果，诊断时通常趋向于良性疾病，从而漏诊。此外，部分患者缺乏对疾病的足够认识，不愿意就医从而耽误病情，尤其是症状不明显的早期结肠癌，部分患者自服一些药物，症状暂时缓解，掩盖病情，从而延误疾病诊治。有些患者因对结肠镜有恐惧感，拒绝结肠镜检查从而耽误病情，故临床上发现大便性状改变、长期腹泻或便秘者，应及时行结肠镜检查（图 12 – 11）。

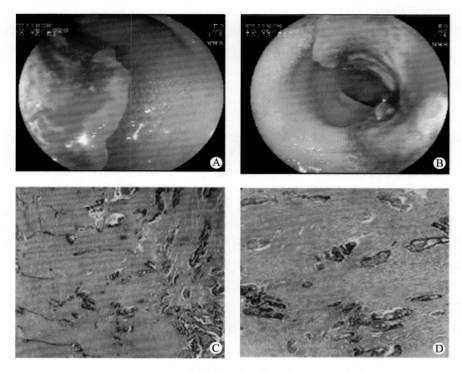

图 12 – 10　急性阑尾炎病史的晚期结肠癌

男性，60 岁，右下腹腹胀、腹痛 2 个月余。患者于 2 个月前出现转移性右下腹疼痛、腹胀就诊于当地医院，诊断为"急性阑尾炎"，行腹腔镜下阑尾切除术，病理检查提示急性单纯性阑尾炎。术后未再出现腹痛，仍有间断性腹胀，无明显加重及缓解因素，排气、排便正常。近 2 天来腹胀较前加重，呈持续性，伴恶心、呕吐，共 2 次，呕吐物为胃内容物，排气排便正常。患者为求进一步系统诊治来我院，门诊查体后以"粘连性肠梗阻"收入我科。病程中无发热，无咳嗽、咳痰，无反酸、嗳气，饮食睡眠尚可，小便如常，近期体重未见明显变化。既往史无特殊。体格检查：右下腹轻压痛，无反跳痛及肌紧张。粪便隐血试验阳性，CEA 62 ng/L。B 超提示右下腹混合型团块。内镜所见：距肛门口约 60 cm 处可见一处肿物，占据半个肠腔，镜身尚可通过，表面凹凸不平，质地脆，易出血，取活检数块送病理（A，B）。病理示筛状中分化型腺癌和实性低分化型腺癌，肿瘤细胞侵犯黏膜下层，并可见淋巴管浸润，部分区域可见浆膜下层脉管浸润（C，D）。临床诊断：右半结肠癌。治疗：右半结肠癌根治术，术后予以辅助化疗

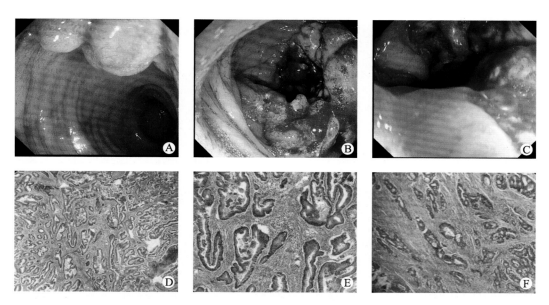

图 12-11　以排便困难为主诉的结肠晚期癌

女性，58岁，反复排便困难2年，加重2周入院。患者2年前无明显诱因出现排便困难，反复发作，2～3天1次，粪便呈干硬状，便中无黏液、脓血及鲜血，无里急后重，无恶心、呕吐，无腹痛、腹胀。反复就诊于当地医院，予以口服乳果糖，效果不佳。近2周，上述症状加重，排便5～6天1次，呈坚果样便，无黏液、脓血及鲜血，偶有腹胀，以下腹部为著，无明显加重及缓解因素，无腹痛，无恶心、呕吐，排气正常。患者为求进一步系统诊治，就诊于我院，门诊以"便秘待查"收入我科。病程中无发热，无咳嗽、咳痰，无反酸、嗳气，饮食、睡眠尚可，小便如常，近期体重无明显变化。既往史无特殊。体格检查未见明显异常。血常规提示血红蛋白80 g/L，粪便潜血试验阳性，肿瘤标志物 CEA 80 ng/L，血、尿、肝肾功能、电解质、血生化均未见明显异常。内镜检查：距肛门19 cm处可见环形肿物，表面破溃出血，肠腔狭窄，肿物延伸至距肛门口约28 cm处，进镜阻力较大，退镜（A～C）。在距肛门约19 cm处用一次性活检钳取活组织4块做病理检查，病理示结肠高、中分化型管状腺癌，浸润最深的部位为低分化腺癌，肿瘤细胞在固有肌层广泛浸润，部分侵及浆膜下层（D～F）。临床诊断：左半结肠癌。治疗方案：于结直肠外科行手术治疗，术后追加化疗，定期复查

　　贫血是临床上常见症状之一，多种疾病都会引起贫血，其缺乏特异性，尤其是合并有其他疾病时。右半结肠肠腔较宽，肠内容物多呈液态且肠道蠕动较慢，便血、肠梗阻、腹泻等症状不明显，故一般不会引起患者的注意，通常会忽视肿瘤方面的疾病，仅被误认为缺铁性贫血，单纯予以补充铁剂治疗，虽贫血可获得短期的缓解，但原发病并没有得到治疗，直到症状再次加重，甚至出现便血及其他症状时才行肠道检查及其他相关检查，延误病情。因此，面对不明原因的贫血应仔细分析贫血的原因，排除结直肠癌（图12-12，视频12-1）。

　　需要强调的是，结肠镜是诊断结肠癌的金标准，一些患者肠道准备欠佳，内镜下视野不清晰，从而漏诊早期病变。因此，对于肠道准备欠佳者，务必再次认真准备肠道后复查肠镜。

视频 12-1

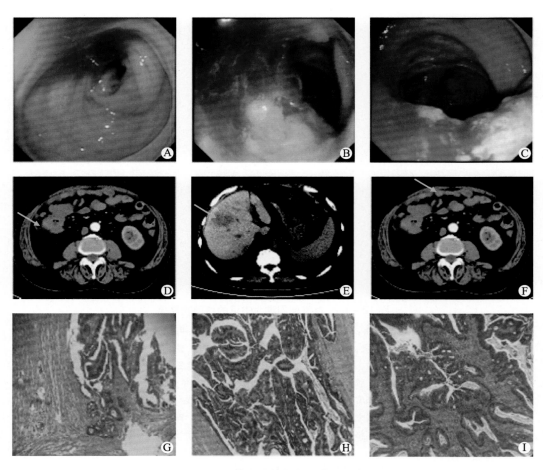

图 12 − 12　以贫血为首发表现的结肠晚期癌

男性，76 岁，发现贫血 2 年。2 年前无明显诱因出现乏力伴心悸，于门诊行血常规检测发现贫血，当时无呕血、黑便，无恶心、呕吐，无偏食，于血液科诊疗，患者拒绝行骨髓穿刺术和住院系统诊疗，间断补充叶酸、铁剂、维生素 B_{12} 等治疗后，检测血常规，提示血红蛋白 126 g/L，患者自认为贫血已治愈。近 2 周来，再次出现乏力且较前加重，现为求进一步系统诊疗而入我科，病程中无胸闷、胸痛，伴心悸，无气短，无头晕、头痛，无恶心、呕吐，无发热，无咳嗽、咳痰，无呕血，无尿频、尿急、尿痛。自发病以来食欲、睡眠尚可，小便正常，近期体重未见明显改变。既往史：高血压病史，平时口服苯磺酸左氨氯地平片治疗，血压控制可；右侧下肢静脉曲张行手术治疗史 20 年；否认冠心病、糖尿病病史；否认肝炎、结核等传染病病史；无食物及药物过敏史。体格检查：生命体征平稳，贫血貌，皮肤苍白；其余查体未见明显异常。辅助检查：血红蛋白 56 g/L，粪便潜血试验阳性。肿瘤标志物 CEA 81 ng/L。内镜检查：距肛门约 70 cm 处可见一溃疡性肿物围绕肠腔浸润性生长，表面溃疡，覆污秽苔，质地硬，易出血，取活检（A ~ C）。全腹 CT 平扫：升结肠近段占位性病变，提示肿瘤（D）；结肠癌伴周围及腹腔多发淋巴结肿大，考虑局部突破肠壁，不除外累及邻近小肠可能；肝内病变，考虑转移瘤概率大（E）；腹膜多发结节，考虑转移瘤（F）。病理示大小形状不规则的筛状及腺管状中分化型管状腺癌为主体，也可见高分化型管状腺癌和低分化管状腺癌，肿瘤细胞在浆膜下层广泛浸润，局部接近浆膜（G ~ I）。临床诊断：升结肠癌。治疗：右半结肠癌根治术，术后予以辅助化疗

第二节 中晚期直肠癌

直肠癌是起源于直肠黏膜上皮的恶性肿瘤，随着经济社会发展和人口老龄化的突出、人们饮食习惯及饮食结构的改变等诸多因素的影响，直肠癌的发病率及患病率日趋增加且发病逐渐有年轻化趋势。据美国国立综合癌症网络（NCCN）公布的数据显示，从 1974 年到 2010 年，50 岁以下患者的结直肠癌诊断显著增加，并预测到 2030 年，20～34 岁患者的直肠癌发病率将增加 124.2%。根据 2021 年全球癌症报告结果及 2021 年中国恶性肿瘤报告结果显示，结直肠癌位列最常见恶性肿瘤的第 3，居消化道恶性肿瘤的首位。2021 年全球结直肠癌新发例数约 190 万，死亡例数约 93 万，占全部癌症死亡人数的 9.4%。早期直肠癌的 5 年生存率达 90% 以上，然而在我国，因经济发展不均衡、人们健康意识相对薄弱等因素，多数患者无法做到定期体检、早诊早治，甚至在出现较为明显的症状后仍一拖再拖，因此多数患者在确诊时已属中晚期，5 年生存率大大降低，伴远处转移者 5 年生存率仅约为 15% 左右。据统计，约 70% 的直肠癌呈散发，约 10% 患者表现出遗传性，尤其早发性直肠癌患者更具遗传危险性，其余 20% 患者表现出家族聚集性。在我国，直肠癌的发病率呈现一定的地域特征，东南沿海地区发病率高于内陆西北地区，城市高于农村，大城市高于小城市，即经济发达地区发病率更高。

【病因及发病机制】

一、环境因素

越来越多的证据表明，直肠癌不同于结肠癌，有不同的病因和风险因素，可能反映了不同的环境暴露。有研究显示，体育活动与结肠癌而不是直肠癌的相关性更强，可能的生物学机制是结肠更容易受到胰岛素的影响。假设胰岛素和胰岛素样生长因子在促进腺瘤的发展或生长中起作用，那么与结肠相比，介导这种效应的受体在直肠中可能不太常见。但仍有证据显示，健康的生活方式及锻炼可以降低患直肠癌的风险。

过度食用高脂肪、红肉或加工过的肉类、烟草及中度/重度饮酒均会增加患病风险。食用大蒜、牛奶、钙和高膳食纤维被认为具有保护作用。尽管经常使用非甾体抗炎药与发病率降低有关，而且维生素 D 可能通过抗肿瘤免疫而发挥保护作用，但尚不能作为一级预防被推荐。

二、遗传因素

大多数直肠癌通过染色体不稳定性（CIN）途径发展，CIN 途径包括致癌基因的激活及抑癌基因的失活。CpG 岛高度甲基化（CIMP）可通过抑制抑癌基因发挥作用从而促进直肠癌的发生。另外，约 13% 的直肠癌是由错配修复蛋白缺失（dMMR）引起的。一级亲属有结直肠癌家族史者罹患结直肠癌的风险会增加，而结直肠癌家族史对结肠癌发生风险的影响似乎比直肠癌更大。对卫生从业人员队列（HPFS）和护士

231

健康队列（NHS）这两个队列的一些研究提示，具有结直肠癌家族史者，其罹患结肠癌的相对风险为 1.99，而罹患直肠癌的相对风险为 0.86。此外，近端和远端结肠肿瘤之间存在分子差异。直肠癌中 *P53* 基因的突变模式和 *KRAS* 基因的突变率与结肠癌中不同。

林奇综合征和家族性腺瘤性息肉病是公认的直肠癌的遗传因素，二者均是常染色体显性遗传病。林奇综合征的肠道病变更易发生在近端结肠，患者一级亲属中约 80% 将发病；而家族性腺瘤性息肉病更易累及直肠和远端结肠，患者子女约 50% 发病，幼年即可出现大肠腺瘤，如不处理，最终均将恶变。因此，基因咨询在直肠癌的管理中十分关键，应对患者和受影响家庭成员进行主动监管和潜在的干预措施。

三、其他危险因素

直肠腺瘤是直肠癌的主要癌前疾病，有研究显示，远端结肠癌和直肠癌通常经腺瘤性息肉–癌途径发展，而在近端结肠癌中 de novo 途径可能更为重要。约 85% 的直肠癌由直肠腺瘤演变而来，腺瘤发生癌变的概率与肿瘤的大小、病理类型等有关，高危腺瘤包括直径 ≥10 mm 及绒毛状腺瘤或绒毛结构大于 25% 的混合性腺瘤。高体重指数、身体或腹部肥胖和 Ⅱ 型糖尿病被视为危险因素。累及直肠的长期溃疡性结肠炎和克罗恩病也会增加直肠癌的患病风险。

【临床表现】

直肠癌起病隐匿，早期无症状或症状不明显。

尽管结直肠癌的常规筛查增加了偶然诊断的直肠癌的比例，但超过 70% 的患者因局部肿瘤症状而就诊。尤其在我国，人群普遍体检率较低，多数患者直到出现明显不适症状才到医院就诊，而忽略了早期身体的报警信号，导致疾病确诊时分期偏晚。

据报道，75% 的患者出现排便习惯改变，即大便次数、大便性状较平素发生改变，如出现腹泻、便秘、腹泻与便秘交替等；51% 的患者出现便血，包括新鲜血及黏液脓血等，便血可间断出现，时好时坏，便血量通常较小，因直肠癌所致的消化道大出血少见。上述这些症状通常会被患者误认为是饮食失当或痔疮等而被忽视，从而延误了就诊和治疗的时机。

同时，25% 的患者出现直肠肿块，可伴随排便堵塞感。10% 的患者出现缺铁性贫血，并可能出现继发于贫血的乏力、胸闷等症状。4% 的患者出现腹痛。低位直肠癌会引起里急后重感及直肠疼痛。如肿瘤堵塞肠腔可出现肠梗阻症状，低位肠梗阻通常可表现为腹胀、腹痛、排便及排气停止，而呕吐不常见。如直肠癌发生远处转移，还可出现受累器官的相应症状，如肝转移患者可出现肝区不适、黄疸、肝功异常及门脉高压相关症状，腹膜转移患者可出现顽固性大量腹水等。

【体格检查】

直肠指诊是简便有效又经济的检查方法，指诊时通常可触及肿块，并可有指套染血。有报道称，约 75% 的直肠癌可通过直肠指诊被发现。但直肠指诊存在一定局限性，如早期病变、中高位病变可能因无法分辨或无法触及而存在漏诊可能，且其结果可能存在一定主观性。因此，对于有症状而直肠指诊阴性的患者，仍应进一步检查以免造成漏诊及病情延误。

若患者出现贫血，查体可见贫血貌。若直肠癌发生远处转移，如转移至肝脏，可触及肝脏肿大，并可出现黄疸；如肿瘤转移至腹膜，腹部触诊可呈柔韧感，并可叩及移动性浊音阳性。

【辅助检查】

粪便潜血试验对直肠癌的诊断没有特异性，但可为早期筛查直肠癌提供重要线索。既往常用检测方法为愈创木粪便潜血检查（gFOBT），但其易受食物、药物等因素影响。近年来粪便免疫化学检查（FIT）已在世界范围内逐渐取代 gFOBT，其通过检测血红蛋白中的珠蛋白成分而检测粪便潜血，并可实现定量检测且影响因素更小，所需检测样本更少，患者依从性更高。

全血计数、肝肾功能、血清和胸部和腹部 CT 是必要的，有助于确定患者的功能状态和肿瘤是否存在转移，并可协助进行完整分期。PET 可提供更多骨盆外疾病的信息，然而，目前的证据不足以推荐所有患者均进行 PET 检查。

血清 CEA 的敏感性及特异性较低，不是直肠癌理想的筛查工具。但对于术后可能需要进一步干预的患者，如 Ⅱ 期或 Ⅲ 期直肠癌患者及适合切除肝转移灶的直肠癌患者，需监测 CEA 水平，诊断后至少 2 年内应每 2～3 个月监测 1 次。有研究发现大多数直肠癌患者术前血清 CEA 水平正常，而复发患者的血清 CEA 水平至少上升 50%，故即使直肠癌患者术前血清 CEA 水平正常，也不能放弃连续的术后 CEA 检测。

相比于 CEA，CA19-9 对于直肠癌的初始评估和随访的敏感性较低，但有研究表明，治疗前血清 CA19-9 水平升高与直肠癌患者预后不良之间存在显著相关性，因此中国临床肿瘤学会指南推荐直肠癌患者在治疗前、后行 CA19-9 检测。

对疑似直肠癌肝转移患者，AFP 被认为是有意义的；对疑似腹膜或卵巢转移的患者，CA125 被认为是有意义的。

腹盆部 CT 对直肠癌的诊断有一定价值，其可显示直肠管壁不规则、不均匀增厚，伴狭窄或可见软组织影。如肿瘤侵及浆膜，可见肿瘤与周围脂肪间隙模糊，增强扫描可将肿瘤显示得更为清晰。但 CT 无法准确判断直肠壁层次，因而无法准确评估 T 分期，同时其对肠周小淋巴结分辨率较低，无法提供准确的 N 分期信息。

盆腔 MRI 和直肠内超声均可以通过检查直肠壁的浸润程度及潜在的淋巴结来确定直肠癌的 T 分期及 N 分期，但超声视野有限，无法显示所有区域淋巴结站，而 MRI 更全面、更具客观性，并且可以提供有价值的信息来预测手术时切缘阳性的风险，还具有评估血管受累与否的独特能力，故 MRI 被 NCCN 指南推荐为直肠癌术前评估的重要工具。直肠癌在 MRI 上表现为 T1WI 信号低于直肠壁，T2WI 信号增高。

【内镜表现】

直肠通常被定义为距肛缘远端 15 cm 以内的肠道，也有学者将直肠定义为从骶岬到耻骨联合上缘的虚拟线下方的肠道。内镜下直肠的范围是最近端 Houston's 瓣以远至肛缘。仔细的内镜评估对于确定诊断和规划最终治疗至关重要。首先，消化科医师在诊断直肠癌和避免遗漏病变方面起关键作用。充分的肠道准备和仔细的黏膜可视化对避免遗漏扁平病变至关重要。仔细检查皱襞两侧也很重要。要注意测量肿瘤距齿状线或肛缘的距离。在这一点上，硬式直肠乙状结肠镜更有优势。一项研究表明，结肠镜报告的直肠肿瘤定位在大约 25% 的患者中不准确，这可能影响临床决策和潜在的治疗选择。最常见的情况是，在处理中高位直肠肿瘤时，结肠镜检查高估了肿瘤相对于肛门边缘的位置，这可能导致错误的手术计划和新辅助治疗建议。

对于新诊断为直肠癌的患者还应进行完整的结肠评估。虽然同时性结直肠癌的发病率很低，在 1% 到 3% 之间，但同时性腺瘤或其他息肉的发病率高达 30%。结肠镜因可在检查过程中可同时治疗存在的息肉及腺瘤而成为一种优选的评估方法。在结肠镜检查未完成的情况下，例如，由于阻塞性癌症结肠镜无法通过、完成全结肠检查时，可以使用 CT 结肠造影协助评估全结直肠情况。在接受新辅助治疗的患者中，如果肿瘤消退足以允许结肠镜通过，则可以重新尝试结肠镜检查。如果在需要紧急干预以解除阻塞性病变的情况下未进行术前结肠评估，则应在术后进行完整的结肠镜检查。

直肠癌在内镜下表现多样。约 85% 的直肠癌由经典息肉样腺瘤 – 癌途径发展而来，部分由锯齿状腺瘤发展成癌。还有极少部分为 de novo 途径，即在无腺瘤背景下直接由正常黏膜上皮细胞突变发展而来（图 12 – 13）。因此，内镜下早期识别及处理息肉样腺瘤及锯齿状腺瘤对于防止直肠癌的发生及进展成中晚期有重要意义。

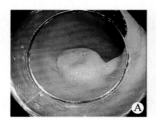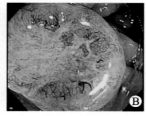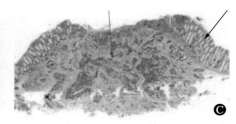

图 12 –13　de novo 途径发展而来的直肠癌

男性，72 岁，因体检行结肠镜检查，距肛门约 10 cm 处可见一大小约 1.2 cm×1.0 cm Ⅱa + dep 病变（A）。NBI 示病变周围黏膜腺管开口规则，呈 pit pattern Ⅰ型，病变处腺管及血管结构紊乱，凹陷处局部腺管模糊、血管网稀疏（B）。病理提示腺癌（C，红色箭头），病变旁见正常肠黏膜上皮，未见腺瘤样改变（C，黑色箭头）

早期直肠癌内镜下大体形态按巴黎分型可分为以下几种：①隆起型（0-Ⅰ）（图 12 –14），即病变高于周围正常黏膜表面超过 2.5 mm 的息肉样隆起，其又可根据病变是否有蒂分为有蒂型、亚蒂型和无蒂型。②平坦型（0-Ⅱ），可分为浅表隆起型（隆起程度低于 0-Ⅰ型）、浅表平坦型、浅表凹陷型（凹陷程度低于 0-Ⅲ）和侧向发育型肿物（通常指病变直径≥1 cm 的以横向生长而非垂直浸润为主的病变，又可按形态分为均一颗粒型、结节混合型、扁平隆起型及假凹陷型）（图 12 –15）。③凹陷型（0-Ⅲ），即病变低于周围正常黏膜表面超过 1.2 mm，一般在内镜下可见溃疡形成。上述分型还可混合存在。

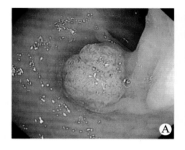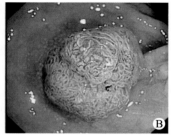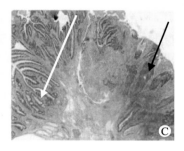

图 12 -14　隆起型早期直肠癌

女性，63 岁，因便秘行结肠镜检查，距肛门约 10 cm 处可见一大小约 1.5 cm×1.2 cm 隆起型病变，表面结节样，略充血（A）。NBI 示病变外周部分腺管主要呈脑回样结构，血管较为规则，中央局部腺管结构不规整、模糊，血管结构紊乱、粗细不均，呈 JNET 分型 2B 型（B）。病理提示绒毛管状腺瘤（C，白色箭头）伴局灶癌变（C，黑色箭头）

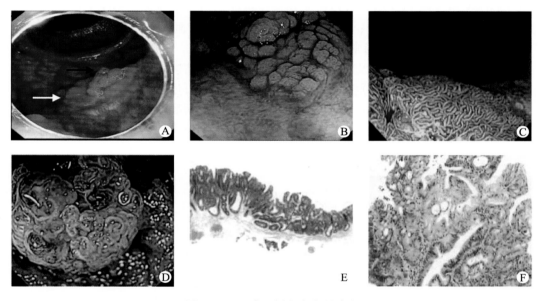

图 12 -15　直肠侧向发育型肿瘤

男性，62 岁，因间断腹泻行结肠镜检查。齿状线上方可见一大小约 2.0 cm 侧向发育型肿物，结节混合型（A，B）。NBI 示病变外周颗粒样结节处（A，白色箭头）表面结构及血管较规则，呈 JNET 分型 2A 型（C），病变不规则结节处（A，黑色箭头）表面结构不规则，血管粗细不均、分布不规则，呈 JNET 分型 2B 型（D）。病理提示病变外周颗粒样结节处（A，白色箭头）为腺瘤（E），病变不规则结节处（A，黑色箭头）为腺癌（F）

　　内镜下对早期病变的识别和及时干预对减轻患者疾病负担、获得良好预后有重要意义。白光内镜下对肿瘤黏膜下浸润的怀疑基于两个主要特征：①表面不规则或非颗粒型侧向发育型肿瘤（LST）；②凹陷或假凹陷形态。此外，肿瘤周围黏膜伸展不良、表面紧满感及自发性出血也具有提示作用。LST 非颗粒型病变已被证明具有高达 69% 的黏膜下浸润性癌的相对高风险，而在具有假性凹陷形态的病变中，这种风险甚至上升到73.5%。近年随着内镜技术的发展，根据色素内镜及放大内镜对直肠肿物性质及浸润深度的判断，可得到与病理一致性较高的诊断。Kudo等基于放大内镜及靛胭脂染色对结直肠病变的分类首次提出"pit pattern"（结直肠隐窝的开口形状）的概念。Pit pattern共Ⅰ～Ⅴ型（图12－16），每个分型又存在不同亚型，有助于表征肿瘤的组织学异型程度，并可揭示早期癌的浸润深度，其中ⅤN型（腺管开口消失或无结构）多提示黏膜下深浸润或进展期癌。NBI在区分大肠病变的大体类型方面与色素内镜一样有效。随着越来越多的内镜设备配备放大功能，NBI结合放大内镜的应用越来越多，进一步提高了诊断效率，在估计病灶浸润深度方面发挥了重要作用。2014年日本NBI专家组（JNET）提出将JNET分类作为通用的针对结直肠肿物的NBI放大内镜分类。JNET分类根据肿瘤表面结构和表面微血管的不同呈现将结直肠病变分为1型、2A型和2B型、3型。1型（图12－17）表现为血管形态不可见，表面结构规则、接近正常黏膜或存在深色点状腺管开口，通常提示增生性息肉（HP）/无蒂锯齿状病变（SSL）；2A型（图12－18）表现为血管管径粗细均匀分布规则，表面结构规则，通常提示是低级别上皮内腺变；2B型（图12－19）表现为血管管径不一，不规则分布，表面结构不规则或模糊，通常提示是高级别上皮内瘤变、黏膜内癌或黏膜下浅浸润癌；3型表现为血管稀疏区及粗血管中断，表面出现无结构区域，通常提示黏膜下深浸润癌及进展期癌。JNET分型与pit pattern分型相结合可进一步提高对直肠肿瘤性质的判别及其浸润深度的评估。通过内镜技术及时发现及精准判断早期直肠癌从而采取恰当的治疗措施可有效避免其向中晚期直肠癌发展，以便更加优化对患者的治疗，减轻患者的痛苦，有利于使患者获得更好的预后。

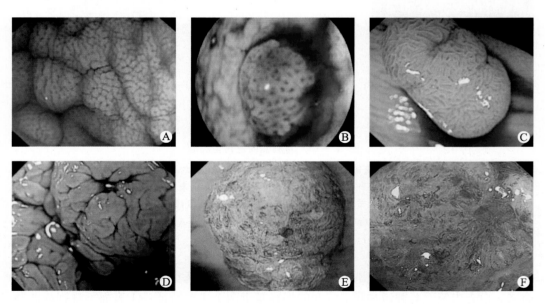

A. Ⅰ型，腺管开口呈圆形；B. Ⅱ型，腺管开口呈星芒样；C. Ⅲ型，腺管开口呈管状；D. Ⅳ型，腺管开口呈脑回状、分支状；E. ⅤⅠ型，腺管开口不规则、无序；F. ⅤN型，腺管开口消失或无结构。

图12－16　pit pattern分型

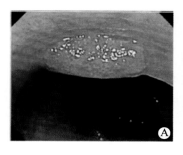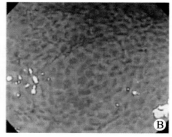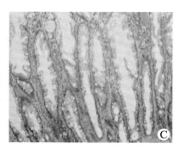

图 12 –17　JNET 分型 1 型

女性，46 岁，体检行结肠镜检查。距肛门约 5 cm 处可见一大小约 1.2 cm 扁平息肉样黏膜隆起（A）。NBI 未见明显血管结构，可见黑色点状腺管开口，呈 JNET 分型 1 型（B）。病理提示增生性息肉（C）

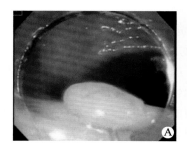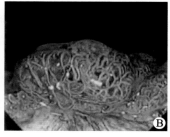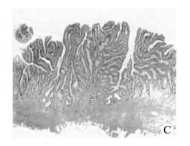

图 12 –18　JNET 分型 2A 型

女性，50 岁，因便秘行结肠镜检查。距肛门约 5 cm 处可见一大小约 1.0 cm 息肉样黏膜隆起（A）。NBI 示病变表面呈规则分支状，微血管结构稍增粗但呈均匀螺旋状，呈 JNET 分型 2A 型（B）。病理提示腺瘤（C）

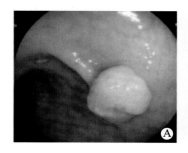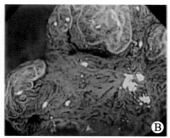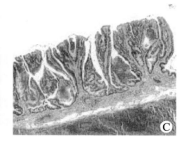

图 12 –19　JNET 分型 2B 型

男性，56 岁，因间断腹胀行结肠镜检查。距肛门约 15 cm 处可见一大小约 1.2 cm 隆起型病变，表面略呈结节样，中央略凹陷（A）。NBI 示病变凹陷处血管粗细不均、分布不规则，表面结构不规则、不清晰，呈 JNET 2B 型（B）。病理示病变凹陷处为腺癌（C）

　　而当早期病变未引起患者及医师的足够重视、未能及时干预时，则会继续进展为中晚期肿瘤。进展期直肠癌在镜下可分为隆起型、溃疡型和浸润型。隆起型表现为突入肠腔的半球形或薹状样肿块，一般体积较大，表面可呈菜花样、结节样凹凸不平、质地脆、硬，触之易出血，表面可有糜烂及溃疡，溃疡表面可附着污秽苔。溃疡型表现为与周围黏膜分界较清楚的深大溃疡，溃疡底部常附着血痂或污秽苔，溃疡周边黏膜无明显浸润感，呈结节样、环堤样隆起，形似"火山口"样，肠腔延展性尚可。浸润型表现为肿瘤向肠壁弥漫性浸润，整个肠壁弥漫性增厚，肠腔扩张差，环形僵硬甚至狭窄致内镜无法通过，但是黏膜表面往往看不到明显病变，仅仅表现为明显的充血水肿或仅有浅表的糜烂；此类型直肠癌在获取病理组织时应注意深挖活检，否则可能因浅表组织不易检出肿瘤细胞而导致病情延误。

【诊断】

对出现排便习惯及性状改变、便血、消瘦等症状的人群，应积极开展直肠指诊及结肠镜检查。对健康人群，也应在至少 45 岁开始进行筛查（包括粪便相关检查及结肠镜等），对于有危险因素者应将筛查时间提前并注意定期随访。

直肠癌的诊断基于直肠指检和内镜检查，并通过活检进行组织病理学确认。

在内镜下对直肠肿块进行活检时重要的是获得足够的组织，不仅可以确定诊断，还可以进行基因突变分析，以帮助指导未来的靶向治疗。虽然不同的下一代测序分析需要不同数量的存活恶性细胞，但为了提高可靠性和准确性，需要对足够多的肿瘤进行取样，以代表其整体。因此，即使内镜检查中出现典型的癌，也应至少从病变中心和边缘进行 5 到 6 次活检。如果仅从外周进行活检，可能会漏掉侵袭性成分，仅显示非侵袭性腺瘤特征。如果仅从中心进行活检，则可能仅显示坏死组织，而没有任何明确的肿瘤细胞。

直肠癌的病理类型主要为腺癌，肿瘤细胞通常中等大小，细胞核质比增加，细胞极性消失，形成不规则的腺体或筛状结构。腺体形成的百分比决定了肿瘤的分化程度，一般可分为高分化（>95% 腺体结构）、中分化（50%~95% 腺体结构）、低分化（5%~50% 腺体结构）和未分化（<5% 腺体结构）。具有黏液成分的直肠腺癌是一种不常见的直肠癌类型，包括黏液腺癌和印戒细胞癌两种组织学亚型，通常恶性度更高、预后不良。另外，纯直肠鳞状细胞癌是直肠癌中十分罕见的一种病理类型，有报道称其占直肠癌的 0.1%~0.3%，并可与腺癌成分混合存在。对于直肠的鳞状细胞癌，无法根据形态特征确定其是纯直肠来源，还是起源于肛门或转移性起源。免疫组织化学染色有助于更好地确定肿瘤的起源器官和亚型，最常用的标志物是 AE1/AE3、34bE12、p63、CAM5.2 和 CK7/20。

对诊断为直肠癌的患者，还应根据原发肿瘤情况（T 分期）、淋巴结状态（N 分期）和全身状态（M 分期）对肿瘤进行 TNM 分期。根据 AJCC 第 8 版，T 分期取决于肿瘤对直肠壁的侵犯程度：Tx 原发肿瘤不能评估，T0 无原发肿瘤证据，Tis 原位癌（上皮内或侵犯黏膜固有层），T1 侵犯黏膜下层，T2 侵犯固有肌层，T3 肿瘤穿透固有肌层至浆膜下或侵犯无腹膜覆盖的结直肠旁组织，T4a 肿瘤侵犯腹膜，T4b 肿瘤直接侵犯或黏附邻近器官或结构。N 分期取决于淋巴结受累的程度及范围：Nx 区域淋巴结无法评价，N0 无区域淋巴结转移，N1 有 1~3 枚区域淋巴结转移，其中 N1a 有 1 枚区域淋巴结转移，N1b 有 2~3 枚区域淋巴结转移，N1c 无区域淋巴结阳性，但浆膜下、肠系膜、无腹膜覆盖结肠/直肠周围组织内有肿瘤种植，N2 有 4 枚或以上区域淋巴结转移，其中 N2a 4~6 枚区域淋巴结转移，N2b 7 枚及更多区域淋巴结转移。M 分期取决于是否存在远处转移：M0 无远处转移，M1 有远处转移，其中 M1a 远处转移局限于单个器官（如肝、肺、卵巢、非区域淋巴结）但没有腹膜转移，M1b 远处转移分布于 1 个以上的器官，M1c 腹膜转移、有或没有其他器官转移。

根据 TNM 分期进行一定组合，可得到直肠癌的预后组别，其中 TisN0M0 为 0 期，T1,2N0M0 为 Ⅰ 期，T3N0M0 为 Ⅱ A 期，T4aN0M0 为 Ⅱ B 期，T4bN0M0 为 Ⅱ C 期，T1,2N1M0 及 T1N2aM0 为 Ⅲ A 期，T3,4aN1M0、T2,3N2aM0 及 T1,2N2bM0 为 Ⅲ B 期，T4aN2aM0、T3,4aN2bM0 及 T4bN1,2M0 为 Ⅲ C 期，任何 T、任何 N、M1a 为 Ⅳ A 期，任何 T、任何 N、M1b 为 Ⅳ B 期，任何 T、任何 N、M1c 为 Ⅳ C 期。临床上一般认为 0 期及 Ⅰ 期为早期，Ⅱ 为中期，Ⅲ 为中晚期，Ⅳ 期为晚期。

【鉴别诊断】

1. 痔疮：是一种十分常见的良性肛门疾病，主要表现为间歇性的便血，通常为便后滴新鲜血，血与大便不混合，可伴或不伴痔核的脱出，有的患者可伴有排便困难，如合并血栓时可出现疼痛。其与直肠癌均可存在便血等症状且在人群中发病率高，而直肠癌在早期又往往无其他特异性表现，因此临床上常有许多患者误将直肠癌当作痔疮而未能及时就医，最终导致病情延误。同时在一些结肠镜可及性不高的地区，有时因患者害羞或为难情绪，对便血患者未能常规进行直肠指诊检查，从而导致直肠癌漏诊的情况也不在少数。因此，对于所有便血的患者进行直肠指诊及结肠镜的检查以便明确病情是十分必要的。

2. 溃疡性结肠炎：临床上多以黏液脓血便和里急后重感为主要表现，有时易与直肠癌混淆，但部分患者还可伴有关节炎、虹膜睫状体炎、皮肤病变等肠外表现。溃疡性结肠炎病变常累及直肠及乙状结肠，也可向近端结肠延伸，累及全结肠。结肠镜下可见弥漫性、连续性黏膜充血水肿、糜烂及浅溃疡，典型患者病理可见隐窝脓肿。上述表现均区别于直肠癌，结肠镜检查及病理活检可用于鉴别。

3. 肠道淋巴瘤：胃肠道淋巴瘤多为淋巴瘤的节外受累表现，最常见的是非霍奇金淋巴瘤，而原发性结直肠淋巴瘤罕见，仅占原发性直肠肿瘤的 0.1%~0.4%，仅占胃肠道淋巴瘤的一小部分。因此当直肠受累时，通常是在广泛全身性疾病的背景下，存在高热、肝脾大等症状，并且存在胃肠道外多发淋巴结肿大，这与直肠癌有所不同。然而原发性胃肠道淋巴瘤在没有全身性疾病的情况下存在，增加了鉴别的难度。直肠淋巴瘤的镜下表现是多样的，可以是息肉状、环状、溃疡或可能仅被视为黏膜结节，梗阻和穿孔并不常见，因其镜下表现不典型且与直肠癌多有相似，故鉴别主要依赖可靠的病理学诊断。

4. 直肠转移性肿瘤或来自邻近恶性肿瘤的局部直肠侵犯：虽然很少见，但直肠可能是其他器官癌症转移的部位，如胃、卵巢和子宫颈，可表现为壁内病变、息肉样肿块或肠道管壁增厚。同时直肠邻近器官，如卵巢、前列腺等器官的恶性肿瘤亦可直接侵犯直肠，有时甚至先于原发肿瘤被发现。故当既往有相关癌症史或存在其他部位转移性肿瘤时，应注意直肠病变为转移性肿瘤或邻近器官肿瘤侵犯的可能。因转移性肿瘤常在黏膜下发展，黏膜表面可能无明确肿瘤痕迹或仅表现为充血、水肿及糜烂，故增加了鉴别诊断难度，可靠的病史、足够的活检标本及准确的病理学诊断有助于鉴别。

5. 孤立性直肠溃疡综合征：是一种罕见的疾病，主要见于年轻女性，临床上可表现为便血和直肠脱垂，内镜检查可表现为黏膜红斑或溃疡，有时伴有息肉样或环状肿块。由于临床和内镜特征，其通常最初被认为是直肠癌，但组织学活检无肿瘤细胞证据，有力的病理学有助于鉴别。

6. 子宫内膜异位症：在女性患者中，肠道深部浸润型子宫内膜异位症可以在临床和影像学上模拟直肠肿块，表现为肠腔外肿块或肠壁结节状增厚，最常累及直肠乙状结肠，患者可能出现出血和直肠疼痛。同时因异位的子宫内膜形成包块，可因压迫导致患者出现里急后重等直肠刺激症状，并有可能导致梗阻。但患者的症状往往是周期性的，与月经周期有关。

【治疗】

手术治疗仍是直肠癌的根本治疗手段。直肠癌手术治疗旨在完整的直肠系膜包裹内实现手术切除肿瘤和所有引流淋巴结，以尽量减少局部复发，即全直肠系膜切除术（TME）。对所有肿瘤可切除的直肠癌（即除存在远处转移的Ⅳ期）患者都应实行根治性手术。在T4直肠癌患者中，因肿瘤突破浆膜浸润邻近组织及器官，通常应整体进行受累邻近器官的根治性切除。根据肿瘤的位置，手术包括保留肛门括约肌的低位前切除术（进行结肠肛门或结肠直肠吻合的修复性手术）或永久性结肠末端造口术（Hartmann手术）或腹会阴切除术（APR）。这些手术需根据患者的个体情况及医疗机构和医师的水平综合评估而采取开放式手术或腹腔镜技术甚至达·芬奇手术机器人系统完成。

随着内镜技术的发展，可根据镜下肿瘤大体形态、JNET分型、pit pattern分型等对肿瘤的性质及浸润深度进行初判，并可结合超声内镜和直肠MRI等综合评估，对于考虑为早期局限于黏膜内或浅表黏膜下浸润性癌（黏膜下浸润深度 <1 000 μm），可进行镜下ESD（内镜黏膜下剥离术）切除。ESD即内镜下应用高频电刀及相关专用器械，将病变与其下方正常的黏膜下层进行逐步剥离，可对消化道表浅病变进行整块切除而不改变消化道解剖结构，尤其对于符合适应证的低位直肠癌患者，可保留其正常的肛门结构，极大地改善了患者术后的生活质量。如术后病理无高危因素，包括水平和（或）垂直切缘不净、组织学低分化、肿瘤出芽2级或3级、神经脉管浸润等，有报道称其淋巴结转移风险 <1%，镜下ESD治疗可达到治愈性切除目的。如术后病理存在高危因素，对于仅水平切缘阳性者可考虑追加ESD手术，而对于存在其他高危因

素者，建议追加外科手术治疗。

对于风险极低（T1N0）且无高风险特征的肿瘤患者，包括高分化或中分化直肠癌、肿瘤小于 3 cm、在肛缘 8 cm 范围内或肿瘤环周 30% 以内，可以考虑局部切除，通常采用 TEM（经肛门内镜显微手术）的形式。局部切除的围手术期死亡率较低，术后主要并发症较低，对永久性造口的需求也较低，如能保证全层切除和切缘阴性，这种方式可能有利于避免骨盆剥离的发生。然而，直肠癌局部切除术评估局部淋巴结的能力有限且局部复发率较高。

大多数早期直肠癌患者仅通过手术（包括内镜下手术、局部手术及根治性手术）即可得到充分治疗。然而，很大一部分直肠癌患者存在局部晚期情况。在进展期直肠癌（＞T3）、影像学上淋巴结受累及 TME 手术在环切缘方面是否充分存在争议的情况下，应考虑进行新辅助治疗。新辅助治疗的目标是缩小肿瘤或降低肿瘤的分期，尤其低位直肠癌的手术会涉及肛门括约肌，成功的新辅助治疗可以有效地缩小肿瘤，从而在保证安全切缘的情况下保留肛门括约肌并保持肛门节制功能。在某些情况下，肿瘤可能在新辅助治疗后获得完全临床缓解。对于新辅助治疗能达到完全临床缓解（即直肠指检未触及肿瘤，内镜检查除扁平瘢痕外无可见病理，横断面成像无疾病证据）的患者，也应接受根治性切除术。

新辅助治疗涉及多种选择，包括单独或联合使用的放疗、化疗。新辅助治疗最常用的方案是"长程"放化疗，放疗常规剂量为每次 1.8 ~ 2 Gy，总剂量为 45 ~ 50.4 Gy，治疗周期为 5 ~ 6 周，同时使用以 5-氟尿嘧啶为基础的化疗。

值得注意的是，新辅助放疗虽然可以改善直肠癌患者的预后，并可降低局部复发率，但其治疗直肠肿瘤中的潜在益处还必须与患者因辐射暴露而出现严重副作用的风险相平衡。放疗存在许多副作用、并发症和毒性，从直接并发症如伤口裂开、腹泻、手术部位感染、放射性肠炎和吻合口瘘到长期功能障碍，如低位前切除综合征（LARS）和泌尿生殖器功能障碍及继发盆腔恶性肿瘤等。LARS 和泌尿生殖功能障碍亦可发生于低位直肠癌手术后。其中 LARS 可出现多种症状，包括大便失禁、大便紧迫和腹胀。有报道称 LARS 的患病率约为 42%，其病理生理学基础是肛门括约肌功能受损、结肠动力障碍和新直肠储存功能障碍。而泌尿生殖功能障碍继发于自主神经损伤，包括尿失禁、排尿困难、尿潴留及性功能障碍等。

Ⅱ期或Ⅲ期直肠癌患者除术前新辅助治疗外，还应在根治性切除术后 8 周内开始进行辅助化疗，方案通常为 FOLFOX（即 5-氟尿嘧啶、亚叶酸钙及奥沙利铂），标准疗程为 6 个月。而对于年龄较大（如 70 岁以上）或体质较差者，卡培他滨单药化疗也是一种可选择的有效的辅助治疗手段。而对于未行术前新辅助治疗的高危Ⅱ期或Ⅲ期直肠癌患者（高危因素包括环切缘≤1 mm、T4、术中肿瘤穿孔、N1c/N2），应考虑术后辅助放疗，但目前仍存在争议。

而对于Ⅳ期直肠癌患者，需要消化科、普外科、放疗科、肿瘤科、影像科和病理科等多学科协助诊疗，以期为患者制定合理有效的治疗方案。全身化疗是转移性直肠癌患者的主要治疗方法，同时建议在适合行全身抗癌治疗的所有转移性直肠癌患者中检测 *KRAS*、*BRAF* 等基因状态及错配修复蛋白表达和程序性死亡配体 1（PD-L1）的表达，以便筛选出针对肿瘤细胞突变谱量身定制的分子靶向药物及适合患者的免疫治疗方法。抗 EGFR 靶向药物（如西妥昔单抗和帕尼单抗）和抗血管生成药物（如贝伐珠单抗）在转移性结直肠癌的临床实践中作为一线和二线治疗得到有效证实。瑞格非尼作为一种激酶抑制剂已被批准用于转移性结直肠癌的三线治疗。全身治疗（包括化疗、分子靶向治疗及免疫治疗的单独或联合应用）可能将最初不可切除的同步转移性肿瘤转变为潜在可切除性肿瘤。在多学科评估后，可考虑对潜在可切除肿瘤进行同时或顺序的根治性切除治疗。随着手术技术的提高和转化治疗的理念，联合全身化疗、射频消融、肝动脉灌注及联合肝分割和门静脉结扎进行分期肝切除术等，使许多最初不能切除的直肠癌肝转移患者现在可以进行 R0 切除。对于适合局部治疗的肺转移瘤患者，可考虑进行转移灶切除术、消融术或立体定向放射治疗。对于腹膜转移患者，主要采用细胞减灭术加腹腔内热疗化疗。对于有症状的直肠癌和不可切除的转移性疾病患者，通常还应考虑姑息性干预，如肠道支架置入缓解梗阻等。

【预后】

直肠癌患者的预后与以下因素有关，包括：①肿瘤是否黏附或侵犯邻近器官；②淋巴结是否受累及阳性淋巴结的数量；③是否存在远处转移；④是否并发肠穿孔或梗阻；⑤是否存在高危病理特征（如手术切缘阳性、淋巴血管受侵、周围神经受侵及组织学低分化等）；⑥环周切缘情况或肿瘤浸润直肠壁的深度。环周切缘定义为肿瘤浸润最深处与系膜切除边界间的最短距离（单位为 mm）。

【预防】

预防包括改善生活方式（避免低纤维高脂肪饮食、减少加工肉的摄入、肥胖者减重、戒烟限酒等），保持大便通畅，加强体育锻炼，对人群进行风险分层，尤其针对高风险人群（包括一级亲属具有结直肠癌家族史及结直肠息肉家族史，本人曾罹患结直肠癌或其他恶性肿瘤，有报警症状等）进行粪便检查结合结肠镜检查，对发现的结直肠息肉进行镜下切除，并在以后进行规律的复查和随访。对于林奇综合征患者，除规律的结肠镜筛查外，可考虑每天服用阿司匹林 2 年以上，以期降低患结直肠癌的风险，具体安全有效的剂量尚存在争议，目前实践中常用的剂量是 150 mg/d 或 300 mg/d，用药过程中应注意监测出血风险（图 12-20 ~ 图 12-22，视频 12-2）。

视频 12-2

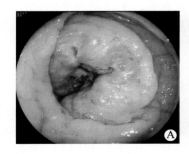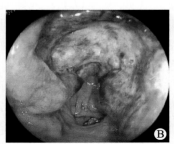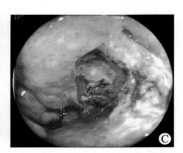

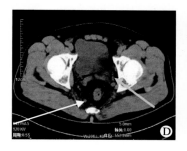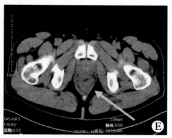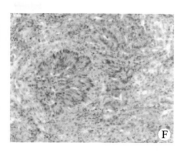

图 12 - 20 以便血为主诉的中晚期直肠癌

男性，66 岁，因便血就诊。患者间断便血 3 年，自以为"痔疮"，间断应用"痔疮栓"治疗，症状时好时坏，未曾系统诊疗。检查前 2 个月便血频率增加，伴体重减轻，行结肠镜检查提示直肠距肛门 6 cm 处可见巨大溃疡性病变，底附着污秽苔，周围黏膜呈环堤样隆起，质地脆、硬，易出血（A ~ C）。腹部 CT 提示直肠下段管壁增厚，周围脂肪间隙模糊（D，E，黄色箭头），并可见肿大淋巴结（D，白色箭头）。病理提示中分化腺癌（F）

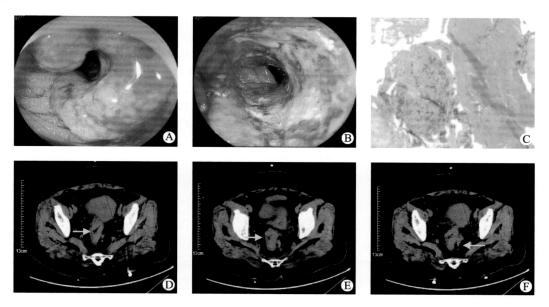

图 12 - 21 排便次数增多的中晚期直肠癌

女性，55 岁，因排便次数增加伴便血就诊。患者 2 年前出现排便次数增多，平均每日 4 ~ 5 次，自行应用益生菌制剂治疗，症状时好时坏，也曾门诊就诊，门诊医师建议行结肠镜检查，但因患者恐惧该项检查，并自认为一般状况良好，故未行进一步诊疗。检查前 3 个月患者出现间断便新鲜血，遂再次就诊，并行结肠镜检查。距肛门约 15 cm 处可见一肿物围绕肠腔浸润性生长，肿物表面溃疡，附着污秽苔，质地硬，易出血（A，B）。病理提示中分化腺癌（C）。腹部 CT 提示直乙交界处肠道管壁增厚，伴多发淋巴结（D ~ F，黄色箭头）

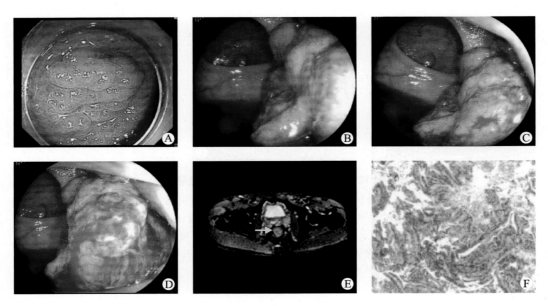

图 12 - 22　排便习惯改变的中晚期直肠癌

女性，72 岁，患者 2 年前因大便习惯改变（便次增多，便不成型）行结肠镜检查，提示距肛门约
5 cm 处可见一大小约 2.5 cm×2.0 cm 侧向发育型肿物，表面结节样，腺管开口尚规则（A），因患
者当时口服抗血小板药物治疗心血管疾病，为避免出血风险，建议停用抗血小板药物 2 周后再行镜
下治疗，后患者因故未能按时行镜下治疗，并未能规律复查结肠镜。2 年后，患者因便血再次就诊，
行结肠镜检查提示距肛门约 5 cm 处可见一大小约 4 cm×3.5 cm 不规则隆起型肿物，表面凹凸不平，
质地脆、硬，易出血（B~D）。直肠 MRI 提示直肠下段肠壁不均匀增厚，管腔变窄，DWI 呈高信号
（E，黄色箭头）。病理提示中 - 低分化腺癌（F）

（宋　远　杨文颖）

参考文献

1. 万德森. 结直肠癌流行病学与预防. 中国中西医结合外科杂志, 2011, 17(1)：3 - 7.

2. 中华人民共和国国家卫生健康委员会. 中国结直肠癌诊疗规范(2020 年版). 中华外科杂志, 2020, 58(8)：561 - 585.

3. SPELT L, SASOR A, ANSARI D, et al. Pattern of tumour growth of the primary colon cancer predicts long-term outcome after resection of liver metastases. Scand J Gastroenterol, 2016, 51 (10)：1233 - 1238.

4. WEITZ J, KOCH M, DEBUS J, et al. Colorectal cancer. Lancet, 2005, 365(9454)：153 - 165.

5. VAN LIER M G, LEENEN C H, WAGNER A, et al. Yield of routine molecular analyses in colorectal cancer patients ≤70 years to detect underlying Lynch syndrome. J Pathol, 2012, 226(5)：764 - 774.

6. GURAYA S Y. Association of type 2 diabetes mellitus and the risk of colorectal cancer：A meta-analysis and systematic review. World J Gastroenterol, 2015, 21(19)：6026 - 6031.

7. FEDIRKO V, TRAMACERE I, BAGNARDI V, et al. Alcohol drinking and colorectal cancer risk：an

overall and dose-response meta-analysis of published studies. Ann Oncol, 2011, 22(9): 1958 - 1972.

8. LIANG P S, CHEN T Y, GIOVANNUCCI E. Cigarette smoking and colorectal cancer incidence and mortality: systematic review and meta-analysis. Int J Cancer, 2009, 124(10): 2406 - 2415.

9. FRIC P. Probiotics in gastroenterology. Z Gastroenterol, 2002, 40(3): 197 - 201.

10. KUIPERS E J, GRADY W M, LIEBERMAN D, et al. Colorectal cancer. Nat Rev Dis Primers, 2015, 1: 15065.

11. SONG M, GARRETT W S, CHAN A T. Nutrients, foods, and colorectal cancer prevention. Gastroenterology, 2015, 148(6): 1244 - 1260.

12. AREM H, MOORE S C, PARK Y, et al. Physical activity and cancer-specific mortality in the NIH-AARP Diet and Health Study cohort. Int J Cancer, 2014, 135(2): 423 - 431.

13. ALGRA A M, ROTHWELL P M. Effects of regular aspirin on long-term cancer incidence and metastasis: a systematic comparison of evidence from observational studies versus randomised trials. Lancet Oncol, 2012, 13(5): 518 - 527.

14. KASI A, HANDA S, BHATTI S, et al. Molecular pathogenesis and classification of colorectal carcinoma. Curr Colorectal Cancer Rep, 2020, 16(5): 97 - 106.

15. DE PALMA F D E, D'ARGENIO V, POL J, et al. The molecular hallmarks of the serrated pathway in colorectal cancer. Cancers (Basel), 2019, 11(7): 1017.

16. ITO M, KANNO S, NOSHO K, et al. Association of Fusobacterium nucleatum with clinical and molecular features in colorectal serrated pathway. Int J Cancer, 2015, 137(6): 1258 - 1268.

17. HSIEH P, YAMANE K. DNA mismatch repair: molecular mechanism, cancer, and ageing. Mech Ageing Dev, 2008, 129(7/8): 391 - 407.

18. JASPERSON K W, TUOHY T M, NEKLASON D W, et al. Hereditary and familial colon cancer. Gastroenterology, 2010, 138(6): 2044 - 2058.

19. WEISENBERGER D J, SIEGMUND K D, CAMPAN M, et al. CpG island methylator phenotype underlies sporadic microsatellite instability and is tightly associated with BRAF mutation in colorectal cancer. Nat Genet, 2006, 38(7): 787 - 793.

20. SAKAMOTO N, FENG Y, STOLFI C, et al. BRAFV600E cooperates with CDX2 inactivation to promote serrated colorectal tumorigenesis. Elife, 2017, 6: e20331.

21. YAMAUCHI M, MORIKAWA T, KUCHIBA A, et al. Assessment of colorectal cancer molecular features along bowel subsites challenges the conception of distinct dichotomy of proximal versus distal colorectum. Gut, 2012, 61(6): 847 - 854.

22. JONES J C, RENFRO L A, AL-SHAMSI H O, et al. Non-V600 BRAF mutations define a clinically distinct molecular subtype of metastatic colorectal cancer. J Clin Oncol, 2017, 35(23): 2624 - 2630.

23. SAFAEE ARDEKANI G, JAFARNEJAD S M, TAN L, et al. The prognostic value of BRAF mutation in colorectal cancer and melanoma: a systematic review and meta-analysis. PLoS One, 2012, 7(10): e47054.

24. BRANNON A R, VAKIANI E, SYLVESTER B E, et al. Comparative sequencing analysis reveals high genomic concordance between matched primary and metastatic colorectal cancer lesions. Genome Biol, 2014, 15(8): 454.

25. IACOPETTA B. TP53 mutation in colorectal cancer. Hum Mutat, 2003, 21(3): 271 - 276.

26. SINICROPE F A, GILL S. Role of cyclooxygenase-2 in colorectal cancer. Cancer Metastasis Rev, 2004, 23(1/2): 63 - 75.

27. WANG D, DUBOIS R N. The role of COX-2 in intestinal inflammation and colorectal cancer. Oncogene, 2010, 29(6): 781–788.

28. 中国抗癌协会, 中国抗癌协会大肠癌专业委员会. 中国恶性肿瘤整合诊治指南–结肠癌部分. 中华结直肠疾病电子杂志, 2022, 11(1): 1–16.

29. 中华医学会消化病学分会. 中国大肠肿瘤筛查、早诊早治和综合预防共识意见(摘要). 中华消化内镜杂志, 2012, 29(2): 61–64.

30. 中国抗癌协会大肠癌专业委员会中国结直肠肿瘤早诊筛查策略制订专家组. 中国结直肠肿瘤早诊筛查策略专家共识. 中华胃肠外科杂志, 2018, 21(10): 1081–1086.

31. ELMUNZER B J, HAYWARD R A, SCHOENFELD P S, et al. Effect of flexible sigmoidoscopy-based screening on incidence and mortality of colorectal cancer: a systematic review and meta-analysis of randomized controlled trials. PLoS Med, 2012, 9(12): e1001352.

32. National Cancer Center China, Expert Group of the Development of China Guideline for the Screening, Early Detection and Early Treatment of Colorectal Cancer. China guideline for the screening, early detection and early treatment of colorectal cancer (2020, Beijing). Zhonghua Zhong Liu Za Zhi, 2021, 43(1): 16–38.

33. HADJIPETROU A, ANYFANTAKIS D, GALANAKIS C G, et al. Colorectal cancer, screening and primary care: A mini literature review. World J Gastroenterol, 2017, 23(33): 6049–6058.

34. 胡水清, 张玫. 大肠癌筛查研究进展. 中国肿瘤, 2012, 21(5): 363–367.

35. HOL L, VAN LEERDAM M E, VAN BALLEGOOIJEN M, et al. Screening for colorectal cancer: randomised trial comparing guaiac-based and immunochemical faecal occult blood testing and flexible sigmoidoscopy. Gut, 2010, 59(1): 62–68.

36. SCHREUDERS E H, RUCO A, RABENECK L, et al. Colorectal cancer screening: a global overview of existing programmes. Gut, 2015, 64(10): 1637–1649.

37. SPADA C, HASSAN C, GALMICHE J P, et al. Colon capsule endoscopy: European Society of Gastrointestinal Endoscopy (ESGE) Guideline. Endoscopy, 2012, 44(5): 527–536.

38. 陈万青, 李霓, 兰平, 等. 中国结直肠癌筛查与早诊早治指南(2020, 北京). 中国肿瘤, 2021, 30(1): 1–28.

39. ZHANG M, HE Y, ZHANG X, et al. A pooled analysis of the diagnostic efficacy of plasmic methylated septin-9 as a novel biomarker for colorectal cancer. Biomed Rep, 2017, 7(4): 353–360.

40. 王智杰, 柏愚.《中国结直肠癌癌前病变和癌前状态处理策略专家共识》解读. 中华消化内镜杂志, 2022, 39(1): 35–38.

41. CAPPELL M S, GOLDBERG E S. The relationship between the clinical presentation and spread of colon cancer in 315 consecutive patients. A significant trend of earlier cancer detection from 1982 through 1988 at a university hospital. J Clin Gastroenterol, 1992, 14(3): 227–235.

42. CAPPELL M S. From colonic polyps to colon cancer: pathophysiology, clinical presentation, and diagnosis. Clin Lab Med, 2005, 25(1): 135–177.

43. GREM J L, STEINBERG S M, CHEN A P, et al. The utility of monitoring carcinoembyronic antigen during systemic therapy for advanced colorectal cancer. Oncol Rep, 1998, 5(3): 559–567.

44. 江晓红, 丁伟群, 罗忠光, 等. 肠道准备方案对结肠镜检查质量的影响因素. 中华消化杂志, 2019(6): 384–389.

45. 中国医师协会内镜医师分会消化内镜专业委员会, 中国抗癌协会肿瘤内镜学专业委员会. 中国消化内镜诊疗相关肠道准备指南(2019, 上海). 中华消化内镜杂志, 2019(7): 457–469.

46. 李骏强，赵子夜，于恩达. 肠道准备质量评估量表应用现状. 中华消化内镜杂志，2014，31（9）：539 – 542.

47. ZHANG S, LI M, ZHAO Y, et al. 3-L split-dose is superior to 2-L polyethylene glycol in bowel cleansing in Chinese population：a multicenter randomized, controlled trial. Medicine（Baltimore），2015，94（4）：e472.

48. KANG X, ZHAO L, ZHU Z, et al. Same-day single dose of 2 liter polyethylene glycol is not inferior to the standard bowel preparation regimen in low-risk patients：a randomized, controlled trial. Am J Gastroenterol, 2018, 113（4）：601 – 610.

49. HASSAN C, BRETTHAUER M, KAMINSKI M F, et al. Bowel preparation for colonoscopy：European Society of Gastrointestinal Endoscopy（ESGE）guideline. Endoscopy, 2013, 45（2）：142 – 150.

50. JOHNSON D A, BARKUN A N, COHEN L B, et al. Optimizing adequacy of bowel cleansing for colonoscopy：recommendations from the US multi-society task force on colorectal cancer. Gastroenterology, 2014, 147（4）：903 – 924.

51. MARATT J K, MENEES S B, PIPER M S, et al. Patients Are Willing to Repeat Colonoscopy at a Short Interval When Bowel Preparation Quality Is Suboptimal. Clin Gastroenterol Hepatol, 2018, 16（5）：776 – 777.

52. 柏愚，杨帆，马丹，等. 中国早期结直肠癌筛查及内镜诊治指南（2014 年，北京）. 中华消化内镜杂志，2015，32（6）：341 – 360.

53. BARCLAY R L, VICARI J J, DOUGHTY A S, et al. Colonoscopic withdrawal times and adenoma detection during screening colonoscopy. N Engl J Med, 2006, 355（24）：2533 – 2541.

54. 李延青. 消化内镜诊断新技术. 山东大学学报（医学版），2011，49（10）：54 – 55.

55. WANDERS L K, EAST J E, UITENTUIS S E, et al. Diagnostic performance of narrowed spectrum endoscopy, autofluorescence imaging, and confocal laser endomicroscopy for optical diagnosis of colonic polyps：a meta-analysis. Lancet Oncol, 2013, 14（13）：1337 – 1347.

56. 姜智敏，戈之铮，戴军，等. 自发荧光内镜与标准白光内镜在大肠息肉筛查中作用的对照研究. 中华消化内镜杂志，2010，27（4）：173 – 177.

57. 王冬，李欣，郭志芹，等. 多层螺旋 CT 检查壁外血管侵犯对Ⅲ期结肠癌患者预后的临床 价值. 中华消化外科杂志，2016，15（8）：802 – 808.

58. 任小芳，杨殿香. CT 诊断在结肠癌手术前后的临床价值分析. 医学影像学杂志，2017，27（8）：1615 – 1617.

59. 计一丁，徐东风. 低剂量 64 层螺旋 CT 成像在结肠癌鉴别诊断中的价值及影像学特点分析. 中国实验诊断学，2017，21（11）：1933 – 1935.

60. 唐文，龚建平. 螺旋 CT 仿真结肠镜对结直肠癌的诊断价值. 苏州大学学报（医学版），2004，24（4）：443 – 444，447.

61. 魏来，朱荆皓，彭屹峰. 磁共振全身弥散成像对胃肠道恶性肿瘤的术后随访价值. 磁共振成像，2016，7（11）：847 – 850.

62. 刘丽，邵天朋，曹建民，等. 动态对比增强 MRI 对结肠癌肝转移瘤 TACE 治疗前后微循环灌注改变及近期疗效评价. 介入放射学杂志，2016，25（6）：501 – 505.

63. 张亚超. 结肠癌术前影像学诊断的研究进展. 医学理论与实践，2020，33（20）：3359 – 3360.

64. 中华人民共和国国家卫生健康委员会. 中国结直肠癌诊疗规范（2020 年版）. 中华外科杂志，2020，58（8）：561 – 585.

65. 《结直肠癌分子生物标志物检测专家共识》编写组. 结直肠癌分子生物标志物检测专家共识. 中

华病理学杂志, 2018, 47(4): 237-240.

66. 中华医学会消化病学分会炎症性肠病学组, 钱家鸣, 吴开春. 炎症性肠病诊断与治疗的共识意见 (2018年, 北京). 中华消化杂志, 2018, 38(5): 292-311.

67. 郝其源, 董宁宁, 李鹏, 等. 结直肠息肉的治疗: 内镜进展. 中国医刊, 2021, 56(12): 1277-1281.

68. SINGH N, HARRISON M, REX D K. A survey of colonoscopic polypectomy practices among clinical gastroenterologists. Gastrointest Endosc, 2004, 60(3): 414-418.

69. REY J F, BEILENHOFF U, NEUMANN C S, et al. European Society of Gastrointestinal Endoscopy (ESGE) guideline: the use of electrosurgical units. Endoscopy, 2010, 42(9): 764-772.

70. SHINOZAKI S, KOBAYASHI Y, HAYASHI Y, et al. Efficacy and safety of cold versus hot snare polypectomy for resecting small colorectal polyps: Systematic review and meta-analysis. Dig Endosc, 2018, 30(5): 592-599.

71. FERLITSCH M, MOSS A, HASSAN C, et al. Colorectal polypectomy and endoscopic mucosal resection (EMR): European Society of Gastrointestinal Endoscopy (ESGE) clinical guideline. Endoscopy, 2017, 49(3): 270-297.

72. HIROSE R, YOSHIDA N, MURAKAMI T, et al. Histopathological analysis of cold snare polypectomy and its indication for colorectal polyps 10~14 mm in diameter. Dig Endosc, 2017, 29(5): 594-601.

73. 毕小刚, 沈鹏臻, 周文雄, 等. 经结肠镜高频电圈套器联合尼龙绳套扎术与高频电切术治疗宽蒂息肉的术后血清指标比较. 中国内镜杂志, 2017, 23(6): 77-81.

74. 李凯, 周明欢. 内镜下消化道亚蒂及有蒂息肉尼龙圈套扎治疗体会. 中国内镜杂志, 2002, 8(2): 87-88.

75. HOTTA K, SAITO Y, MATSUDA T, et al. Local recurrence and surveillance after endoscopic resection of large colorectal tumors. Dig Endosc, 2010, 22 Suppl 1: S63-68.

76. LEE E J, LEE J B, LEE S H, et al. Endoscopic treatment of large colorectal tumors: comparison of endoscopic mucosal resection, endoscopic mucosal resection-precutting, and endoscopic submucosal dissection. Surg Endosc, 2012, 26(8): 2220-2230.

77. CONIO M, BLANCHI S, REPICI A, et al. Cap-assisted endoscopic mucosal resection for colorectal polyps. Dis Colon Rectum, 2010, 53(6): 919-927.

78. TZIATZIOS G, GKOLFAKIS P, TRIANTAFYLLOU K, et al. Higher rate of en bloc resection with underwater than conventional endoscopic mucosal resection: A meta-analysis. Dig Liver Dis, 2021, 53(8): 958-964.

79. PIMENTEL-NUNES P, DINIS-RIBEIRO M, PONCHON T, et al. Endoscopic submucosal dissection: European Society of Gastrointestinal Endoscopy (ESGE) guideline. Endoscopy, 2015, 47(9): 829-854.

80. KUROKI Y, HOTEYA S, MITANI T, et al. Endoscopic submucosal dissection for residual/locally recurrent lesions after endoscopic therapy for colorectal tumors. J Gastroenterol Hepatol, 2010, 25(11): 1747-1753.

81. AEPLI P, CRIBLEZ D, BAUMELER S, et al. Endoscopic full thickness resection (EFTR) of colorectal neoplasms with the Full Thickness Resection Device (FTRD): Clinical experience from two tertiary referral centers in Switzerland. United European Gastroenterol J, 2018, 6(3): 463-470.

82. TANAKA S, ASAYAMA N, SHIGITA K, et al. Towards safer and appropriate application of endoscopic submucosal dissection for T1 colorectal carcinoma as total excisional biopsy: future perspectives. Dig

Endosc, 2015, 27(2): 216 – 222.

83. WATANABE T, ITABASHI M, SHIMADA Y, et al. Japanese Society for Cancer of the Colon and Rectum (JSCCR) guidelines 2010 for the treatment of colorectal cancer. Int J Clin Oncol, 2012, 17(1): 1 – 29.

84. YODA Y, IKEMATSU H, MATSUDA T, et al. A large-scale multicenter study of long-term outcomes after endoscopic resection for submucosal invasive colorectal cancer. Endoscopy, 2013, 45(9): 718 – 724.

85. HOTTA K, SHINOHARA T, OYAMA T, et al. Criteria for non-surgical treatment of perforation during colorectal endoscopic submucosal dissection. Digestion, 2012, 85(2): 116 – 120.

86. 王桂生. 大肠癌手术治疗进展研究. 吉林医学, 2011, 32(12): 2444 – 2445.

87. QUAH H M, CHOU J F, GONEN M, et al. Identification of patients with high-risk stage II colon cancer for adjuvant therapy. Dis Colon Rectum, 2008, 51(5): 503 – 507.

88. 杨家和, 吴孟超. 结肠癌肝转移治疗方式的选择. 肝胆外科杂志, 2014, 22(4): 245 – 248.

89. MURATORE A, ZORZI D, BOUZARI H, et al. Asymptomatic colorectal cancer with un-resectable liver metastases: immediate colorectal resection or up-front systemic chemotherapy? Ann Surg Oncol, 2007, 14(2): 766 – 770.

90. BENSON A B, VENOOK A P, AL-HAWARY M M, et al. Colon cancer, version 2. 2021, NCCN clinical practice guidelines in oncology. J Natl Compr Canc Netw, 2021, 19(3): 329 – 359.

91. ABDALLA E K, BAUER T W, CHUN Y S, et al. Locoregional surgical and interventional therapies for advanced colorectal cancer liver metastases: expert consensus statements. HPB (Oxford), 2013, 15(2): 119 – 130.

92. 王剑冰, 朴大勋. 结直肠癌肝转移的治疗. 中华临床医师杂志(电子版), 2015, 9(10): 1770 – 1773.

93. MIMA K, BEPPU T, CHIKAMOTO A, et al. Hepatic resection combined with radiofrequency ablation for initially unresectable colorectal liver metastases after effective chemotherapy is a safe procedure with a low incidence of local recurrence. Int J Clin Oncol, 2013, 18(5): 847 – 855.

94. HURWITZ H, FEHRENBACHER L, NOVOTNY W, et al. Bevacizumab plus irinotecan, fluorouracil, and leucovorin for metastatic colorectal cancer. N Engl J Med, 2004, 350(23): 2335 – 2342.

95. NORDLINGER B, SORBYE H, GLIMELIUS B, et al. Perioperative chemotherapy with FOLFOX4 and surgery versus surgery alone for resectable liver metastases from colorectal cancer (EORTC Intergroup trial 40983): a randomised controlled trial. Lancet, 2008, 371(9617): 1007 – 1016.

96. 申震, 刘铜军. 结直肠癌肝转移的综合治疗. 临床外科杂志, 2017, 25(4): 266 – 268.

97. LAM V W, SPIRO C, LAURENCE J M, et al. A systematic review of clinical response and survival outcomes of downsizing systemic chemotherapy and rescue liver surgery in patients with initially unresectable colorectal liver metastases. Ann Surg Oncol, 2012, 19(4): 1292 – 1301.

98. PETRELLI F, BARNI S, Anti-EGFR agents for liver metastases. Resectability and outcome with anti-EGFR agents in patients with KRAS wild-type colorectal liver-limited metastases: a meta-analysis. Int J Colorectal Dis, 2012, 27(8): 997 – 1004.

99. SAIURA A, YAMAMOTO J, KOGA R, et al. Favorable outcome after repeat resection for colorectal liver metastases. Ann Surg Oncol, 2014, 21(13): 4293 – 4299.

100. LI J, YUAN Y, YANG F, et al. Expert consensus on multidisciplinary therapy of colorectal cancer with lung metastases (2019 edition). J Hematol Oncol, 2019, 12(1): 16.

101. 葛青茹, 朱静雅, 苏日新, 等. 以肺转移为首发表现的结肠癌预后分析. 医学信息, 2021,

34(4)：96 – 98.

102. 金晶, 顾晋, 沈琳. 结直肠癌肺转移多学科综合治疗专家共识(2018 版). 实用肿瘤杂志, 2018, 33(6)：487 – 501.

103. 袁幸, 韦青, 应杰儿. 结直肠癌肺转移治疗进展. 结直肠肛门外科, 2020, 26(2)：133 – 136.

104. IBRAHIM T, TSELIKAS L, YAZBECK C, et al. Systemic versus local therapies for colorectal cancer pulmonary metastasis：what to choose and when? J Gastrointest Cancer, 2016, 47(3)：223 – 231.

105. LI W H, PENG J J, XIANG J Q, et al. Oncological outcome of unresectable lung metastases without extrapulmonary metastases in colorectal cancer. World J Gastroenterol, 2010, 16(26)：3318 – 3324.

106. WANG Z, WANG X, YUAN J, et al. Survival benefit of palliative local treatments and efficacy of different pharmacotherapies in colorectal cancer with lung metastasis：results from a large retrospective study. Clin Colorectal Cancer, 2018, 17(2)：e233 – e255.

107. SIRAVEGNA G, MARSONI S, SIENA S, et al. Integrating liquid biopsies into the management of cancer. Nat Rev Clin Oncol, 2017, 14(9)：531 – 548.

108. 高卫东, 何国杰, 姚礼庆. 右半结肠癌延误诊断的原因分析. 中国临床医学, 2004(6)：1035 – 1036.

109. 林炎, 谭诗云, 于皆平. 内镜诊断229 例直肠癌的临床误诊原因分析. 中国内镜杂志, 2000(5)：62 – 63.

110. YANG Y, WANG H Y, CHEN Y K, et al. Current status of surgical treatment of rectal cancer in China. Chin Med J (Engl), 2020, 133(22)：2703 – 2711.

111. GOLDENBERG B A, HOLLIDAY E B, HELEWA R M, et al. Rectal cancer in 2018：A primer for the gastroenterologist. Am J Gastroenterol, 2018, 113(12)：1763 – 1771.

112. DOU R, HE S, DENG Y, et al. Comparison of guidelines on rectal cancer：exception proves the rule? Gastroenterol Rep (Oxf), 2021, 9(4)：290 – 298.

113. EBIGBO A, PROBST A, MESSMANN H. Endoscopic treatment of early colorectal cancer—just a competition with surgery? Innov Surg Sci, 2017, 3(1)：39 – 46.

114. BARAL J. Transanal endoscopic microsurgical submucosa dissection in the treatment of rectal adenomas and T1 rectal cancer. Coloproctology, 2018, 40(5)：364 – 372.

115. ZHANG Y, CHEN H Y, ZHOU X L, et al. Diagnostic efficacy of the Japan Narrow-band-imaging expert team and pit pattern classifications for colorectal lesions：A meta-analysis. World J Gastroenterol, 2020, 26(40)：6279 – 6294.

116. CHERRI S, LIBERTINI M, ZANIBONI A. New drugs for the treatment of metastatic colorectal cancer. World J Gastrointest Oncol, 2021, 13(11)：1551 – 1560.

117. WEI E K, GIOVANNUCCI E, WU K, et al. Comparison of risk factors for colon and rectal cancer. Int J Cancer, 2004, 108(3)：433 – 442.

第十三章 小肠恶性肿瘤

尽管小肠约占整个消化道长度的75%，其黏膜表面积占整个消化道的90%以上，但是小肠肿瘤的发生率远低于食管、胃和结肠，仅占整个消化道肿瘤的5%左右，且恶性肿瘤更少见，仅占全消化道恶性肿瘤的2%。起源于小肠的肿瘤大约有40余种不同的组织学亚群，最常见的良性病变是腺瘤，而恶性病变最多见的包括小肠腺癌、原发性小肠淋巴瘤、小肠神经内分泌肿瘤和小肠间质瘤。

第一节 小肠腺癌

小肠腺癌是一种比较罕见的恶性肿瘤，约占所有小肠恶性肿瘤的40%。近10年来，发病率呈上升趋势。大多数小肠腺癌出现在高位小肠，十二指肠发生率最高，临床预后不佳，手术切除仍然是主要治疗手段。

【病因】

小肠腺癌发生率低，可能与食物在小肠中的运输时间短、与致癌物接触较少有关。小肠腺癌发生率最高的节段是十二指肠（60%），其次是空肠（25%~29%）和回肠（10%~13%），造成这种发生率差异的原因可能跟胆汁分泌有关。有学者认为，胆汁中的某些成分对肠黏膜有致癌作用。

与小肠腺癌发生有关的其他因素有肥胖、吸烟、饮酒等。饮食可能也与小肠腺癌的发生有一定的关系，有研究发现，在大量摄入碳水化合物、红肉和咖啡及水果和蔬菜摄入不足的人群中，小肠腺癌的发病率更高。肠道的慢性炎症（如克罗恩病）会增加小肠受累区域内小肠腺癌的发生率，风险随小肠受累程度和疾病持续时间的增加而增加。此外，受乳糜泻影响的患者发生小肠腺癌的风险约为8%。与小肠腺癌风险增加相关的其他疾病包括囊性纤维化及不同的遗传性癌症综合征，如遗传性非息肉病性结直肠癌、波伊茨－耶格综合征和家族性腺瘤性息肉病。

【发病机制】

由于小肠腺癌解剖学上接近大肠，历史上被认为具有与结直肠癌相似的临床行为和发病机制。近期有研究对大量小肠腺癌的基因组表征进行了分析，证明其发病具有独特的分子机制。在很多小肠腺癌病例中发现了潜在的基因组改变（包括 *Her-2* 扩增/突变、*EGFR* 扩增/突变、*MEK1* 和 *BRAF* 突变，以及 PI3K 通路激活改变）。

【临床表现】

小肠腺癌最常见的症状有腹痛、腹泻、恶心、呕吐、腹胀、疲劳和胃肠道出血、体重减轻等，部分患者由于肠道慢性出血而表现为贫血。部分小肠腺癌患者可能有黄疸、梗阻和穿孔等并发症。

1. **腹痛**：一般为与饮食无关的慢性疼痛。早期疼痛较轻，易被误诊为胃痛，腹痛位置不固定，以上腹部居多，呈持续性钝痛、胀痛、隐痛，并逐渐加重，可伴有食欲减退、消瘦、乏力等。当并发肠梗阻、肠穿孔时可表现为剧烈腹痛。

2. **梗阻**：环形狭窄病变常以慢性不全性肠梗阻为主要表现，肿块呈浸润性生长，使肠腔僵硬、狭窄，导致肠梗阻。患者常有呕吐、腹胀，呕吐物带有胆汁和胃内容物。

3. **消化道出血**：消化道出血在小肠腺癌中较常见，溃疡型腺癌表面因黏膜糜烂、破溃可出现阵发性或持续性的消化道出血。多数为慢性失血，以黑便为主，病变累及较大血管时，可有大量出血，表现为呕血或便血，大便呈黑色或暗红色，甚至出现失血性休克。长期慢性失血患者表现为缺铁性贫血。

4. **腹部包块**：小肠腺癌的体积一般不大，很少出现腹部包块，有报道约 1/3 的患者在就诊时可扪及腹部包块，可能为梗阻近端扩张的肠袢。肿瘤向腔外生长时也可扪及包块，伴或不伴压痛。

5. **黄疸**：80% 十二指肠降部肿瘤以黄疸为主要症状。肿块压迫胆总管或十二指肠乳头引起梗阻性黄疸。早期黄疸呈现波动性，后期呈持续性并逐渐加重。

【影像学表现】

1. **CT**：小肠腺癌 CT 表现为小肠腔内单发息肉状、菜花状软组织结节及团块影，其内部可发生出血、片状坏死而使肿块密度呈不均匀征象，钙化少见。肿块以腔内生长方式为主，肿块较大时，向腔外突出，伴邻近肠壁增厚。较大的肿块可出现溃疡和坏死。口服对比剂可见肠腔内充盈缺损，规则或不规则。浸润狭窄型小肠腺癌影像学表现为局部肠壁环状或偏心性增厚，增厚的肠壁厚度可 >1.0 cm，可见肠壁僵硬，内缘不光滑，相应肠腔狭窄。因肿瘤以中低分化腺癌为主，所以较易、较早侵犯周围组织或向远处转移，位于十二指肠的病灶极易侵犯周围肝门、胰腺及腹主动脉，易合并胆道梗阻。CT 增强扫描肿瘤呈动脉期明显强化（CT 值较平扫上升 50～65 Hu），多为不均匀强化，但静脉期肿瘤强化不如动脉期（CT 值较平扫上升 40～50 Hu），肿瘤强化呈"快速上升－平台"模式改变。

2. **数字减影血管造影**（digital subtraction angiography，DSA）：小肠腺癌在 DSA 上表现为癌周血管增粗、增多，分布紊乱，弧形挤压，供血动脉中断及瘤体染色，但癌实质血管稀少。在 CT 血管造影上具有相似表现，呈明显"肿瘤染色"征象，即中心为少血管区，癌缘、癌周为多血管区。

【病理表现】

小肠腺癌在十二指肠发生率最高，尤其以降部、壶腹周围为甚，其次为空肠和回肠，大多为乳头状。临床上将其分为肿块型和浸润狭窄型两类。肿块型：肿瘤起源于黏膜上皮，向肠腔内息肉状突起，或向腔内、外生长。浸润狭窄型：肿瘤沿着肠管壁轴浸润，管壁增厚，两者均易造成肠腔狭窄和梗阻。组织学上分为腺癌、黏液癌和未分化癌（图13-1）。

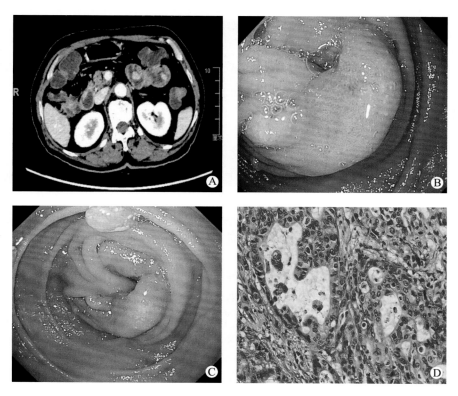

图 13-1　小肠腺癌

女性，65岁，"腹痛、纳差伴体重减轻3月余"入院。小肠 CT 提示近端空肠占位。经口小肠镜发现屈氏韧带下60 cm处空肠肿物，向腔内隆起，环肠腔1/2周，伴肠腔狭窄。活检病理提示小肠腺癌，低-中分化。后行根治性手术治疗

【诊断】

小肠腺癌临床表现具有非特异性，凡60岁以上具有慢性腹痛史、消化道出血史，近期出现食欲减退、消瘦、乏力或有不完全性肠梗阻表现和贫血症者应考虑本病。消化道钡剂检查、内镜检查及 CT 检查等有助于诊断。内镜钳取活组织进行组织病理学检查可明确诊断。CT 和 MRI 检查可帮助判断是否有远处转移。

【鉴别诊断】

小肠腺癌的早期症状具有非特异性，难以与小肠良性息肉病、炎症性肠病、小肠间质瘤、原发性小肠淋巴瘤等疾病鉴别。

1. 克罗恩病：好发于回肠末端，部分病例累及邻近结肠，常表现为节段性、跳跃性分布。CT 表现为肠管间隙扩大、系膜脂肪密度增高（脂肪 CT 值可增加为 20 ~ 60 Hu）、交界面显示不清等特征性改变。在 CT 增强扫描冠状位重建中可见系膜血管呈"梳齿征"。

2. 小肠间质瘤：好发于空肠，CT 典型表现为类圆形或分叶型肿块，以腔外肿块为主，内部常伴坏死、液化，增强扫描后实质部分明显强化，邻近肠壁无增厚，周围无淋巴结肿大。

3. 小肠淋巴瘤：多好发于末端回肠，CT 典型表现为肠壁不规则增厚伴肠系膜淋巴结肿大，临床上常伴有腹痛、腹部包块、消瘦等。

【治疗】

一、手术治疗

根治性手术切除是治疗小肠腺癌的主要方法，也是唯一有可能治愈小肠腺癌的方式。

手术切除的部位取决于肿瘤的位置。一般来说，屈氏韧带以下的肿瘤的标准手术方式是节段性肠切除。位于十二指肠的肿瘤，特别是位于十二指肠第 2 段或肿瘤侵犯壶腹或胰腺时，需要做胰十二指肠切除术。在肿瘤位于十二指肠第 1、第 3 段或十二指肠 – 空肠角且未浸润浆膜层的情况下，可以进行节段性十二指肠切除术。对于位于空肠或回肠的肿瘤，建议进行节段性切除吻合联合淋巴结清扫术，而对于累及末端回肠或回盲瓣的肿瘤，建议进行回盲部切除术或右半结肠切除术。一般来说，手术治疗的原则是切除肿瘤肠段，并将支配该肠段血运的肠系膜整块切除，远近端切缘至少5 cm，同时进行充分的区域淋巴结清扫。

充分的区域淋巴结清扫可以提高患者存活期，对于位于十二指肠的肿瘤，清扫的淋巴结应包括胰腺后、肝动脉旁、胰十二指肠下和肠系膜上淋巴结；对于位于回肠的肿瘤，应清扫回结肠动脉旁淋巴结。

二、药物治疗

由于小肠腺癌患者数量较少，缺乏高质量的前瞻性研究数据，因此目前其辅助治疗方案通常参考结直肠肿瘤，使用的药物治疗包括 5-氟尿嘧啶加奥沙利铂（FOLFOX、FOLFOXIRI 或 CAPEOX 方案）。研究证实，根治性手术联合辅助化疗的小肠腺癌患者的 5 年存活率，高于单纯接受根治性手术的患者。

【预后】

与结直肠癌相比，小肠腺癌（尤其位于十二指肠）的预后较差，在大型回顾性研究中，肿瘤局部和远处复发率分别为 18% 和 86%，十二指肠肿瘤由于部分位于腹膜后，腹部复发率更高。小肠腺癌的 5 年的总生存率为 26%～41%，Ⅰ 期小肠腺癌的 5 年总生存率为 57%～66%，Ⅳ 期小肠腺癌的 5 年总生存率仅为 5%～19%。

第二节　原发性小肠淋巴瘤

原发性小肠淋巴瘤是小肠中常见的恶性肿瘤之一，占原发胃肠道淋巴瘤的 20%～30%，其起病隐匿，早期临床症状不明显，特异性低，容易漏诊或误诊。

【病因】

原发性小肠淋巴瘤多发生于中老年男性，目前病因不明，可能与环境、遗传、病毒感染、免疫缺陷、药物等因素有关。

【分型】

原发性小肠淋巴瘤分为非霍奇金淋巴瘤和霍奇金淋巴瘤；按其细胞来源又可分为 B 细胞淋巴瘤和 T 细胞淋巴瘤。原发性小肠淋巴瘤以非霍奇金淋巴瘤为主，其中弥漫性大 B 细胞淋巴瘤最常见。

【临床表现】

因回盲部淋巴滤泡丰富，故原发性小肠淋巴瘤好发于末端回肠，其临床表现不典型，主要为腹痛、腹部不适、腹部包块、消瘦、大便性状改变、黑便、便血等，可伴有发热、体重减轻、盗汗等淋巴瘤相关症状。疾病进展到一定程度，可能并发肠梗阻、消化道穿孔、肠套叠等。

【实验室检查】

原发性小肠淋巴瘤的实验室检查多无特异性，可有贫血、低蛋白血症、粪便隐血试验阳性等症状，且部分患者可见乳酸脱氢酶、β2-微球蛋白、铁蛋白等指标水平升高，其中乳酸脱氢酶水平升高常为原发性小肠淋巴瘤预后不良的指标之一。

【影像学表现】

原发性小肠淋巴瘤可通过腹部超声、消化道钡餐、CT、MRI、PET/CT 等发现病灶，但腹部超声及消化道钡餐的准确度、敏感度较低。

1. CT：原发性小肠淋巴瘤的 CT 表现多样化，可表现为单发或多发肿块、浸润性改变或外生性肿块。多发肿块可以起源于多个病灶，与腺癌单发不同，一般体积较小，在 CT 上不易显示，因此小肠钡餐造影检查阳性率更高。单发肿块大小不一，易引起肠套叠，但不易引起肠梗阻。浸润性病变使肠壁明显增厚，破坏黏膜皱襞及肠壁肌层，抑制蠕动，使肠腔呈"动脉瘤样"扩张，为淋巴瘤最常见的表现。外生性肿块易发生溃疡。另外，小肠系膜淋巴瘤增大时易浸润邻近小肠祥，产生"三明治"征，肠系膜血管常被包绕，但很少受侵犯。

2. MRI：有较高的软组织分辨率，无放射性损伤，且可多方位成像，通过 T1、T2 加权成像及肝脏快速容积采集动态增强能清晰显示肠道黏膜情况，有助于判断肿瘤浸润深度。但 MRI 对患者配合要求较高、耗时较长，且局部淋巴结显示不如 CT。

3. PET/CT：能较准确诊断原发性小肠淋巴瘤，因淋巴肿瘤组织代谢增强，其摄取的 ^{18}F-脱氧葡萄糖（FDG）增多，并在磷酸己糖激酶作用下形成 FDG-6-磷酸，较长时间停留于肿瘤细胞内，显示放射性浓聚。PET/CT 为全身显像，既可协助原发性小肠淋巴瘤临床分期，也可区分其与全身淋巴瘤局部累及肠道。但 PET/CT 有假阳性及假阴性：肠道生理性摄取、炎症及其他代谢活跃的肿瘤等可致假阳性，而淋巴瘤病灶累及肠壁程度较轻或惰性淋巴瘤等可致假阴性。因此，PET/CT 需结合临床表现、内镜、病理检查等。

【内镜表现】

内镜为原发性小肠淋巴瘤诊断的重要手段，可通过胃镜、小肠镜、结肠镜等发现病灶并获取组织进行活检。目前暂无统一内镜下分型标准，可根据镜下表现分为弥漫浸润型、溃疡型、表浅病变型、隆起肿块型。弥漫浸润型表现为肠壁增厚变硬、肠腔狭窄、皱襞变粗，表面可有糜烂或浅溃疡；溃疡型表现为恶性溃疡特点，溃疡深大、形态不规则，溃疡底部不平整、隆起呈环提样，其中多发溃疡可表现为表浅小溃疡、霜斑样溃疡，呈跳跃样分布；表浅病变型可表现为表浅隆起或黏膜呈水肿、糜烂、充血等炎性改变；隆起肿块型多隆起，基底广，其表面可有糜烂、水肿、溃疡、坏死物质附着等表现。

原发性小肠淋巴瘤内镜下表现需与炎症性肠病、肠结核、小肠腺癌等疾病鉴别。在病变部位取组织活检时需注意应多部位、多次取材，避免取材过少、取材表浅，从而导致漏诊、误诊。小肠镜可直接观察病变组织形态、部位、浸润范围，但其操作复杂、设备受限，使用率较低。当缺乏小肠镜时，胃镜、结肠镜检查需尽可能到达十二指肠降部、回肠末端等部位，从而提高诊断率。如因活检部位受限、活检组织过少等因素无法明确病理诊断时，需尽早手术以明确诊断。

【病理特点】

原发性小肠淋巴瘤临床少见，以非霍奇金淋巴瘤占绝大多数，且 B 细胞性多于 T 细胞性。最易累及小肠远段，病理上多起源于肠黏膜下层中的淋巴组织，在黏膜下层及固有层浸润形成结节或肿块，使管壁增厚，黏膜增粗、变平、僵硬，可以融合形成大肿块，亦可弥漫浸润，向表面侵犯黏膜时可形成溃疡。病变沿着肠壁扩散，并向纵深发展，向外可侵犯浆膜层、肠系膜及其淋巴结。肠管可以狭窄，也可以较正常增宽。病变段与正常肠管的分界不及肿块型小肠腺癌明显。病灶可单发，呈局限性分布，但病变范围一般较广，长数厘米至十几厘米，也可表现为呈跳跃式分布的多发病灶（图 13-2）。

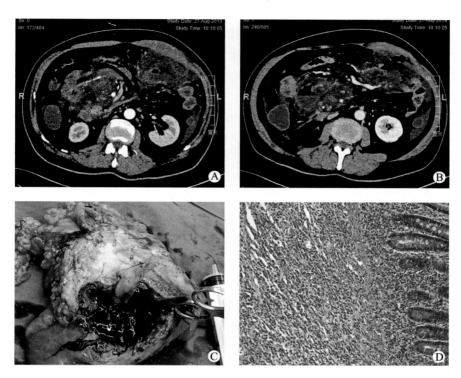

图 13 - 2　原发性小肠 T 细胞淋巴瘤

男性，71 岁，"腹痛伴发热 2 月余"就诊。CT 提示空肠肿物伴瘘管形成，与腹壁形成包裹性脓肿，可见多节段肠壁增厚伴系膜淋巴结肿大。行急诊手术治疗，术后病理提示 T 细胞淋巴瘤，患者于术后 1 个月死亡

【诊断】

原发性小肠淋巴瘤可通过腹部 CT、MRI、PET/CT 发现病灶并协助临床分期，CT 不仅能清楚显示胃肠道，而且对腔外侵犯及淋巴结转移也可做出较好评价。原发性小肠淋巴瘤的确诊需要依赖病理学检查，但因其解剖学位置需要通过内镜获取组织，行病理检查较为困难，临床上易漏诊、误诊。原发性小肠淋巴瘤诊断标准：①无病理性浅表淋巴结肿大；②胸部 X 线检查示无纵隔淋巴结肿大；③末梢血中无幼稚细胞或异常细胞；④肿瘤主要位于小肠或经淋巴管侵犯附近的淋巴结；⑤肝、脾无侵犯（邻近病变的直接侵犯除外）。

【鉴别诊断】

小肠淋巴瘤应与小肠腺癌、小肠间质瘤鉴别。腺癌好发于十二指肠，一般管壁僵硬，肠腔狭窄，易引起肠梗阻；间质瘤一般向腔外生长，呈圆形或卵圆形，与息肉样肿块型淋巴瘤不易鉴别，但其强化程度一般高于淋巴瘤。

1. 小肠腺癌：好发于十二指肠降段，管壁僵硬、毛糙，容易引起肠梗阻，CT 增

强曲线呈"快速上升—平台"模式。

2. 克罗恩病：好发于回肠末端，多同时累及邻近结肠，常表现为节段性、跳跃性分布。CT 表现为肠管间隙扩大、系膜脂肪密度增高（脂肪 CT 值可增加为 20 ~ 60 Hu）、交界面显示不清等特征性改变，在 CT 增强扫描冠状位重建中可见系膜血管呈"梳齿征"。

3. 小肠间质瘤：小肠间质瘤好发于空肠，CT 典型表现为类圆形或分叶型肿块，以腔外肿块为主，其内部常伴坏死、液化，增强扫描后实质部分明显强化，邻近肠壁无增厚，周围无淋巴结肿大。

4. 急性阑尾炎：因原发性小肠淋巴瘤好发于回盲部，故临床上有时出现类似急性阑尾炎的症状。急性阑尾炎腹痛多起于脐部和上腹部，发病数小时后转移至右下腹，并固定于右下腹，疼痛呈持续性加重，可伴有恶心、呕吐等胃肠道症状及乏力、发热等全身症状。若大网膜包裹阑尾，可在右下腹触及包块。

【治疗】

原发性小肠淋巴瘤的治疗方法包括手术、化疗、放疗、联合治疗及干细胞移植等，需要根据患者一般情况、病理特点、有无急性并发症及临床分期等选择合适的治疗方法。其预后与疾病的病理类型、临床分期、有无并发症等有关。

一、手术治疗

手术在原发性小肠淋巴瘤治疗中具有重要地位，可在内镜检查或经皮穿刺无法获取组织活检时成为一种替代手段，同时其可以切除肿瘤组织，减轻肿瘤负荷，也可以解决肠梗阻、肠套叠、肠穿孔等肠道急性并发症。

以往对于原发性小肠淋巴瘤最主要的治疗方式是以手术为基础治疗，术后行辅助化疗。近年来较多研究发现，单纯手术预后较差，而手术联合化疗与单纯化疗预后相当，甚至单纯化疗预后更好。部分 B 细胞淋巴瘤通过单纯化疗即可达到完全缓解，故手术治疗需要谨慎，除非有明确手术指征，否则应首选化疗。部分诊断不明、内镜检查难以到达病变位置者，可通过手术获取组织活检并切除局部病灶。需要注意的是，当出现肠道急性并发症时，无论肿瘤为何种病理类型，均需要及时手术。T 细胞原发性小肠淋巴瘤负荷重、分期晚，易出现肠道并发症，对化疗敏感性差，因此应尽早行手术治疗。

原发性小肠淋巴瘤的手术方式根据病灶位置、肿瘤大小、肿瘤与周围组织关系等情况来制定。若肿瘤位于回肠末端，可行右半结肠切除术；若肿瘤位于小肠其他部位，则应选择小肠肿瘤根治术；难以根治性切除者，则可行减灭术等姑息性治疗，缓解局部急性并发症，同时减轻肿瘤负荷。

二、化疗

全身化疗为治疗原发性小肠淋巴瘤的重要手段，非霍奇金淋巴瘤参照结内非霍奇金淋巴瘤治疗原则，多选择 CHOP（环磷酰胺、阿霉素、长春新碱、泼尼松）、利妥昔单抗联合 CHOP 等一线免疫化疗方案，需要警惕化疗导致的肠穿孔。近年来出现的 Janus 激酶 3（JAK3）抑制剂通过阻断 JAK-3 信号转导和转录激活子信号通路传导发挥抑制自然杀伤细胞/T 细胞淋巴瘤细胞增殖和诱导细胞凋亡，对 T 细胞淋巴瘤治疗效果良好，但是在原发性小肠淋巴瘤中的疗效有待大规模临床试验证实。

三、放疗

由于小肠在腹腔内位置不固定，放疗容易出现急、慢性放射性肠炎，故临床应用不多，仅作为辅助性治疗。

四、干细胞移植

干细胞移植在结内淋巴瘤中应用较为广泛，且是复发难治性淋巴瘤的首选治疗方案，但其在原发性小肠淋巴瘤中的应用较少，治疗价值有待进一步探究。

第三节　小肠神经内分泌肿瘤

小肠神经内分泌肿瘤是一种来源于神经内分泌系统分泌细胞的异质性肿瘤，尽管相对罕见，但是消化系统常见的神经内分泌肿瘤之一。局部小肠神经内分泌肿瘤和出现转移的小肠神经内分泌肿瘤患者的 5 年总生存率分别为 70%~100% 和 35%~60%，因此对小肠神经内分泌肿瘤的早期发现、早期治疗非常重要。

【病因】

目前尚不清楚小肠神经内分泌肿瘤的确切病因，可能与遗传因素有关。其好发于男性、长期不健康饮食患者中，因此，饮食因素也被认为与其发病有关。

【临床表现】

根据是否出现与激素分泌相关的症状，小肠神经内分泌肿瘤可分为非功能性肿瘤和功能性肿瘤，功能性肿瘤因可分泌肽类激素和生物胺（如血清素、前列腺素等），临床上可出现类癌综合征、类癌危象和类癌心脏病。类癌综合征是由于肿瘤细胞释放 5-羟色胺、激肽和激肽释放酶等物质进入血液循环，而这些物质不能被门静脉或肺循环及时清除，导致出现腹泻、支气管痉挛、右心衰竭、皮肤潮红等一系列临床表现。

90% 的十二指肠神经内分泌肿瘤是无功能性肿瘤，剩余的 10% 十二指肠神经内分泌肿瘤可表现为十二指肠胃泌素瘤、生长抑素瘤及罕见的十二指肠神经节细胞副神经节瘤。十二指肠神经内分泌肿瘤常表现为上腹部隐痛、消化道出血、贫血等症状，部分患者因肿瘤压迫或侵犯壶腹部而出现黄疸症状，部分功能性肿瘤因分泌胃泌素在临床上可表现为胃泌素瘤。

无论原发肿瘤大小如何，在 30%~50% 的病例中都表现为多发且聚集的病灶。

80% 的患者确诊时已经出现肠系膜淋巴结转移。小肠神经内分泌肿瘤常伴有肠系膜纤维组织增生，导致缩窄性肠系膜炎，当纤维组织影响到小肠及肠系膜血管时，可引起腹痛、肠梗阻、肠系膜缺血和消化道出血等急性症状。小肠神经内分泌肿瘤的大小与肿瘤的恶性程度相关，但小于 10 mm 的肿瘤也可能出现远处转移，肝脏是最常见的转移部位，约 50% 的患者在确诊时就已经有肝转移。广泛的肝转移会影响肝脏对激素的代谢功能，因此类癌综合征常见于小肠神经内分泌肿瘤合并肝转移的患者。第二常见的转移部位是腹膜。

【实验室检查】

血清嗜铬粒蛋白 A（CgA）是神经内分泌肿瘤比较有价值的标志物，对局部肿瘤的敏感度为 10%～50%，一旦出现转移，则敏感度上升为 70%～100%。除此之外，24 小时尿液 5-羟基吲哚乙酸（5-HIAA）对小肠神经内分泌肿瘤的敏感度为 50%～70%，特异度为 90%～100%。十二指肠神经内分泌肿瘤易合并胃泌素瘤，因此，检测胃泌素和胃酸分泌水平也有助于十二指肠神经内分泌肿瘤的诊断。

【影像学表现】

小肠神经内分泌肿瘤患者通常需要侵入性手术来进行肿瘤定位、分期，其中可能包括内镜检查、结肠镜检查、超声内镜、肝肿瘤活检等。CT 是小肠神经内分泌肿瘤最常见的影像学检查手段，是术前临床分期和手术方案制定的重要依据。由于大多数神经内分泌肿瘤都有高密度生长抑素受体的表达，因此可以采用生长抑素受体显像（Somatostatin receptor scintigraphy，SRS）的方法来使肿瘤显像，即将放射性核素标志物的生长抑素类似物（如奥曲肽）注入人体，使其与肿瘤细胞表现的生长抑素受体特异性结合，即可定位肿瘤。SRS 技术相对于其他定位诊断技术，为生长抑素受体阳性的神经内分泌肿瘤提供了特异性的定位诊断，且敏感性好，同时可以发现肿瘤转移灶。

【诊断】

小肠神经内分泌肿瘤的早期诊断通常很困难，原发性肿瘤往往很小，通常不会导致临床症状，直到引起部分梗阻、腹痛、消化道出血或转移并引发类癌综合征。因此，患者在确诊时通常已经出现转移症状。

2019 年世界卫生组织的分级标准中，主要以组织学与增生活力为依据，对神经内分泌肿瘤进行分级，分为 G1、G2 和 G3。肿瘤组织学特点要素包括核分裂象和 Ki-67 增殖指数两项。G1：低级别，核分裂象 < 2 个/10 HPF，Ki-67 增殖指数 ≤2%；G2：中级别，核分裂象 2～20 个/10 HPF，Ki-67 增殖指数 3%～20%；G3：高级别，核分裂象 >20 个/10 HPF，Ki-67 增殖指数 >20%。G3 级包括分化良好的 G3 神经内分泌肿瘤和分化差的 G3 神经内分泌肿瘤。混合性腺神经内分泌肿瘤是指同时具有腺管形成的腺癌和神经内分泌肿瘤形态特点的上皮性肿瘤，每种成分至少占 30% 以上。

【鉴别诊断】

参考"小肠腺癌""原发性小肠淋巴瘤"鉴别诊断。

【治疗】

小肠神经内分泌肿瘤的治疗需要外科、肿瘤科、内分泌科、放射科、麻醉科、核医学科医师进行多学科治疗。需要注意的是，手术治疗或者一些侵入性操作时可能会出现类癌综合征。如果发生低血压，可以通过输注奥曲肽进行治疗，但也应根据需要使用血管加压素和去氧肾上腺素等升压药。有些医师会直接在手术时给予持续静脉推注奥曲肽来预防手术中出现类癌危象，尽管现有的文献似乎不支持这种做法，但术中预防性使用奥曲肽并不增加并发症发生率，且通常是安全的。

一、手术治疗

小肠神经内分泌肿瘤的手术切除应包括对原发肿瘤、区域淋巴结及对应系膜的切除。术中应充分探查肿瘤分期。有研究发现，在20%的小肠神经内分泌肿瘤患者中发现了腹膜转移灶，因此术中应注意在骨盆、乙状结肠、肠系膜和膈肌上寻找转移灶。在25%～44%的患者中存在多灶性原发性肿瘤，因此术中需要探查从Treitz韧带到回盲瓣的全部小肠，并做仔细触诊。除此以外，肝脏和卵巢也需要探查，对于术前影像学评估怀疑有肝转移的患者，可以行术中超声检查以进一步评估病情。由于目前腹腔镜器械无法完全代替人手的触觉，因此在小肠神经内分泌肿瘤患者中，单纯腹腔镜手术并不具有优势。但是腹腔镜探查在发现原发性肿瘤方面优于术前影像学和内镜检查，因此，小肠神经内分泌肿瘤的微创手术可以采用小切口手辅助的腹腔镜手术方式，一方面可以实现全小肠的探查；另一方面便于进行体外肠吻合。如果在腹腔镜手术过程中发现系膜淋巴结肿大或肠系膜肥厚，可能会妨碍通过小切口进行安全切除，在这种情况下，应该毫不犹豫地转换为开腹手术，以便更安全地进行淋巴结清扫和肠段的切除。

二、内镜治疗

对于非壶腹部的无功能十二指肠小神经内分泌肿瘤（直径≤10 mm），由于通常仅浸润黏膜下层，较少出现淋巴结及远处转移，可以行内镜下局部切除。部分文献认为，直径<20 mm、超声内镜未发现淋巴结转移且无肌层浸润的G1级小肠神经内分泌肿瘤也可行内镜下切除。如未出现淋巴结转移，则术后常规内镜复查即可。

三、药物治疗

生长抑素类似物是转移性小肠神经内分泌肿瘤的一线治疗，可同时改善预后并抑制临床症状。靶向治疗药物也在晚期小肠神经内分泌肿瘤中被广泛应用，包括抗血管生成药物、雷帕霉素靶蛋白抑制剂和多靶点酪氨酸激酶抑制剂。全身化疗主要用于快速进展或计划行减瘤手术的小肠神经内分泌肿瘤患者，一线方案主要包括链霉素 + 5-氟尿嘧啶方案、达卡巴嗪 + 亚叶酸钙 + 5-氟尿嘧啶方案、替莫唑胺 + 卡培他滨方案。特罗司他可以降低血清素的水平并控制类癌综合征引起的腹泻。

四、局部治疗

对于存在肝脏转移瘤切除术禁忌证的患者，建议行肝动脉栓塞术和经皮射频消融术治疗小肠神经内分泌肿瘤肝转移灶。肝动脉栓塞术是将颗粒置入肝动脉或其分支以减少肿瘤血供，具有创伤小、并发症少及可以重复操作的优点。当肝动脉栓塞术效果欠佳时，可以选择射频消融术治疗转移病灶。经皮射频消融术是在影像学辅助下将微波或射频探针置入肿瘤内，通过加热引起肿瘤组织坏死。

第四节 小肠间质瘤

胃肠道间质瘤是从胃肠道原始间叶组织中分化的肿瘤，主要由梭形细胞及上皮样细胞组成。小肠间质瘤属于胃肠道间质瘤的一种，在胃肠道间质瘤中占 20% ～ 30%。小肠间质瘤发病症状不典型，隐匿性较强，发病部位比较深入，难以通过传统的影像学方法检出。

【临床表现】

胃肠道间质瘤好发于中老年人，发病年龄多大于 50 岁。小肠间质瘤早期症状隐匿，临床表现为腹痛、腹胀，部分患者出现黑便或便血。

【影像学表现】

CT 在诊断小肠间质瘤方面具有重要价值，可清晰发现病变部位、形状、大小、边界特点、密度及内部结构，还可以发现病变的侵犯、转移情况，从而及时诊断。良性间质瘤直径较小，多在 5 cm 以下，形态以类圆形为主，边界清晰，大多密度均匀，无周围器官浸润（图 13 - 3）。

直径超过 5 cm 的病变，恶性可能性大。肿瘤呈椭圆形、圆形、不规则形状及叶状，边界清楚且边缘比较粗糙，可见周围脂肪间隙，密度有所增高，出现软组织密度影，形状为斑点状和条状。CT 上呈现不均匀的软组织密度，内部可见低密度坏死区，形状表现为囊状及片状。CT 增强扫描可见明显的动脉期，动脉期处于不断加强的变化中，良性病变者为均匀性强化，恶性病变者通常强化不均匀。

【内镜表现】

小肠间质瘤内镜下可见球状或半球状隆起或球形肿物，黏膜可正常。较大的胃肠道间质瘤黏膜可见溃疡或凹陷，或在占位的黏膜上见到黏膜皱襞消失（图 13 - 4）。

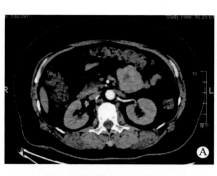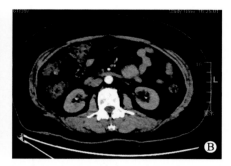
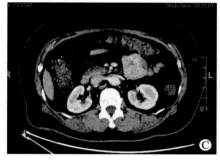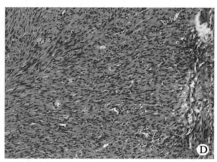

图 13 - 3 小肠间质瘤

女性，55 岁，"进食后饱胀不适 1 月余，加重伴呕吐 1 周"入院，CT 提示十二指肠空肠曲占位，行十二指肠 + 空肠切除吻合术，术后病理提示小肠间质瘤，胃肠道间质瘤切除术后危险分级（NIH2008）（表 13 - 1）为高度危险性

表 13 - 1 胃肠道间质瘤切除术后危险分级（NIH2008）

风险分级	肿瘤原发部位	瘤体直径 （cm）	核分裂象 （每 50 个高倍视野）
极低	任何部位	<2.0	≤5
低	任何部位	2.1～5.0	≤5
	胃	2.1～5.0	>5
中	任何部位	<5.0	6～10
	胃	5.1～10.0	≤5
高	肿瘤破裂	任何大小	无论多少
	任何部位	>10	无论多少
	任何部位	任何大小	>10
	任何部位	>5.0	>5
	非胃来源	2.1～5.0	>5
	非胃来源	5.1～10.0	≤5

注：约 30% 胃肠道间质瘤表现为明确恶性，但其余 70% 也被认为具有恶性倾向，也就是说，没有真正意义上的良性胃肠道间质瘤。

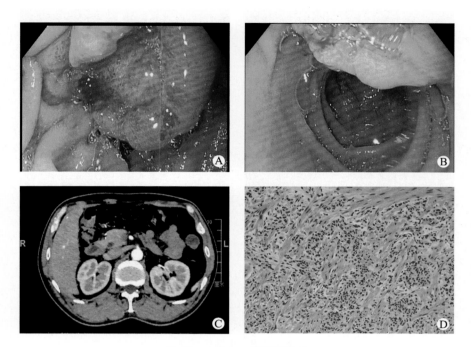

图 13 - 4　十二指肠间质瘤

男性，57 岁，"体检发现十二指肠占位"就诊，腹部 CT 提示十二指肠第 2 段肿物。行保留胰腺的十二指肠切除术，术后病理提示十二指肠间质瘤、G1 级

【病理表现】

胃肠道间质瘤的细胞形态变化较大，因此病理学形态呈多样性，一定程度上影响其良恶性的判断。胃肠道间质瘤具有一定的恶性潜能，小肠间质瘤的恶性倾向高于胃间质瘤。

【诊断】

小肠间质瘤的确诊依靠病理学及免疫组织化学检查。目前常用的诊断间质瘤的标志物有 CD117、Dog-1、CD34、A-SMA、Desmin、S-100 蛋白及 Ki-67 增殖指数等。胃肠道间质瘤的生物学危险度以病灶大小、核分裂情况为依据，分为极低度、低度、中度及高度危险性 4 个等级，也可将其分为良性、恶性、潜在恶性 3 个等级。

【鉴别诊断】

参考"小肠腺癌""原发性小肠淋巴瘤"鉴别诊断。

【治疗】

小肠间质瘤的根治以手术切除为主，但术前危险度的评估存在一定难度，因内镜

264

下活检取材存在一定难度，且容易出现出血、穿孔、瘤体破溃及感染等并发症，增加了肿瘤播散的危险性，故不推荐作为小肠间质瘤术前检查的常规手段。

对于术前评估肿瘤较大、难以根治性切除、强行切除可能会引起脏器功能丧失或者严重术后并发症的患者，可考虑术前先行甲磺酸伊马替尼治疗，在肿瘤缩小且达到手术要求后，再行手术。

当小肠间质瘤合并各类外科急症，如穿孔、出血、梗阻时，应评估患者全身情况决定是否行急诊手术。

小肠间质瘤手术基本原则：应完整切除肿瘤，保证切缘组织学阴性，不推荐常规行淋巴结清扫。术中应操作轻柔，避免肿瘤破裂，注意保护肿瘤假性包膜完整，以免出现肿瘤脱落种植。

十二指肠间质瘤的手术治疗原则：切除时应尽量保护 Vater 壶腹和胰腺功能，并行符合生理的消化道重建。从保护器官功能的角度，争取行局部手术切除肿瘤，尽量减少实施十二指肠切除术等扩大手术。十二指肠间质瘤位置特殊，且具有较高恶性潜能，因此，一经发现，应及时治疗。不建议对十二指肠间质瘤进行内镜下切除，较小的、腔外生长的十二指肠间质瘤可以尝试腹腔镜手术切除，但应慎用腹腔镜技术。位于非乳头区域的直径在 1~2 cm 的间质瘤或十二指肠系膜缘直径 ≤1 cm 的间质瘤，影像学评估与胰腺分界清楚，可行十二指肠楔形切除。乳头区肿瘤切除后直接关闭可能影响十二指肠乳头功能，可行部分十二指肠切除术。位于非乳头区的较大间质瘤，应根据肿瘤所在位置切除十二指肠第 1 段至第 2 段近端（乳头上区节段切除）和切除十二指肠第 2、第 3 段交界至第 4 段（乳头下区节段切除），选择节段性十二指肠切除术。位于乳头区的较大间质瘤，肿瘤未侵犯胰腺，可采用保留胰腺的十二指肠全切除术；如果侵犯胰腺，应行胰十二指肠切除术或保留幽门的胰十二指肠切除术；较大的系膜侧间质瘤，特别是肿瘤与胰腺边界不清或出现胰腺受侵、无法分离，应选择胰十二指肠切除术。

空回肠间质瘤手术治疗原则：空回肠间质瘤一旦被发现，均应积极予以手术切除。对于直径 ≤5 cm 的较小间质瘤，且瘤体比较游离，可行腹腔镜手术切除。孤立且游离的间质瘤可采用节段小肠切除术将肿瘤完整切除，近端空肠间质瘤应离断 Treitz 韧带，末端回肠间质瘤应将回盲部同时切除，大网膜包裹肿瘤时应同时切除。累及其他小肠肠段时应将整块病变切除，如残留肠管过短可保留受累肠管之间的正常肠管，但切除后消化道重建的吻合口不宜过多。累及其他脏器者应联合脏器切除或开展多学科讨论以做出判断。涉及肠系膜根部的较大间质瘤，可能累及主干血管，因该肿瘤为膨胀性生长，很少会侵犯至血管外膜，术中精细操作，大多可以将血管和肿瘤进行充分解剖。

（姚丹华　李幼生）

参考文献

1. ANNESE V. Small bowel adenocarcinoma in Crohn's disease: an underestimated risk? J Crohns Colitis, 2020, 14(3): 285 - 286.

2. BAIU I, VISSER B C. Minimally invasive small bowel cancer surgery. Surg Oncol Clin N Am, 2019, 28(2): 273 - 283.

3. GANGI A, ANAYA D A. Surgical principles in the management of small bowel neuroendocrine tumors. Curr Treat Options Oncol, 2020, 21(11): 88.

4. GIUFFRIDA P, VANOLI A, DI SABATINO A. Survival in Crohn's disease-associated small bowel adenocarcinoma. Gut, 2021, 70(5): 997 - 998.

5. GROVER S, ASHLEY S W, RAUT C P. Small intestine gastrointestinal stromal tumors. Curr Opin Gastroenterol, 2012, 28(2): 113 - 123.

6. HOWE J R, CARDONA K, FRAKER D L, et al. The surgical management of small bowel neuroendocrine tumors: consensus guidelines of the North American Neuroendocrine Tumor Society. Pancreas, 2017, 46(6): 715 - 731.

7. KHOSLA D, DEY T, MADAN R, et al. Small bowel adenocarcinoma: An overview. World J Gastrointest Oncol, 2022, 14(2): 413 - 422.

8. MIETTINEN M, LASOTA J. Gastrointestinal stromal tumors: pathology and prognosis at different sites. Semin Diagn Pathol, 2006, 23(2): 70 - 83.

9. PUCCINI A, BATTAGLIN F, LENZ H J. Management of advanced small bowel cancer. Curr Treat Options Oncol, 2018, 19(12): 69.

10. REYNOLDS I, HEALY P, MCNAMARA D A. Malignant tumours of the small intestine. Surgeon, 2014, 12(5): 263 - 270.

11. UZUNOGLU H, TOSUN Y, AKINCI O, et al. Gastrointestinal stromal tumours of the small intestine. J Coll Physicians Surg Pak, 2021, 31(12): 1487 - 1493.

12. 中华医学会外科学分会. 胃肠间质瘤规范化外科治疗专家共识. 中国实用外科杂志, 2015, 35(6): 593 - 598.

第四篇　息肉篇

第十四章 食管、胃、十二指肠息肉样病变

第一节　食管息肉样病变

食管息肉广义上是指凸出在食管腔内黏膜表面的赘生物，根据病理结果又可分为纤维血管瘤性息肉、增生性息肉及鳞状细胞乳头状瘤。纤维血管瘤性息肉是一种相对罕见的食管息肉，一般生长于食管上 1/3 段，大多数起源于黏膜固有层及黏膜下层，由纤维组织、脂肪组织及血管壁结构组成，表面绝大部分覆盖正常鳞状上皮，也有极少数可发生癌变。增生性息肉是食管中最多见的息肉样病变，一般生长于食管中下段，特别多见于胃食管交界处，病理多为鳞状上皮细胞或贲门腺上皮细胞，一般伴有炎性细胞浸润，少数可伴有肠化及上皮内瘤变。食管鳞状细胞乳头状瘤是一种食管相对少见的良性病变，多生长于食管的中下段，病理多表现为指状凸起的复层鳞状上皮。

【病因及发病机制】

增生性息肉多见于食管中下段，特别是胃食管交界处，故目前认为主要与胃食管反流相关。胃内容物反流导致食管黏膜损伤从而引起食管慢性炎，刺激食管局部组织产生增生样改变，凸出于黏膜表面形成赘生物。食管纤维血管瘤性息肉在临床中罕见，临床发现时一般息肉较大，故目前认为该型息肉很可能发病于青少年，其病因及发病机制仍待进一步研究。食管鳞状细胞乳头状瘤病多发生于食管中下段，目前研究认为可能与食管炎性刺激相关，也有研究认为可能与患者感染人乳头瘤病毒（HPV）相关，但目前仍缺乏一定的研究数据，对其发病机制及癌变过程也缺乏一定的临床研究。

【临床表现】

食管息肉样病变由于早期病变较小，临床一般无明显症状，随着息肉病变的增大，临床上可表现为食管异物感，吞咽不适。纤维血管瘤性息肉患者随着息肉的逐渐增大，临床上可出现吞咽困难，若息肉压迫气道可出现胸闷、呼吸困难症状，有罕见

病例报道较大长蒂息肉脱出到咽喉部堵塞气道，引起患者窒息。对于伴有反流性食管炎的增生性息肉患者，临床上可表现为反酸、烧心及吞咽疼痛不适等相关症状。

【诊断】

一、内镜诊断

食管息肉样病变的临床诊断，主要依靠上消化道内镜的检查。增生性息肉多发生于食管中下段，特别是胃食管交界处，可伴有食管炎、炎性充血水肿，息肉病变不大，多为广基隆起，长径很少超过 1 cm（图 14-1）。由于其鳞状上皮遭到破坏，碘染色多表现为淡染区，多伴有炎性血管增生，故窄带成像技术（narrow-band imaging，NBI）可表现为茶褐色病变。

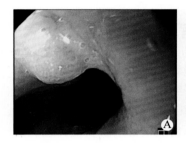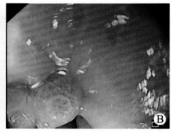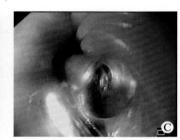

图 14-1　食管增生性息肉

女性，50 岁，胸骨后不适 1 周来院就诊，偶伴反酸，肿瘤标志物 CEA、CA19-9 及 AFP 未见异常。胃镜示食管下段距门齿 32 cm 处见 1 枚 0.5 cm×0.6 cm 息肉样隆起，表面水肿（A），圈套器内镜下切除息肉样隆起（B），切除创面予以 1 枚和谐夹夹闭（C），术后病理示食管增生性息肉

纤维血管瘤性息肉多发生于食管上段，内镜下表现为食管腔内凸起的带有长蒂或腊肠样赘生物，表面一般光滑，也有极少数表面可见充血、糜烂。

食管鳞状细胞乳头状瘤多位于食管中下段，一般在上消化道内镜检查中被发现，病变一般较小，长径很少超过 1 cm，多表现为凸出食管腔黏膜表面的褪色调的指状或桑葚状的赘生物（图 14-2）。由于鳞状细胞乳头状瘤表面多覆盖正常鳞状上皮，碘染色表现为正常或淡染区，又由于乳头状瘤表面有血管分布，故 NBI 下可呈茶褐色。

二、影像及超声诊断

由于增生性息肉及食管鳞状细胞乳头状瘤病变一般较小，故影像学检查一般不易发现，而纤维血管瘤性息肉体积相对较大，钡餐造影可显示为带蒂的软组织肿块影，往往伴有食管腔明显扩张，食管管壁光滑，蠕动正常。食管纤维血管瘤性息肉超声内镜表现为凸出于食管腔内、来源于食管黏膜层及黏膜下层的低回声或中回声结节。食管炎性增生性息肉及鳞状细胞乳头状瘤的超声内镜表现为起源于黏膜层的中低回声病变。

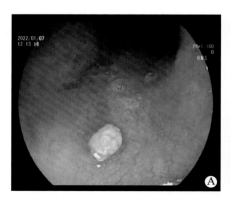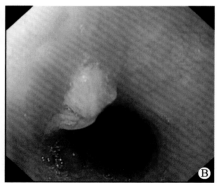

图 14 - 2　食管鳞状细胞乳头状瘤

距门齿 26 cm 处见 1 枚 0.3 cm×0.4 cm 桑葚状新生物（A）；距门齿 30 cm 处见大小约 0.5 cm×0.7 cm 的分叶状新生物，较周围黏膜呈褪色样改变（B）。活检病理均为鳞状细胞乳头状瘤

三、病理诊断

病理是息肉诊断的金标准，食管纤维血管瘤性息肉病理表现为表面覆盖有复层鳞状上皮，息肉的主要成分为纤维结缔组织和肌肉脂肪组织。增生性息肉大多数位于齿状线附近，病理多表现为鳞状上皮及贲门上皮细胞样增生，也可伴有肠化及轻中度不典型增生，多伴有慢性炎性细胞浸润（图 14 - 3A）。食管鳞状细胞乳头状瘤病理表现为沿血管轴生长的多发性指状隆起，一般表面被覆成熟的鳞状上皮，极少数伴有异型增生及癌变（图 14 - 3B）。

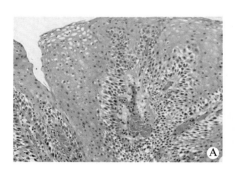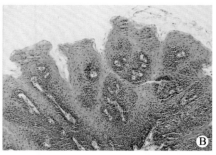

A. 食管增生性息肉；B. 鳞状细胞乳头状瘤。

图 14 - 3　食管增生性息肉及鳞状细胞乳头状瘤病理图片

【食管息肉的鉴别诊断】

1. 食管癌：中晚期食管癌临床上主要表现为进行性吞咽困难，早期食管癌多无明显症状或表现为轻度吞咽及胸骨后不适。食管癌多发生于食管中下段，内镜下早期多表现为表面糜烂的轻度隆起及扁平病灶，受累食管管壁有僵硬感及扩张受限；放大内镜示 IPCL（乳头内毛细血管袢）口径及形状不一，甚至稀疏、消失；癌变部位碘染色呈不染色及出现粉色征。中晚期表现为菜花样隆起糜烂及不规则狭窄样改变，管壁僵硬，触之易出血，活检病理可见明显的异型性癌细胞（图 14-4）。

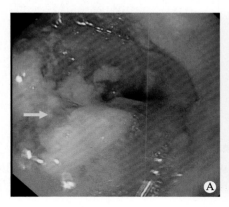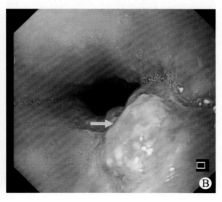

A. 食管中段肿物，累及管腔 3/4 周，表面覆盖污秽苔，病变部位僵硬狭窄，活检质脆、易出血，病理示中分化鳞状细胞癌；B. 食管中段菜花样隆起肿物，累及管腔 1/3 周，管壁蠕动差，触之易出血，活检病理为中分化鳞状细胞癌。

图 14-4　食管中段癌（中期）

2. 食管鳞状上皮增生：是一种起源于食管上皮的黏膜隆起，可位于食管全段，多呈褪色调，扁平隆起，一般较小，很少超过 1 cm（图 14-5A），由于富含鳞状上皮细胞，碘染色为浓染区，又由于无明显血管增生，故 NBI 下无褐色征（图 14-5B）。

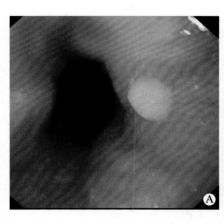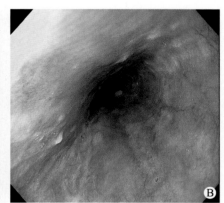

A. 食管中段散在直径 0.2~0.4 cm 白色扁平黏膜隆起，病理示鳞状上皮增生；B. NBI 下食管上段散在 0.2~0.3 cm 的扁平鳞状上皮增生。

图 14-5　食管鳞状上皮增生

3. 食管平滑肌瘤：是一种食管最常见的黏膜下肿瘤，生长缓慢，一般无明显临床症状，少数可出现胸骨后不适及吞咽不适，极少出现明显吞咽困难症状。内镜下多表现为半球形或土豆状黏膜下隆起，表面黏膜光滑完整，触之可移动（图 14 – 6A）；超声内镜显示来源于黏膜肌层及固有肌层的均质中低回声病灶，病理可见分化良好的平滑肌组织（图 14 – 6B）。

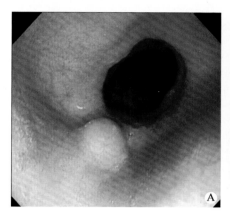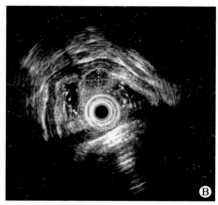

A. 食管中段见一大小约 0.5 cm×0.5 cm 黏膜下隆起，表面黏膜光滑完整，活检钳触之可移动；B. 超声内镜示肿物来源于黏膜肌层，为均质低回声病灶，切除后病理为平滑肌瘤。

图 14 – 6　食管平滑肌瘤

4. 食管静脉瘤： 食管静脉瘤是由于食管内静脉扩张形成扁平隆起，形状多为圆形或卵圆形，为青蓝色或青紫色，一般无需内镜下治疗处理（图 14 – 7）。

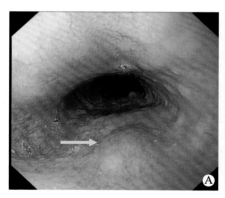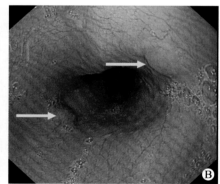

图 14 – 7　食管静脉瘤

胃镜示食管中段见卵圆形黏膜下扁平隆起，呈青蓝色，表面光滑

5. 颗粒细胞瘤： 是一种食管良性肿瘤，内镜下表现为扁平黏膜下隆起，表面呈黄白色。超声内镜提示源于黏膜下层的中低回声病变，一般行内镜黏膜下剥离术（endoscopic submucosal dissection，ESD）后病理可确诊。

6. 食管脂肪瘤： 胃镜下可见食管黏膜下隆起，有时表面呈现淡黄色，活检钳触之质软。超声内镜表现为高回声团块，边界清，起源于黏膜下层。隧道法内镜黏膜下肿物切除术可完整切除（图 14 – 8）。

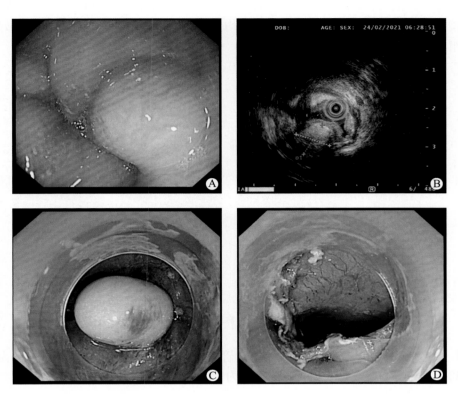

A. 胃镜示食管近贲门后壁见一黏膜下隆起,表面呈淡黄色;B. 超声内镜示食管下段病灶处见高回声团块,起源于黏膜下层;C. 食管隧道内见脂肪瘤,包膜完整;D. 脂肪瘤切除后食管隧道入口创面。

图 14 – 8　食管脂肪瘤

7. 食管间质瘤：为原发于食管内的一类间叶源性肿瘤,少见,约占食管间叶源性肿瘤的 1/4,占胃肠间质瘤的 1%~5%;好发于食管下段,以 50 岁以上人群居多,男女均可发病;具有潜在的恶性倾向,但生物学行为较胃肠道的间质瘤好。食管间质瘤体积小,早期无症状,中晚期可出现吞咽困难或胸骨后不适等,偶有消化道出血表现;其平滑肌化生率高,缺乏神经分化,S-100 表达阴性,组织学上无丝团样纤维,CD117 及 CD34 表达往往阴性,但 CD34 阳性率近 90%（图 14 –9）。

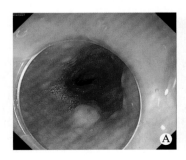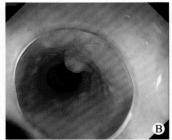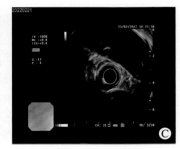

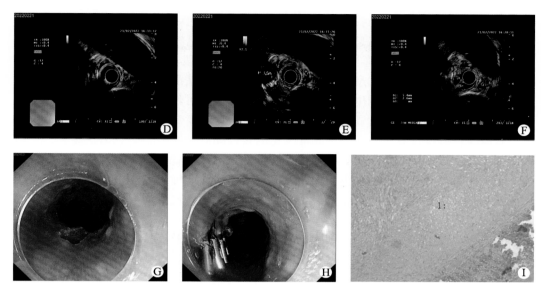

图 14 - 9　食管间质瘤

男性，74 岁，体检胃镜发现食管黏膜下隆起 1 个月。胃镜治疗检查示距门齿 20 cm 处前壁黏膜见一大小约 0.6 cm 息肉（A，B）。超声胃镜示病变位于黏膜固有肌层，呈均匀低回声，其中 1 个截面大小 5.4 mm×2.6 mm。多普勒超声示内部未见明显血流信号，食管壁各层次分界清晰（C~F）。予以圈套器高频电摘除，创面予以钛夹夹闭（G，H）。术后病理示食管梭形细胞肿瘤，倾向平滑肌瘤（I）

【食管息肉的癌变】

　　食管息肉是一种突出食管腔内的良性病变，包括起源于食管黏膜或黏膜下层的息肉样外观的良性肿瘤，不包括进展癌及黏膜下肿物。该病临床上较少见，发病率低于 0.5%。文献资料显示食管纤维血管瘤性息肉约 80% 发生在颈段食管，而发生在食管中段或下段相对少见。食管息肉临床上多无明显症状，较大息肉可以出现吞咽困难、上消化道出血、呕出肿块、剧烈咳嗽甚至窒息等，而大部分较小的食管息肉多在内镜检查时被发现。食管息肉的诊断主要依赖于内镜检查和影像学检查。超声内镜可为息肉的定性诊断提供十分准确的依据。组织学上食管息肉可以分为上皮病变和上皮下病变，主要包括食管鳞状细胞乳头状瘤、增生性息肉、炎性纤维性息肉、腺瘤性息肉和颗粒细胞瘤等。

　　食管鳞状细胞乳头状瘤：发病率为 0.01%~0.45%，我院（上海市浦东新区人民医院）内镜中心近两年上消化道内镜检查中发现食管鳞状细胞乳头状瘤的比率为 0.05%（9/17 671），这与意大利及法国南部的统计数据接近。该病在老年患者中常见，多发现于食管中下段，发病与慢性黏膜刺激和人乳头瘤病毒感染有关。较大（>1 cm）的食管鳞状细胞乳头状瘤有癌变风险（1.3%~2%）。食管鳞状细胞乳头状瘤的基本治疗措施为内镜治疗，较小者多在上消化道内镜检查中被发现，一般行活检钳除即可；对于较大或疑似癌变者，则行内镜黏膜切除术（endoscopic mucosal resection，EMR）切除或 ESD 彻底切除。

食管增生性息肉：结合我院（上海市浦东新区人民医院）近两年上消化道内镜检查结果分析，增生性息肉是食管息肉中最常见的一种息肉样病变，发病率为0.37%（66/17 671），多发现于食管与胃交界处，其次是食管下段，食管中段相对少见。其发生与黏膜损伤相关。增生性息肉组织学上充满浆细胞、嗜酸性粒细胞、成纤维细胞和炎症间质。目前尚无食管增生性息肉癌变的报道，但其可作为非息肉食管黏膜癌变的标志，尤其是伴发巴雷特食管的增生性息肉常提示食管癌变可能性增高。

食管炎性纤维性息肉：是一种非常少见的良性间叶性肿瘤，呈息肉状隆起，一般大小<4 cm，文献报道>4 cm称为巨大性纤维性息肉。食管炎性纤维性息肉的发生与PDGFRA激活突变有关，病理主要表现为特殊排列的纤维母细胞样梭形细胞、小血管增生及嗜酸性粒细胞浸润；超声内镜示起源于黏膜下层，侵入固有肌层并延伸至浆膜下，有潜在的侵袭性。

食管腺瘤性息肉：涉及上皮细胞、基底膜、下层血管及连接组织的增生过程，在食管中十分罕见，主要与巴雷特食管相关，具有癌变风险。

食管颗粒细胞瘤：是一种罕见的起源于施万细胞的良性神经鞘细胞肿瘤，常发现于食管下段，单发为主，良性居多。食管颗粒细胞瘤具有恶性潜能，有报道指出其恶病率为3.4%。

食管纤维瘤性息肉：临床上特别少见，文献报道对于较小的息肉可行内镜下治疗；较大的息肉由于内镜下暴露困难，出血穿孔风险较高，可选择外科手术切除治疗。

（罗　昊　臧　毅　苏　煌）

第二节　胃、十二指肠息肉

胃、十二指肠息肉是指内镜下发现的由胃或十二指肠黏膜向脏器空腔内突出的具有头部或蒂段的胃、十二指肠黏膜的增生性或肿瘤性病变。

【病因及发病机制】

胃、十二指肠息肉的具体病因及发病机制尚不清楚。慢性胃炎患者容易出现增生性息肉或胃底腺息肉。但大量研究表明胃息肉的发生与基因遗传、慢性胃炎、胆汁反流、其他因素（烟酒史、饮食习惯等）等存在一定相关性。

一、基因遗传

有研究发现胃息肉发病机制可能与β-catenin基因突变相关，还有研究发现在家族性胃底腺瘤性息肉病相关的息肉病变中经常存在体细胞腺瘤性息肉病基因改变，这增加了影响APC/β-catenin通路的β-catenin基因突变的可能性。最近的一项研究发现，70%的炎性肌瘤息肉在PDGFA基因中存在功能获得性突变，这可能是肿瘤形成过程。

十二指肠腺瘤性息肉可能与异位胃黏膜或再生十二指肠腺体有关，与胃酸分泌过多引起的十二指肠损伤、幽门螺杆菌感染、遗传性 *APC* 基因突变相关。

二、慢性胃炎

慢性胃炎是胃黏膜表面的炎症性疾病，包括幽门螺杆菌相关性胃炎和自身免疫性化生性萎缩性胃炎。少部分胃增生性息肉在根除幽门螺杆菌后会自愈，无需通过内镜切除。

三、胆汁反流

反流入胃的胆汁可刺激胃黏膜，发生炎性反应引起黏膜增生，同时大量反流液使胃壁细胞分泌胃酸，胃内 pH 水平降低，使得胃泌素分泌增加，胃内腺体增生，从而形成胃息肉。

四、其他因素

有研究发现快速进食、高盐摄入、以肉类为主的饮食、较硬的食物，吃热食、剩菜，减少蔬菜、水果摄入量，以及吸烟、饮酒等生活习惯是胃、十二指肠息肉发病的危险因素。

【息肉分型】

一、山田分类

山田分类将息肉分为：①扁平息肉，即黏膜轻微隆起，边缘清晰，高度 < 2.5 mm（闭合活检钳的宽度）；②无蒂息肉，即黏膜隆起，基底部有明显边界，但无切迹，高度超过 2.5 mm；③亚蒂息肉，即黏膜隆起，边缘明显，基部有明显切迹，但无蒂；④带蒂息肉，即黏膜隆起，有蒂段。

二、巴黎分类

巴黎分类根据息肉在内镜中的形状将其分为以下几类：有蒂（0-Ip），亚蒂（0-Is）；轻微升高（0-IIa），平坦（0-IIb），轻微凹陷（0-IIc），凹陷（0-III）。

三、中村分类

I 型：最多，一般直径不超过 2 cm，多数有蒂，也可无蒂，表面比较光滑，呈乳头状或绒毛状，色泽与周围黏膜相同，也可呈暗红，多见于胃窦部，此型与腺瘤性息肉相当。

II 型：多见于胃窦部与胃体交界处，息肉顶部常发红，凹陷，是由于反复的黏膜缺损、再生修复而形成，常合并早期胃癌，组织学改变与 I 型不同。

III 型：呈平盘状隆起，形态与 IIa 早期胃癌相似。

IV 型：由肠上皮化生而来的乳头腺瘤，癌变率较高。

四、Morson 组织分类

Morson 组织分类将息肉分为肿瘤性（如乳头状腺瘤、管状腺瘤、腺管乳头状腺瘤）、错构瘤性、炎症性和化生性四类。

五、息肉数目

多发息肉（2个及以上）与单发息肉。

【不同类型息肉的内镜诊断】

一、胃息肉

上皮性息肉（增生性、基底腺和腺瘤）是典型的胃息肉。胃息肉常见的病理如下。

1. **增生性息肉**：可占胃息肉所有类型的一半以上，为最常见的胃息肉病理类型，可生长于任何部位。通常是良性息肉，内镜下表现为息肉表面充血，部分息肉表面分叶、质地柔软，直径通常<1.5 cm。组织学上可见伸长、扭曲、分支和囊状扩张的中央凹。与胃黏膜炎症活动有关，炎症消除后（一般在根除幽门螺旋杆菌后），少部分增生性息肉可能会消失。增生性息肉癌变率低，发生腺癌的风险范围平均为2.1%（图14-10，图14-11）。

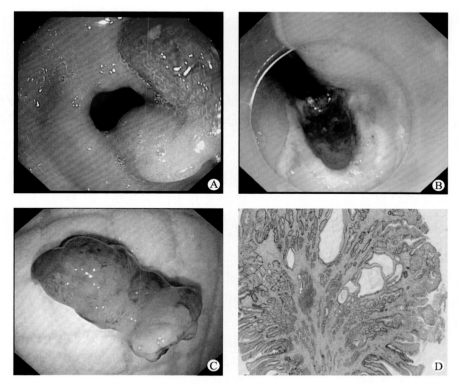

A. 胃镜示胃窦近幽门管后壁息肉，短粗蒂，表面充血；B. 内镜切除术后创面；C. 切除后标本；D. 病理示胃窦增生性息肉。

图14-10　胃窦增生性息肉

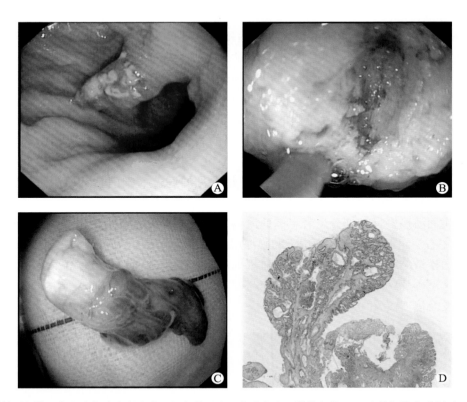

A. 胃镜示胃体上部近贲门小弯侧息肉，短粗蒂，表面分叶充血，附着白苔；B. 内镜切除术后创面；C. 切除后标本；D. 病理示增生性息肉，局灶腺瘤样增生伴轻度不典型增生。

图 14 - 11　胃体增生性息肉伴局灶腺瘤样增生

2. 基底腺息肉：占所有胃息肉的 47%，多发，常见，好发于胃底和胃体上部。内镜下通常可见小的、扁平的或无蒂的圆顶状病变，表面光滑，息肉直径多 <1 cm。组织学上，基底腺息肉的特征是黏膜腺部分局灶性增加，通常显示扩张的腺体形成小囊肿，排列有壁细胞和主细胞，偶尔也有黏液细胞（图 14 - 12）。

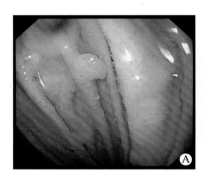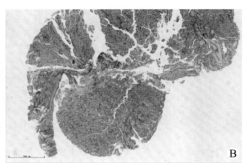

A. 胃镜示胃体息肉，广基或亚蒂，表面光滑；B. 病理示胃体基底腺息肉。

图 14 - 12　胃体基底腺息肉

3. 腺瘤性息肉：较为常见的胃息肉病理类型之一。好发部位为胃体和胃窦，分别占 40.80% 和 32.80%，以胃窦部常见。内镜下表现为表面光滑，与周围黏膜颜色相同，息肉直径多 <2 cm。与胃上皮黏膜炎症、活动、萎缩和化生有关，52.80% 患者的胃黏膜是慢性萎缩性胃炎伴肠化生，其次是慢性浅表性胃炎和慢性萎缩性胃炎，自身免疫性胃炎少见。胃腺瘤性息肉高级别上皮内瘤变的发生率为 8.00%，癌变发生率为 12.8%，>2.0 cm 腺瘤性息肉的癌变率可达 70.59%，>1.0 cm 息肉的癌变风险也已达 43.28%。腺瘤性息肉在所有类型的胃息肉中癌变率最高（图 14-13，图 14-14）。

4. 炎症性纤维瘤：该类型较为少见。最常见的病位为幽门括约肌附近的黏膜下层，因此容易发生幽门梗阻。内镜下可见单发、无蒂或有蒂、基底牢固、界限分明的息肉，表面溃疡多见。部分患者息肉的溃疡表面会有出血，直径范围通常 <3 cm，在 1.5 cm 左右。组织学上表现为位于黏膜深层和邻近黏膜下层的间充质肿瘤，由网状纤维构成的松散结缔组织组成，通常在血管周围呈洋葱皮排列和嗜酸性粒细胞浸润，肌层黏膜常呈碎片状。炎症性纤维瘤可能与变态反应及基因突变相关，经内镜下切除后不易复发及癌变（图 14-15）。

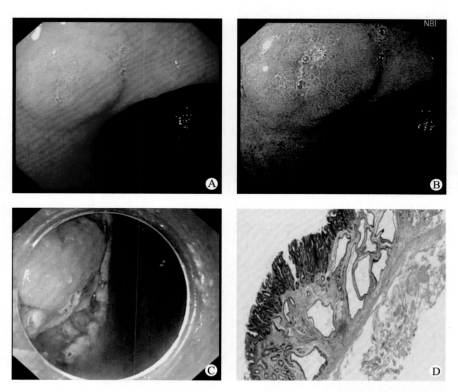

A. 胃镜示胃体中部前壁近胃角见扁平黏膜隆起，表面稍充血，广基；B. NBI 示息肉微表面结构规则；C. ESD 术中创面；D. 病理示胃体下部前壁腺瘤伴中度异型增生。

图 14-13　胃体腺瘤性息肉

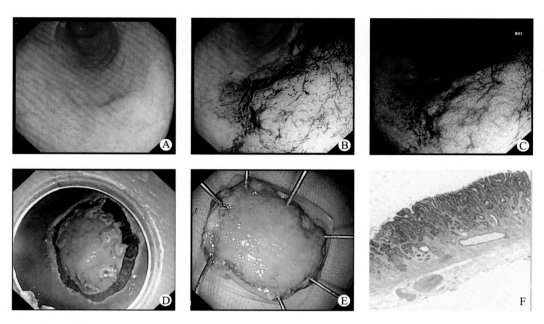

A. 胃镜示胃体中部大弯偏前壁见扁平黏膜隆起，广基，表面稍充血；B. 胃体病灶靛胭脂染色后边界较前清晰；C. NBI 示胃体病灶表面微血管规则，呈圆形、蜂窝状排列；D. ESD 术中创面；E. ESD 切除后标本；F. 病理示胃体管状腺瘤伴腺体中度异型增生。

图 14 - 14　胃体管状腺瘤伴腺体中度异型增生

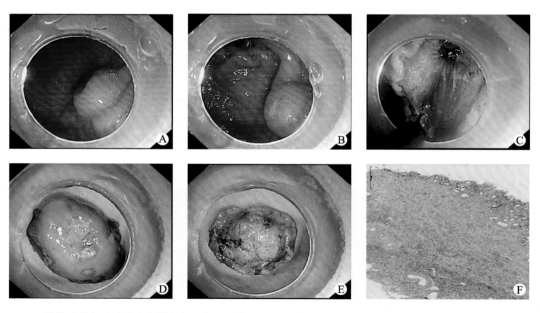

A，B. 胃镜示胃窦后壁见息肉样隆起，广基，表面见一溃疡；C. ESD 术中创面；D，E. ESD 切除后标本黏膜面及基底面；F. 病理示胃窦炎性纤维性息肉，表面胃黏膜慢性萎缩性胃炎，活动性，伴糜烂，局灶腺体轻度不典型增生。

图 14 - 15　胃窦炎性纤维性息肉

5. 息肉综合征：罕见，如波伊茨－耶格综合征、幼年性息肉病综合征等。组织学上和形态上与胃息肉具有一定相似性。内镜下可见有蒂。有天鹅绒状或乳头状表面的息肉具有遗传特异性，多为基因突变，发生癌症的风险较高。

（1）波伊茨－耶格综合征：又名黑斑息肉综合征，是一种少见的常染色体显性遗传病。多数患者在上下唇及颊黏膜发现黑色素斑，色素斑为圆形、椭圆形或梭形，界限清楚，下唇尤为突出。胃肠道息肉为多发性，可发生于整个胃肠道，以小肠多见，阑尾腔也可生长。临床表现包括由肠梗阻引起的绞痛性腹痛和由胃肠出血引起的贫血，与丝氨酸/苏氨酸激酶基因发生突变相关，在特殊情况下会发生非典型增生或浸润性腺癌。

（2）幼年性息肉病综合征：组织学特点是具有丰富的松散基质和细长的、很少囊性的黏液腺。临床上最显著的特点是贫血，可能由铁摄取紊乱、失血和低蛋白血症引起。患者可在儿童时期表现为直肠出血、贫血和肛门脱垂的息肉。

二、十二指肠息肉

十二指肠息肉在人群中的发病率较低，约为 4.6%，多数位于十二指肠降部，炎性息肉在球部多见。重度不典型增生病变发生侵袭的可能性随直径范围的增大而增加，经切除后不易复发。在十二指肠息肉中，腺瘤（肠型）最常见，其次为增生性息肉/十二指肠腺增生。以下描述最常见的病理分类。

1. 十二指肠肠型腺瘤：家族性腺瘤性息肉病占 60%，散发性十二指肠腺瘤约占所有十二指肠肠型腺瘤的 40%，老年男性居多。大多数无症状，内镜下表现为无柄或扁平的息肉，非有蒂的息肉。易发生于十二指肠远端和壶腹部，低级别上皮内瘤变和小于 20 mm 进展期腺瘤癌变的风险较低（4.7%）；如为高级别上皮内瘤变或进展期腺瘤大于 20 mm，约 54.5% 会发展为腺癌（图 14－16）。

2. 十二指肠腺增生：又称布伦纳腺增生，直径通常为 0.5～1.5 cm，一般无临床症状。弯曲腺错构瘤大于 2 cm 时，可能会出现胃肠道出血或肠梗阻。在内镜下表现为多发、无柄或有蒂的黏膜下增生。错构瘤在内镜下可能表现为小息肉或结节，出现肠梗阻或肠套叠症状（图 14－17）。

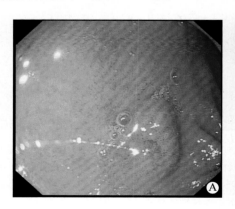
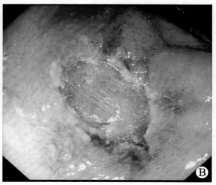

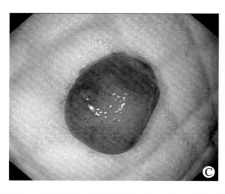
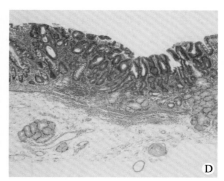

A. 胃镜示十二指肠球降交界处前壁见一处扁平息肉，广基，表面充血；B. 球部息肉 EMR 切除后创面；C. 内镜切除后标本；D. 病理示十二指肠球部腺瘤。

图 14 - 16　十二指肠球部腺瘤

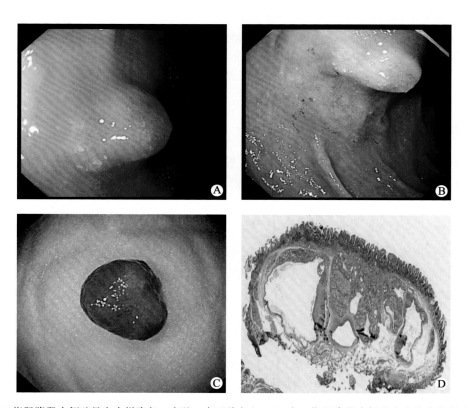

A. 十二指肠降段内侧壁见息肉样隆起，广基，表面稍充血；B. 十二指肠降段内侧壁息肉基底注射生理盐水 + 靛胭脂后抬举尚可；C. EMR 切除后标本；D. 病理示十二指肠降段布伦纳腺增生。

图 14 - 17　十二指肠降段布伦纳腺增生

3. **十二指肠增生性息肉**：罕见，无症状，偶然发现，最常见者位于十二指肠第 2 部分。内镜下可能表现为 1 个无柄/有蒂的息肉，有/无表面溃疡，大小为 5 ~ 27 mm。临床上很少会引起贫血或胃肠道出血等症状。

4. **炎症性息肉**：十二指肠黏膜的炎性增生（炎性假息肉），通常与克罗恩病、溃疡性结肠炎或其他炎症如十二指肠炎有关。内镜下类似胃增生性息肉（图 14 - 18）。

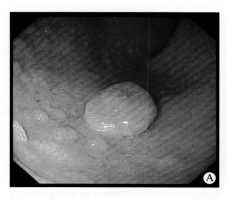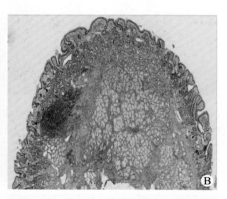

A. 十二指肠球部大弯侧见一息肉样隆起，广基，表面充血，周边散在息肉样增生；B. 病理示十二指肠球部黏膜慢性炎伴十二指肠腺增生。

图 14 - 18　十二指肠球部炎性息肉

【诊断标准】

临床表现：胃、十二指肠息肉患者一般无特异性临床症状，部分患者可伴有恶心、呕吐、胃胀、胃酸、食欲减退等慢性胃炎表现。若息肉较大、质脆伴出血，可见呕血、黑便等症状；幽门息肉直径过大，可出现呕吐、梗阻感；贲门息肉可能出现吞咽困难。

多通过内镜检查（普通白光内镜）发现胃、十二指肠息肉。目前胃镜检查和病变组织病理活检是诊断的金标准。NBI、染色内镜、放大内镜结合窄带成像技术（ME-NBI）等可用于鉴别息肉癌变。

【鉴别诊断】

胃内黏膜隆起常见于以下情况：①黏膜来源病变：腺瘤、增生性息肉或炎性息肉、胃炎性纤维瘤、胃癌等；②黏膜下肿瘤：异位胰腺、胃间质瘤、平滑肌瘤、血管瘤、神经鞘瘤、颗粒细胞瘤、淋巴管瘤等。

1. **胃癌**：多由慢性萎缩性胃炎轻度异型增生 - 中度异型增生 - 重度异型增生 - 癌转变而来。一般可有恶心、呕吐、中上腹疼痛、呕血、黑便等消化道症状，内镜下可见糜烂或溃疡等，表面凹凸不平（图 14 - 19）。

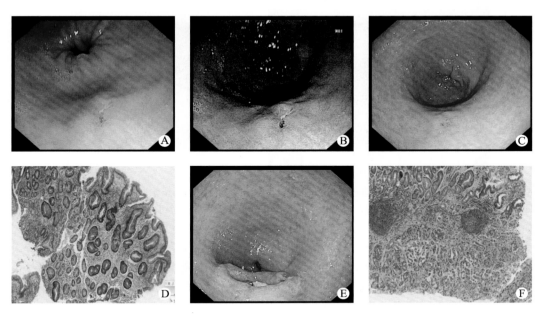

图 14-19　慢性萎缩性胃炎癌变（癌变周期为 2 年）

胃镜（2019 年 3 月）示胃窦大弯侧见一隆起凹陷性病变，表面稍充血（A）。NBI 示病灶表面微血管规则，结构尚清（B）。活检病理示慢性萎缩性胃炎伴糜烂。复查胃镜（2020 年 4 月）示胃窦大弯侧见一隆起性病变，表面充血、稍凹陷；与 2019 年 3 月胃镜检查对比，病灶有缩小趋势（C）。活检病理（2020 年 4 月）示慢性萎缩性胃炎，活动性伴糜烂（D）。复查胃镜（2021 年 6 月）示胃窦大弯侧见一隆起凹陷性病变，表面附着黄苔，周边黏膜堤状隆起（E）。活检病理（2021 年 6 月）示胃窦腺癌伴黏液分泌（F）

2. 异位胰腺：多无临床症状，胃镜检查时被发现。胃镜下表现为类圆形黏膜下隆起，表面光滑或脐样凹陷。组织学上异位胰腺是在黏膜、黏膜下层和肌层中存在胰腺组织的岛状结构。超声胃镜表现为等回声或稍低回声团块，起源于黏膜下层，中央有低回声的腺管样结构（图 14-20）。

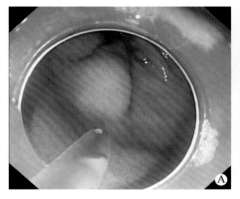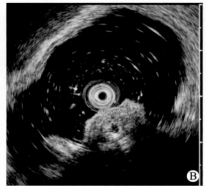

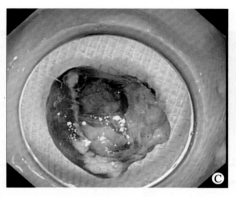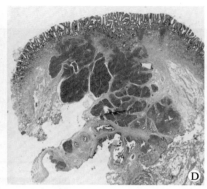

A. 胃窦大弯侧见一黏膜下隆起，表面光滑；B. 超声胃镜示胃窦大弯侧病灶处见一稍低回声团块，内见低回声腺管样结构，起源于黏膜下层；C. ESD 切除标本示异位胰腺组织完全切除；D. 病理示胃窦异位胰腺。

图 14 – 20　胃窦异位胰腺

3. 胃间质瘤：多无症状，胃镜下可见清楚的黏膜下隆起病变，表面光滑，多为良性病变；如黏膜下隆起的表面可见溃疡，多提示恶性间质瘤。超声胃镜表现为低回声的类圆形或椭圆形团块，边界清晰，内部回声均匀，起源于固有肌层（图 14 – 21，图 14 – 22）。

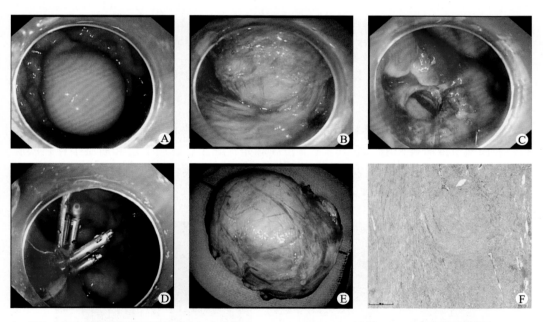

A. 胃体中部大弯侧见黏膜下隆起病变，大小约 3.5 cm×2.5 cm，表面光滑；B. ESD 术中见瘤体起源于固有肌层；C. 行全层切除瘤体后见胃壁缺损直径约 1 cm；D. 胃体中部大弯侧胃壁缺损予以尼龙绳加金属夹荷包缝合；E. ESD 切除后标本；F. ESD 术后病理示（胃体大弯侧）胃肠道间质瘤，位于黏膜下，核分裂象 <5 个/50 HPF，局灶细胞生长较活跃。

图 14 – 21　胃体间质瘤

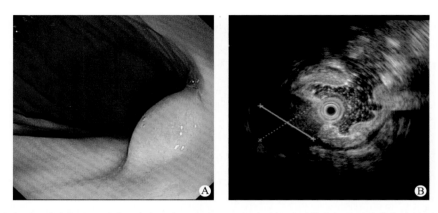

A. 胃体中部后壁小弯侧见一黏膜下隆起，表面光滑；B. 超声胃镜示胃体中部后壁小弯侧病灶处见一低回声团块，内部回声均匀，边界清，起源于固有肌层，瘤体胃壁内外生长。

图 14 -22　胃体后壁间质瘤（胃壁内外生长型）

4. 脂肪瘤：胃镜下可见胃黏膜下隆起，表面光滑，有时呈现淡黄色，活检钳触之质软。超声胃镜表现为高回声团块，起源于黏膜下层（图 14 -23）。

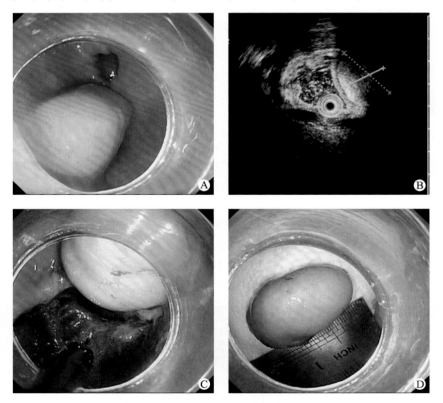

A. 胃镜示胃窦大弯侧见一黏膜下隆起，表面光滑，活检钳触之质软；B. 胃窦病灶处见高回声团块，内部回声均匀，起源于黏膜下层；C. ESD 术中见胃窦脂肪瘤有完整包膜；D. ESD 术后标本，完整包膜的脂肪瘤。

图 14 -23　胃窦脂肪瘤

5. 淋巴细胞性乳头状囊腺瘤： 是一种罕见的黏膜下腺导管上皮源性良性肿瘤，肿瘤由扩张的腺管或囊腔组成（图 14 – 24）。

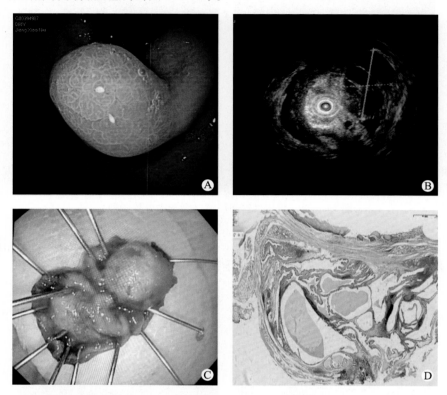

A. 胃镜示胃底贲门见一黏膜隆起性病变，表面黏膜增生；B. 超声胃镜示胃底贲门病灶处多囊无回声团块，内见分隔，起源于黏膜下层；C. ESD 术后标本；D. 术后病理示（贲门胃底）良性病变，黏膜内腺体扩张，呈腺管状、囊状、乳头状，腺体为双层上皮，间质内见多量淋巴滤泡，考虑为淋巴细胞性乳头状囊腺瘤。

图 14 – 24　贲门淋巴细胞性乳头状囊腺瘤

6. 胃神经鞘瘤： 大多数无症状，良性多见，极少数有恶性病例报道，好发于 40 岁以上女性。起源于胃黏膜下神经丛中的施万细胞，病灶多位于胃体，少数位于胃窦及胃底，可向腔内、腔外及肌壁间生长。超声胃镜表现为圆形或椭圆形的低回声均质团块，起源于固有肌层，边缘可呈现低回声晕环（图 14 – 25）。

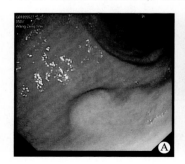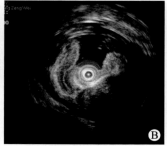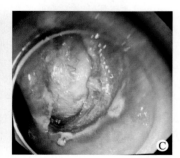

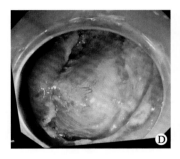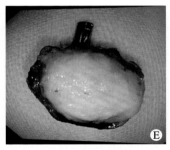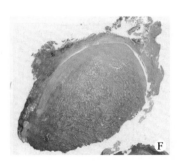

A. 胃镜示胃体下部大弯侧黏膜下隆起，表面光滑；B. 超声胃镜示胃体下部大弯病灶处见低回声团块，呈椭圆形，内部回声均匀，起源于固有肌层，边缘可呈现低回声晕环；C、D. ESD术中见瘤体胃体肌壁间生长；E. 诊断性ESD术后标本，瘤体切面呈白色；F. ESD术后病理示胃体神经鞘瘤。

图14-25　胃体神经鞘瘤

【胃息肉癌变】

胃息肉是胃黏膜发生的局部隆起性病变，临床较常见，尤其是随着胃镜检查的普及逐渐升高，其检出率不断提高。胃息肉临床通常无明显症状，较大的息肉可出现出血、梗阻、腹部不适等症状，而大部分息肉在内镜检查时被发现，部分在钡餐造影或其他原因手术时被发现。文献资料显示胃息肉检出率为2%~8%，女性多于男性，好发于中老年人，好发部位为近端，以单发为主且直径＜1cm者多见。研究提示多发性胃息肉患者在切除息肉后复发率更高。胃息肉是一种癌前疾病（图14-26），癌变率与组织学分型、瘤体大小有关。据报道胃息肉异型增生发生率为1.68%，恶变率＜1%。组织学上胃息肉可以分为肿瘤性息肉和非肿瘤性息肉。肿瘤性息肉主要指胃腺瘤性息肉，包括管状、绒毛状和混合性腺瘤，其中绒毛成分越多，癌变风险越高。非肿瘤性息肉主要有胃底腺息肉、增生性息肉、炎性息肉等。

胃腺瘤性息肉是由发育异常的上皮细胞排列成管状和（或）绒毛结构形成的息肉样病变，是公认的癌前病变。胃腺瘤性息肉是良性上皮性肿瘤，部分腺瘤可在短时间内进展为癌，患者常患有萎缩性胃炎和肠化生，往往与幽门螺杆菌感染有关。研究发现，胃腺瘤性息肉直径越大，组织学中绒毛成分越多，恶变率越高。胃腺瘤性息肉常伴有不同程度的异型增生，其进展为癌症的风险尚未明确。轻度异型增生被认为是不稳定现象，可自然逆转，也可发展为癌；而高度异型增生逆转可能性很小，进展为癌的概率高，需要进行积极的内镜下或手术治疗。

胃底腺息肉是由内衬杂乱分布着的扁平壁细胞和黏液细胞的胃底腺囊泡状扩张所构成，是目前胃息肉的主要病理类型，常多发，直径较小，一般小于1cm，多在0.5cm以下。组织学上，胃底腺息肉表现为正常的胃底腺组织密集增生，因此，一般不认为散发性胃底腺息肉有恶变倾向。目前仅在部分息肉病综合征患者中发现胃底腺息肉可出现不典型增生表现。研究发现，长期应用PPI（≥6个月）者发生胃底腺息肉的可能性大。

胃增生性息肉是由于胃小凹细胞的过度增殖，间质内有少量炎性细胞浸润，当炎

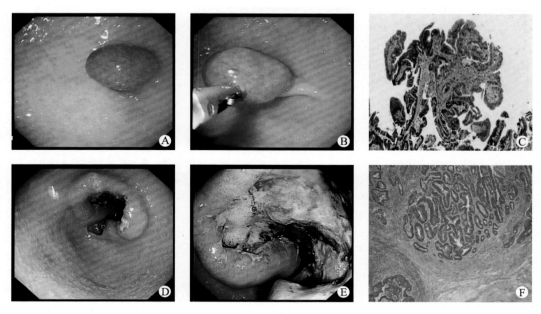

图 14 -26　胃窦息肉癌变

男性，50 岁，胃镜检查（2018 年 12 月）示胃窦息肉样隆起，亚蒂，表面充血（A，B）；病理
（2018 年 12 月）示胃窦息肉（C）；未行息肉内镜切除。胃镜复查（2020 年 9 月）示胃窦小弯侧见
巨大溃疡，表面附着污苔，周边堤状隆起，占据胃腔 4/5 周（D，E）；病理示胃窦低分化腺癌
（F），中期胃癌，需行腹腔镜胃癌根治术＋化疗

性细胞浸润明显并占主导时，称为炎性息肉。国外的研究中常将增生性和炎性息肉归
类为增生性息肉。胃增生性息肉直径一般在 0.5 ~ 1.5 cm，约半数在 0.5 cm 以下，常
发生在胃黏膜慢性炎症、萎缩的基础上，多数伴幽门螺杆菌感染。国内研究显示，胃
增生性息肉异型增生率为 0.53% ~ 5.31%，癌变率约为 0.3%，其中直径大于 1 cm 及
带蒂胃增生性息肉是异型增生的风险因素。

【治疗手段】

炎性增生性息肉合并幽门螺杆菌感染患者，可行抗幽门螺杆菌治疗，炎症消除
后，少部分患者的炎性息肉可消退。其他类型的息肉通常须行内镜下治疗，如内镜下
钳除、息肉圈套切除术、氩等离子体凝固术等。息肉圈套切除包括内镜黏膜切除术、
内镜黏膜下剥离术或尼龙绳结扎治疗。息肉圈套切除术是完全切除大部分息肉的首选
方式。对于大于 10 mm 的散发性胃底腺息肉、大于 5 mm 的增生性息肉和所有腺瘤性
息肉，建议进行完整的组织切除术，即完整切除息肉、标本送检病理。

（林　辉　鲁仕昱　冯砾锦　田继云　臧　毅）

参考文献

1. TSAI S J, LIN C C, CHANG C W, et al. Benign esophageal lesions: endoscopic and pathologic features. World J Gastroenterol, 2015, 21(4): 1091 – 1098.

2. SCHUHMACHER C, BECKER K, DITTLER H J, et al. Fibrovascular esophageal polyp as a diagnostic challenge. Dis Esophagus, 2000, 13(4): 324 – 327.

3. MITCHELL K G, CORSINI E M, VAN HAREN R M, et al. A case report of a midesophageal diverticulum mimicking a fibrovascular esophageal polyp. Int J Surg Case Rep, 2019, 59: 205 – 207.

4. LONG K B, ODZE R D. Gastroesophageal junction hyperplastic (inflammatory) polyps: a clinical and pathologic study of 46 cases. Am J Surg Pathol, 2011, 35(7): 1038 – 1044.

5. WONG M W, BAIR M J, SHIH S C, et al. Using typical endoscopic features to diagnose esophageal squamous papilloma. World J Gastroenterol, 2016, 22(7): 2349 – 2356.

6. D'HUART M C, CHEVAUX J B, BRESSENOT A M, et al. Prevalence of esophageal squamous papilloma (ESP) and associated cancer in northeastern France. Endosc Int Open, 2015, 3(2): E101 – 106.

7. MOSCA S, MANES G, MONACO R, et al. Squamous papilloma of the esophagus: long-term follow up. J Gastroenterol Hepatol, 2001, 16(8): 857 – 861.

8. 龚均, 刘欣, 许君望. 现代食管内科学. 西安: 世界图书出版社西安公司, 2009: 149.

9. 刘辉, 王芳薇. 中国食管乳头状瘤临床特点分析. 临床荟萃, 2015(3): 241 – 245, 246.

10. CHOONG C K, MEYERS B F. Benign esophageal tumors: introduction, incidence, classification, and clinical features. Semin Thorac Cardiovasc Surg, 2003, 15(1): 3 – 8.

11. SZÁNTÓ I, SZENTIRMAY Z, BANAI J, et al. A nyelocso laphámsejtes papillomája. Klinikai és patológiai tapasztalataink 155 beteg 172 papillomája kapcsán [Squamous papilloma of the esophagus. Clinical and pathological observations based on 172 papillomas in 155 patients]. Orv Hetil, 2005, 146(12): 547 – 552.

12. MOSCA S, MANES G, MONACO R, et al. Squamous papilloma of the esophagus: long-term follow up. J Gastroenterol Hepatol, 2001, 16(8): 857 – 861.

13. POLJAK M, ORLOWSKA J, CERAR A. Human papillomavirus infection in esophageal squamous cell papillomas: a study of 29 lesions. Anticancer Res, 1995, 15(3): 965 – 969.

14. COUTINHO D S, SOGA J, YOSHIKAWA T, et al. Granular cell tumors of the esophagus: a report of two cases and review of the literature. Am J Gastroenterol, 1985, 80(10): 758 – 762.

15. HARIMA H, KIMURA T, HAMABE K, et al. Invasive inflammatory fibroid polyp of the stomach: a case report and literature review. BMC Gastroenterol, 2018, 18(1): 74.

16. ABRAHAM S C, SINGH V K, YARDLEY J H, et al. Hyperplastic polyps of the esophagus and esophagogastric junction: histologic and clinicopathologic findings. Am J Surg Pathol, 2001, 25(9): 1180 – 1187.

17. ABRAHAM S C, PARK S J, MUGARTEGUI L, et al. Sporadic fundic gland polyps with epithelial dysplasia: evidence for preferential targeting for mutations in the adenomatous polyposis coli gene. Am J Pathol, 2002, 161(5): 1735 – 1742.

18. SCHILDHAUS H U, CAVLAR T, BINOT E, et al. Inflammatory fibroid polyps harbour mutations in the platelet-derived growth factor receptor alpha (PDGFRA) gene. J Pathol, 2008, 216(2): 176 – 182.

19. OHKUSA T, MIWA H, HOJO M, et al. Endoscopic, histological and serologic findings of gastric

hyperplastic polyps after eradication of Helicobacter pylori：comparison between responder and non-responder cases. Digestion，2003，68(2/3)：57 – 62.

20. OHKUSA T, TAKASHIMIZU I, FUJIKI K, et al. Disappearance of hyperplastic polyps in the stomach after eradication of Helicobacter pylori. A randomized，clinical trial. Ann Intern Med，1998，129(9)：712 – 715.

21. CAO W, HOU G, ZHANG X, et al. Potential risk factors related to the development of gastric polyps. Immunopharmacol Immunotoxicol，2018，40(4)：338 – 343.

22. YAMADA T, ICHIKAWA H. X-ray diagnosis of elevated lesions of the stomach. Radiology，1974，110(1)：79 – 83.

23. VLEUGELS J L A, HAZEWINKEL Y, DEKKER E. Morphological classifications of gastrointestinal lesions. Best Pract Res Clin Gastroenterol，2017，31(4)：359 – 367.

24. DAIBO M, ITABASHI M, HIROTA T. Malignant transformation of gastric hyperplastic polyps. Am J Gastroenterol，1987，82(10)：1016 – 1025.

25. NIU Z Y, XUE Y, ZHANG J, et al. Analysis of endoscopic and pathological features of gastric adenomatous polyps and risk factors for canceration. Beijing Da Xue Xue Bao Yi Xue Ban，2021，53(6)：1122 – 1127.

26. KÖVÁRI B, KIM B H, LAUWERS G Y. The pathology of gastric and duodenal polyps：current concepts. Histopathology，2021，78(1)：106 – 124.

27. CARMACK S W, GENTA R M, GRAHAM D Y, et al. Management of gastric polyps：a pathology-based guide for gastroenterologists. Nat Rev Gastroenterol Hepatol，2009，6(6)：331 – 341.

28. CORRAL J E, KEIHANIAN T, DIAZ L I, et al. Management patterns of gastric polyps in the United States. Frontline Gastroenterol，2019，10(1)：16 – 23.

29. 覃姝媚, 徐杨. 胃息肉临床诊治研究进展. 中南大学学报(医学版). 2020，45(1)：74 – 78.

30. WALDUM H, FOSSMARK R. Gastritis, gastric polyps and gastric cancer. Int J Mol Sci，2021，22(12)：6548.

31. 陈璐, 冯义朝. 胃息肉发展为胃癌的影响因子概述. 临床医药实践，2016(2)：132 – 134.

32. 李薇薇, 王玉龙, 姚刘旭, 等. 不同病理类型胃息肉的临床特征分析. 浙江临床医学，2022，24(8)：1142 – 1144.

第十五章 结直肠息肉

结直肠息肉是指结直肠黏膜局限性隆起增生、凸起到腔内而形成的过度生长的组织，其大体表现、组织结构和生物学特性各不相同。发病原因很多，主要与家族遗传因素、炎症、慢性刺激、种族、饮食成分如高脂肪、高动物蛋白、低纤维素等因素有关。人群特征、生活习惯、幽门螺杆菌感染、代谢综合征及其组分和心理社会因素等对结直肠息肉的发生发展有影响。

【息肉分型】

总体上的分型有按大体形态学和组织学、病理、病变性质等。目前国内外较多的是 Morson 组织分类，即肿瘤性、错构瘤性、炎症性和化生性四类。根据息肉数目分为多个与单发。根据有蒂或无蒂分为有蒂型、亚蒂型、扁平息肉。根据息肉所处位置，分为食管息肉、胃息肉、小肠息肉、结直肠息肉等，其中以胃和结直肠息肉最为常见。根据息肉大小：5 mm 以内为微型，5～20 mm 为小型，21～30 mm 为大型，31～50 mm 为特大型，其不仅能反映息肉良恶性的可能性，同时可判断内镜切除的可能性及难度。胃肠息肉又可分为真性和假性两种，真性息肉又称息肉样腺瘤，其病变性质属于肿瘤性增生，可发生癌变；假性息肉则为炎性黏膜增生而形成的息肉。胃肠道腺瘤性息肉容易癌变，被认为是胃肠道癌前病变，其癌变与否与许多因素相关，息肉越大，癌变率越高，息肉数目越多，癌变率越高；息肉的病理类型中腺瘤绒毛成分越多，癌变率越高；带蒂的腺瘤样息肉癌变率较低，而广基腺瘤样息肉癌变率较高；直肠息肉癌变率较高。

一、腺瘤

结直肠腺瘤是由腺上皮发生的良性肿瘤，患病率为 30%～50%，并随着年龄增长而增高，在 50 岁时人群的患病率是 30%，70 岁时为 50%～70%。好发于直肠和乙状结肠。大小一般为 5～20 mm，最大为 100～200 mm，小于 5 mm 时无蒂，多呈半球状，随着腺瘤的长大可表现为有蒂或无蒂。腺瘤小时表面黏膜正常或略发红，随着腺瘤的长大可有分叶，较大时易癌变。

1. **管状腺瘤**：最常见，占腺瘤的 80%，多为有蒂型，占 85%，亚蒂、无蒂少见，常多发，癌变风险较低（＜5%）。肠镜白光镜下＜5 mm 的小腺瘤多由正常的黏膜覆盖，少数表面发红，一般无蒂；多数管状腺瘤直经为 10～20 mm，少数可＞30 mm，常有蒂，球状或梨状，表面光滑，可有浅沟或分叶，色泽发红或正常，质地软。内镜下活检组织学检查示管状腺瘤由密集的增生的腺体构成，腺体大小、形态不一致（图 15－1）。

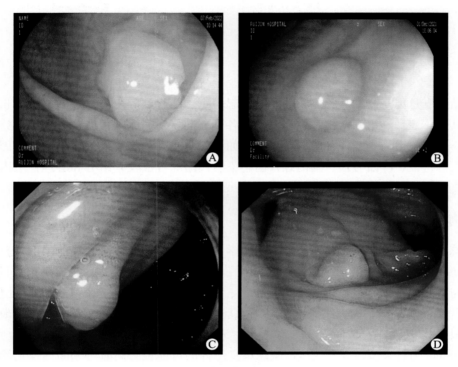

图 15－1　管状腺瘤的不同形态

2. **绒毛状腺瘤**：较少见，占腺瘤的 10% 左右。多无蒂或亚蒂，有蒂者仅占 10%。体积大，一般直径为 20～30 mm。常呈绒球状或菜花状，表面有细长绒毛或结节样突起，颜色苍白、发黄，质软脆、易出血，常糜烂，表面附着黏液。内镜下活体组织检查示主要为绒毛状结构，绒毛结构占据腺瘤的 80% 以上，绒毛长，直达黏膜肌层，绒毛表面覆盖增生的腺瘤上皮，乳头中央可见由纤维组织及血管构成的中心索。组织学上至少 50% 以上的成分是绒毛状结构才能做出诊断。绒毛状腺瘤常较大，无蒂，上皮有不同程度的异型增生，易恶变，40%～70% 的绒毛状腺瘤有浸润性癌灶（图 15－2）。

3. **混合性腺瘤**：为管状腺瘤和绒毛状腺瘤两种的中间型，中等大小，多为粗蒂，表面部分呈绒毛或结节样，质软。活检组织学呈腺管结构，部分呈绒毛结构，绒毛结构超过腺瘤表面 20%（图 15－3）。

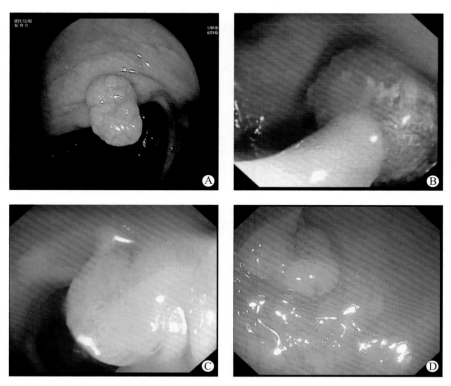

图 15 - 2　绒毛状腺瘤的不同形态

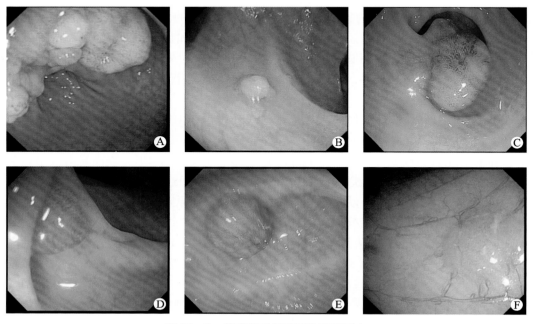

图 15 - 3　管状绒毛状腺瘤的不同形态

结直肠腺瘤易发生癌变的因素：①腺瘤的组织学类型：绒毛状腺瘤的癌变率最高。②腺瘤的大小：如腺瘤直径大于 20 mm，则癌变接近 50%，腺瘤的大小与癌变呈正相关。③腺瘤上皮不典型增生的程度：重者癌变率高。④广基底息肉比有蒂息肉癌变率高；表面呈分叶样或菜花样者癌变率高。⑤外形：外形光滑腺瘤的癌变率为 3.9%，表面呈细颗粒样为 33.3%，表面呈菜花状者 50%。⑥遗传因素。

二、大肠息肉病

1. 家族性腺瘤病：患者大肠有 100 个以上甚至数千个腺瘤，有严重的恶变倾向，是一种常染色体显性遗传性疾病，患者有家族史。息肉自黄豆大小至直径数厘米不等，常密集排列，有时成串、成簇。发病初期无明显症状，如不治疗，不可避免地会出现癌变，且可表现为同时性多原发性肠癌。大肠内腺瘤的形成一般在 20 岁左右，30 岁以前。内镜下按腺瘤的密集程度分 3 度：100 mm 肠段内腺瘤数多于 300 个为重度；100 mm 肠段内腺瘤数为 100 个左右时为中度；100 mm 肠段内腺数为 30 个为轻度。当患者的腺瘤总数多于 1 000 个时称密生型，小于 1 000 个时为非密生型。最常见的是小型密生型腺瘤，腺瘤的大小多为 1 ~ 3 mm，呈地毯样改变。形态多为无蒂半球型，很少有蒂，表面光滑，颜色多同正常黏膜，亦可发红。不少极小的或微小腺瘤在内镜下难辨认，因此内镜估计的腺瘤数远比实际要低。家族性腺瘤病除累及结直肠外，还可在上消化道出现。上消化道腺瘤的部位在十二指肠乳头附近，亦可发生癌变，要给予重视。家族性腺瘤病癌变率高，诊断后如不进行干预，最少 5 年，最长 20 ~ 35 年，癌变终将发生。癌变的高峰年龄是 40 岁左右，有研究显示至 40 岁已有 80% 的患者发生癌变，55 岁时为 100%（图 15 - 4）。

2. 加德纳综合征：亦为家族性、遗传性大肠腺瘤病的范畴，与家族性腺瘤病所不同的是伴有骨和软组织肿瘤。骨瘤好发于腭骨、头盖骨和长骨。手术后肠系膜好发硬纤维瘤。头、背、颜面和四肢可发生皮脂腺囊肿，有的可发生牙齿畸形。加德纳综合征患者大肠内腺瘤形成较迟，可出现于消化道外病变以后，腺瘤数目较少，属非密生型，癌变的年龄较大。

3. 幼年性息肉：也称潴留性息肉。多青少年发病，中、老年偶见。内镜所见息肉多单发（约 70%），直肠和乙状结肠多见。息肉多有蒂，只有很少小息肉为无蒂型。蒂多细长，不含肌肉成分。息肉多呈直径 10 ~ 20 mm 大小的球形，表面光滑或呈结节状，也可有分叶，常伴有糜烂和浅溃疡，明显充血者呈暗红色，常易出血。息肉达 10 个以上者称幼年性息肉病。幼年性息肉和息肉病的处理原则是遇大出血、肠梗阻、肠套叠时需急诊内镜或手术治疗，应将息肉切除。

4. 多发性腺瘤：腺瘤从数颗到数十枚，一般不超过 100 枚。以管状和混合性多见，绒毛性较少，但在癌家族和腺瘤家族中发生率明显高于一般人群，发病年龄较大，平均为 45 岁，癌变率较高。

5. 特科特综合征：由结直肠腺瘤病和中枢神经系统肿瘤——胶质细胞瘤、髓母细胞瘤或垂体肿瘤组成。结直肠内腺瘤较少，散在，总数少于 200 个。腺瘤发生早，恶变早，常在 20 岁以下，女性多见，与遗传有关。

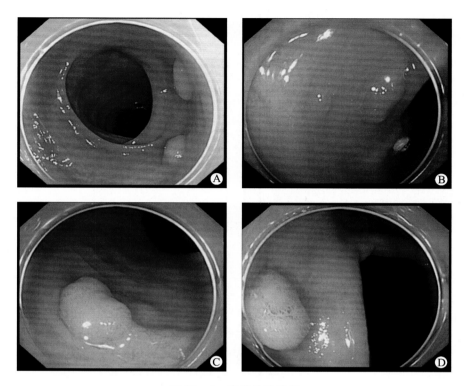

图 15－4　家族性腺瘤病

6. 波伊茨－耶格综合征：特征为皮肤黏膜色素斑、胃肠道息肉和遗传性。色素斑常沉着于口唇、颊黏膜、口周皮肤、手脚掌面的皮肤，为黑褐色。胃肠道息肉分布于全胃肠道，以空肠最常见，其次是回肠和结肠，直肠少见，散在分布。息肉发现年龄较色素斑晚，一般 20 岁左右。结肠镜下波伊茨－耶格息肉的特点是散在、多发、常见，少数单发，在一个视野里很少见数颗息肉。息肉的大小差异明显，大的数厘米，小的数毫米。多有蒂或亚蒂，且蒂较粗，蒂内有肌肉成分，因此蒂可竖起，少数无蒂；息肉表面不光滑，有许多小叶状突起，小叶间有深凹的沟；质地中等偏软，色泽与周围黏膜相同。组织学上波伊茨－耶格息肉属于错构瘤，由增生的平滑肌和腺体两部分构成，树枝状的平滑肌从蒂向四周逐渐分枝，由粗变细；在平滑肌束周围被覆大肠腺体，腺管延长、屈曲、分枝，腺上皮细胞无异型性，癌变发生在与腺瘤成分并存的息肉上。治疗原则是治疗和预防并发症（图 15－5）。

7. 卡纳达－克朗凯综合征：是一种罕见的疾病，其特征为胃肠道息肉病伴皮肤黑斑、脱发、指甲萎缩等外胚层改变。中老年发病，不属于遗传性疾病。消化道症状主要为腹泻、腹痛、厌食、味觉减退、体重减轻及由于消化道体液和蛋白漏出引起的低蛋白血症和电解质紊乱，预后差。内镜所见息肉分布于消化道；结肠中息肉多呈弥漫散在分布，部分肠段可密集，多无蒂，以直径 6～10 mm 大小多见，表面光滑，质软，常有较多分泌物；少数可合并大的或带蒂的息肉。息肉的组织学改变类似于幼年性息肉，腺管呈囊性扩张；分泌增多，间质丰富，伴明显的水肿和炎性细胞浸润，一般上皮无异型性（图15-6）。

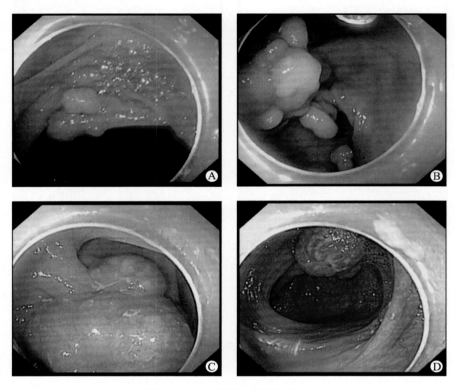

图15-5 波伊茨-耶格综合征

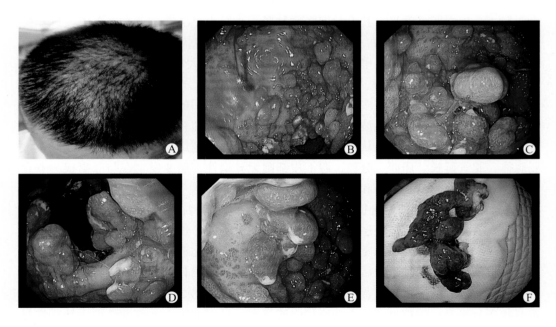

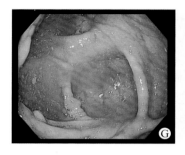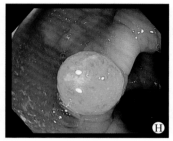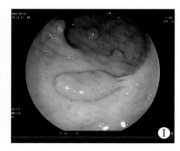

A. 脱发致头发稀疏；B~E. 胃内弥漫性不规则息肉样隆起、水肿伴糜烂；F. 胃内切除息肉大体；G~I. 结肠多发息肉。

图 15-6　男性，45 岁，"间断腹胀 1 年余"临床诊断为卡纳达-克朗凯综合征

三、化生性息肉

化生性息肉很常见，尤其见于中老年人，好发于直肠。内镜下通常为小丘状的隆起，直径多为 3~5 mm，偶见直经 10 mm 大小的，息肉表面光滑，色泽稍显苍白或与周围黏膜相同，易反光，质地软，通常单发，约 10% 多发，一般 6~10 枚或再多一些。多发的化生性息肉与家族性腺瘤病需内镜下活检从组织学上进行鉴别。化生性息肉一般不引起症状，内镜下发现时亦应及时摘除。

四、炎症后和炎症性息肉及息肉病

此类息肉继发于大肠各种炎症性疾病。由于炎症的损伤使肠黏膜发生溃疡，上皮破坏，继之上皮再生修复，纤维组织增生，增生的纤维组织与残存的岛状黏膜构成息肉，即所称的假息肉。内镜所见此类息肉一般无蒂，形态多为丘状或不规则形，多似黄豆，有些呈树枝状、蠕虫样、高柱状或索条状，有些呈黏膜桥状；息肉表面光滑，色与周围黏膜相同，质软；通常基于正常黏膜，没有明显的炎症，因此称炎症后息肉。有些在炎症的基础上形成真正的炎性息肉，开始主要由肉芽组织组成，息肉充血，顶部多糜烂或浅溃疡，表面可有渗出物。

炎症性息肉多数较大，质地较脆。活检组织学上可将其与癌鉴别开来。炎症后和炎症性息肉一般发生癌变的倾向相对腺瘤小，但其周围炎症的黏膜癌变倾向较大，应予以治疗；在防癌追踪观察时，肠镜筛查活检应取假息肉周围的黏膜，以便获得癌变的依据（图15-7）。

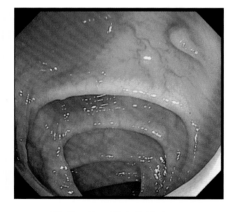

图 15-7　炎症性息肉

五、无蒂锯齿状病变

2019 年《WHO 消化系统肿瘤分类（第 5 版）》引入了术语"无蒂锯齿状病变（SSL）"来取代术语"无蒂锯齿状腺瘤/息肉"（SSA/P）。无蒂锯齿状病变是锯齿状瘤变途径中的早期前体病变，可导致具有 *BRAF* 突变、DNA 修复基因甲基化、CpG 岛甲基化表型和高水平微卫星不稳定性的结肠癌，其中一些病变可迅速发展为恶性程度较高的结肠癌，淋巴转移和远处转移潜力较高。同时该分类还指出，发育不良的无蒂锯齿状病变，不论发育不良的形态等级如何，均有一定的恶性潜能，有报道显示癌变率达 10%。因此，提高无蒂锯齿状病变的内镜下发现率、诊断率及完全切除率，有助于预防和降低结肠癌的发生。

相关图片及描述见本书"第八章 早期结直肠癌的筛查与诊断""第九章 食管胃肠早癌图谱"等相关内容。

【临床表现】

多数小结直肠息肉可完全无症状，随着时间的积累，部分可出现如下症状。

（1）便血：结直肠息肉患者最容易出现便血，但不少患者会将大便出血误以为是痔疮的症状，结果耽误了最佳治疗时机。痔疮引发的出血往往是大便后滴血，呈鲜红色，而且平时并不会出血。但结肠息肉引起的出血常常混杂在粪便中，为间断性便血或大便表面带血，多为鲜红色，致大出血者不少见；继发炎症感染时伴多量黏液或黏液血便，可有里急后重，便秘或便次增多，长蒂或位置近肛时可有息肉脱出肛门，亦有导致肠套叠外翻脱垂者。

（2）大便习惯改变：包括大便时间、次数的改变，以及便秘或不明原因的腹泻，特别是便秘与腹泻反复交替出现，或者引起腹痛的时候，更要引起警惕。

（3）大便形状异常：正常粪便应该呈圆柱形，但如果息肉在结肠腔内，压迫粪便，则排出时往往会变细，或呈扁形，有时还附着血痕。

（4）少数患者可有腹部闷胀不适、隐痛或腹痛症状。

（5）直肠指诊可触及低位息肉。

（6）肛镜、直乙镜或肠镜直视见息肉。

（7）钡灌肠检查表现：①肠腔内轮廓光整的充盈缺损，多发性息肉表现为多个大小不等充盈缺损，带蒂的息肉可显示其长蒂，有一定的活动度。②息肉病表现为直肠、乙状结肠及结肠其他部位有大大小小的充盈缺损，在黏膜相上出现无数轮廓光整葡萄状块影，充满肠腔。

【治疗】

经内镜切除是息肉治疗的首选方法，主要有高频电凝切除法、激光及微波灼除法、尼龙丝结扎法、氩等离子体凝固术、内镜黏膜切除术、内镜黏膜下剥离术、冷切除等。内镜治疗息肉方法简便，损伤小，费用低，恢复快。通过内镜定期随访，还可发现息肉复发，可及时给予治疗以防止癌变。

一、活检钳息肉切除术

活检钳息肉切除术常用于 1~3 mm 的小息肉切除，包括冷活检钳息肉切除术和热活检钳息肉切除术。约 50% 的微小结肠息肉是腺瘤性息肉，非腺瘤性息肉以增生性息肉为主，尽管腺瘤在其中所占比例较高，但进展期腺瘤发病率很低。活检钳息肉切除术对术者的技术要求较低，出现穿孔和出血等并发症的可能性较小，可用于小息肉的切除，但易导致部分一次性难以切除的病变残留或复发。在冷活检钳息肉切除术的基础上，热活检钳息肉切除术是利用高频电流对病变进行灼除，减少残留，操作时夹住息肉头部，上提至蒂发白，随后用电凝钳切除病变。若息肉太大，操作时间会延长，会增加肠道全层损伤的风险。此外，病变被灼烧可能会影响病理判断。

二、高频电凝切除法

高频电凝切除法是目前应用最广泛的方法，其利用高频电流产生的热效应使组织凝固、坏死而达到切除息肉的目的。一般电流频率在 300 kHz 以上，输出功率为 30~80 W。术前应尽量抽吸体内液体，小于 5 mm 的无蒂息肉应首选前端球形的电凝器或电热活检钳电凝灼除。在使用电热活检钳时，应先将其头部咬持轻轻提拉后灼除，对于有蒂及大于 5 mm 的无蒂息肉应尽量选择圈套器切除，但也可用球形电凝器或电热活检钳分次灼除。对有蒂息肉应将圈套器套于蒂上并尽量保留残蒂 10 mm 左右后通电，以避免组织灼伤过深而致穿孔。

三、微波灼除法

微波灼除法利用微波可使极性分子振动产生热效应的原理，使组织凝固气化进行息肉灼除，同时有止血作用，适用于直径小于 20 mm 的无蒂息肉。对较小息肉可一次性灼除，较大者则需多次治疗。其输出功率为 30~40 W，治疗前可调整并固定每次烧灼的时间，一般为 5~10 秒，也可用脚踏开关控制。操作时经活检口插入微波同轴电缆，使球形探头密切接触病变部位或针状探头刺入病变部位后进行灼除，应注意控制组织灼伤深度，以免造成穿孔。微波灼除法操作简单、安全，成本低，易于开展。

四、激光法

激光法将激光器产生的高能量激光，经内镜活检孔导入的光导纤维照射病变部位，通过光能转变的热能，使组织蛋白凝固、变性破坏而达到治疗目的，多用于宽蒂或无蒂息肉的治疗。目前多采用 Nd：YAG 激光，功率可根据息肉大小选用，一般为 55~70 W 不等。操作时光导纤维头端距离病灶 8 mm 左右，每次照射 0.5~1 秒，时间过长可致穿孔，应予以注意；较大息肉可分期多次治疗。另外，亦可用激光治疗，其特点是对病灶周围组织损伤小，穿透深度浅。激光对准病灶后应迅速进行照射，以免胃蠕动损伤周围组织。

五、尼龙丝及橡皮圈结扎法

尼龙丝及橡皮圈结扎法通过结扎息肉根部，使其缺血坏死而达到治疗目的。病理证实，治疗后结扎部位肌层完整，仅局限于黏膜及黏膜下层产生局部缺血坏死。结扎后1~4天内局部黏膜发生急性炎症反应、肉芽组织增生及坏死组织脱落形成浅表溃疡，并逐渐被瘢痕组织取代而愈合，故有避免穿孔发生的优点。方法：于内镜前端置一透明吸引套，将结扎器自活检孔送入并自前端探出，将尼龙丝结扎套或橡皮圈置吸引套内槽内，将内镜送至肠腔内，以吸引套头端与息肉紧密接触，负压吸引息肉使息肉全部吸入至吸引套内，拉动结扎器手柄，使用尼龙丝或皮圈结扎于息肉根部。结扎后第1周内息肉脱落并形成浅溃疡，第3、第4周形成白色瘢痕而愈合。

六、氩等离子体凝固术

氩气可通过离子化传导由钨丝电极产生的高频电能，使组织发生凝固效应，近年来被应用于内镜治疗，收到较好的疗效，主要适用于广基无蒂、直径小于15 mm者。经内镜活检孔插入氩离子凝固器导管，使导管头端距离病灶上方3~5 mm，启动脚踏开关进行氩离子凝固治疗，每次1~3秒（图15-8）。

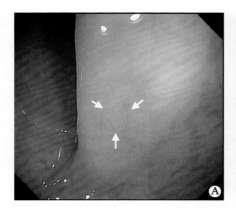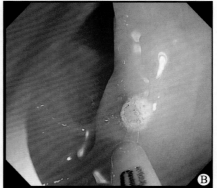

图15-8　氩等离子体凝固术

七、冷冻法

冷冻法将致冷气体经特制导管通过内镜活检孔直接喷洒于息肉表面，或用特制的冷冻杆对病灶进行接触冷冻，使组织坏死脱落，因其对单个较大息肉难以一次性治愈，故目前少用。

八、射频法

射频为一种200~750 kHz的电磁波，进入病变组织后，局部产热使组织水分蒸发、干燥、坏死从而达到治疗目的。操作时控制射频治疗仪输出功率为23~25 W，工作时间为 5 ~ 10 秒，将电极经内镜活检孔导入后，可对病变进行治疗。

九、酒精注射法

内镜下用无水酒精围绕息肉基底部一圈做点式注射，每点 0.5 mL，以见白色丘状隆起为度，一般只用于广基息肉的治疗。

十、内镜黏膜切除术

EMR 已被广泛用于治疗结直肠息肉和浅表肿瘤，其原理是将生理盐水或透明质酸钠等溶液注射到结直肠浅表性病变的黏膜下层，为手术提供安全区，再通过圈套器和高频电流将其圈套切除，包括整块切除和内镜下分片黏膜切除术（图 15 - 9）。

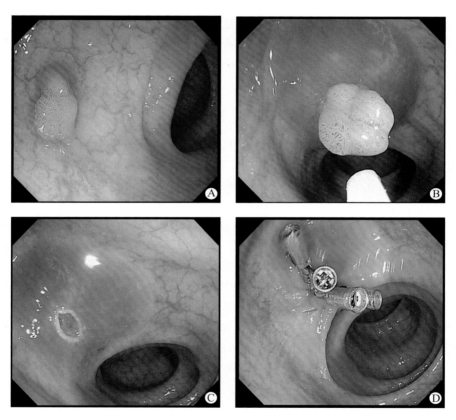

A. 结肠息肉；B. 黏膜下注射完毕；C. 圈套器切除后的创面；D. 钛夹缝合创面。

图 15 - 9　结肠腺瘤 EMR 治疗

EMR 的适应证：不伴有淋巴结转移的早期大肠癌、黏膜平坦性病变或无蒂及宽基息肉，即①直径小于 20 mm 的黏膜下肿瘤。②无淋巴结转移、浸润度较浅的早癌，包括直径不超过 30 mm 的黏膜癌、黏膜内癌，无溃疡、糜烂的分化性癌；直径在 30 mm 以下的有溃疡、糜烂的分化性癌；20 mm 以下的无溃疡、糜烂的未分化性癌、结直肠的黏膜下癌。③侧向发育的肿瘤或宽基底的肿瘤也可以采取 EMR 治疗，达到切除比较干净的目的。EMR 相对适应证：年老体弱、有手术禁忌证或疑有淋巴腺转移的黏膜下癌拒绝手术者。

随着内镜下技术的迅速发展，出现了一些改良的内镜黏膜切除术，包括 EMR 预切割术（EMR-P）、帽辅助 EMR（C-EMR）、水下内镜黏膜切除术（UEMR）。

1. EMR 预切割术：将 ESD 与 EMR 结合，用 ESD 刀或圈套器尖端将病灶周边切开，随后通过圈套器将病变切除，而不是进行黏膜下剥离，可切除传统 EMR 难以整块切除的病灶。较 EMR 相比，EMR-P 的整块切除率更高，术后复发率较低。

2. 帽辅助 EMR：在传统 EMR 的基础上，内镜前端安置透明帽，操作过程中将病变吸引至帽中，并通过透明帽凹槽内的圈套器切除，术后出血、穿孔及复发率较低。

3. 水下内镜黏膜切除术：将肠腔内注入水，使肠管延升力下降，黏膜及黏膜下浮力增加，使病灶上浮至肠管腔，但固有肌层仍留在下层，使无蒂或扁平型息肉隆起，再用圈套器套扎，降低了圈套难度及穿孔风险，提高了病灶的整块切除率，同时降低病灶的复发和残留率。

十一、内镜黏膜下剥离术

ESD 是针对消化道癌前病变和早期癌症的一种标准微创治疗手段，具有创伤小、手术取下的病理标本比较完整、治疗比较彻底、复发率较小的特点，可以使更多的早期消化道癌能够在内镜下一次性完全切除，免除了开腹手术的痛苦和器官的切除，主要用于治疗以下消化道病变：①早期癌：根据医师经验，结合染色、放大和超声等其他内镜检查方法，确定肿瘤局限在黏膜层，没有淋巴结转移。ESD 切除肿瘤，可以达到外科手术同样的治疗效果。②巨大平坦息肉：超过 2 mm 的息肉尤其是平坦息肉，推荐 ESD 治疗，可一次性完整地切除病变。③黏膜下肿瘤：超声内镜诊断的脂肪瘤、间质瘤和类癌等，如位置较浅（来源于黏膜肌层和黏膜下层），通过 ESD 可以完整剥离病变；如肿瘤较深，来源于固有肌层，ESD 剥离病变的同时往往伴有消化道穿孔的发生，不主张勉强剥离，有丰富内镜治疗经验的医师可尝试运用。

ESD 的适应证：①分化型黏膜内癌，如果表面未形成溃疡，则病变大小不受限制。②分化型黏膜内癌，如果表面已经形成溃疡，则病变直径大小在 30 mm 以下。③未分化型黏膜内癌，如果表面未形成溃疡，则病变直径大小在 20 mm 以下。④微小黏膜下浸润癌（病变直径在 500 nm 以内）。如果组织病理学为分化型，没有溃疡形成及血管浸润，则病变直径大小在 30 mm 以下也可成为扩大适应证。

十二、内镜全层切除术

对于黏膜下纤维化、合并瘢痕及位于解剖困难部位如结肠憩室、皱襞的病变，EMR 和 ESD 都面临着较大的操作难度和风险，而内镜全层切除术（endoscopic full thickness resection，EFR）是一个有效的替代方案。EFR 通过对肠壁进行全层折叠、用夹子固定并切除上方肠壁实现病变的切除，主要用于起源于固有肌层、部分腔外生长的消化道黏膜下肿瘤，但对于少部分抬举征阴性的消化道早癌及解剖困难部位的结肠病变如结肠憩室内腺瘤等也一样有效。EFR 治愈性切除率为 75%～88%，但依然有其局限性：其一，在安装有帽的前提下进镜使内镜的灵活性和可视性受限；其二，对于较大的病灶受抽吸帽大小的限制而难以切除。

十三、经肛门内镜微创手术

经肛门内镜微创手术（transanal endoscopic microsurgery，TEM）是一种经肛门切除肿瘤的微创保肛手术方法，由德国医师 Buess 和 Mentges 研发，其通过一种特殊设计的直肠镜，把高质量的视觉系统和压力调节充吸气装置结合起来。直肠镜直径为 40 mm，轴长分 120 mm 和 200 mm 两种，以适应不同部位的病灶，通过固定装置固定于手术台，直肠镜面板上有 4 个用特制橡胶袖套密闭的操作孔，各式特殊的内镜器材包括组织抓钳、剪刀、直的和弯的针状尖头电凝器等，通过操作孔进行手术操作，另有一通道供立体视镜使用并可连接图像监视系统，低压（15 mmHg）CO_2 持续充气扩张直肠，使直肠及病灶充分暴露。TEM 适用于距肛缘 40～180 mm 的大的、无蒂的腺瘤、复发性腺瘤、低风险直肠癌、瘘及吻合后的直肠狭窄的治疗。

十四、冷切除术

近年来一些研究推荐冷切除术，基于在术后腹部不适感、出血等并发症的发生率方面，冷切除组术显著低于传统方法组，冷切除结直肠小息肉更安全。另有研究表明与冷切除息肉方法相比，热切除息肉的术后出血率及穿孔率更高。由于冷切除术的安全性好，更适用于服用抗凝药合并较小的结直肠息肉的患者，安全性及有效性优于热切除术。

术前准备：全身状况准备，对患有高血压、冠心病等全身慢性病的患者，术前几天应用有效的降压药和治疗冠心病的药物治疗。对焦虑失眠者，术前晚睡觉前给予安定口服，且术前测血压、心电图等，病情稳定再行手术。对不能耐受内镜者，可请麻醉科会诊后施行麻醉肠镜检查，且一定要进行心电监护和血氧饱和度的监测。60 岁以上患者常规查心电图、血常规、出凝血时间，签署知情同意书，应告知所进行的手术及后果，查看前次胃肠镜报告和病理结果。术前胃肠道准备：做结肠息肉摘除术，术前 2～3 天应进半流食，检查前 1 天进流食，检查前 6 小时服用聚乙二醇，清洁肠道。禁用甘露醇准备肠道，下午做检查前，如出现低血糖、脱水等症状可饮糖水或输液。

【息肉治疗适应证】

应根据患者的情况和息肉大小、形态、组织病理学检查结果全面考虑。

适应证：①无严重慢性疾病，能耐受内镜检查及治疗者。②消化道单发或多发性息肉，息肉大小能被不同口径的电凝电切圈套器套取者，一般息肉直径应 < 30 mm。③组织病理学证实为非浸润型者，多发性息肉数目在 35 个以内。④局限于黏膜层的早期癌、可适用于内镜下治疗者。

息肉治疗禁忌证：①患者体质差，有严重心、肺疾病，不能耐受内镜检查、治疗者。②有出血倾向，出凝血时间延长，血小板减少或凝血酶原时间延长，经治疗无法纠正者。③息肉基底部过大，一般指大肠息肉基底 > 30 mm 者。④息肉型癌已浸润者。⑤已安装心脏起搏器或置入金属瓣膜者为相对禁忌。⑥糖尿病患者，不管血糖是否正常，都应列为相对禁忌。

【术前准备】

评估患者全身状况，明确患者有无麻醉及内镜下治疗禁忌证，服用抗凝药者需停药 7～14 天，必要时可请相关科室会诊，同时应进行充分的肠道准备。

术后第 1 天禁食，密切观察生命体征的变化，复查相关指标，若各项结果均在正常范围，术后第 2 天可进流食或软食。

对于手术时间较长、切除范围较大、肠道准备欠佳、有较高穿孔风险的患者，可预防性使用第 2 代或第 3 代头孢菌素，必要时可加用硝基咪唑类。术后用药总时间一般小于 72 小时，出血风险较大时可酌情使用止血药。

【术后处理】

术后对整块标本进行冲洗、铺平，将黏膜面朝上固定于平板上，观察并测量标本的大小、形状、硬度、颜色等，区分口侧和肛侧，将黏膜面朝下浸没于固定液中送检。

若术后病理提示垂直切缘阳性、黏膜下浸润深度超过 1 000 μm、低分化腺癌、印戒细胞、黏液腺癌、血管及淋巴管受到侵犯、最深浸润部位可见高级别肿瘤芽（2 或 3 级）、带蒂息肉可见蒂浸润，应根据患者自身情况，酌情考虑追加外科手术治疗。垂直切缘阴性、中–高分化的腺癌、黏膜下浸润深度 < 1 000 μm、未累及血管及淋巴管的患者，定期随访即可。

对患者而言，治疗后 2～4 周内，需要注意：①充分休息，避免熬夜及过度劳累。②三餐定时定量，宜少量多餐，不可暴饮暴食。③戒烟，避免酒类、咖啡、辣椒、胡椒等刺激性食物摄取，食物不宜过甜、过咸及过冷过热。④进餐要细嚼慢咽，且心情要放松，饭后稍作休息再开始工作。⑤生活规律，避免熬夜，心情保持愉快。⑥以易于消化的烹调方式为主，如蒸、煮、炖等。⑦暂时避免洗澡，以免毛细血管扩张引起出血。

【并发症】

出血、穿孔及电凝综合征等是内镜下治疗肠道病变的常见并发症，通常术中出血为自限性，少量渗血可使用电凝处理，喷射性出血可使用止血夹止血。术后出血多发生在术后 48 小时内，必要时再次行结肠镜检查、血管造影栓塞或外科治疗等。若术后腹部平片出现膈下游离气体、CT 提示腹腔内游离气体、查体出现腹膜炎体征多提示穿孔。穿孔早期，若肠道准备良好、无肠道内容物进入腹腔应立即在内镜下使用金属夹夹闭；若创面可有效夹闭且无腹膜炎体征，可望保守治疗成功；若保守治疗无效，穿孔 4 小时内未行内镜下夹闭处理，建议行外科手术治疗。电凝综合征又称息肉切除后综合征或透壁综合征，表现为术后腹痛、发热、白细胞升高、腹膜炎，但无穿孔的临床表现，通常采用禁食水、静脉补液、应用广谱抗生素直至症状消失，预后较好。

（许兰涛　宋　远　蒋巍亮　陈佳慧　李白容　吴晓婉）

参考文献

1. BRAY F, FERLAY J, SOERJOMATARAM I, et al. Global cancer statistics 2018：GLOBOCAN estimates of incidence and mortality worldwide for 36 cancers in 185 countries. CA Cancer J Clin, 2018, 68(6)：394 - 424.

2. SIEGEL R L, MILLER K D, GODING SAUER A, et al. Colorectal cancer statistics, 2020. CA Cancer J Clin, 2020, 70(3)：145 - 164.

3. LEE H S, PARK H W, LEE J S, et al. Treatment outcomes and recurrence following standard cold forceps polypectomy for diminutive polyps. Surg Endosc, 2017, 31(1)：159 - 169.

4. SHINOZAKI S, KOBAYASHI Y, HAYASHI Y, et al. Efficacy and safety of cold versus hot snare polypectomy for resecting small colorectal polyps：Systematic review and Meta-analysis. Dig Endosc, 2018, 30(5)：592 - 599.

5. KOMEDA Y, KASHIDA H, SAKURAI T, et al. Removal of diminutive colorectal polyps：A prospective randomized clinical trial between cold snare polypectomy and hot forceps biopsy. World J Gastroenterol, 2017, 23(2)：328 - 335.

6. FERLITSCH M, MOSS A, HASSAN C, et al. Colorectal polypectomy and endoscopic mucosal resection (EMR)：European Society of Gastrointestinal Endoscopy (ESGE) clinical guideline. Endoscopy, 2017, 49(3)：270 - 297.

7. THOGULUVA CHANDRASEKAR V, SPADACCINI M, AZIZ M, et al. Cold snare endoscopic resection of nonpedunculated colorectal polyps larger than 10 mm：a systematic review and pooled-analysis. Gastrointest Endosc, 2019, 89(5)：929 - 936.

8. HIROSE R, YOSHIDA N, MURAKAMI T, et al. Histopathological analysis of cold snare polypectomy and its indication for colorectal polyps 10 ~ 14 mm in diameter. Dig Endosc, 2017, 29(5)：594 - 601.

9. TZIATZIOS G, GKOLFAKIS P, TRIANTAFYLLOU K, et al. Higher rate of en bloc resection with underwater than conventional endoscopic mucosal resection：A meta-analysis. Dig Liver Dis, 2021, 53(8)：958 - 964.

10. YAMASHINA T, UEDO N, AKASAKA T, et al. Comparison of underwater *vs.* conventional endoscopic mucosal resection of intermediate-size colorectal polyps. Gastroenterology, 2019, 157(2)：451 - 461.

11. HONG S W, BYEON J S. Endoscopic diagnosis and treatment of early colorectal cancer. Intest Res, 2022, 20(3)：281 - 290.

12. SHAUKAT A, KALTENBACH T, DOMINITZ J A, et al. Endoscopic recognition and management strategies for malignant colorectal polyps：recommendations of the US multi-society task force on colorectal cancer. Gastroenterology, 2020, 159(5)：1916 - 1934.

13. NA J E, LEE Y C, KIM T J, et al. Machine learning model to stratify the risk of lymph node metastasis for early gastric cancer：A single-center cohort study. Cancers (Basel), 2022, 14(5)：1121.

14. GE P S, AIHARA H. Advanced endoscopic resection techniques: endoscopic submucosal dissection and endoscopic full-thickness resection. Dig Dis Sci, 2022, 67(5): 1521 – 1538.

15. AL GHAMDI S S, LEEDS I, FANG S, et al. Minimally invasive endoscopic and surgical management of rectal neoplasia. Cancers (Basel), 2022, 14(4): 948.

16. SINGH N, HARRISON M, REX D K. A survey of colonoscopic polypectomy practices among clinical gastroenterologists. Gastrointest Endosc, 2004, 60(3): 414 – 418.

17. REY J F, BEILENHOFF U, NEUMANN C S, et al. European Society of Gastrointestinal Endoscopy (ESGE) guideline: the use of electrosurgical units. Endoscopy, 2010, 42(9): 764 – 772.

18. 郝其源, 董宁宁, 李鹏, 等. 结直肠息肉的治疗: 内镜进展. 中国医刊, 2021, 56(12): 1277 – 1281.

19. LEE E J, LEE J B, LEE S H, et al. Endoscopic treatment of large colorectal tumors: comparison of endoscopic mucosal resection, endoscopic mucosal resection-precutting, and endoscopic submucosal dissection. Surg Endosc, 2012, 26(8): 2220 – 2230.

20. CONIO M, BLANCHI S, REPICI A, et al. Cap-assisted endoscopic mucosal resection for colorectal polyps. Dis Colon Rectum, 2010, 53(6): 919 – 927.

21. TZIATZIOS G, GKOLFAKIS P, TRIANTAFYLLOU K, et al. Higher rate of en bloc resection with underwater than conventional endoscopic mucosal resection: A meta-analysis. Dig Liver Dis, 2021, 53(8): 958 – 964.

22. 柏愚, 杨帆, 马丹, 等. 中国早期结直肠癌筛查及内镜诊治指南(2014 年, 北京). 中华消化内镜杂志, 2015, 32(6): 341 – 360.

23. TANAKA S, ASAYAMA N, SHIGITA K, et al. Towards safer and appropriate application of endoscopic submucosal dissection for T1 colorectal carcinoma as total excisional biopsy: future perspectives. Dig Endosc, 2015, 27(2): 216 – 222.

24. WATANABE T, ITABASHI M, SHIMADA Y, ET AL. Japanese Society for Cancer of the Colon and Rectum (JSCCR) guidelines 2010 for the treatment of colorectal cancer. Int J Clin Oncol, 2012, 17(1): 1 – 29.

25. YODA Y, IKEMATSU H, MATSUDA T, et al. A large-scale multicenter study of long-term outcomes after endoscopic resection for submucosal invasive colorectal cancer. Endoscopy, 2013, 45(9): 718 – 724.

第十六章 小肠息肉

小肠息肉是指小肠黏膜面向腔内突出的一种赘生物，包括上皮来源的腺瘤、增生性息肉、炎性息肉，以及间叶组织来源的平滑肌瘤、脂肪瘤、淋巴管瘤及神经纤维瘤。此外，还有一些遗传性肠息肉综合征也与小肠息肉发生相关，如腺瘤性息肉综合征、家族性腺瘤性息肉病、错构瘤性息肉综合征、波伊茨－耶格综合征、考登综合征和幼年性息肉病。

小肠是一个相对特殊的器官，尽管其占消化道全长的75%和黏膜表面积的90%，但其不是肿瘤发生的常见部位，仅占所有胃肠道肿瘤的3%~6%及原发性胃肠道恶性肿瘤的1%~3%。由于小肠息肉的罕见性及所呈现症状的非特异性，加之远端小肠的可及性差，导致小肠息肉难以诊断。

【病因】

小肠息肉的病因及发病机制较复杂，尚未明确，初步研究提示腺瘤性息肉及遗传性息肉综合征的发生是基因表达异常或突变的结果，包括吸烟、饮食习惯、生活方式等环境因素改变导致的基因表达异常。增生性息肉和炎性息肉的发生与黏膜感染、损伤等因素有关，是机体的一种适应性反应。

【临床表现】

小肠息肉患者的临床表现多变且非特异，因此常常导致诊断延迟。常见的临床表现包括腹痛、腹泻、排便习惯改变、恶心、呕吐、体重减轻、肠梗阻、缺铁性贫血或隐性失血等，但对鉴别息肉性质无明显意义；也有很多患者无症状，是在评估其他疾病或筛查无法解释的症状时被意外发现；有时息肉的位置和大小可影响临床症状，如十二指肠壶腹部腺瘤可能导致胆总管、胰管下端阻塞而引起腹痛、黄疸甚至胆管炎和胰腺炎；肠腔内息肉体积较大引起肠腔狭窄、肠套叠、肠扭转时可导致肠梗阻，表现为难治性恶心、呕吐、腹痛、肛门停止排气排便、肠腔穿孔甚至腹膜炎。

遗传性肠息肉综合征患者除消化道息肉本身引起的症状外，还可能出现胃肠道外表现，如波伊茨－耶格综合征患者除表现为多发性胃肠道黏膜病变外，还可以出现皮肤和黏膜色素沉着，尤其是颊黏膜和口唇周围黏膜。几乎所有考登综合征患者都有皮肤黏膜病变，包括毛囊瘤、肢端角化病、皮肤黏膜结节样增生等，且多数遗传性肠息肉综合征患者发生其他非胃肠道肿瘤的风险也增加。

【辅助检查】

一、实验室检查

小肠息肉诊断无特异性的实验室指标，继发消化道出血、肠梗阻等并发症时，可有血红蛋白下降、白细胞升高等。

二、影像学检查

传统影像学检查，如小肠钡剂造影检查、腹部 CT 扫描、小肠 CT/MRI 增强扫描对小肠息肉的早期诊断价值有限，但有助于较大息肉的定位及疾病的鉴别诊断。小肠钡剂造影检查操作相对简单且痛苦较小，患者容易接受，但灵敏度较低，特别容易漏诊一些较小和扁平的病灶。腹部 CT 扫描对小肠肿瘤的灵敏度约为 80%，往往只能检测到直径 10 mm 以上的肿瘤。多层螺旋 CT 和 MRI 增强扫描对小肠息肉具有更好的诊断率（85%~97%），并且具有三维成像能力和较好的软组织对比度，还可以分析小肠周围结构和黏膜异常，但也存在漏诊小息肉、不能活检等不足。

三、内镜检查

相比之下，内镜是检查胃肠道的最佳方法，具有黏膜可视化、组织学诊断甚至是内镜下治疗的优势，包括胶囊内镜和小肠镜检查。胶囊内镜可捕获小肠黏膜的高质量图像，允许在不暴露于辐射的情况下识别出小而平坦的病变，提高小肠肿瘤检出率，是目前诊断隐匿性消化道出血的首选非侵入性方法，也越来越多地被用于辅助诊断小肠肿瘤、疑诊的克罗恩病评估等。有研究显示胶囊内镜的诊断率也优于小肠钡剂造影和 CT 等影像学检查，但其禁用于疑似或确诊有肠梗阻的患者，并且不能进行组织学活检和治疗。

传统的推进式小肠镜不能到达小肠深部，因此观察范围有限。目前，国内临床应用最广泛的小肠镜是双气囊小肠镜和单气囊小肠镜，操作过程中通过气泵控制对气囊的注气和放气逐步将小肠镜送达小肠深部，实现对小肠疾病的诊治，统称为气囊辅助小肠镜。近来，螺旋式小肠镜被引入作为气囊辅助小肠镜的替代方法，其主要是通过旋转带螺纹的外套管辅助进行小肠深部插管。胶囊和小肠镜都可以进行完整的消化道检查，同时小肠镜还具有活检取样和治疗的潜力，对小肠息肉诊断具有重要意义，但对操作者专业技术要求比较高、费时长，临床尚未完全普及。

综上，尽管横断面成像可以诊断肠息肉，但内镜检查是必要的检查手段，不仅能够直接观察病变的形态、数量和部位，还可进行活检及治疗等。胶囊内镜检查可以作为评估小肠的首选非侵入性方法，但是如果发现了相关病变，后续应使用小肠镜进一步评估，以便对病灶进行活组织检查和治疗等。

【临床病理类型及诊断】

一、腺瘤

小肠腺瘤起源于腺上皮，是最常见的小肠良性肿瘤，但比结直肠腺瘤少见，男女发病率相当，可发生于任何年龄组。小肠腺瘤也具有发展为腺癌的恶性潜能，特别是体积较大（>1 cm）、含绒毛状成分较多和高度不典型增生的腺瘤进展为恶性肿瘤的风险更高。特殊部位的腺瘤，如十二指肠壶腹部腺瘤约占十二指肠腺瘤的10%，研究认为其与非壶腹部腺瘤相比具有更高的癌变风险，往往与家族性腺瘤性息肉病、林奇综合征等遗传性肠息肉综合征有关。

小肠腺瘤可在长时间内无临床症状，一般无明显阳性体征，临床诊断较困难。较小的病灶在常规影像学检查时难以被发现。胶囊内镜和小肠镜及组织病理学是主要诊断依据。内镜下小肠腺瘤呈圆形或椭圆形、表面光滑或分叶状，多见于十二指肠，可单发或散在分布；根据息肉有蒂与否，可分为有蒂、亚蒂、无蒂息肉。组织病理学可分为管状（绒毛<20%）、绒毛状（绒毛>80%）和混合型腺瘤（含管状-绒毛状成分）。管状腺瘤多呈息肉样，显微镜下主要表现为单层柱状上皮被覆的腺体组织，呈管状生长，有时也可含有少量乳头状增生；绒毛状腺瘤往往呈乳头状或绒毛状，镜检见上皮呈乳头状生长，绒毛表面覆以分化较成熟的单层柱状上皮细胞；混合型腺瘤同时含有上述两种结构。

二、增生性息肉

增生性息肉又称化生性息肉，多见于左半结肠，小肠少见，通常是良性病变，但也有报道证实胃肠部增生性息肉同样具有恶性潜能。

内镜和组织病理学检查可明确诊断（图16-1），内镜下表现为黏膜表面的光滑丘状隆起，基底部较宽，息肉体积通常较小，直径不超过1 cm，质软，多发亦常见。组织学上增生性息肉是由增大而规则的腺体构成，腺体上皮细胞核排列规则，其大小及染色质含量变化很小，核分裂少见，有时可伴有淋巴细胞等炎症细胞浸润。

三、炎性息肉

炎性息肉又称假性息肉，是肠黏膜受长期炎症刺激增生的结果，多伴有原发性疾病，如炎症性肠病、肠结核、血吸虫病、肠阿米巴等。其发生是由于炎症、感染损伤肠黏膜组织后，上皮再生修复过程中增生的纤维组织与残存黏膜混合构成。炎症息肉往往生长十分缓慢，基本上不会癌变。

炎性息肉可无任何症状，临床不易被发现，诊断主要依靠内镜及组织病理学检查。内镜下常为多发，窄长型或亚蒂息肉，游离端不规则，有时息肉两端融合、中段游离呈桥状，多数直径不超过1 cm，病程较长者，体积可增大。组织学表现为纤维肉芽组织，有时上皮成分亦可呈间叶样变。

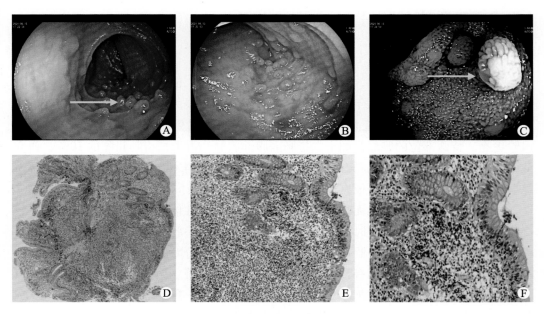

图 16 – 1　小肠多发息肉

男性，55 岁，慢性腹泻 10 余年。肠镜示回肠弥漫性增生性息肉样改变，靛胭脂染色见腺管样开口及绒毛样结构。病理示增生性息肉，伴淋巴组织增生及淋巴滤泡形成。临床诊断为慢性腹泻、小肠多发增生性息肉

四、平滑肌瘤

小肠平滑肌瘤是常见的症状性良性小肠肿瘤，最常见于空肠，其次是回肠，最后是十二指肠，通常为单个病变。由于平滑肌瘤多呈膨胀性生长，体积较大时可导致肠套叠、肠扭转阻塞肠腔，引起梗阻症状；合并出血者可表现为粪便隐血试验阳性、血红蛋白降低。影像学检查可见实性占位性病变，如梗阻，近端肠腔可有不同程度扩张，而引起肠套叠的典型 CT 表现为靶征和彗星尾征。

内镜下钳取组织或术后病理检查有较大诊断价值。内镜下表现为边界清楚的黏膜下或肌间肿块，瘤体呈灰白色，切面呈编织状，质地较硬，部分瘤体表面可形成溃疡。组织学上，平滑肌瘤由分化良好的平滑肌细胞组成，梭形的肿瘤细胞界限较清，呈条束状、旋涡状或编织状排列。

五、脂肪瘤

脂肪瘤是起源于小肠间叶组织的良性肿瘤，发病率较低，较小肠腺瘤和平滑肌瘤少见。小肠各部位均可发生，但多见于回肠，以单个病变为主。小肠脂肪瘤除非大于 2 cm，否则通常不会引起症状，多在其他检查或术中偶然被发现。CT 显示瘤体呈均匀脂肪密度影，界限清晰，无强化表现；内镜下大体呈圆形或卵圆形，可被覆包膜，切面呈黄色、有光泽，生长缓慢。按照瘤体起源部位可分为黏膜下型、肌间型和浆膜下

型，以黏膜下型多见（95%），常突向肠腔内生长，也可带蒂呈悬垂状。

内镜下多表现为黏膜下隆起，因此表面活检可为阴性；术后标本肉眼观与正常脂肪组织相似，切面呈黄色，有油腻光泽。组织学上为分化成熟的脂肪细胞组成，与正常的脂肪组织细胞无异，与正常脂肪组织区别在于瘤体外有一层完整包膜，显微镜下瘤体可被结缔组织分割成小叶状，因此正确诊断需要结合大体标本观察。

六、淋巴管瘤

胃肠淋巴管瘤是罕见的良性肿瘤，仅占全部淋巴管瘤的1%，可能与先天性淋巴系统畸形有关，或者由后天因素导致病变部位淋巴液排出障碍造成淋巴液潴留引起淋巴管扩张、增生形成。内镜下表现为黏膜下肿物，表面可附有黄白色斑点，活检后创面可见乳状液体流出。组织学上与其他部位淋巴管瘤的诊断一致，根据其囊肿的大小分为3种类型：微囊性、大囊性和混合性淋巴管瘤。淋巴管瘤与单纯淋巴管扩张的区别在于，前者是具有内皮平滑肌细胞覆盖的先天性扩张，而淋巴管扩张是由于淋巴管阻塞而导致的管状扩张，只有薄薄的不完整内皮细胞覆盖。

淋巴管瘤的临床症状与病变部位有关，对诊断无特异性。CT/MRI具有一定的诊断价值，典型的表现为单囊或多囊分隔状薄壁囊性灶，形态各异；内镜下常表现为黏膜下息肉样肿物，灰白或灰黄色，触之质软；超声内镜特征性表现是黏膜下层多囊性低回声灶，还可以判断病变起源部位。最终确诊仍需依靠病理检查，内镜下活检时可能会存在漏诊，但术后病理诊断往往无困难。

七、神经纤维瘤

神经纤维瘤是一种良性周围神经系统疾病，常累及神经系统、眼、皮肤等外胚层器官，肠道受累少见，而孤立性小肠神经纤维瘤则更罕见。通常与Ⅰ型神经纤维瘤相关［一种常染色体显性遗传疾病，特征是患者出现皮肤异常色素沉着（咖啡色斑）、腋窝雀斑及多发的神经系统肿瘤］，有时是Ⅱ型神经纤维瘤的首发表现。内镜下神经纤维瘤可以表现为无蒂的、广基或有蒂的息肉样隆起，边缘光滑，边界清晰，或呈丛状，质地坚实，呈白色至棕褐色，可有出血、坏死及表面溃疡形成。组织学上可来源于神经轴突、成纤维细胞及施万细胞等所有成分，镜下这些成分以不规则的形式分布。虽然这些病变的自然史通常是良性的，但也有恶变的报道。

神经纤维瘤术前诊断困难，病变常多发，也可单发，多见于回肠，瘤体可向腔内或者腔外生长，临床表现多样。CT等影像学检查有一定价值，但最终确诊需依据组织学和免疫组化结果。镜下肿瘤细胞多呈梭形、扭曲状排列不规则分布，免疫组化示S-100弥漫阳性表达，必要时可依靠腹腔镜等外科手段兼具诊断与治疗价值。

八、结节性淋巴样组织增生

结节性淋巴样组织增生是一种良性且罕见的疾病，其特征是胃肠道淋巴滤泡的弥漫性增生，可发生于任何年龄组，但更常见于儿童。其主要发生回肠末端，也可涉及结肠或两者都有，但很少累及胃，这可能是因为淋巴滤泡主要存在于小肠和大肠。结节性淋巴样组织增生可分为儿童型和成人型，儿童型常见于 10 岁以下的人群，通常会自发消退，目前比较多的认为其与迟发型食物过敏有关；成人型不太常见，通常与免疫缺陷综合征、贾第鞭毛虫或幽门螺杆菌等感染有关。

肠道结节性淋巴样组织增生的诊断主要依靠内镜及病理学检查，内镜下典型表现为肠黏膜表面多发或密集分布小结节，色浅质软，直径多为 2 ~ 3 mm，通常不超过 10 mm，多为无蒂或宽基底型。组织学上可见增生的淋巴滤泡、有丝分裂活跃的生发中心、有清晰的淋巴细胞覆盖，以及位于黏膜、黏膜下层或两者的淋巴滤泡以弥散或局灶形式分布，高倍镜下观察淋巴细胞大小、形态无明显差异，也无异型性，可与部分肠道原发性淋巴瘤鉴别。

九、消化道息肉病综合征

1. 腺瘤性息肉病综合征：家族性腺瘤性息肉病

家族性腺瘤性息肉病是一种常染色体显性遗传性疾病，最常见的发生突变的基因是 *APC* 基因，特点是患者多在儿童期或青春期出现成百上千的结直肠腺瘤性息肉。除非进行预防性结肠切除术，否则不可避免地会发展为恶性肿瘤。继结直肠之后，十二指肠是家族性腺瘤性息肉病患者第 2 常见息肉部位，临床尤其需要关注 Vater 壶腹周围的腺瘤，约 5% 的病例会进展为恶性肿瘤，这些肿瘤也是目前家族性腺瘤性息肉病患者相关的主要死因。而空肠和回肠腺瘤在家族性腺瘤性息肉病患者中的临床重要性尚不清楚，这些患者的空肠和回肠腺癌发生率低，大多数腺瘤可能不会演变成有症状的病变或进展为癌，目前对是否需要检测这些息肉尚存在争议。

临床诊断需要结合内镜表现、家族史（家族性腺瘤性息肉病家系筛查、遗传家谱图）及常见的肠外表现综合判断，相关基因检测有助于预测和早期诊断家族性腺瘤性息肉病。家族性腺瘤性息肉病患者通常表现为腹痛、腹泻等消化道症状，特征性内镜表现为结直肠密集分布数百个至数千个腺瘤性息肉，直径 2 ~ 5 mm，通常不超过 10 mm。常伴发肠外表现，如胃十二指肠息肉、硬纤维瘤、甲状腺肿瘤、脑肿瘤、骨肿瘤等。随着患者年龄增长，肠道症状及肠外表现会逐渐显现。基因检测目前最常用的是 *APC* 基因测序，实时监测相关基因突变除有助于诊断外，还可以监测整个癌变过程，具有重要意义。

2. 错构瘤性息肉病综合征

（1）波伊茨 – 耶格综合征：是一种罕见的常染色体显性遗传疾病，最重要的致病突变基因为 *STK11*（*LKB1*），特征性表现是胃肠道多发错构瘤性息肉、黏膜皮肤黑色素沉着（通常分布于嘴唇、口周、颊黏膜、眼鼻黏膜、指尖、手掌、足跟和肛周等），并且患各种形式的肿瘤（胃肠道肿瘤、胰腺癌、肺癌、乳腺癌、子宫癌、卵巢癌和睾丸癌）的风险增加。少部分患者还可出现肠套叠、肠梗阻、上消化道出血、癌变等并发症，致使出现腹痛、腹胀、停止排气排便、黑便、血便等。

波伊茨-耶格综合征息肉多见于空肠，其次是回肠和十二指肠，其他部位也可累及。息肉通常出现在儿童时期或青春期初期，内镜下表现为无蒂、有蒂或分叶状，数目不等（一个至数百个），大小范围从几毫米到几厘米（图16-2）。错构瘤性息肉是最典型的组织病理类型（约占2/3），组织学特征是来源于黏膜肌层的平滑肌细胞以树枝状模式增殖，导致表面上皮移位到黏膜下层和固有肌层，似呈侵袭性生长（假侵袭）。其他可出现的组织学类型包括腺瘤、增生性息肉、胃底腺息肉、炎性息肉或混合性息肉，完善 STK11 基因检测有助于与其他遗传性胃肠道疾病相鉴别。

波伊茨-耶格综合征诊断依据包括家族史、皮肤黏膜黑斑、消化道错构瘤性息肉等：①组织学诊断波伊茨-耶格综合征息肉数量3个及以上；②波伊茨-耶格综合征家族史，组织学证实任意数量的波伊茨-耶格综合征息肉；③存在特征性的皮肤黏膜色素沉着、波伊茨-耶格综合征家族史；④特征性的皮肤黏膜色素沉着，组织学确认存在任意个数的波伊茨-耶格综合征息肉。符合上述任意1条即可诊断。

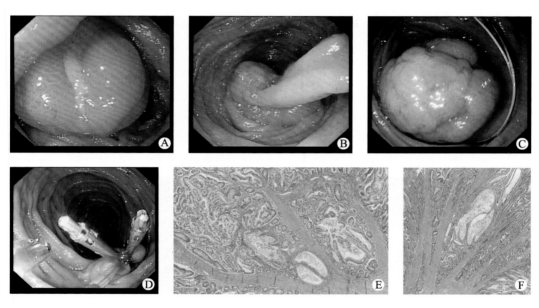

图16-2 波伊茨-耶格综合征

男性，21岁，因"胃肠多发息肉治疗后6个月，要求再次摘除"入院。查体：口、唇黏膜见褐色色素沉着。完善胶囊内镜检查，提示"小肠见1息肉样隆起，大小为2.5～3 cm"。小肠镜提示"空肠多发息肉"，空肠上段，见2枚息肉（A，B），其中1枚约5.0 cm×6.0 cm，另1枚约5.0 cm×5.5 cm，粗蒂，予以黏膜下注射隆起，尼龙绳结扎蒂部（C），金属夹预处理，圈套器高频电切除，残端金属夹封闭（D）。术后病理报告：（小肠息肉）黑斑息肉，腺体间增生的平滑肌呈树枝状（E，F）

（2）考登综合征：是一种罕见的常染色体显性遗传疾病，多数患者存在 PTEN 基因突变，其特征是皮肤、黏膜、脑、乳腺、甲状腺或胃肠道的多发错构瘤和增生性病变，并发结直肠癌及其他系统（甲状腺、乳腺等）恶性肿瘤的风险也较高。10%～50% 的考登综合征患者有家族史，发病与 PTEN 基因胚系突变相关。考登综合征患者特征性皮肤表现为面部多发小丘疹，还可出现口腔黏膜乳头状瘤、肢端角化症。消化道错构瘤性息肉可发生于整个胃肠道，最常见的部位是胃、结肠、食管和十二指肠，其中小肠息肉的特征是多见于小肠口侧端，尤其是十二指肠和空肠，息肉直径相对较小（2~5 mm），颜色与周围黏膜相似。组织学上主要为错构瘤性息肉，但也有腺瘤性、炎症性、增生性、脂肪瘤和神经纤维瘤性息肉（图 16-3~图 16-5）。

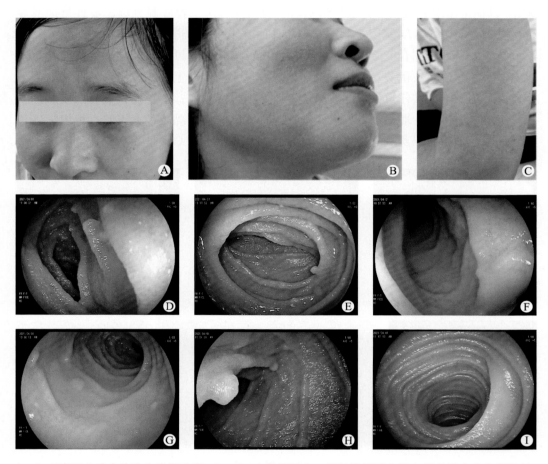

A~C. 面部及上肢皮肤乳头瘤样丘疹；D~H. 小肠镜示十二指肠降部至空肠中部扁平小息肉样隆起；I. 空肠中部以下未见明显异常。

图 16-3　考登综合征（例1）

女性，23岁，主诉"间断腹胀半年余"。基因检测示 *PTEN* 基因杂合突变。临床诊断为考登综合征

考登综合征的诊断标准包括主要临床标准与次要临床标准。主要临床标准：皮肤表面丘疹；口腔黏膜乳头状瘤。次要临床标准：肢端角化症；掌角化症；考登综合征家族史。确诊依据包括同时符合 2 条主要标准 + 1 条次要标准或同时符合 3 条次要标准。

（3）幼年性息肉病综合征：是一种罕见的常染色体显性遗传疾病，50%~60% 患

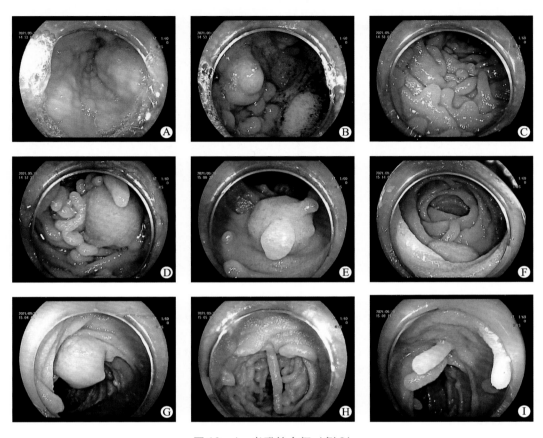

图 16 – 4　考登综合征（例 2）

女性，23 岁，"间断黑便 10 余天"。小肠镜检查示食管、胃可见密集分布息肉样病变，小肠可见较多棒状息肉样病变及多个静脉瘤样黏膜下隆起。基因检测示 *PTEN* 基因杂合致病突变。临床诊断为考登综合征

者存在 *SMAD4* 和 *BMPR1A* 基因突变，其特征是胃肠道中可出现数个至上百个幼年性息肉，其中大多数位于结直肠，也可出现于小肠和胃内。幼年性息肉是错构瘤性息肉，内镜下息肉通常是有蒂的，数量差异较大，表面光滑，较少表现为凹陷或扁平状。组织学特征为腺体充满黏液、呈囊性扩张，内衬立方或柱状上皮，固有层丰富，基质中缺乏平滑肌。有时发育不良的幼年性息肉和腺瘤性息肉难以区分，这可以解释有报道称幼年性息肉病综合征患者幼年性息肉中也含有腺瘤性成分。

　　幼年性息肉病综合征的临床诊断标准包括以下 3 条：①结肠或直肠的幼年性息肉数量≥5 个；②整个胃肠道存在多发的幼年性息肉；③任何数量的幼年性息肉和幼年性息肉病综合征家族史。若符合上述标准中任 1 条，即可诊断幼年性息肉病综合征。

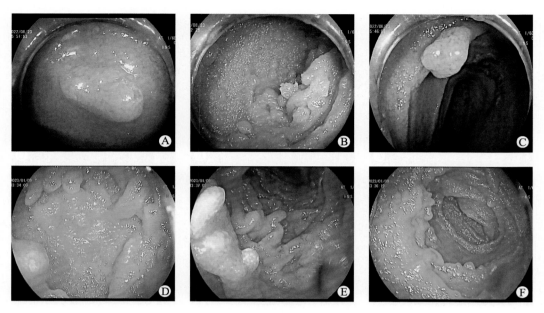

图 16 – 5　考登综合征（例3）

男性，11 岁，发现消化道息肉 8 年余，经口小肠镜示十二指肠及空肠上段散在 7 枚息肉样隆起；经肛小肠镜示小肠散在 5 枚直径 3～8 mm 息肉，结肠和直肠散在 10 余枚直径 3～5 mm 息肉。基因检测示 *PTEN* 基因存在致病性突变（c. 388C > T）。双足超声示左足底脂肪层囊性回声，右足底脂肪层囊性增厚并其内囊性回声，生长发育评价示身高过高，骨龄超 2 岁

【鉴别诊断】

小肠息肉的诊断主要依靠内镜及活组织检查，特别是以胶囊内镜为导向的双气囊小肠镜具有良好的诊断价值，可以明确小肠息肉的部位、数量、大小及形状，还可同时进行活检，依靠病理检查明确息肉性质、评估有无癌变等。对已知的遗传性息肉病综合征患者，遗传咨询及特异性的遗传标记筛查可能是一种有用的辅助诊断方式。

小肠息肉需要与小肠血管瘤（图 16 – 6，视频 16 – 1）、异位胰腺（图 16 – 7，视频 16 – 2）、脂肪瘤（图 16 – 8）及小肠恶性病变鉴别诊断，后者如腺癌、淋巴瘤（图 16 – 9）、平滑肌肉瘤、类癌、间质瘤（图 16 – 10）及来自黑色素瘤、卵巢癌、肺癌（图 16 – 11）或其他胃肠道癌的转移瘤。小肠恶性病变早期只有一些非特异性症状，与小肠息肉难以相互鉴别，可通过内镜活检或者手术病理确诊。

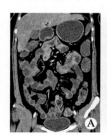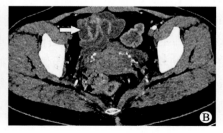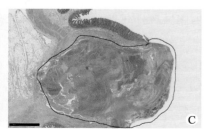

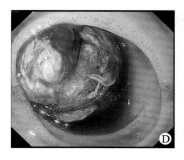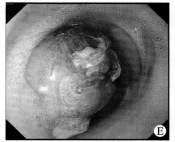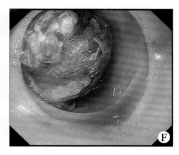

图 16－6　小肠血管瘤

女性，29 岁，有高血压、高血糖病史。因"反复黑便 2 周"入院。肠道 CT 造影：盆腔局部回肠管壁稍增厚（A，B），未见明显小肠占位。胃镜：慢性胃炎，十二指肠球部溃疡（A2，Forrest Ⅲ级）。肠镜：小肠出血？结肠多发息肉，回肠末端和大肠肠腔可见坏死物。小肠镜：距离回盲瓣 150 cm 处小肠可见一肠壁隆起性肿物，占肠腔约 1/3，表面可见坏死物、血凝块及较新鲜血迹（D～F），提示回肠肿物伴出血（血管瘤？）。行内镜黏膜下注射止血术。病理：（回肠）见变性坏死组织，炎细胞及纤维素渗出。行"腹腔镜检查＋小肠部分切除＋肠粘连松解＋腹壁瘢痕切除"，术中诊断"消化道出血，小肠肿瘤，腹壁瘢痕，剖腹产术后"。术后病理：（部分小肠）血管瘤伴血栓形成，大小 2 cm×1.1 cm×0.8 cm，肿块累及肠壁全层（C，黑线勾勒区域）

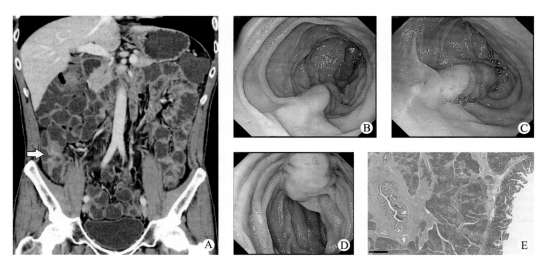

图 16－7　小肠异位胰腺

男性，47 岁，因"腹痛 1 月余，加重 3 天"入院。肠道 CT 造影：空肠及回盲部局部管壁稍增厚、毛糙（A），炎症可能；未见明显肠道肿块。小肠镜：空肠距屈式韧带 50 cm 处可见一黏膜下隆起，大小约 1.0 cm×2 cm（B～D）。行"腹腔镜辅助小肠部分切除术＋肠粘连松解术＋肠扭转复位术"，术中诊断"空肠肿瘤、小肠扭转、肠粘连"。术后病理：空肠（部分）异位胰腺、Ⅰ型（E），病变位于肠壁黏膜层、黏膜下层及肌层，大小 1.7 cm×0.9 cm×0.9 cm

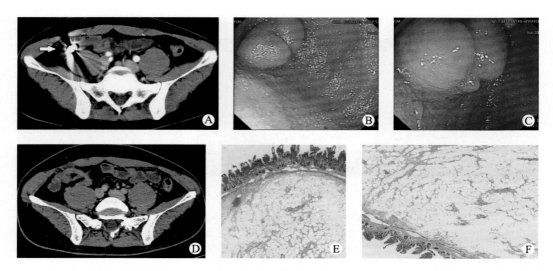

图 16 - 8　小肠脂肪瘤

男性，33 岁，因"黑便 2 天"入院。查血红蛋白 123 g/L，胃镜、肠镜未见明显异常。胶囊内镜："小肠溃疡，性质待查"。全腹部 CT 增强扫描见回肠远端一结节状致密影（胶囊内镜，A），肠壁未见明显异常（D）。小肠镜：回肠息肉伴肠腔狭窄（B，C）。遂行"腹腔镜探查＋部分小肠切除术"，距回盲部约 25 cm 处小肠粘连，呈蝴蝶结样扭转，肠管成角完全梗阻，肠管狭窄不能通过 1 指，肠管色暗红，蠕动较差，上段小肠扩张水肿，下段小肠空虚瘪陷。术后剖开肠管可见 1 枚约 3 cm×2.5 cm 大小息肉及 1 枚完整胶囊肠镜。术后病理报告：（部分小肠）小肠多发性脂肪瘤，局部溃疡及瘢痕形成伴肠腔狭窄，周围黏膜水肿，两侧切缘黏膜慢性炎；肠系膜淋巴结 3 枚，反应性增生；肠壁黏膜下层见成熟的脂肪细胞弥漫分布（E，F）

视频 16 - 1　　视频 16 - 2

【治疗原则】

小肠息肉不仅是肠梗阻、肠套叠最重要的危险因素，还存在"腺瘤－癌"发展模式，因此发现息肉即行摘除，特别是引起症状、体积较大（ ＞10 ～ 15 mm）、增长比较快的息肉。小肠息肉的治疗以内镜下治疗或外科手术为主，具体选择取决于息肉数量、部位、大小、形态及是否有合并症等。

常见的内镜下治疗方式包括活检钳咬除术、冷圈套切除术、高频电凝电切术、氩等离子体凝固术、内镜黏膜切除术、内镜黏膜分片切除术等。直径 ＜3 mm 的微小息肉在小肠镜检查过程中可行活检钳钳除；部分 1 cm 以下的小息肉可行冷圈套切除，降低迟发性出血率；长蒂息肉切除一般相对安全、不易穿孔，可交替使用电切电凝，术中注意保证电凝时间防止出血；较大的息肉、扁平无蒂息肉可行内镜黏膜切除术治疗，黏膜下注射液体垫，可有效预防术中和术后穿孔；对于巨大息肉（最大径 ＞5 cm），术中需综合评估息肉位置、术中情况等因素，在保证医疗安全的情况下可选择分片甚至分期切除或者外科手术治疗；对于体积较大、广基或局限在一个部位的多发性息肉，可行局部病变肠段外科手术切除；若内镜下不能完全切除或者息肉引发肠出血、肠梗阻、肠套叠等，往往也需要考虑外科手术治疗。对于息肉病综合征患者，除治疗小肠息肉本身外，还需要考虑原发病及胃肠外病变的治疗和定期监测等。

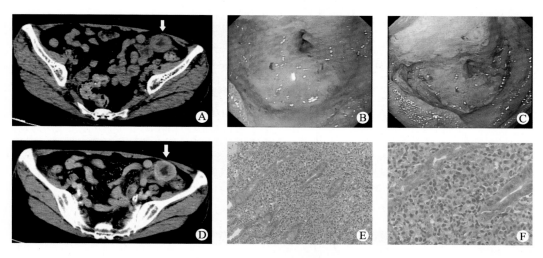

图 16-9　小肠淋巴瘤

女性，72 岁，因"腹胀伴消瘦 2 个月"入院。腹部 CT 增强扫描：左侧中下腹小肠黏膜增厚（A），强化明显（D）。初步诊断：小肠黏膜增厚待查，小肠肿瘤？小肠慢性炎症？小肠镜：空肠约 70 cm 处见一环周深凹溃疡，边缘呈断崖改变，溃疡底不平，附着黄白苔（B，C），肠腔狭窄，内镜无法通过，空肠环周溃疡伴狭窄（癌可能）。病理 HE 染色：黏膜腺体间见弥漫浸润性生长的淋巴瘤细胞（E），肿瘤细胞体积较大，大于正常淋巴细胞的 2~3 倍（F）。免疫组化：CD20（+），CD79α（+），CD10（-），Bcl-6（+），C-myc（30%），Bcl-2（-），CD15（-），CD21（-），CD23（-），CyclinD1（-），CD3（-），CD5（-），Ki-67（80%~90%），CD30（灶区 +），muc-1（-），ALK（-），CD34（-），CD117（-），CD45RO（-），CD56（-），CgA（-），CK（-），Dog-1（-），EBER（-），Syn（-）。病理：（空肠溃疡边缘）弥漫性大 B 细胞淋巴瘤

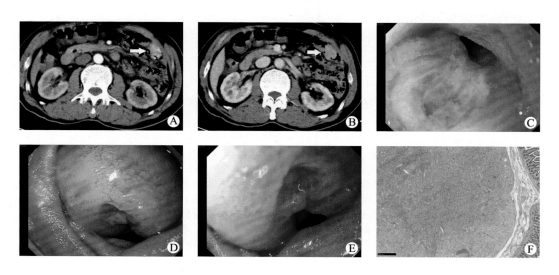

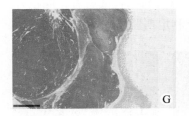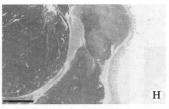

图16-10　小肠间质瘤

男性，60岁，因"反复黑便1年余"入院。腹部CT增强扫描：左上腹小肠分叶状均匀强化实性肿块，动脉期CT值114 Hu（A），静脉期为93 Hu（B），周围未见增大淋巴结，考虑间质瘤。小肠镜：空回肠交界见一黏膜下隆起病变，约5.0 cm，表面溃疡形成（C~E），提示小肠隆起病变（间质瘤?）。行腹腔镜下小肠部分切除术+肠粘连松解术，术中诊断为小肠间质瘤。手术组织病理学类型：胃肠道间质瘤，梭形细胞型（F）；部位：小肠固有肌层；核分裂象：6~10个/50 HPF；细胞异型性：中度；危险度分级：（NIH2008改良版）高危；CD117（＋）（G）；Dog-1（＋）（H）

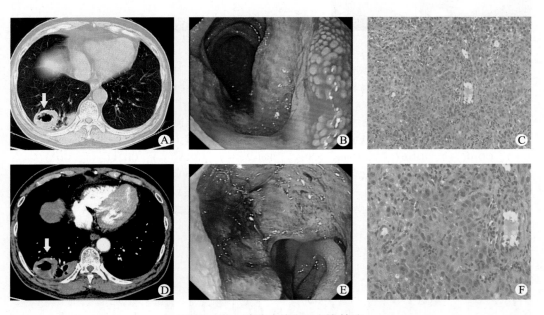

图16-11　肺腺癌伴小肠多发转移

男性，65岁，因"咳嗽、咳痰3个月，加重伴痰中带血半个月"入院。癌胚抗原16.74 ng/mL。胸部CT：右肺下叶可见多发斑片状高密度影，其内可见厚壁空洞形成，密度欠均，边界模糊，增强扫描可见中度渐进性强化（A，D）。首先考虑右肺下叶感染伴脓肿形成，建议治疗后复查除外肿瘤。行CT引导下肺穿刺，病理提示"（右肺活检）浸润性腺癌"，进一步查PET/CT：①右肺下叶团块状影伴厚壁空洞，FnG代谢异常增高，符合腺癌；右侧肺门及右侧肺韧带旁淋巴结转移。②左上腹部及左中腹部空肠肠壁增厚，延迟后FnG代谢异常增高，不除外恶性肿瘤伴肠旁淋巴结转移，请结合镜检。胃镜、结肠镜未提示恶性肿瘤。经口小肠镜检查：回肠距离屈氏韧带约200 cm处见一新生物，环3/4周肠腔，表面溃疡形成，予以活检，质地脆、易出血，退镜至空肠上段见一新生物，环2/3周肠腔，表面溃疡形成，予以活检，质地脆、易出血。结论：小肠多发新生物（首先考虑转移）（B，E）。活检病理报告：①（空肠新生物）低分化腺癌；②（回肠新生物）低分化腺癌，可见肿瘤细胞实性片状排列（C），细胞异型性明显（F）

　　随着内镜技术的发展，双气囊小肠镜诊断和切除小肠息肉具有良好的诊断及治疗效果，但由于小肠肠腔成角、管腔小、管壁薄，小肠镜检查耗时长且对操作者要求较高，因此小肠息肉内镜下治疗仍具有挑战性。术中需要注意：①术中要保持足够清楚的视野，息肉蒂部的识别也至关重要，以便整体切除，避免分片切除增加出血风险；②术中操作可酌情选择较大径的多边形圈套器，也可对息肉蒂部进行少许黏膜下注射标记，有助于圈套器完全套扎到息肉蒂部；③对于体积较大的带蒂息肉，往往蒂部血供也较丰富，应避免单纯快速电切除，采用"以凝代切"或凝切混合模式，助手收紧圈套器时也应注意避免暴力切割；④对于小肠深部息肉切除术后，应特别注重电切后创面止血，可选用钛夹夹闭、电凝等方式；⑤对于小肠腺癌和黏膜下肿块（如神经内分泌瘤和间质瘤），应避免尝试内镜下切除，此时双气囊小肠镜检查的目的主要是确诊及病灶定位，以便行外科手术治疗。

（汤　杰　胥　明　蔡振寨　李白容　李　蒙）

参考文献

1. SULBARAN M, DE MOURA E, BERNARDO W, et al. Overtube-assisted enteroscopy and capsule endoscopy for the diagnosis of small-bowel polyps and tumors: a systematic review and Meta-analysis. Endosc Int Open, 2016, 4(2): E151 - 63.

2. KOPÁČOVÁ M, REJCHRT S, BUREŠ J, et al. Small intestinal tumours. Gastroenterol Res Pract, 2013, 2013: 702536.

3. DE LATOUR R A, KILARU S M, GROSS S A. Management of small bowel polyps: A literature review. Best Pract Res Clin Gastroenterol, 2017, 31(4): 401 - 408.

4. HAN J W, HONG S N, JANG H J, et al. Clinical efficacy of various diagnostic tests for small bowel tumors and clinical features of tumors missed by capsule endoscopy. Gastroenterol Res Pract, 2015, 2015: 623208.

5. CHEN E Y, VACCARO G M. Small bowel adenocarcinoma. Clin Colon Rectal Surg, 2018, 31(5): 267 - 277.

6. PERROD G, SAMAHA E, PEREZ-CUADRADO-ROBLES E, et al. Small bowel polyp resection using device-assisted enteroscopy in Peutz-Jeghers Syndrome: Results of a specialised tertiary care centre. United European Gastroenterol J, 2020, 8(2): 204 - 210.

7. KHOSLA D, DEY T, MADAN R, et al. Small bowel adenocarcinoma: An overview. World J Gastrointest Oncol, 2022, 14(2): 413 - 422.

8. POURMAND K, ITZKOWITZ S H. Small bowel neoplasms and polyps. Curr Gastroenterol Rep, 2016, 18(5): 23.

9. FRY L C, NEUMANN H, KUESTER D, et al. Small bowel polyps and tumours: endoscopic detection and treatment by double-balloon enteroscopy. Aliment Pharmacol Ther, 2009, 29(1): 135 - 142.

10. MICIC D, SEMRAD C E. Small bowel endoscopy. Curr Treat Options Gastroenterol, 2016, 14(2): 220 - 235.

11. STIER M, STOLL J, KUPFER S S. A diagnosis of small bowel polyposis. Gastroenterology, 2017,

152（4）：e9 – e10.

12. HASHIMOTO R, MATSUDA T. A unique finding of small intestinal leiomyoma. Clin Gastroenterol Hepatol, 2019, 17（4）：e36.

13. CHEN H Y, NING S B, YIN X, et al. Balloon-assisted endoscopic submucosal dissection for treating small intestinal lipomas：Report of two cases. World J Clin Cases, 2021, 9（7）：1631 – 1638.

14. GANESHAN D, AMINI B, NIKOLAIDIS P, et al. Current update on desmoid fibromatosis. J Comput Assist Tomogr, 2019, 43（1）：29 – 38.

15. COSTA J M, CARVALHO S D, GONÇALVES R, et al. Small bowel lymphangioma. Clin Res Hepatol Gastroenterol, 2019, 43（2）：120 – 122.

16. ALBUQUERQUE A. Nodular lymphoid hyperplasia in the gastrointestinal tract in adult patients：A review. World J Gastrointest Endosc, 2014, 6（11）：534 – 540.

17. AKASHIGE T, SATO K, ODAJIMA H, et al. A case report of recurrent intussusception caused by small bowel lymphangioma in an adult. Int J Surg Case Rep, 2020, 75：126 – 130.

18. LIN R, LU H, ZHOU G, et al. Clinicopathological and Ileocolonoscopic Characteristics in Patients with Nodular Lymphoid Hyperplasia in the Terminal Ileum. Int J Med Sci, 2017, 14（8）：750 – 757.

19. YAMADA A, WATABE H, IWAMA T, et al. The prevalence of small intestinal polyps in patients with familial adenomatous polyposis：a prospective capsule endoscopy study. Fam Cancer, 2014, 13（1）：23 – 28.

20. WADIA R. Cowden syndrome. Br Dent J, 2021, 230（6）：362.

21. PRINCE J, FOX E, HANCU D, et al. Small bowel adenocarcinoma in a patient with Lynch syndrome. BMJ Case Rep, 2018, 2018：bcr2018225273.

22. GAO X H, LI J, ZHAO Z Y, et al. Juvenile polyposis syndrome might be misdiagnosed as familial adenomatous polyposis：a case report and literature review. BMC Gastroenterol, 2020, 20（1）：167.

23. TACHECI I, KOPACOVA M, BURES J. Peutz-Jeghers syndrome. Curr Opin Gastroenterol, 2021, 37（3）：245 – 254.

24. SANDRU F, PETCA A, DUMITRASCU M C, et al. Peutz-Jeghers syndrome：Skin manifestations and endocrine anomalies（Review）. Exp Ther Med, 2021, 22（6）：1387.

25. PENNAZIO M, SPADA C, ELIAKIM R, et al. Small-bowel capsule endoscopy and device-assisted enteroscopy for diagnosis and treatment of small-bowel disorders：European Society of Gastrointestinal Endoscopy（ESGE）Clinical Guideline. Endoscopy, 2015, 47（4）：352 – 376.

26. SATO J, HIROOKA Y, WATANABE O, et al. Newly developed endoscopic treatment for small bowel polyps：cold snare polypectomy. Intern Med, 2016, 55（18）：2601 – 2603.

27. 郭芷含, 计晓彬, 代晓艳, 等. 肠道结节性淋巴组织增生症 36 例临床病理特点分析. 精准医学杂志, 2022, 37（1）：56 – 59, 64.

28. 中华医学会消化内镜学分会小肠镜和胶囊镜学组, 国家消化病临床医学研究中心（上海）. 中国小肠镜诊治 PeutzJeghers 综合征的专家共识意见（2022 年）. 中华消化内镜杂志, 2022, 39（7）：505 – 515.

29. 李琳, 樊祥山. 胃肠道错构瘤性息肉. 中华病理学杂志, 2017, 46（11）：801 – 805.

30. 高显华, 刘连杰, 张卫, 等. 幼年性息肉病综合征的诊断和治疗进展. 结直肠肛门外科, 2020, 26（6）：647 – 651.

第五篇　传统影像篇

第十七章 上消化道黏膜及黏膜下病变的 CT 及 MRI 诊断

第一节　食管 CT

在临床上，食管早期病变往往没有临床症状。而患者一旦出现吞咽困难、梗阻等症状，病变往往已经发展到中晚期，对这样的病变，临床医师往往不再推荐内镜检查，而是采用食管 CT 的检查方法。由于食管的解剖特征及 MRI 分辨率较低的特点，对于食管的病变较少采用 MRI 的检查方法。

CT 是一种可以对食管进行无创性检查的影像设备，扫描速度快，分辨率高，可清晰显示食管壁厚度及密度。患者检查前一般需禁食 6 小时以上，扫描前口服饮用水800～1 000 mL，扫描的范围需要从下颈部至上腹部。一般对食管病变的检查需要进行增强扫描，扫描所获取的原始数据做多平面重建进行图像处理和分析，轴位图像可以显示病变区域食管的厚度及与邻近脏器的关系，矢状位及冠状位图像则可以明确病变沿长轴浸润的范围。

【食管癌】

食管癌是来源于食管黏膜的恶性病变。食管癌患者的主诉包括进食时哽咽感、胸骨后或背部不适感或烧灼感、针刺样疼痛等，在形成气管食管瘘后可有进食时的呛咳，晚期会有呕吐、呕血、体重显著减轻等症状，对于有这些临床症状的患者来说，内镜检查或者食管钡餐等检查并不太适合。食管绝大部分没有浆膜覆盖，因此食管癌很容易侵犯邻近纵隔内的结构，如心脏、主动脉、气管支气管等。食管癌首要的转移方式是淋巴结转移，预后又与有无淋巴结转移、淋巴结转移的范围及数量等密切相关。因此判断病变是否有淋巴结转移对临床医师制定和选择治疗方案有着重要的指导意义。

CT 表现：①食管局部管壁增厚：早期主要表现为偏心性不对称管壁增厚，进一步可发展为环周性增厚。②管腔改变：食管壁增厚，往往导致管腔狭窄，狭窄明显者其上段正常食管管腔可扩张，甚至可以见到食管腔内潴留物。③异常强化：一般为明显的强化，病变范围较大时，坏死可以导致病变强化不均。④黏膜溃疡：溃疡性食管癌表现为黏膜的缺损，不规则。⑤周围侵犯：病变食管周围脂肪间隙密度增高，与周围结构分界不清，纵隔内容易受累的结构包括气管支气管、心包、主动脉等。⑥纵隔内增大淋巴结（图17－1）。

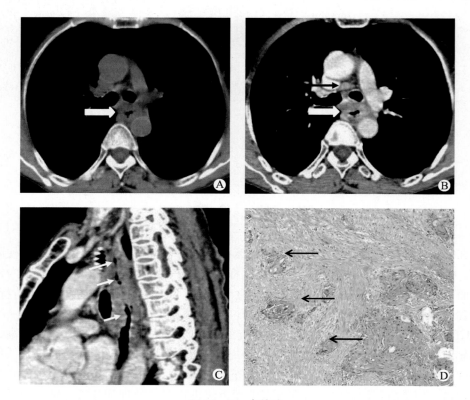

图17－1　食管癌

女性，68岁，餐后梗阻感2月余。CT平扫横断面示食管管壁环形显著增厚，管腔狭窄（A）；CT增强扫描横断面示增厚食管壁不均匀强化（白色粗箭头），气管隆突前方见增大淋巴结（黑色细箭头）（B）；CT矢状面重建图示食管壁不均匀增厚范围较广，约为9 cm，管壁僵硬，管腔狭窄（C）；病理示食管鳞状细胞癌（黑色箭头示癌巢）（D）

【食管平滑肌瘤】

食管平滑肌瘤是食管最常见的良性肿瘤，临床一般可无症状，当肿瘤较大时，常表现为上腹部、吞咽不适。食管平滑肌瘤通常采用食管钡餐造影检查，但其无法准确判断食管外及食管壁间病变，对较大病灶容易误诊，而食管CT检查能清楚地显示肿瘤的来源、特征及与邻近器官的相互关系，尤其对较大或向管腔内外生长的食管平滑肌瘤有很好的诊断价值。

CT表现：①食管壁局部呈肿块样增厚。②肿瘤密度均匀，无坏死囊变，病灶边界清，部分报道肿瘤可有钙化。③增强扫描强化均匀，一般呈轻中度（图17－2）。

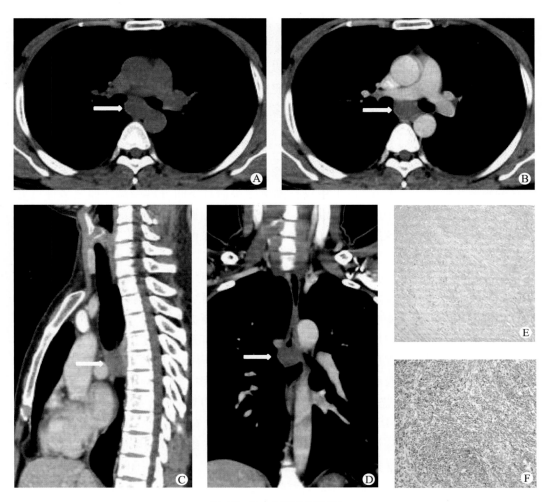

图 17 - 2　食管平滑肌瘤

男性，29 岁，体检胃镜示食管前侧壁半球状隆起。CT 平扫及增强扫描横断面示食管中段类圆形软组织密度团块影，边界光整，密度均匀，强化均匀（A，B）；CT 矢状面及冠状面重建图像示食管中段边界光整团片影，食管管壁柔软，其他节段食管管腔无狭窄（C，D）；病理示食管平滑肌瘤（E），平滑肌标志物 Desmin 阳性（F）

第二节　胃 CT 及 MRI

　　胃部病变的检查方式主要有超声双重造影、胃镜、上消化道钡餐造影、CT 及 MRI。超声双重造影可有效评估病灶浸润深度；胃镜可进行活检，主要用于病灶定性；上消化道钡餐造影对胃部病变检出率较高，但是不能确定病变胃壁的损伤情况；以上检查方法都不能显示胃肠道以外腹部的病变。CT 及 MRI 可用于明确胃部病变的位置、病变的浸润深度、病变对周围脏器及血管的侵犯情况、淋巴结转移的情况。

　　在进行 CT 或 MRI 检查之前患者需要禁食 10 到 12 个小时，扫描前患者须饮水

800～1 000 mL 使胃肠道充分扩张，有些检查前还可以给患者使用低张药物使胃腔扩张更充分。CT 及 MRI 检查均需进行平扫及增强扫描，获得的图像还可以采用多种后处理技术进行多平面重建或者血管成像，以了解病变的部位、大小、形态、强化的特点、病变浸润深度、邻近器官及血管受侵犯的情况，并分析淋巴结是否转移。MRI 扫描除上腹部扫描的常规序列外，还需要做多 b 值的弥散加权成像。

【黏膜病变：胃癌】

消化系统肿瘤中胃癌的发病率高，影像学检查是中晚期胃癌患者诊断及术前病情评估的重要手段之一，尤其是 CT 不仅扫描速度快而且空间分辨率高，加之多种后处理技术使其在胃癌诊断中应用价值优异。胃癌最常见的播散途径为淋巴结转移，其次为腹膜转移和肝转移，这些转移在 CT 及 MRI 扫描中都可以被发现，有助于临床医师选择合适的治疗手段。

CT 表现：①胃形态的改变，包括胃腔内肿块、胃壁增厚伴溃疡和胃壁弥漫增厚。②肿瘤局部胃壁僵硬，胃腔狭窄，增强动脉期黏膜面线样明显强化被破坏或消失。③胃癌易发生纤维化，影响对比剂的廓清，因此多呈渐进性强化。④若病灶侵犯浆膜面，则浆膜面毛糙模糊，周围脂肪间隙密度增高并伴有索条及结节影。⑤进展期胃癌可伴有周围脏器侵犯，在肝胰腺等实质脏器内形成肿瘤浸润或造成邻近结肠壁增厚，还常伴有淋巴结增大及腹膜增厚等表现（图 17 - 3A ~ 图 17 - 3D）。

MRI 胃部病灶的形态学表现与 CT 表现类似，T1WI 序列病灶呈等或低信号，T2WI 呈等或稍高信号，DWI 呈中高信号且与正常胃壁对比鲜明。MRI 有助于评估胃癌患者淋巴结性质。转移性淋巴结由于细胞密度增高，细胞外间隙变小，限制了水分子的扩散，较非转移性淋巴结 DWI 序列成像信号增高，ADC 值下降，这对于发现远处转移淋巴结有帮助，特别是较小的转移性淋巴结（图 17 - 3E ~ 图 17 - 3I）。

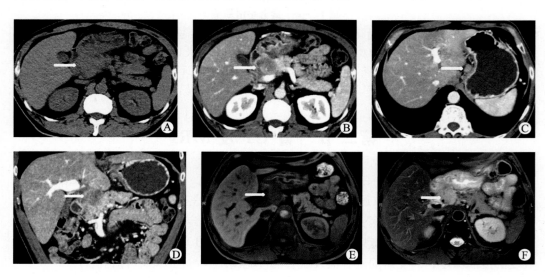

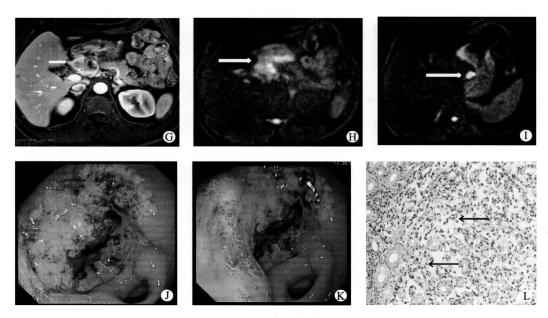

图 17-3　中晚期胃癌

男性，52 岁，1 个月来体重下降 5 kg。CT 平扫示胃窦部软组织团块影（A）。CT 增强扫描示胃窦部不均匀强化团块影，大小约为 4.8 cm×4 cm，黏膜面未见正常线样强化黏膜，团块侵犯浆膜面，与胰腺头颈部间正常脂肪间隙消失（B）；贲门右侧增大淋巴结（C）。CT 冠状面重建示胃窦部团块侵犯胰腺颈部（D）。MRI T1WI 横断面示胃窦部稍低信号团块影（E）；MRI T2WI 横断面示胃窦部中高信号团块影（F）；MRI T1WI 增强横断面示胃窦部病变不均匀强化，病灶内部可见坏死（G）；MRI DWI 横断面示胃窦部病灶呈中高信号（H）；胃小弯旁增大淋巴结呈高信号影，高度怀疑是转移性淋巴结（I）。白光胃镜下示胃窦部一凹陷溃疡，表面附着白苔及陈旧性血痂，周围黏膜不规则隆起（J，K）。病理示胃腺癌（红色箭头示正常胃腺体，黑色箭头示腺癌）（I）

【黏膜下病变】

一、胃间质瘤

间质瘤是消化道最常见的原发性间叶组织来源肿瘤，而胃是消化道中最好发的部位。

CT 表现：①间质瘤起源于黏膜下，因此表面光滑，可位于胃壁内或突出于胃腔外或呈哑铃状。②可以见到完整、光滑、连续的黏膜跨过肿瘤表面。③病变较大者可伴有溃疡形成。由于黏膜的保护，间质瘤的溃疡形成机制是由内而外形成的，所以形态多为窄口宽基，呈烧瓶状。④肿块内部常出现囊变、黏液变、出血、坏死等，导致肿块密度强化不均。⑤肿块血供丰富，增强扫描呈中高度强化，延迟扫描多呈持续强化。⑥常见肝转移，淋巴结转移较少见（图 17-4）。

MRI 上病变的形态学表现及强化方式与 CT 相仿，前者对病变的囊变及坏死更敏感。

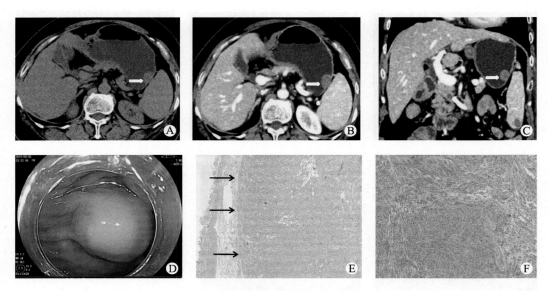

图 17-4　胃间质瘤

女性，60 岁，上腹部不适 1 年余，加重 1 个月。CT 平扫示胃底后壁边缘光整隆起影，大小约为 2 cm×1.5 cm，密度均匀（A）；CT 增强扫描示胃大弯侧病变强化欠均匀（B）；CT 冠状面重建示胃大弯侧病灶向腔内生长，强化欠均匀（C）。胃镜示胃底一黏膜下隆起，表面光滑（D）。病理示胃肠道间质瘤（E），胃肠道间质瘤标志物 CD117 阳性（F）

二、胃淋巴瘤

胃淋巴瘤可分为原发性和继发性两类，原发性较少见。与胃癌相比，淋巴瘤不易引起管腔狭窄，也不易影响蠕动，更不容易引起溃疡。

CT 表现：①胃壁增厚明显，常大于 2 cm，显著的胃壁增厚与胃腔狭窄程度不成正比。②增强扫描多呈中度均匀强化，内部可见增粗、迂曲血管。③可伴肿大淋巴结，强化均匀，坏死少见（图 17-5）。

MRI 形态学及强化方式与 CT 相仿。DWI 序列对转移性淋巴结更敏感。

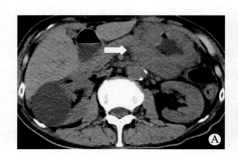
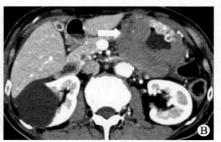

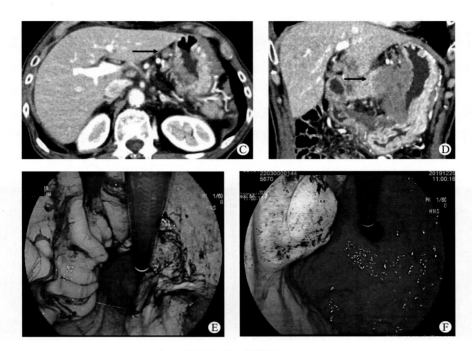

图 17-5 胃淋巴瘤

男性，74 岁，上腹隐痛 2 个月。CT 平扫示胃壁局限性显著不均匀增厚，病变区胃壁 3 层结构显示不清（A）。CT 增强扫描示增厚胃壁较均匀强化，失去正常胃壁强化方式（B）；胃小弯侧多发淋巴结影（C）。CT 冠状面重建见胃淋巴瘤累及范围较广，胃壁增厚与胃腔狭窄不成正比，病变侵犯胰腺尾部（D）。胃镜示胃体小弯侧黏膜局部凹陷，表面附着白苔及陈旧性血痂（E，F）

第三节 十二指肠 CT 与 MRI

十二指肠呈"C"型走向，长度约为 25 cm，常规胃镜检查无法观察十二指肠水平部及升部，且病变较大时内镜无法通过。CT 是十二指肠病变常用的影像学检查手段，通过平扫和增强扫描，可显示较小病灶，结合多平面成像等技术，可以明确病变的部位、大小、形态、生长方向、周围组织有无侵犯及侵犯的范围。MRI 并非十二指肠病变的首选检查方法，但其组织分辨率高，尤其在十二指肠病变累及十二指肠乳头引起胰管及胆系的扩张时。磁共振胆胰管成像（magnetic resonance cholangiopancreatography，MRCP）作为一种无创伤性胰胆管成像技术，其扫描不需要对比剂且操作简单，能可视化提供完整的胰胆管系统情况，因此较易被患者接受。

【黏膜病变】

一、十二指肠癌

原发性十二指肠癌以腺癌最为多见。早期临床症状不明显，随着病情发展患者可出现疼痛、厌食、呕吐、恶心等症状。

CT 表现：①肿瘤可突入十二指肠肠腔内，为不规则或息肉样表现，多数病变伴有肠壁增厚的情况。②增强扫描呈明显强化。③肿瘤沿肠壁浸润，最终导致管腔狭窄，在狭窄前段会出现明显的肠腔扩张。④肿瘤侵袭周围脂肪组织时局部脂肪密度增高。⑤肿瘤累及胰腺时，胰腺体积增大，胰腺与十二指肠之间间隙消失。⑥若病变位于十二指肠降段，易侵犯十二指肠乳头，从而出现胰管、肝胆管扩张等间接征象（图 17 -6）。

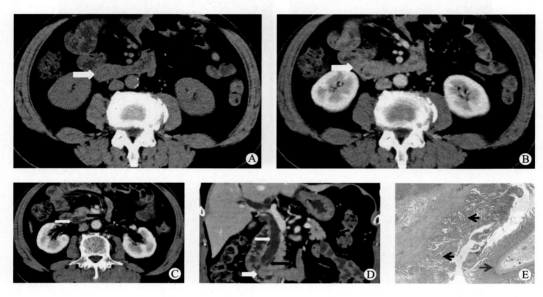

图 17 -6　十二指肠乳头部腺癌

男性，72 岁，体检胃镜发现十二指肠乳头占位 2 周。CT 横断面平扫及增强扫描示十二指肠乳头部软组织密度结节影（白色粗箭头）（A，B）；CT 横断面可见胆总管增宽（白色细箭头）及胰管增宽（黑色细箭头）（C）；CT 冠状面图像示十二指肠乳头部占位灶（白色粗箭头），导致胆总管及左右肝管增宽（白色细箭头）及胰管增宽（黑色细箭头）（D）；病理示十二指肠乳头部腺癌（红色箭头示正常十二指肠黏膜，黑色箭头示腺癌）（E）

MRI 形态学表现及强化方式与 CT 相仿，T1WI 呈稍低信号，T2WI 呈稍高信号，DWI 呈高信号或稍高信号，尤其在 DWI 序列中病变肠壁与非病变肠壁分界显示较轻。MRCP 对于胆总管末端狭窄、胰胆管扩张可以较 CT 更直观地显示。

二、十二指肠腺瘤

十二指肠腺瘤是起源于黏膜的十二指肠良性肿瘤。

CT 表现：①突向肠腔内生长的软组织肿块，边缘光整，有时也可呈"菜花状"。②平扫密度均匀，增强扫描呈中度均匀强化。③多平面重建可显示腺瘤的基底及蒂的位置和结构。④若病变位于十二指肠乳头部可导致胆道系统梗阻，出现胆胰管扩张的"双管征"等间接征象（图17-7）。

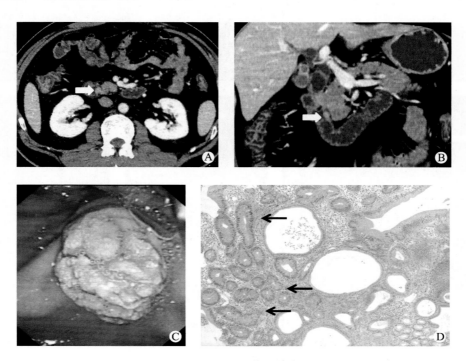

图17-7　十二指肠腺瘤

男性，42岁，中上腹部间歇性剧烈疼痛3个月。CT增强扫描横断面示十二指肠大乳头区域结节样软组织影，形态规则为类圆形，边界较光整，直径约为9mm，强化较均匀（A）；CT冠状面重建图像示十二指肠降段局部结节样影，邻近十二指肠壁未见增厚（B）；胃镜示十二指肠乳头呈结节状改变（C）；病理示十二指肠腺瘤（D）

【黏膜下病变：十二指肠间质瘤】

十二指肠间质瘤较少见，常见的症状有便血、慢性贫血、腹痛、腹胀及体重减轻，其临床症状与肿瘤大小、位置、生长方式密切相关，好发于降段及水平段。CT是目前检查十二指肠间质瘤普遍和有效的手段。

CT表现：①病变可呈腔内生长、腔外生长及腔内外生长。②呈类圆形或分叶状。③平扫密度较均匀，增强后呈明显强化并呈渐进性强化。④多平面重建有助于显示病灶的基底部（图17-8A，图17-8B）。

MRI形态学表现及强化方式与CT相仿，T1WI呈低信号，T2WI呈中低信号，DWI呈稍高信号，增强后呈明显强化（图17-8C~图17-8G）。

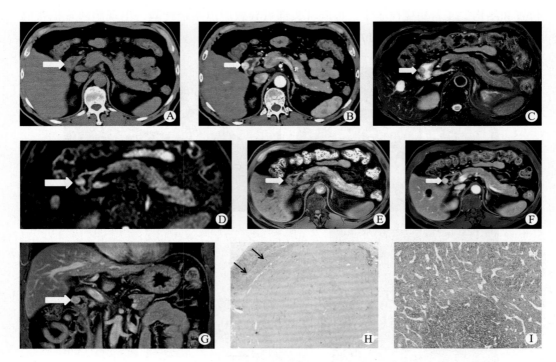

图 17 -8　十二指肠间质瘤

男性，51 岁，体检胃镜发现十二指肠球和降部交接区结节影。CT 横断面平扫示十二指肠一腔内外
生长软组织密度结节，直径约为 1.5 cm，边界光整，密度均匀（A）；CT 横断面增强扫描示十二指
肠病灶均匀显著强化（B）。MRI T2WI 十二指肠一中低信号腔内外生长结节（C）；MRI DWI 十二指
肠结节呈中高信号（D）；MRI T1WI 平扫示十二指肠结节呈均匀低信号（E）；MRI T1WI 增强示十
二指肠结节显著均匀强化，边界光整（F，G）。病理示十二指肠胃肠道间质瘤（H），胃肠道间质瘤
标志物 CD117 阳性（I）

（谭　令　王　婷）

参考文献

1. LEE S L, YADAV P, STAREKOVA J, et al. Diagnostic performance of MRI for esophageal carcinoma: a systematic review and Meta-analysis. Radiology, 2021, 299(3): 583 - 594.

2. GUO J, WANG Z, QIN J, et al. A prospective analysis of the diagnostic accuracy of 3T MRI, CT and endoscopic ultrasound for preoperative T staging of potentially resectable esophageal cancer. Cancer Imaging, 2020, 20(1): 64.

3. 张华，陈克敏，贾海鹏，等. 磁共振扫描在胃癌术前 T N 分期中的应用研究. 中国医学计算机成像杂志, 2011, 17(6): 509 - 512.

4. ONAL Y, SAMANCI C. The role of diffusion-weighted imaging in patients with gastric wall thickening. Curr Med Imaging Rev, 2019, 15(10): 965 - 971.

5. SOHN K M, LEE J M, LEE S Y, et al. Comparing MR imaging and CT in the staging of gastric

carcinoma. AJR Am J Roentgenol, 2000, 174(6): 1551 - 1557.

6. GUERMAZI A, BRICE P, DE KERVILER E E, et al. Extranodal Hodgkin disease: spectrum of disease. Radiographics, 2001, 21(1): 161 - 179.

7. GONG J, KANG W, ZHU J, et al. CT and MR imaging of gastrointestinal stromal tumor of stomach: a pictorial review. Quant Imaging Med Surg, 2012, 2(4): 274 - 279.

8. MILLIRON B, MITTAL P K, CAMACHO J C, et al. Gastrointestinal stromal tumors: imaging features before and after treatment. Curr Probl Diagn Radiol, 2017, 46(1): 17 - 25.

9. SUH C H, TIRUMANI S H, SHINAGARE A B, et al. Diagnosis and management of duodenal adenocarcinomas: a comprehensive review for the radiologist. Abdom Imaging, 2015, 40 (5): 1110 - 1120.

10. MCNEELEY M F, LALWANI N, DHAKSHINA MOORTHY G, et al. Multimodality imaging of diseases of the duodenum. Abdom Imaging, 2014, 39(6): 1330 - 1349.

第十八章 下消化道黏膜及黏膜下病变的 CT 及 MRI 诊断

第一节 小肠 CT 和 MRI

常规胃镜及结肠镜检查阴性、临床怀疑小肠病变者，成人首选小肠 CT 检查，儿童首选小肠 MRI 检查。

小肠 CT 检查是指患者口服或经导管灌注对比剂充盈小肠后，通过螺旋 CT 多期增强扫描，并经三维重建获得小肠壁、肠系膜、小肠血管显像的一种检查方法。

患者检查前准备：检查前 1 天低渣饮食，晚餐后禁食，并参照结肠镜术前清肠方法进行肠道清洁，检查当日早上禁食，检查前 1 小时开始分次口服 2.5% 甘露醇稀释溶液 1 000 ~ 1 500 mL（2.5% 甘露醇稀释溶液建议由 CT 检查室或医院配制中心提前配制），检查前 10 分钟注射山莨菪碱 0.2 mg/kg，并再饮 500 mL 2.5% 甘露醇稀释溶液，以保证胃及近段小肠充盈，减少肠道蠕动。完全肠梗阻患者不需要口服 2.5% 甘露醇稀释溶液，可利用梗阻肠道内的液体达到扩张肠管效果。注射山莨菪碱前应询问病史，青光眼、前列腺肥大、心律不齐等患者禁忌使用山莨菪碱。

小肠 CT 扫描范围应覆盖全腹部，从膈顶至肛门（建议包括全肛门，避免遗漏肛瘘）。对比剂注射时采用高速率团注，注射速率应根据所使用的碘对比剂浓度设置，为 3 ~ 4 mL/s，如使用碘浓度为 300 mg/mL 的对比剂（如碘海醇），速率应不低于 4 mL/s。快速注射有利于观察小肠系膜血管异常及肿瘤血管情况。采用薄层容积扫描，层厚为 0.5 ~ 0.625 mm，进行多平面三维重建，包括重建冠状位、矢状位显示小肠肠壁及整体轮廓，最大密度投影（maximum intensity projection，MIP）及容积再现（volume rendering，VR）显示小肠系膜血管及病变血供情况。多期增强推荐使用动脉晚期或门脉早期成像，此时小肠黏膜强化最明显。

小肠 MRI 检查：由于 MRI 扫描成像时间长，呼吸运动和肠道蠕动伪影限制了其广泛使用，但 MRI 技术无辐射、软组织分辨率高、对比剂相对安全等优点，使得其在小肠疾病随访监测中体现出较 CT 更大的优势。

小肠 MRI 成像前准备与小肠 CT 相同。2.5% 甘露醇稀释溶液具有双期相对比效果，即 T1W 为低信号、T2W 为高信号，亦被广泛用于小肠 MRI 成像。小肠 MRI 采集序列包括 T2W（可增加脂肪抑制观察肠壁水肿情况）、梯度回波水脂分离序列（不同公司设备名称不同，如 LAVA、mDixon、VIBE 等）、脂肪抑制 T1W 动态增强，增强前后行冠状位、横断位扫描，对比观察肠壁强化。怀疑肛瘘患者，可增加肛管成像。

【黏膜病变】

一、炎症

1．克罗恩病

（1）CT 表现：较多累及回肠末端，表现为节段性小肠壁增厚，早期肠壁增厚仅累及系膜缘，病变肠管肠壁增强强化程度较邻近肠管明显（图 18-1）；活动期表现为分层状强化，黏膜层强化明显，水肿黏膜下层表现为强化相对减弱，可表现为靶征或轨道征（图 18-2）；缓解期肠壁呈均匀一致强化，肠壁分层不明显（图 18-3）。累及空肠时黏膜增厚常表现为"假息肉样"改变，提示增生性肉芽肿形成（图 18-4）。MIP 血管重建可见肠系膜末梢分支直小血管增多，排列呈"梳齿状"（图 18-5）。由于克罗恩病常病程反复，一次扫描中常可见多种表现并存。当出现并发症时可见肠周渗出所致肠周脂肪密度增高，腹腔、腹壁、腰大肌脓肿形成（图 18-6，图 18-7），病变肠管呈"花瓣样"聚集常提示内瘘形成（图 18-8）。

（2）MRI 表现：MRI 软组织分辨率优于 CT，平扫 T2W 可较好地显示活动期肠壁水肿，增强可较 CT 更好地显示肠黏膜层强化，疾病随访中可以通过 MRI 了解疾病是否进展累及黏膜下层和肌层、是否突破浆膜层。如需排除累及肛管时，如肛瘘、肛周脓肿（图 18-9），应首选 MRI 检查。

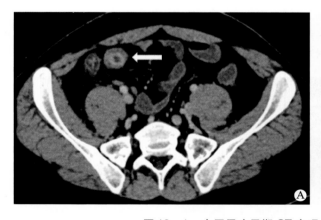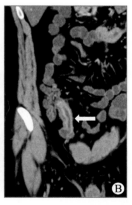

图 18-1　克罗恩病早期 CT 表现

男性，27 岁，间歇性腹痛 3 年。CT 增强扫描轴位（A）、冠状位（B）示病变累及回肠末端，肠黏膜强化较邻近肠管明显（箭头）

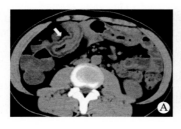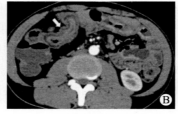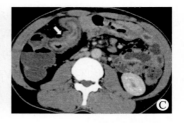

图 18 -2 克罗恩病活动期 CT 表现

男性，36 岁，间歇性腹痛伴黏液便 2 年余。CT 平扫（A）及 CT 增强扫描动脉期（B）、静脉期
（C）示克罗恩病活动期小肠壁水肿，分层状强化

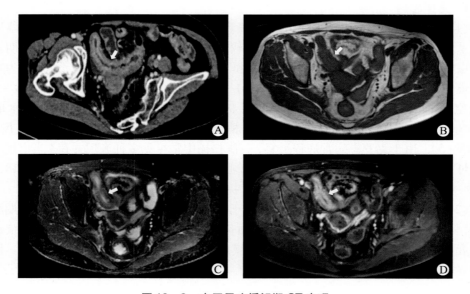

图 18 -3 克罗恩病缓解期 CT 表现

女性，64 岁，间歇性腹痛 4 年余。CT 增强扫描（A）及 MRI 平扫 T1WI（B）、T2WI（C）、MRI 增
强（D）示小肠壁增厚，分层不明显

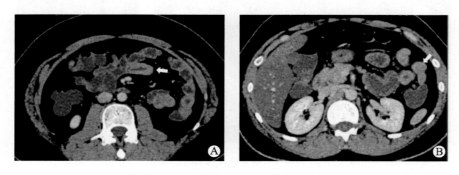

图 18 -4 克罗恩病空肠受累时 CT 表现

男性，27 岁，因右下腹阵发性腹痛 4 个月入院，经肛小肠镜提示克罗恩病（小肠）。予以硫唑嘌呤、
注射用英夫利西单抗规律治疗后症状好转，自行停药 2 个月后再次出现症状。CT 增强扫描（A，B）
示空肠肠壁增厚，肠腔假息肉征

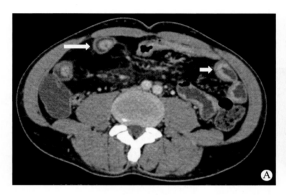
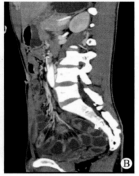

图 18 -5　MIP 血管重建

男性，27 岁。反复脐周疼痛 1 月余。CT 增强扫描轴位（A）示多期病变，早期系膜缘增厚强化，肠壁水肿靶征（长箭），肠壁增厚分层不明显（短箭）；矢状位 MIP 重建（B）示梳齿征，系膜缘肠壁增厚

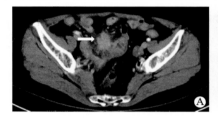
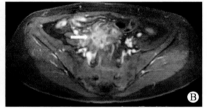

图 18 -6　克罗恩病出现并发症时 CT 表现（例 1）

女性，64 岁，间歇性腹痛 4 年余。CT 增强扫描(A)、MRI 增强(B)示腹腔肠系膜区脓肿形成（箭头）

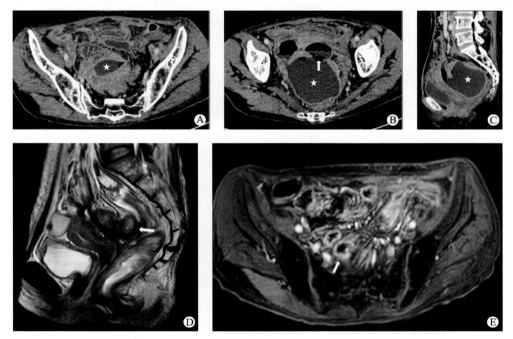

图 18 -7　克罗恩病出现并发症时 CT 表现（例 2）

女性，47 岁。CT 增强扫描轴位（A，B）、矢状位（C）示盆腔脓肿形成（星），瘘口（箭头）。MRI 平扫 T2WI（D）、MRI 增强（E）示同一病例盆腔脓肿引流术后，肠壁水肿、增厚（D），明显强化（E）

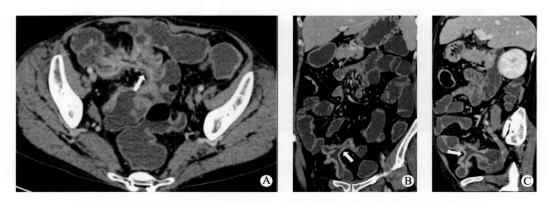

图 18 -8　克罗恩病病变肠管呈"花瓣样"聚集

女性，57 岁。6 年前因腹泻入院，小肠镜诊断为克罗恩病，不规律服用硫唑嘌呤治疗。CT 增强扫描（A）、多平面重组（MPR）重建（B，C）示肠壁增厚、肠内瘘形成（箭头）

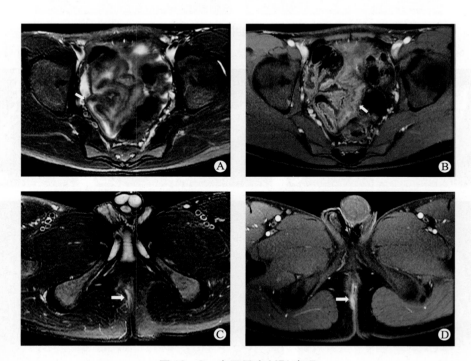

图 18 -9　克罗恩病 MRI 表现

男性，27 岁，无诱因下脐周反复疼痛 1 月余。MRI 平扫 T2WI（A，C）、增强（B，D）示末段肠壁增厚（A）、粘连（B），肛瘘形成（C，D，箭头）

2. 结核

（1）CT表现：回盲部含丰富的淋巴组织，为肠结核最好发部位，其次为空肠、回肠，分为溃疡型、增殖型及混合型。溃疡型以渗出为主，伴干酪性坏死及溃疡形成；增殖型早期肠壁充血、水肿，继而黏膜下层产生肉芽组织及纤维增生，致肠壁增厚及肠腔狭窄。临床上以混合型表现多见，通常伴肠系膜淋巴结结核。严重肠结核可导致肠梗阻、肠瘘、结核性脓肿及结核性腹膜炎。CT主要表现为：①肠壁增厚，肠腔狭窄（图18-10）。肠壁增厚通常为连续性、长节段、环形增厚，部分病例以回盲部为中心形成肿块。慢性期肠管不规则狭窄、回盲瓣挛缩变形。②肠外表现：肠管周围渗出，肠系膜增厚，结核性腹水，小肠粘连，慢性期肠管周围纤维组织增生（图18-11）。③增强后淋巴结环形强化为结核特异性表现，慢性期可见淋巴结钙化（图18-12）。④伴肺结核或其他肠外结核表现。

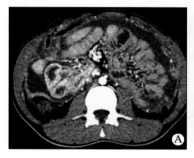
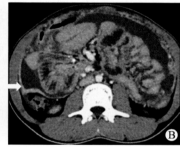
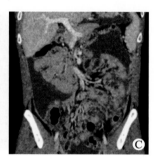

图18-10 结核CT表现（例1）

男性，26岁，腹胀、腹围增大3月余，小肠结核伴结核性腹膜炎。CT增强扫描轴位（A，B）、冠状位（C）示小肠壁增厚、强化，肠襻固定、纠集，伴有肠系膜、腹膜增厚（箭头）及腹水

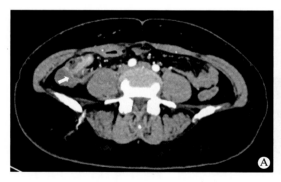
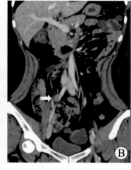
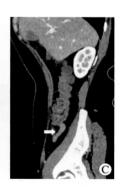

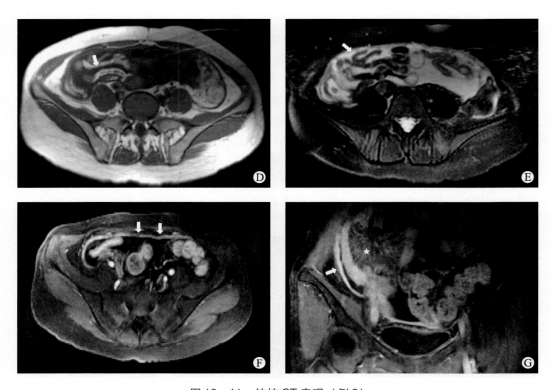

图 18-11　结核 CT 表现（例 2）

女性，38 岁，间断右下腹疼痛不适 2 月余，经肛小肠镜提示回肠末端慢性炎症伴淋巴细胞浸润，抗酸分枝杆菌染色阳性，诊断为肠结核。CT 增强扫描（A~C）、MRI 平扫 T1WI（D）、T2WI（E）示末端回肠肠壁增厚、强化（A），肠腔扩张受限（D，E），肠系膜淋巴结增大（B），阑尾壁增厚、明显强化（C）。患者未规律行抗结核治疗，1 年后复查下腹部 MRI（F，G），提示腹水，盆腹腔内小肠肠壁增厚、僵硬，肠管狭窄（F），盆腹腔腹膜明显增厚、强化（箭头），小肠系膜增厚、强化（星）

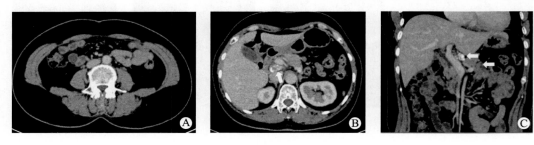

图 18-12　结核 CT 表现（例 3）

女性，49 岁，确诊小肠结核行抗结核治疗两年后。CT 增强扫描轴位（A，B）及冠状位（C）示末段回肠肠壁增厚，腹腔淋巴结钙化（箭头）

（2）MRI 表现：肠壁增厚在 T2W 表现为分层改变，黏膜及浆膜层为低信号，黏膜下层因水肿表现为高信号，黏膜层可见凹凸不平的溃疡。增强后，低信号的黏膜及浆膜强化较正常肠管增加，黏膜下层呈相对低信号。淋巴结干酪样坏死表现为特征性的环形强化（图 18 – 13）。

3. 其他非特异性小肠炎性疾病

（1）CT 表现：多种病因可导致小肠炎性疾病，包括免疫缺陷相关的小肠炎性疾病、各种病原体感染（细菌、病毒、真菌及寄生虫）。药物也可以引起小肠异常，如非甾体抗炎药引起的小肠溃疡及狭窄。非特异性小肠炎性疾病影像学表现并不具有特征性，肠壁增厚为常见表现，黏膜下低密度的肠壁分层提示血管或炎性疾病，结合患者年龄、旅居史、临床粪便培养及免疫功能状态有助于疾病诊断（图 18 – 14）。

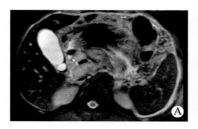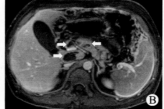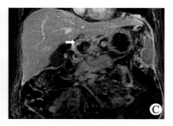

图 18 – 13　结核 MRI 表现

男性，44 岁，腹胀 1 个月。MRI 平扫 T2WI（A）及增强（B，C）示小肠结核伴多发环形强化的肿大淋巴结（箭头）

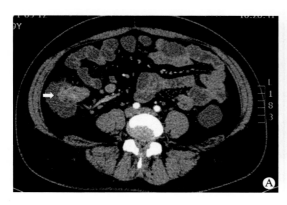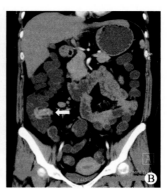

图 18 – 14　非特异性小肠炎性疾病 CT 表现

女性，39 岁。CT 增强扫描轴位（A）、冠状位（B）示回盲部非特异性炎症，肠壁增厚、强化（箭头）。肠镜病理示慢性炎症

（2）MRI 表现：克罗恩病是小肠 MRI 成像的主要适应证，原因是患者治疗过程中需要多次随访检查。其他小肠炎性疾病 MRI 成像评估也逐渐增多，其能够提供详细的形态学信息，有助于疾病早期诊断。

二、腺瘤

1. CT 表现：小肠腺瘤自黏膜层生长，分为管状腺瘤（最常见）、绒毛状腺瘤或管状绒毛状腺瘤。大多数腺瘤发生于十二指肠，少数见于空肠。小肠腺瘤通常单发，多发病变可能是家族性腺瘤性息肉病综合征、加德纳综合征的表现。绒毛状腺瘤通常无柄，呈分叶状，好发于十二指肠，具有恶变风险。CT 表现为圆形或椭圆形腔内结节凸起，表面通常光滑，较大息肉可有分叶状改变，增强后均匀轻中度强化。十二指肠乳头腺瘤可见胆总管及胰管扩张，呈"双管征"（图 18 - 15，图 18 - 16）。

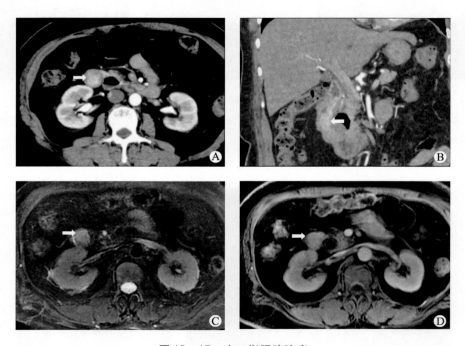

图 18 - 15　十二指肠腺腺瘤

女性，67 岁，黑便 2 年，十二指肠腺腺瘤。CT 增强扫描轴位（A）、冠状位（B）、MRI 平扫 T2WI（C）、MRI 增强（D）示十二指肠降段黏膜下均匀强化，软组织结节（箭头）

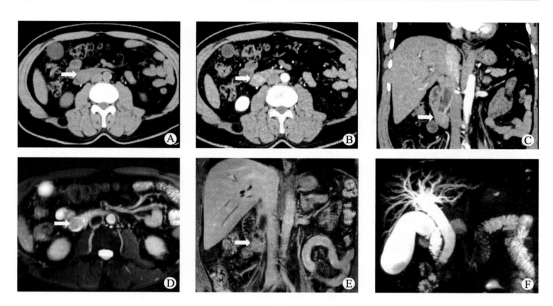

图 18 –16　十二指肠乳头部管状绒毛状腺瘤

男性，62 岁，体检发现胆总管远端占位，十二指肠乳头部管状绒毛状腺瘤。CT 平扫（A）、增强扫描轴位（B）、冠状位（C）、MRI 平扫 T2WI（D）、MRI 增强（E）、MRCP（F）示十二指肠乳头部腔内等信号软组织结节、均匀强化（箭头），致胆总管远端梗阻、胆管明显扩张

2. MRI 表现： 肠腔内结节呈 T1W 等、T2W 等或稍高信号，边缘光滑，边界清晰，不伴有肠壁增厚。

三、腺癌

1. CT 表现： 小肠腺癌好发于十二指肠，尤其是壶腹部周围。CT 显示肠腔内圆形或不规则软组织肿块，或肠壁环周不规则增厚、相应管腔狭窄，增强后可见肿块轻中度强化。病变累及十二指肠乳头时可导致胰胆管扩张，壁外侵犯时可表现为肠壁外缘不规则、周围脂肪条索影及邻近器官侵犯（图 18 – 17）。

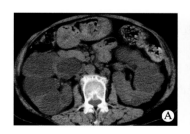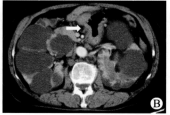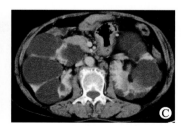

图 18 –17　十二指肠腺癌 CT 表现

女性，64 岁。因黑便、贫血入院。十二指肠腺癌（中分化），CT 平扫（A）、CT 增强扫描动脉期（B）、静脉期（C）示十二指肠末段肠壁不规则增厚、强化（箭头）

347

2．MRI 表现：MRI 是诊断小肠癌的一种重要手段，尤其当肿瘤位于壶腹部、需要与胆总管下段癌、胰头癌鉴别时。MRI 可清晰显示肠腔内肿物或肠壁不规则增厚，观察胆管、胰管扩张程度。病变表现为 T1WI 等低信号、T2WI 等高信号，DWI 示弥散受限，增强后中度强化（图 18－18）。

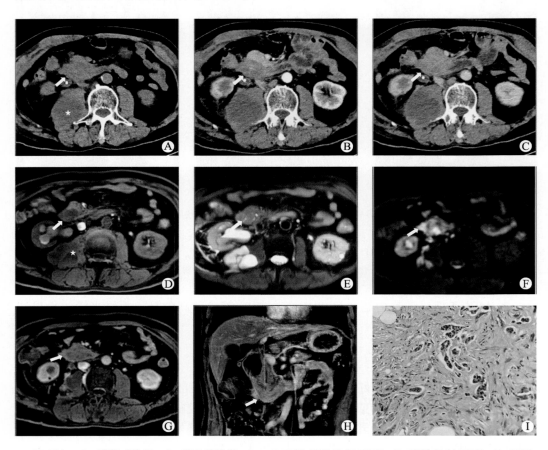

A. CT 平扫；B. 增强动脉期；C. 增强静脉期；D. MRI 平扫脂肪抑制 T1WI；E. 脂肪抑制 T2WI；F. DWI；
G. MRI 增强轴位；H. MRI 增强冠状位；I. 病理 HE 染色切片。

图 18－18　十二指肠腺癌 MRI 表现

男性，69 岁，间歇性腹胀 1 周伴恶心、呕吐，十二指肠腺癌（低分化）。CT、MRI 图像提示十二指肠水平段软组织肿块，CT 平扫为等密度，增强扫描呈中度渐进性强化；MRI 图像呈 T1WI 等、T2WI 稍高信号伴弥散受限，增强不均匀强化。本例患者另见右侧肾盂积水，右侧腰大肌脓肿（星）

【黏膜下病变】

一、脂肪瘤

1．CT 表现：多数小肠脂肪瘤发生于回肠，通常体积较小，位于黏膜下向腔内生长，绝大多数脂肪瘤不引起临床症状，较大肿瘤可引起肠套叠。CT 对于本病诊断具有特征性，显示为起源于肠壁的腔内低密度肿块，密度均匀，根据脂肪组织特征性的CT值（−120~80 Hu）即可明确诊断（图18−19）。

2. MRI表现：脂肪MRI信号具有特征表现，T1WI、T2WI均为高信号，脂肪抑制序列信号降低（图18−20）。

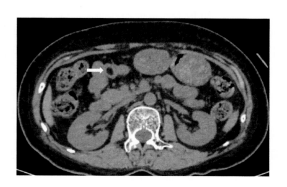

图18−19　脂肪瘤CT表现

女性，58岁，腹痛急诊入院，小肠脂肪瘤。CT平扫示右上腹小肠腔内脂肪密度结节（箭头）

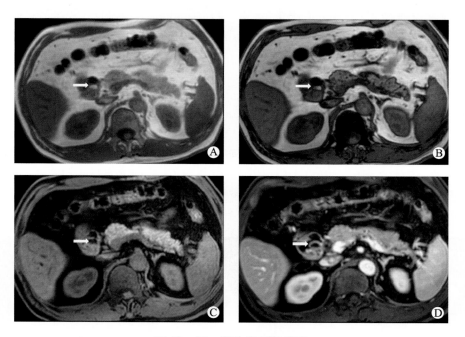

图18−20　脂肪瘤MRI表现

男性，45岁，胃镜示十二指肠降段黏膜下隆起，脂肪瘤。MRI平扫T1W-in phase成像（A）、反相位（B）、T1WI脂肪抑制（C）、MRI增强（D）示十二指肠降段黏膜下脂肪信号结节（箭头），T1W-in phase成像同相位为高信号，反相位见脂肪瘤边缘低信号"勾边效应"，抑脂序列呈低信号，增强后黏膜面强化，脂肪瘤无明显强化

二、间质瘤

1. **CT 表现**（图 18-21）：胃肠道间质瘤好发于胃与小肠，小肠间质瘤又以空肠多见。肿瘤的部位、大小、细胞有丝分裂活性等与预后相关。较小的间质瘤通常局限于肠壁，而直径大于 5 cm 的小肠间质瘤通常为恶性，可伴远处转移。根据肿瘤生长方式分为壁内型、壁间型、壁外型及混合型。肿瘤血供丰富，明显强化，可伴出血、坏死、囊变、钙化等。较小的病灶通常边界清晰、密度均匀，表现为肠壁凸向腔内生长肿块，较大的病灶边界可不规则、界限不清，向腔内、外生长，病灶中心易出血、坏死，出血而密度不均，可形成溃疡或内瘘。与小肠腺癌不同，间质瘤较少引起肠梗阻症状，部分病例可表现为动脉瘤样扩张。恶性间质瘤可直接侵犯腹腔内邻近结构，如发生转移最常见于肝脏及肠系膜。

2. **MRI 表现**（图 18-22）：较小的间质瘤及较大病灶的实性部分通常表现为 T1WI 稍低信号、T2WI 等高信号，出血区域 T1WI 为高信号，坏死、囊变部分 T2WI 为明显高信号，肿瘤实性部分明显强化，出血、坏死及囊变部分均无强化。瘤内囊变坏死，是否有侵犯、转移及测量 ADC 值等与恶性程度相关。

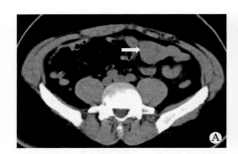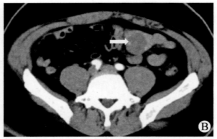

图 18-21 间质瘤 CT 表现

男性，55 岁，黑便 20 余天，空肠间质瘤（低危）。CT 平扫（A）、CT 增强扫描（B）示左中腹部空肠类圆形肿块，边界清晰，平扫呈等密度，增强后轻度均匀强化（箭头）

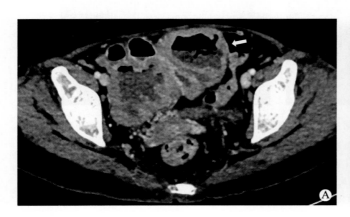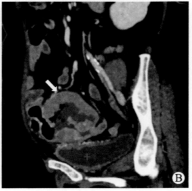

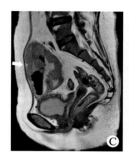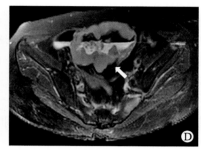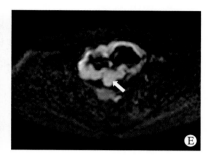

图 18－22　间质瘤 MRI 表现

女性，64 岁，四肢无力、贫血 2 月余，小肠间质瘤（高危）。CT 增强扫描轴位（A）、多平面重组（MPR）重建（B）、MRI 平扫 T2WI（C）、MRI 增强（D）、DWI（E）示回肠空肠交界处不规则肿块、外生型、中央见气液平，肿块局部坏死、溃疡形成，与肠腔相通。MRI 示肿瘤液性部分呈 T1WI、T2WI 高信号，提示肿瘤坏死、出血，实性成分强化、弥散受限

三、淋巴瘤

1. CT 表现：胃肠道淋巴瘤以非霍奇金淋巴瘤为主，可分为原发性小肠淋巴瘤（局限于小肠及肠系膜淋巴结）和继发性淋巴瘤（累及肝、脾及纵隔淋巴结等）。小肠淋巴瘤起源于黏膜下层、固有层，沿肠管纵轴生长。大体表现为浸润性（最常见）、结节性及外生性肿块。浸润性病变常表现为小肠壁环周或非对称性增厚，增厚范围通常较广泛，浆膜面较光整，强化均匀。由于淋巴瘤侵犯肠壁肌层，可使小肠肠袢发生动脉瘤样扩张（图 18－23），累及回盲部时常可见肠套叠。结节性可表现为小肠多部位、多发结节，可通过小肠造影显示。外生性肿块依据肿块发生的部位可能对邻近器官产生占位效应（图 18－24）。淋巴瘤在小肠系膜内生长可包绕系膜血管，形成"三明治"征（图 18－25）。小肠淋巴瘤需与小肠间质瘤、小肠腺癌鉴别：淋巴瘤肠壁柔软、肠道蠕动可，病变严重时梗阻征象亦不明显；小肠间质瘤肿块坏死多见；小肠癌以肠壁节段增厚为主，管壁僵硬，肠腔狭窄，可引起肠梗阻症状。

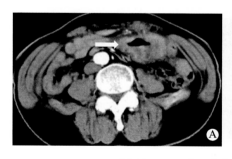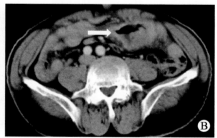

图 18－23　小肠非霍奇金淋巴瘤 CT 表现

CT 增强扫描轴位动脉期（A）、静脉期（B）示左中腹小肠肠壁非对称性增厚，小肠肠腔呈动脉瘤样扩张

2. MRI 表现：小肠淋巴瘤 MRI 表现与 CT 类似，以肠壁围管性增厚为主，T1WI 信号稍低或等信号，T2WI 呈等或稍高信号，DWI 呈显著高信号（图 18 – 26），增厚的管腔呈动脉瘤样扩张是其特征性表现。DWI 序列对发现淋巴结增大敏感，MRI 常规扫描结合 DWI 有助于提高小肠淋巴瘤的诊断。

四、血管瘤

1. CT 表现：良性血管瘤是错构瘤样血管增生，分为 3 类，即毛细血管性血管瘤、海绵状血管瘤及混合性血管瘤，可单发或多发，多发者罕见，属于系统性血管瘤病的一部分。海绵状血管瘤主要发生于小肠，表现为类似息肉样肿块，多数肿瘤较小，为毫米级别，少数可突入肠腔内。大部分血管瘤患者存在临床症状，多表现为胃肠道出血。较大的血管瘤在 CT 增强扫描时易被发现，表现为腔内明显强化结节（图 18 – 27），如发现静脉石钙化可提示诊断。

2. MRI 表现：血管瘤 MRI 表现为界限清晰的肿块，T1WI 信号与肌肉相同，T2WI 呈现明显均匀高信号，静脉注射造影剂后显著均匀强化。

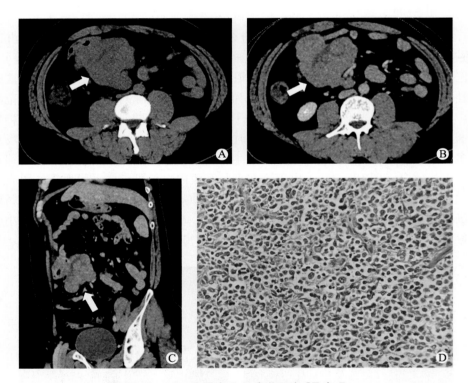

图 18 – 24　弥漫大 B 细胞淋巴瘤 CT 表现

男性，37 岁，右中腹疼痛半月余，弥漫大 B 细胞淋巴瘤。CT 平扫（A）、增强扫描（B）、MPR 重建（C）示右中腹部小肠壁不规则增厚形成肿块，未见肠梗阻征象。镜下见大量中等大小嗜碱性细胞，核大、空泡状，染色质不规则（D）

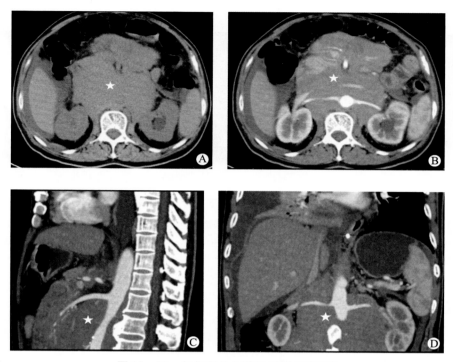

图18-25　低级别B细胞淋巴瘤CT表现

男性，63岁，上腹部不适、食欲缺乏伴腹胀3月余，低级别B细胞淋巴瘤。CT平扫（A）、增强扫描轴位（B）、矢状位（C）、冠状位（D）示小肠及系膜肿块，密度均匀，包绕血管形成"三明治"征

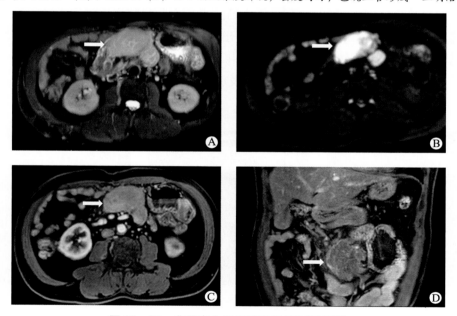

图18-26　非霍奇金B细胞淋巴瘤MRI表现

男性，58岁，体检发现腹腔占位，非霍奇金B细胞淋巴瘤（边缘区淋巴瘤）。MRI平扫T2WI（A）、DWI（B）、增强扫描轴位（C）、冠状位（D）示中腹部小肠肿块，T2WI呈等信号，DWI明显高信号，增强较均匀强化

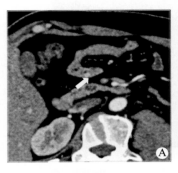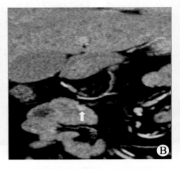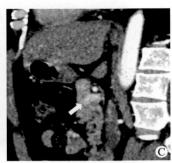

图18-27　小肠黏膜下血管瘤CT表现

男性，41岁，患者10天前出现解黑便，继而出现血便。手术证实小肠黏膜下血管瘤，部分呈海绵状血管瘤改变。CT增强扫描（A）、MPR重建冠状位（B）、矢状位（C）示小肠壁明显强化软组织结节，增强扫描后与主动脉同步强化（箭头）

五、神经内分泌肿瘤

1. CT表现：小肠神经内分泌肿瘤发病率略高于小肠腺癌，多数发生于回肠末段，肿瘤较小时表现为腔内结节或息肉样肿块，当肿块>2 cm时可引起肠壁、肠系膜浸润，表现为肠壁增厚、肠粘连及系膜肿块，肿块周围可见放射性分布神经血管束，是由于肿瘤释放血管活性胺引起的纤维塑形反应。部分肿块可伴钙化，肿块通常血供丰富、明显强化（图18-28）。发生于小肠的神经内分泌肿瘤比阑尾、结肠神经内分泌肿瘤更具有侵袭性，肿瘤较小时也可能出现转移，转移部位通常为腹膜、大网膜、淋巴结、肝脏和肺。肝转移通常为富血供肿块。

2. MRI表现：神经内分泌肿瘤MRI表现为T1WI与肌肉等信号，T2WI等、稍高信号，增强明显强化。

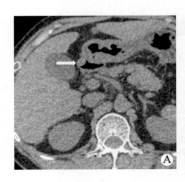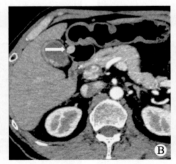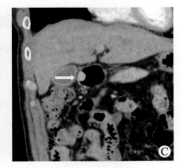

图18-28　神经内分泌肿瘤CT表现

男性，73岁，体检发现十二指肠多发息肉，十二指肠球部神经内分泌肿瘤（G2）。CT平扫（A）、增强扫描动脉期（B）、静脉期冠状位（C），动脉期见十二指肠壁结节明显强化（箭头）

六、转移瘤

1. CT 表现：小肠转移瘤（图 18 – 29）偶发，不论原发肿瘤位于腹腔内或腹腔外，转移至小肠较胃肠道其他部位多，转移途径包括腹腔内播散、直接侵犯、血源性及淋巴结转移。血源性转移通常由恶性黑色素瘤、乳腺癌或肺癌引起。转移瘤可引起肠梗阻、穿孔、肠套叠或胃肠出血等非特异性症状。CT 检查能够判断肠腔内外情况，同时能够发现部分的原发病灶。

2. MRI 表现：MRI 诊断效能与 CT 类似，发现病变主体位于肠壁，信号及强化方式表现不一，如能发现原发病灶，诊断基本成立。

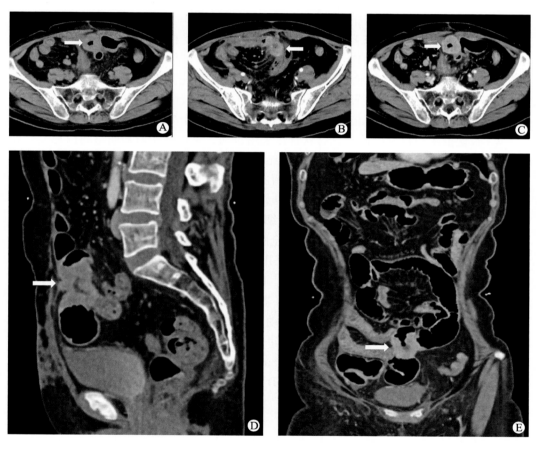

图 18 –29　宫颈浸润性鳞状细胞癌小肠转移

女性，63 岁，全腹胀痛伴恶心、呕吐 1 周入院，宫颈浸润性鳞状细胞癌（中、低分化）术后 3 年，小肠转移。CT 平扫（A）、增强扫描动脉期（B）、静脉期（C）、矢状位（D）、冠状位重建（E）示小肠壁不规则环周浸润，形成软组织肿块（箭头），近侧小肠轻度梗阻扩张

第二节　结肠 CT 和 MRI

【结肠 CT 和 MRI】

一、结肠 CT

1. 患者准备

患者需要充分的肠道准备、良好的结肠扩张。患者检查前 3 天低纤维饮食，在检查前 1 天服用泻药（如聚乙二醇钠钾散或磷酸钠盐口服溶液），检查前至少排便 6 次。对于体弱或老年患者，应考虑减少泻药量，如 3 天低纤维饮食，在检查前 3 天的三顿主餐中服用稀释的聚乙二醇钠钾散(13.8 g 溶解于 125 mL 水中)。尽管有许多肠道准备方法，但目前尚无一种完美的肠道准备方法能使所有受检者肠道清洁程度达到甲级水平。目前的各种清肠方法均有多少不等的粪渣和残留液体，会掩盖部分病灶，粪便标记可提高结肠病变检出率。常用的粪便标记方法是使患者于检查前 48 小时口服 2.1% W/V 钡悬液对残余粪便进行标记，并口服泛影葡胺或碘海醇等碘化对比剂对残余液体进行标记，由于被标记的粪便呈较高密度，可区分粪便和病变。

2. 检查技术： 自肛门插入直肠软管，采用自动二氧化碳注射器向结肠内充气。如果没有自动二氧化碳注射器，也可手动向结肠内注入室内空气。如果患者没有禁忌证（如对活性成分过敏、青光眼和伴有尿潴留的前列腺肥大），可静脉注射丁溴东莨菪碱或胰高血糖素减轻结肠壁张力，以实现良好的结肠扩张。对于有结肠狭窄病变的患者，应缓慢注气，并使用 CT scout 视图仔细监测，以及时发现结肠穿孔。需选择 4 排以上的多排螺旋 CT 扫描仪，扫描范围为全腹部（自膈顶至耻骨联合），优先使用单次屏气俯卧体位，如果患者无法配合，则采用侧卧位扫描。扫描方案：CT 扫描层厚不小于 1.25 mm，重建层面 20% ~ 30% 重叠，120 kVp 管电压，平扫时管电流推荐小于或等于 50 mAs。静脉 CT 增强扫描对结肠外器官评估具有明显优势，推荐采用动脉期和门脉期双期扫描，120 kVp 管电压，自动调制管电流，层厚不小于 1.25 mm。数据需包括二维和三维重建图像，图像重建方式包括多平面重组技术（multiplanar reformation，MPR）、透明显示技术（RavSum）、仿真内镜（virtual endoscopy，VE）、表面遮盖显示（surface shaded display，SSD）。

二、结肠 MRI

1. 患者准备： 采用 MRI 行结肠检查前需除外禁忌证，包括肠梗阻、幽闭恐惧症、扫描区金属植入物、磁共振不相容心脏起搏器、造影剂过敏等。患者肠道准备与结肠 CT 对患者的要求相同。如果患者无法进行清肠操作，也可采用口服顺磁性造影剂进行粪便标记作为一种替代方案。

2. 检查技术： 检查最好选用 1.5 T 以上的高场强 MRI 扫描仪。MRI 结肠成像主要包括亮腔和黑腔技术。亮腔技术是钆剂溶液灌肠后行单次激发快速回波序列扫描的技术，但钆剂溶液灌肠后无法进行增强扫描，对息肉、肿瘤及肠道内容物鉴别能力有限。黑腔技术对结肠壁病变浸润深度及邻近组织的侵犯鉴别能力良好,临床应用广泛。检查时患者采取俯卧位或侧卧位,将 1 000～2 000 mL 温水或等渗甘露醇溶液通过插入直肠的软管注入结肠使其充盈。在结肠充盈过程,采用二维半傅里叶采集单次激发二维快速自旋回波(2D-HASTE)或三维快速稳态梯度回波序列(3D Tru-fisp)进行动态监测。经监测结肠充盈满意后,采用高压注射器经肘前静脉注射 Gd-DTPA(0.1 mmol/L),再注射生理盐水 20 mL,注射速率 2～3 mL/s,采用超快速三维容积内插扰相梯度回波序列(如 GE 公司的 DISCO 序列、西门子公司的 3D-Radial-VIBE 序列)进行增强扫描。图像后处理采用 VE、RavSum 和 MPR 进行重建。

弥散加权成像(DWI)是 MRI 结肠成像的重要补充,其是一种功能成像技术,能够活体检测水分子扩散情况。研究发现其对判断炎症性肠病病灶的活动性具有重要作用,对炎症性肠病的预后评估具有重要意义。DWI 结肠成像时推荐 b 值为 800 s/mm² 或 1000 s/mm²。

【结肠常见病变 CT 和 MRI 表现】

一、结肠黏膜病变 CT 和 MRI 表现

1. 结肠息肉

好发于直肠与乙状结肠,发病率随年龄增大而增高。CT 和 MRI 结肠成像表现为黏膜面乳头状突起,表面光滑,黏膜无破坏、消失。有时结肠息肉可见长短不一的蒂,蒂长的息肉可有一定的活动度。结肠息肉病理类型包含腺瘤样息肉(绒毛状腺瘤、管状绒毛状腺瘤和混合性腺瘤)、炎性息肉、错构瘤性息肉和增生性息肉,其中腺瘤样息肉最为常见。

CT 和 MRI 一般无法鉴别结肠各种息肉类型,其类型最终需要肠镜或手术病理确定。CT 结肠成像和 MRI 结肠成像的主要意义在于无创性筛查结肠息肉。CT 结肠成像的计算机辅助诊断(CAD)系统能明显提高放射科医师的工作效率,降低息肉的漏诊率(图 18-30)。结肠息肉在黑腔增强 MRI 上表现与 CT 征象相似(图 18-31)。若出现以下征象则要考虑息肉有恶变可能:结肠息肉短期内体积明显增大,息肉表面不规则,呈分叶状,形成广基底肿块,息肉基底部肠壁形成凹陷切迹。

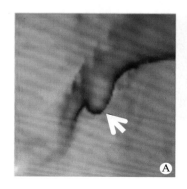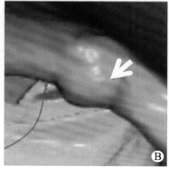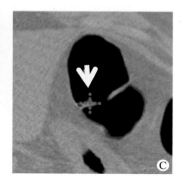

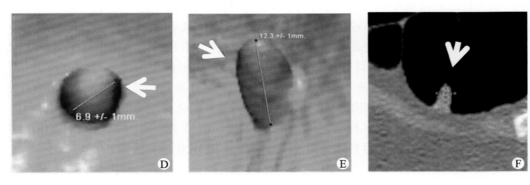

图 18 – 30　结肠息肉

结肠息肉为黏膜面乳头状突起（箭头），表面光滑，黏膜连续无破坏

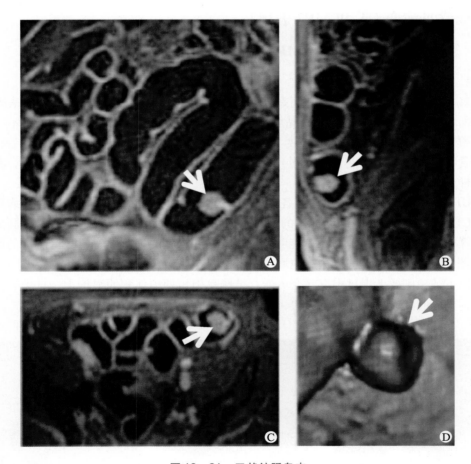

图 18 – 31　乙状结肠息肉

结肠 MRI 成像冠状面图像（A）、矢状面图像（B）、轴位图像（C）和虚拟内镜图像（D）清晰显示乙状结肠一大小约 15 mm 息肉突向腔内，有一窄蒂，增强后强化较均匀

2. 结肠癌

结肠癌常见于40~50岁人群，男性发病率多于女性。结肠癌起源于结肠黏膜，腺癌是最常见的结直肠癌类型，按发病率高低排序，为乙状结肠＞升结肠＞横结肠＞降结肠。结肠癌CT或MRI表现为肠壁局限性或全周性增厚，肠腔内缘凹凸不平，腔内软组织肿块呈偏心性生长。扫描平面与肠管长轴平行，可见肠管有局限性肠壁增厚，与邻近正常肠管分界清楚（图18－32），如管壁呈环形增厚，在横断面上呈"炸面包圈"样改变。肠壁外缘光整提示肿块局限在肠壁内。若肠壁浆膜面模糊，肠周脂肪密度增高则提示肿瘤突破肠壁固有肌层。肿块与邻近脏器脂肪间隙消失提示周围脏器受侵犯可能。肿瘤较小时密度常较均匀，体积较大时肿块内部可因缺血坏死而出现局灶性低密度无强化区。CT或MRI增强显示病变强化程度取决于造影剂的注射剂量、浓度及注药速率、扫描速度。

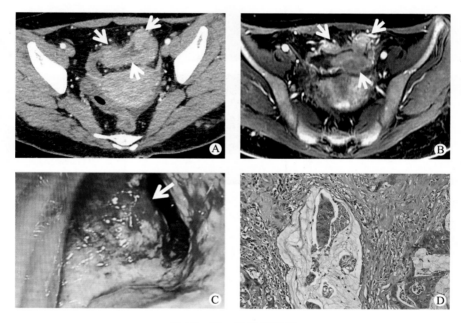

图18－32　乙状结肠癌

女性，32岁，上腹部不适2周行肠镜检查发现乙状结肠占位。结肠CT扫描（A）和结肠MRI增强横断面图像（B）示乙状结肠壁不规则增厚、局部形成软组织肿块（箭头），增强后强化明显。肠镜（C）示结肠突向腔内肿块。病理HE染色（D）示浸润性中分化腺癌

与MRI相比，多层螺旋CT密度分辨率、时间分辨率高，扫描范围大，一次屏气可完成全腹扫描。多层螺旋CT还可进行多种图像重建，对确定结肠肿瘤位置、侵犯范围、是否穿透浆膜，以及显示腹内脏器及腹膜转移灶具有独特优势。目前主要以CT作为结肠癌术前临床分期的主要依据。

T分期：①T1：表现为强化的肠腔内肿块，而结肠壁未见明显增厚。②T2期：局部或弥漫肠壁增厚超过6 mm，伴或不伴腔内肿块，肠壁外缘光整。③T3：肠壁增厚

和（或）肿块形成，肠壁浆膜面毛糙，周围脂肪浸润密度增高，但没有突破浆膜或侵犯邻近脏器（图18-33）。④T4：肠壁增厚和（或）肿块形成，侵犯邻近脏器或突破浆膜（图18-34）。

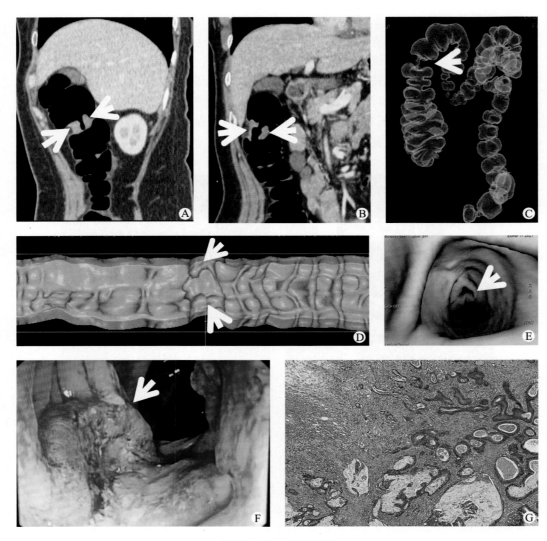

图18-33　升结肠癌

女性，54岁，体检肠镜发现结肠占位。矢状位重建图像（A）、冠状位重建图像（B）、透明重建（C）、仿真内镜肠壁平铺图像（D）、仿真内镜图像（E）示升结肠肿块浸透固有肌层，未达浆膜，致管腔狭窄（箭头）。肠镜（F）示肠腔内不规则肿块。病理HE染色（G）示中分化腺癌

　　由于CT无法清楚分辨肠壁各层结构，所以不能明确区分T1和T2期肿瘤，对于肠壁周围的脂肪肿瘤微浸润也难以显示。仅凭肿瘤与邻近结构脂肪间隙消失来判定肿瘤向外侵犯存在误判风险，脂肪间隙消失有可能是充血、炎症及恶性质导致脂肪减少

所致。快速、大剂量造影剂团注后对病变区域薄层快速 CT 成像能够将肿瘤范围显示清楚,较好地将其与邻近脏器区分开来,从而提高 T 分期的准确性。

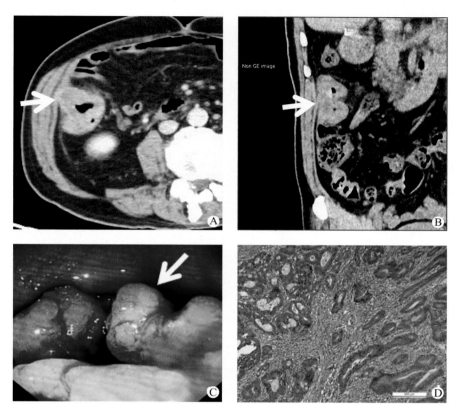

图 18 -34　T4 期升结肠中分化腺癌

男性,69 岁,大便颜色发黑伴次数增多 5 月余入院。CT 轴位图像(A)和冠状位重建图像(B)示升结肠环形增厚、强化明显,病变区管腔狭窄,侵犯腹壁肌肉(箭头)。肠镜(C)示肠腔不规则肿块。病理 HE 染色(D)示升结肠溃疡浸润型中分化腺癌,部分为黏液腺癌

常规 CT 扫描一般以淋巴结短径长度大于 10 mm 作为淋巴结转移的标准,但此标准的敏感性较低,误诊率较高。因此有学者认为应将淋巴结密度作为其转移与否的重要指标,淋巴结内部出现无强化低密度区是肿瘤转移比较特异的征象。有学者认为淋巴结形态也是判定其有无转移的关键指标,淋巴结变圆或形态不规则提示淋巴结转移。在鉴别淋巴结是否转移时,需要综合考虑淋巴结大小、形态及密度(图 18 -35),这样才能提高转移淋巴结的检出率和诊断正确率。

N 分期:①N0 期:未发现区域可疑转移淋巴结。②N1 期:有 1 ~ 3 枚可疑转移淋巴结。③N1a:有 1 枚可疑转移淋巴结。④N1b:有 2 ~ 3 枚可疑转移淋巴结。⑤N1c:浆膜下、肠系膜、无腹膜覆盖的结肠周围组织内有肿瘤种植。⑥N2a:有 4 ~ 6 枚可疑转移淋巴结。⑦N2b:有 7 枚以上可疑转移淋巴结。

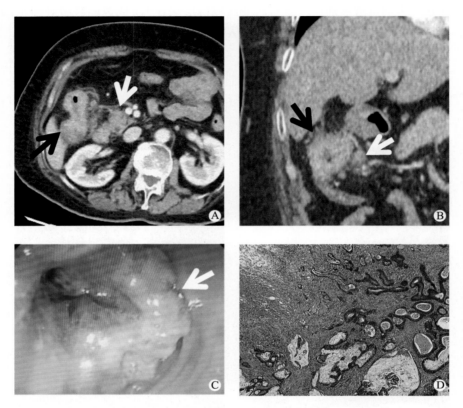

图 18 -35　结肠肝曲癌淋巴结转移

女性，68 岁，便中带血 2 月余，呈少量鲜血便。CT 轴位图像（A）和冠状位重建图像（B）显示结肠肝曲管壁不规则环形增厚、强化明显（箭头），肠周系膜脂肪受累，系膜上见多枚增大的淋巴结影，边缘不规则，增强密度不均，部分融合（白箭）。肠镜（C）显示肠腔内肿块表面凹凸不平。病理 HE 染色（D）显示结肠中分化腺癌

M 分期：①M0：无远处转移证据。②M1：有远处器官（如肝脏、肺、卵巢、非区域淋巴结）转移。③M1a：转移局限于 1 个器官或部位，无腹膜转移（图 18 -36）。④M1b：转移至 2 个或以上的器官或部位，无腹膜转移。⑤M1c：转移至腹膜表面，伴或不伴其他器官或部位转移（图 18 -37）。

3. 结肠克罗恩病

克罗恩病最常见于回盲部，常累及末段回肠。CT、MRI 结肠成像均表现为肠壁增厚，呈阶段性不连续分布。急性期肠壁分层呈靶征，肠腔偏心性狭窄，肠系膜纤维脂肪增生、血管扩张呈"梳齿征"、淋巴结肿大，可并发肠梗阻、瘘管、出血、脓肿、穿孔等（图 18 -38）。

CT 和 MRI 结肠成像可非侵入性地评估克罗恩病活动度，根据克罗恩病影像指数评分表进行评价，缓解期≤4 分，中度活动期 5~8 分，重度活动期≥9 分（表 18 -1）。

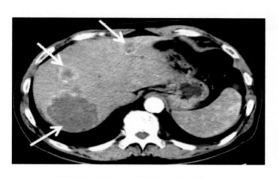

图18-36　乙状结肠癌肝转移

男性，68岁，降-乙结肠交界处癌术后1年余，超声发现肝多发占位。横断面CT动脉期图像显示肝脏多发转移灶（白箭），病灶呈边缘强化为主，内部见低密度坏死区，呈"牛眼征"

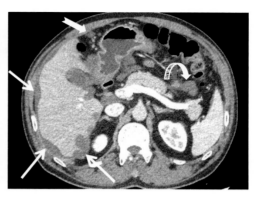

图18-37　升结肠癌腹膜广泛转移

男性，53岁，升结肠黏液腺癌术后1年。横断面CT增强扫描示肝脏被膜扇贝样低密度压迹（细箭），肠系膜（弯箭）及大网膜（粗箭）多发结节影，均为腹膜转移灶

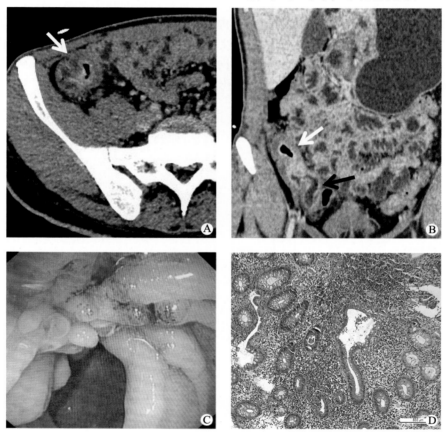

图18-38　克罗恩病

男性，40岁，间断脐周痛伴腹胀2年余，清晨和餐后加重。CT轴位图像（A）和冠状位重建图像（B）显示盲肠和升结肠（白箭）及末段回肠（黑箭）管壁增厚，黏膜强化明显，黏膜下层水肿强化不明显，呈分层状改变。肠镜（C）和病理HE染色（D）显示炎症性肠病表现

表 18 -1 克罗恩病影像学评分表

影像学发现	分值
无明显异常发现	0 分
病变仅累及小肠	1 分
病变同时累及小肠、结直肠	1 分
病变仅累及结直肠	1 分
肠壁病变（肠壁增厚、强化增加、肠壁分层改变、肠壁内脓肿、肠腔狭窄）	每个 1 分
肠管外病变及并发症（如肠系膜血管增粗、肠周蜂窝织炎、炎性肿块、脓肿、瘘管、窦道及肠系膜淋巴结肿大）	每个 1 分

4．溃疡性结肠炎

溃疡性结肠炎多位于直肠及乙状结肠，也可累及整个结肠甚至末段回肠。CT 和 MRI 结肠成像表现为肠壁增厚呈分层状，形成靶征；增厚的肠壁连续、对称，厚度较均匀，黏膜强化明显，由于溃疡和炎性息肉而凹凸不平呈锯齿状；病变段肠管狭窄、缩短，结肠袋变浅甚至消失；结肠系膜炎性增厚、水肿，系膜血管增粗呈"梳齿征"；病变区域肠系膜淋巴结增大，但无融合倾向。图 18 - 39 为 1 例溃疡性结肠炎 MRI 图像。溃疡性结肠炎可并发出血、脓肿、穿孔（图 18 - 40）或癌变等。

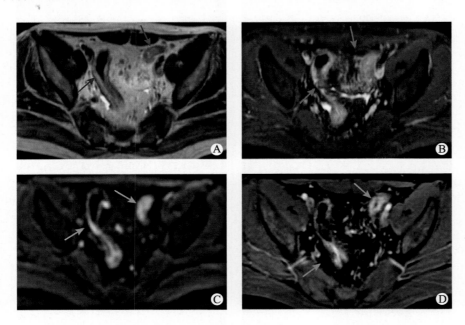

图 18 - 39　溃疡性结肠炎 MRI 表现

不压脂 T2WI（A）和压脂 T2WI（B）显示乙状结肠壁轻度增厚（蓝色箭头）；DWI 显示病变为高信号（C，b 值为 800 s/mm²，橙色箭头）；增强扫描显示增厚肠壁明显强化（D，橙色箭头）

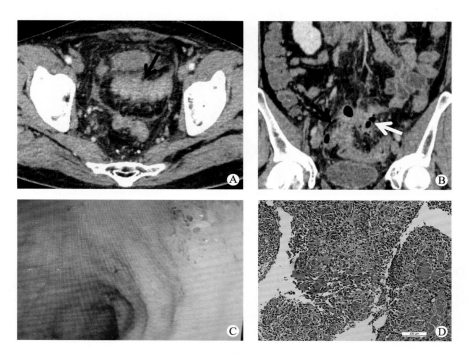

图18-40　溃疡性结肠炎并发穿孔

男性，49岁，反复腹胀、腹痛伴停止排便10个月，症状出现后3~8天自行恢复排便，腹胀、腹痛症状消失。CT轴位图像（A）和冠状位重建图像（B）显示乙状结肠壁增厚（黑箭），相应系膜增厚、水肿，肠壁外缘见游离小气泡影提示穿孔（白箭）。肠镜（C）和病理HE染色（D）显示炎症性肠病表现

5. 结肠结核

肠结核主要发生于回盲部，影像学检查主要依靠钡餐或钡剂灌肠，但其无法显示肠黏膜以外的情况。CT或MRI除能清晰显示肠黏膜病变外，还可显示病变肠壁浸润深度及肠壁外邻近组织结构情况。肠结核CT或MRI成像显示病变肠壁环形不对称增厚，呈肿块样改变，管腔不同程度狭窄，增强后病变明显强化；病变肠管周围脂肪间隙模糊，呈渗出性改变，邻近系膜、网膜及筋膜增厚、强化；回盲部系膜上可见多发肿大的淋巴结影。肠结核并发肠瘘、出血或脓肿的概率比克罗恩病少，而肠道缩短更为明显。图18-41显示1例肠结核CT增强扫描图像。

6. 结肠憩室

结肠憩室在西方人群中多见于乙状结肠及降结肠，在我国发病部位多为右半结肠。CT表现为结肠壁囊袋状突起，多位于肠系膜血管穿过肠壁处，囊袋内见气体、液体或食物残渣（图18-42）。结肠憩室继发炎症即发生憩室炎时可表现为憩室壁和相邻肠壁增厚，憩室周围脂肪内见片絮渗出影（图18-43），若出现腹腔内气体则提示穿孔，并可形成局部脓肿、瘘管或窦道。

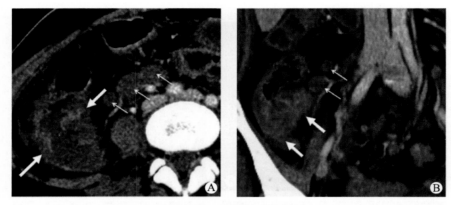

图 18－41　肠结核 CT 表现

CT 轴位图像（A）和冠状位重建图像（B）显示盲肠和升结肠壁不规则非对称增厚（大箭头），相应系膜多发淋巴结肿大（细箭头）

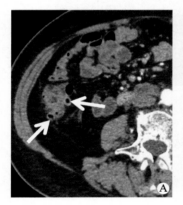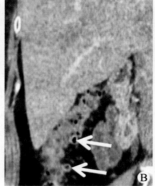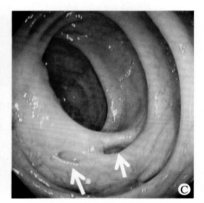

图 18－42　升结肠憩室 CT 表现

女性，63 岁，腹痛 3 天，无反跳痛。CT 轴位图像（A）和冠状位重建图像（B）显示升结肠壁小囊袋状突起，边界清楚，内含气体。肠镜（C）显示憩室开口于肠腔内（箭头），肠黏膜连续延伸至憩室腔内

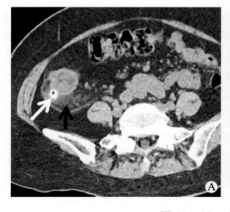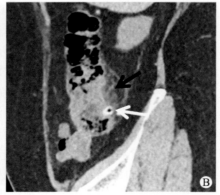

图 18－43　升结肠憩室炎

男性，59 岁，右下腹痛 2 天，有压痛、反跳痛。CT 轴位图像（A）和矢状位重建图像（B）显示升结肠壁小囊袋状突起，边界清楚，内含高密度食物残渣（白箭），周围见片絮渗出影（黑色箭头）

二、结肠黏膜下病变 CT 和 MRI 表现

1. 结肠脂肪瘤： 结肠脂肪瘤大多位于黏膜下，常见于右半结肠。CT 表现为结肠腔内圆形、卵圆形脂肪密度肿块，边界清楚，增强后无强化，病变区结肠黏膜连续（图18–44）。结肠脂肪瘤可致肠套叠、肠梗阻等。

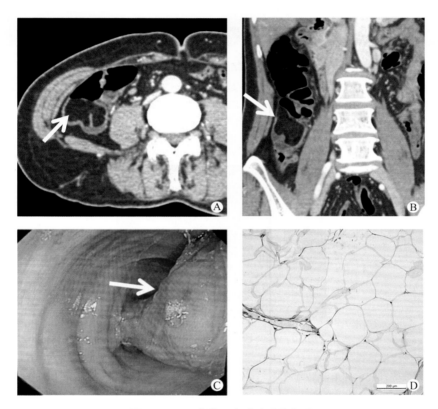

图 18 –44　升结肠脂肪瘤 CT 表现

女性，54 岁，常规肠镜体检发现升结肠黏膜下隆起。CT 轴位图像（A）和矢状位重建图像（B）显示升结肠黏膜下分叶状肿块影，呈均匀脂肪密度，边界清晰。肠镜（C）显示黏膜下肿块样凸起。病理 HE 染色（D）显示肿瘤由成熟的脂肪细胞组成

2. 结肠间质瘤： 间质瘤多见胃和小肠，结肠发生率很低。低危间质瘤常单发，CT 表现为圆形或类圆形肿块，体积小于 5 cm 的肿瘤边缘较规则、边界清楚，一般无坏死、出血、周围侵犯或转移征象（图18–45）。高危间质瘤常大于 5 cm，形态不规则，密度不均匀，边界较模糊，内部易发生坏死或囊变，甚至向周围侵犯或转移。间质瘤常不合并肠梗阻，也不易引起淋巴结转移。间质瘤发生坏死时，坏死部分与胃肠道相通，可有气体进入肿块内部，形成"假肠腔"征。图 18–46 显示 1 例乙状结肠间质瘤 CT 增强扫描图像。间质瘤血供丰富，实质部分增强后常明显强化。

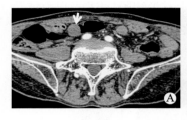 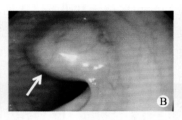 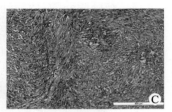

图 18 - 45　乙状结肠低危间质瘤 CT 表现

男性，69 岁，体检肠镜发现乙状结肠黏膜下隆起。横断面 CT 增强扫描图像（A）显示乙状结肠一类圆形肿块，边缘光整，边界清晰，局部凸入肠腔内，增强后强化均匀。肠镜（B）显示黏膜下凸起，黏膜光整、连续。病理 HE 染色（C）显示间质瘤表现

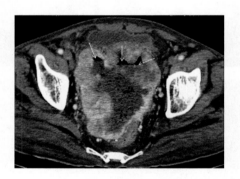

图 18 - 46　乙状结肠间质瘤 CT 增强

横断面 CT 增强扫描图像显示乙状结肠肿瘤，边缘明显强化，中央区可见无强化坏死区，并伴有多个气液平（箭头），提示肿瘤与肠道交通

3. 结肠淋巴瘤：结肠淋巴瘤是指发生于黏膜下层或固有层的淋巴组织，常发生于盲肠。病变区无成纤维反应，当肠壁内自主神经丛受破坏后，肠壁肌张力下降，可出现肠腔"动脉瘤样扩张"，一般无肠梗阻征象。病变周围、肠系膜及腹膜后可见淋巴结增大，淋巴结内部坏死少见。浸润型肠淋巴瘤 CT 表现为肠壁明显增厚，呈较均匀低密度影，增强后均匀强化，黏膜呈线样明显强化、连续（图 18 - 47）。若肿瘤表面局部坏死、脱落形成溃疡则黏膜局部中断形成凹陷。肿块型肠淋巴瘤 CT 表现为腔内或腔内、外肿块影，边缘光滑，密度较均匀，少见坏死或囊变，增强后一般均匀强化。肠淋巴瘤可合并肠穿孔、肠套叠等。

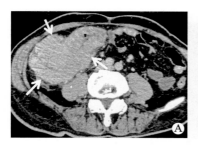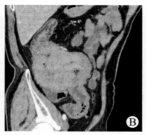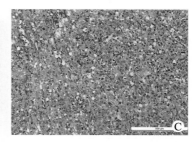

图 18 −47　回盲部弥漫大 B 细胞型淋巴瘤 CT 表现

男性，58 岁，右下腹胀痛 4 月余入院。横断面 CT 图像（A）显示回盲部肠壁明显增厚伴软组织肿块形成，密度较均匀，相应管腔狭窄，增强后均匀中等程度强化。病理 HE 染色（B）显示为弥漫大 B 细胞型淋巴瘤

第三节　直肠 CT 和 MRI

【黏膜病变】

一、息肉

1. **CT 检查概述及 CT 表现**：息肉好发于直肠，发生部位仅次于乙状结肠。直肠息肉同胃肠道其他部位息肉类似，以腺瘤样息肉最多见，病理类型中绒毛状腺瘤最好发于直肠。直肠息肉通常通过内镜证实，在 CT 或 MRI 检查中偶然被发现，病灶较大、有恶性倾向时会进行相关影像检查评估。CT 表现为腔内隆起、密度均匀的软组织病变，边界清晰，相应肠壁无明显增厚，增强后强化均匀（图 18 −48）。绒毛状腺瘤有高度恶变风险，形态不规则，可呈波纹状、羽毛状外观；病理上具有高黏液含量特征，因此 CT 表现为较低密度肿块，轻度强化（图 18 −49，图 18 −50）。

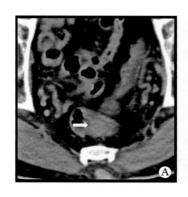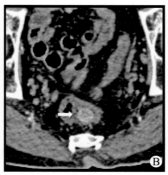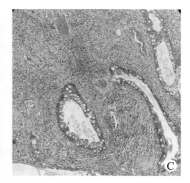

图 18 −48　增生性息肉

男性，58 岁，体检，增生性息肉。CT 平扫（A）、增强（B）、HE 染色（C）示直肠腔内等密度类圆形结节，增强后明显强化（箭头）

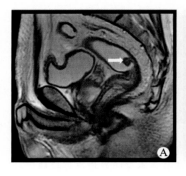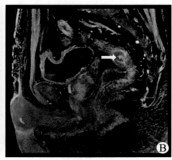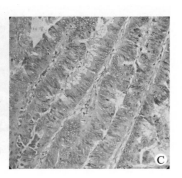

图 18 – 49　管状腺瘤

男性，61 岁，便血 1 月余，管状腺瘤。T2WI（A）、增强图像（B）、HE 染色（C）示直肠腔内等信号带蒂息肉，增强后明显强化（箭头）

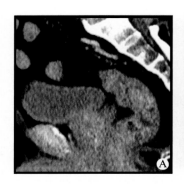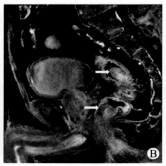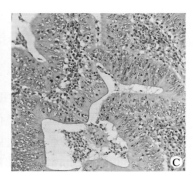

图 18 – 50　绒毛状腺瘤局灶癌变

男性，74 岁，反复便血 4 月余伴肛门肿物脱出，绒毛状腺瘤局灶癌变。CT 增强扫描（A）、MRI 增强图像（B）、HE 染色（C）示直肠腔 2 枚形态不规则软组织结节（箭头），强化不均匀

2. MRI 检查概述及影像表现：直肠息肉 MRI 表现为腔内 T1WI 低信号、T2WI 等或稍高信号隆起性病变，如果存在产生黏蛋白的细胞则 T1WI 信号强度增加。绒毛状腺瘤通常较其他类型腺瘤体积大，直径 >3 cm，CT 可表现为肠壁增厚、肠周围脂肪周围间隙变浅、消失，肠壁外生长为恶变的有意义征象。

二、溃疡性结肠炎

1. CT 检查概述及 CT 表现：溃疡性结肠炎为主要累及结、直肠黏膜的慢性非特异性炎症，约30%的病例病变局限于直肠。对于早期溃疡性结肠炎，CT 不能发现轻微的黏膜改变及浅表的溃疡，当疾病发展到一定程度或形成炎性假性息肉时，才在 CT 上表现。

亚急性及慢性溃疡性结肠炎 CT 主要征象（图 18 – 51）：①肠壁增厚 < 10 mm，典型的肠壁增厚表现为"靶征""晕征"，即肠壁内层（黏膜）软组织密度，中层（黏膜

下水肿及脂肪沉积）低密度，外层（固有肌层及浆膜）软组织密度，但这种征象不具有特异性，其他如克罗恩病、缺血性肠病、放射性肠病也可有此表现。值得注意的是，溃疡性结肠炎固有肌层及浆膜较少有炎性累及，因此，浆膜面光滑的肠壁增厚是溃疡性结肠炎较特异的影像征象。②黏膜岛及炎性息肉强化。③直肠肠腔狭窄及直肠周围纤维脂肪增生，表现为骶前间隙增大。④肠系膜及腹膜后淋巴结肿大。

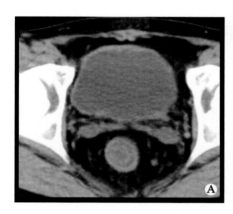
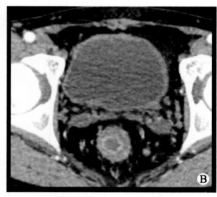

图 18 - 51　溃疡性结肠炎 CT 表现

男性，47岁，大便次数增多1年余。CT平扫（A）及增强扫描（B）显示溃疡性结肠炎，直肠壁"靶征"

2. MRI 检查概述及影像表现：MRI 较 CT 具有更高的软组织分辨率，能够清晰显示溃疡性结肠炎肠壁的分层结构，增厚的黏膜及黏膜下层低信号常与出血相关，增强后黏膜的强化程度与疾病严重程度呈正比（图 18 - 52）。

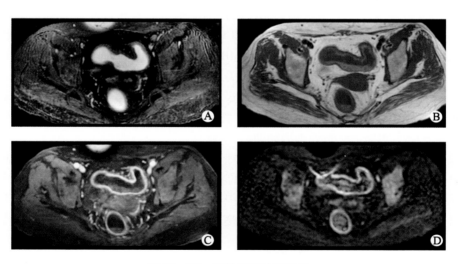

图 18 - 52　慢性溃疡性结肠炎

女性，75岁，反复黏液脓血便2年余，慢性溃疡性结肠炎。T2WI（A）、T1WI（B）、增强（C）、DWI（D）显示乙状结肠及直肠壁增厚、强化，乙状结肠呈"铅管征"，结肠袋变浅及消失

三、肛周克罗恩病

1. CT 检查概述及 CT 表现： 克罗恩病是累及全消化道的慢性复发性炎症性肠病，发病部位以回肠末端及结肠近端常见。肛周病变是克罗恩病严重并发症之一，发生率为 35%~45%，包括肛裂、肛瘘、肛周脓肿、肛管直肠狭窄等。CT 对评估肛周克罗恩病价值有限，当形成肛周脓肿时表现为肛周低密度肿块，增强后脓肿壁环形强化，中心坏死区不强化，其还可显示脓肿的范围及位置，为临床穿刺引流提供信息（图 18-53）。

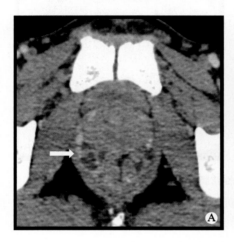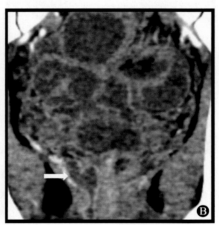

图 18-53　肛周克罗恩病 CT 增强扫描

男性，17 岁，反复便血 5 年余，克罗恩病。CT 增强扫描轴位（A）、冠状位（B）示右侧肛周脓肿（箭头），边缘强化，中央坏死物呈液性低密度区，无明显强化

2. MRI 检查概述及影像表现： MRI 对评估肛周瘘管及脓肿具有较高的敏感性及特异性，欧洲克罗恩病和结肠炎组织（ECCO）、《炎症性肠病诊断与治疗的共识意见（2018 年，北京）》推荐肛瘘患者行直肠 MRI 检查，有助于确定肛周病变的位置和范围，了解瘘管类型及其与周围组织的解剖关系。

（1）直肠肠壁增厚、强化：T1WI 与腰大肌相比呈等信号或稍低信号，活动期克罗恩病表现为肠壁水肿、T2WI 为高信号，慢性纤维性增厚 T2WI 为低信号，肠壁强化及系膜血管增多亦提示疾病处于活动期。

（2）肛瘘及脓肿：瘘管及脓肿形成见于克罗恩病活动期，瘘管中炎性分泌物及肉芽组织表现为 T2WI 高信号，因此，瘘管的特征性 MRI 表现为 T2WI 抑脂序列中低信号的纤维化瘘管壁包裹中心高信号炎性组织（图 18-54）。MRI 能够识别肛提肌及周围间隙并行 Parks 肛瘘分类：①括约肌间瘘（瘘管经过括约肌内向下延伸至皮肤）；②经括约肌瘘（瘘管经过内外括约肌间）；③括约肌外瘘（瘘管不累及括约肌复合体，经括约肌间隙走行至坐骨直肠窝）；④括约肌上瘘（瘘管穿过内括约肌，上到括约肌间隙，进入坐骨直肠窝）。MRI 能够同时评估周围邻近脏器，如直肠阴道瘘、直肠尿道瘘及直肠肛周脓肿。

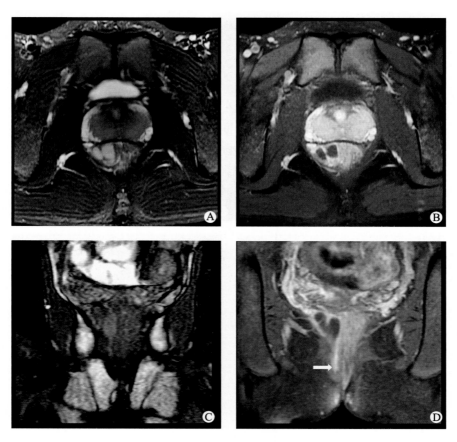

图 18 – 54　肛周克罗恩病 MRI

男性，17 岁，反复便血 5 年余，克罗恩病。MRI 轴位 T2WI-FS（脂肪抑制图像）（A）、增强（B）、冠状位 T2WI（C）、增强（D）示右侧肛周脓肿，冠状位显示强化窦道（箭头）

四、放射性直肠损伤

1. CT 检查概述及 CT 表现：放射性直肠损伤是指因盆腔恶性肿瘤（宫颈癌、子宫内膜癌、前列腺癌、膀胱癌、直肠癌、肛管癌等）接受放射治疗而导致的直肠黏膜及血管结缔组织放射性物理损伤，可分为急性放射性直肠损伤和慢性放射性直肠损伤，通常以 3 个月分界。急性期 CT 表现为肠壁增厚、强化，黏膜下水肿低密度区；亚急性及慢性期表现为直肠肠腔狭窄（肠梗阻）、直肠周围纤维脂肪增生、筋膜增厚，或合并瘘管及瘘道形成（图 18 – 55）。

2. MRI 检查概述及影像表现：急性期 T2WI 相见肠壁增厚、分层，黏膜下水肿为高信号，黏膜层及浆膜层为相对低信号，增强后黏膜及浆膜层明显强化，黏膜下水肿弱强化。MRI 对于直肠周围纤维脂肪增生及瘘管的观察优于 CT。

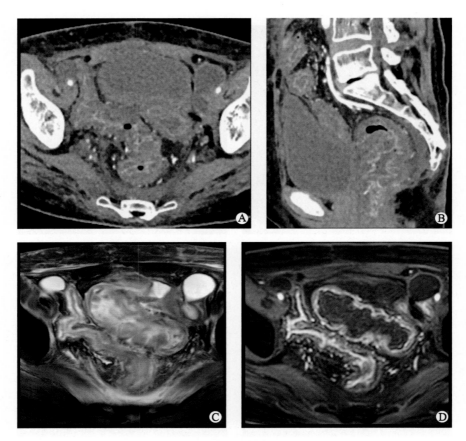

图 18 –55　放射性直肠损伤 CT 表现

女性，51 岁，宫颈癌术后放疗。CT 增强扫描轴位（A）、矢状位（B）、MRI T2W-FS（脂肪抑制图像）（C）、增强（D）示结肠、直肠壁广泛增厚，黏膜强化增加，盆底筋膜、肌肉及腹壁水肿

五、直肠癌

1. CT 检查概述及 CT 表现：直肠癌 CT 基本征象包括肠壁增厚、腔内肿块、肠腔狭窄。中晚期直肠癌通常呈菜花样及环形生长，对应 CT 表现为直肠壁环形向心性增厚、肠腔狭窄或凸向腔内不规则、分叶状肿块。CT 密度与肿块大小相关，较小的肿块通常密度均匀，大者密度不均匀，可见坏死低密度区。CT 的主要缺陷为不能显示直肠壁分层结构，无法准确判断浸润及周围侵犯程度。CT 上如观察到直肠外膜模糊或结节样改变，提示肿块直肠系膜浸润。直肠癌直接侵犯周围组织表现为直肠周围脂肪呈条索影、密度增高及局部肿块。前列腺、精囊腺、膀胱、输尿管、子宫、阴道等被肿瘤侵犯时表现为局部脂肪间隙消失、软组织肿块包埋邻近组织器官，严重者形成内瘘，CT 可观察到这些脏器内来自直肠的空气。

2. MRI 检查概述及影像表现：NCCN 指南明确推荐 MRI 为直肠癌分期检查方法，

对肠壁各层清晰显示是 MRI 直肠癌分期基础。①T1 期：肿瘤局限于黏膜、黏膜下层，T2WI 示高信号的黏膜下层被等信号肿瘤组织替代（图 18 – 56A）。②T2 期：肿瘤侵犯固有肌层，固有肌层（低信号）局部或全层见肿瘤组织，直肠系膜脂肪信号无异常，增强后肿瘤组织强化而固有肌层无明显强化（图 18 – 56B）。③T3 期：肿瘤穿透固有肌层达直肠旁组织，在高信号的系膜脂肪中见相对低信号的肿瘤组织（图 18 – 57）。④T4 期：肿瘤侵犯邻近结构或脏器（图 18 – 58）。

　　直肠癌临床关键问题影像学评估：①肿瘤的位置：对于中上段直肠癌需评估肿瘤与腹膜反折的关系；低位直肠癌需评估肿瘤与肛直肠环的关系。②有无壁外血管侵犯（EMVI）：EMVI 阳性表现为 T2WI 直肠壁外血管内存在等信号肿瘤。③评估环周切缘（CRM）：腹膜反折以下的直肠被直肠系膜包裹，当直肠肿块、转移淋巴结和（或）EMVI 距离直肠系膜筋膜距离 <1 mm，则提示 CRM 阳性。

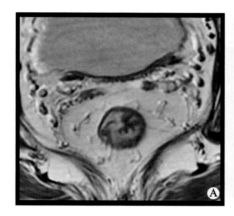
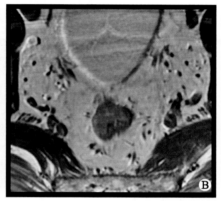

图 18 –56　直肠癌 T1、T2 期 MRI

男性，67 岁，下腹疼痛 4 个月，直肠癌 T1 期，MRI T2WI（A）示低信号固有肌层完整。男，66岁，大便带血 2 周，直肠癌 T2 期，MRI T2WI（B）示肿瘤侵犯固有肌层

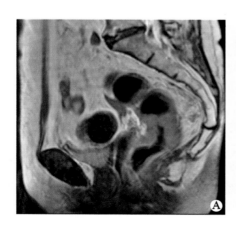
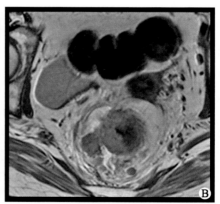

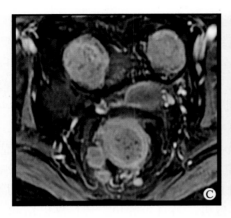
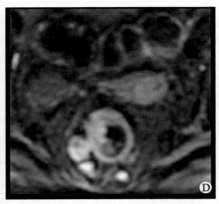

图 18 - 57　直肠癌 T3 期 MRI

女性，74 岁，排便疼痛伴里急后重半年，直肠癌 T3 期。MRI T2WI 矢状位（A）、轴位（B）、增强（C）、DWI（D）示肿瘤侵犯直肠系膜及直肠系膜筋膜，CRM（+），EMVI（+），并见多个转移淋巴结

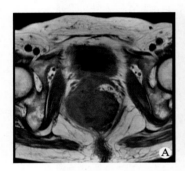
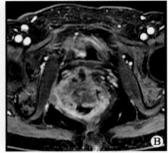
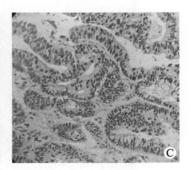

图 18 - 58　直肠癌 T4 期 MRI

女性，64 岁，便秘半年伴出血 3 天，直肠癌 T4 期。MRI T1WI（A）、增强（B）、HE 染色（C）示肿瘤侵犯阴道、肛提肌

六、直肠神经内分泌肿瘤

1. CT 检查概述及 CT 表现：胃肠道神经内分泌肿瘤好发于直肠，肿瘤生长较缓慢，多在直肠指检或肠镜时偶然被发现，分为神经内分泌瘤（NET）、神经内分泌癌（NEC）、混合性腺神经内分泌癌（MANEC）3 种类型。肿瘤起源于黏膜上皮，以黏膜下生长为主。低级别神经内分泌肿瘤（G1、G2 级）表现为黏膜下隆起病变，黏膜面光滑，增强明显强化，需与直肠息肉、间质瘤、平滑肌瘤等鉴别（图 18 - 59）。高级别神经内分泌肿瘤（G3 级）体积通常较大，伴浆膜、外膜侵犯或转移等，与直肠癌鉴别困难，持续、明显强化是神经内分泌肿瘤影像学特征。

2. MRI 检查概述及影像表现：直肠神经内分泌肿瘤以 G1 级多见，MRI 表现为黏膜下富血供肿块，T2WI 为高信号、弥散受限，动脉期强化明显（图 18 - 60）。当肝脏等器官出现多发富血供转移瘤的时候，需考虑神经内分泌肿瘤转移的可能。

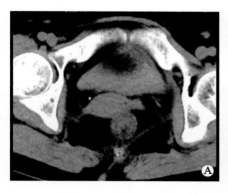
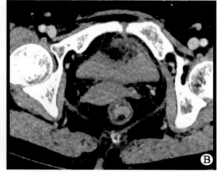

图 18 –59　神经内分泌瘤（G1 级）CT

男性，36 岁，鲜血便 1 周，神经内分泌瘤（G1 级）。CT 平扫（A）、增强扫描（B）示直肠前壁增厚，增强后见富血供强化软组织结节

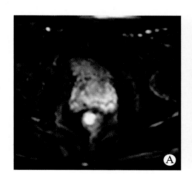
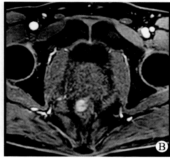
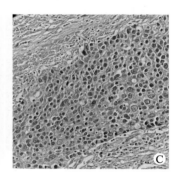

图 18 –60　神经内分泌瘤（G1 级）MRI

男性，36 岁，鲜血便 1 周，神经内分泌瘤（G1）。MRI DWI（A）、增强（B）、HE 染色（C）示肿瘤弥散受限，明显强化

七、肛管癌

1. CT 检查概述及 CT 表现：肛管癌发生于肛管直肠环上平面以下，较直肠癌发病率低。肛管肿瘤组织学类型较复杂，以鳞状细胞癌最多见，其次为腺癌。CT 检查时间短，患者依从性好，能够观察肛管及邻近脏器病灶，判断有无转移，但对肛周复合体结构的观察，软组织分辨率不及 MRI，因而临床常将肛管 MRI、盆腹部 CT 作为常规检查，判断肛管癌部位、范围及有无转移。

肛管癌 CT 表现为软组织肿块，较强化明显，当肿块较大时可出现坏死、强化不均匀。CT 还可显示肿块侵犯肛周、盆壁结构，但当肿瘤较小时，CT 可能显示困难，较难做出诊断。

2. MRI 检查概述及影像表现：MRI 可清晰显示肛管结构。内外括约肌、耻骨直肠肌及肛提肌等肌群表现为 T1WI、T2WI 中等信号，坐骨直肠窝、括约肌间隙富含脂肪为较高信号，信号差异对比明显（图 18 –61）。肛管肿瘤表现为 T1WI 低等信号，

T2WI 为低于脂肪、高于肛门括约肌的中等稍高信号，明显强化。MRI 肛管评估能够提供肛门括约肌、盆底结构信息，准确描述肿块范围、浸润程度及淋巴结转移等情况。

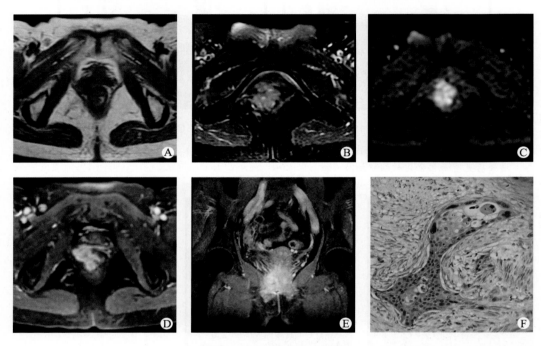

图 18-61　肛管鳞状细胞癌

女性，69 岁，下腹部疼痛 2 个月，肛管鳞状细胞癌。MRI T1WI（A）、T2WI（B）、DWI（C）、增强（D，E）、HE 染色（F）示肿瘤侵犯阴道右后壁，局部脂肪高信号消失，突破右侧直肠外括约肌。DWI 示弥散受限，增强明显强化

【黏膜下病变】

一、间质瘤

1. CT 检查概述及 CT 表现：约 5% 胃肠道间质瘤发生于直肠，早期表现为黏膜下肿物，黏膜光整，内镜检查诊断困难，因而影像学检查对间质瘤的术前评估尤为重要。典型 CT 表现为起源于黏膜下肿块，部分病例可见钙化，肿块密度与病灶大小相关，较小病灶密度均一，表现为直肠腔内肿块，边界清晰；较大病灶 CT 显示直肠壁偏心性肿块，中心易出血坏死、出血。CT 增强扫描示不均质明显强化，可突向坐骨直肠窝、阴道，向腔外生长；恶性间质瘤为侵袭性生长，较难判断肿瘤起源（图 18-62）。

2. MRI 检查概述及影像表现：MRI 主要表现为：①直肠壁内肿块，可以观察到直肠壁呈等信号的沿固有肌层表面的肿块。②肿块实性部分信号通常为 T1WI 等低信号、T2WI 等高信号，T2WI 抑脂较高信号是间质瘤影像特征。③肿块内可出血、坏

死、囊变，信号混杂。④病灶持续明显强化。病灶直径 > 5 cm、呈分叶状外观及多灶性坏死通常提示恶性或潜在恶性可能。与同等大小的胃间质瘤相比，直肠间质瘤恶性可能更高，因而要注意观察有无淋巴结及远处转移（图 18 - 62，图 18 - 63）。

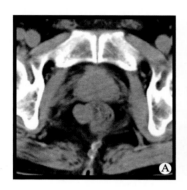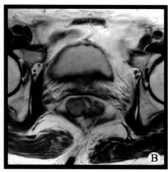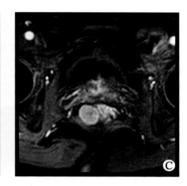

图 18 - 62　直肠外生型间质瘤 CT 和 MRI

男性，59 岁，排便次数增多 1 年余，直肠外生型间质瘤。CT 平扫（A）、MRI T2WI（B）、MRI 增强（C）示直肠右侧壁外生型类圆形软组织肿块，边界清晰，黏膜完整，均匀明显强化

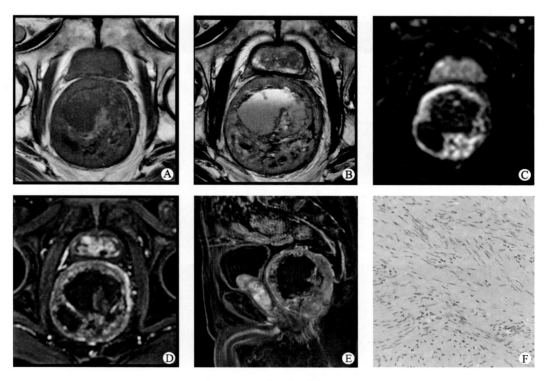

图 18 - 63　直肠间质瘤 MRI

男性，88 岁，便秘 10 余天，伴肛周疼痛，直肠间质瘤。MRI T1WI（A）、T2WI（B）、DWI（C）、增强（D，E）、HE 染色（F）示直肠右侧壁类圆形软组织肿块，T1WI 高信号提示肿瘤内亚急性出血，肿瘤内部 T1WI 低信号、T2WI 高信号，无强化部分为坏死囊变，实质部分弥散受限、不均匀强化

二、淋巴瘤

1. CT 检查概述及 CT 表现：原发非霍奇金淋巴瘤较少累及直肠。CT 表现为单发肿块型、弥漫浸润型及溃疡型，通常黏膜面正常，肿块轻中度强化，强化均匀一致，较少引起梗阻征象（图 18－64）。

2. MRI 检查概述及影像表现：直肠淋巴瘤为等 T1WI、稍高 T2WI 信号软组织肿块，明显弥散受限是淋巴瘤 MRI 影像特征，表现为 DWI 高信号，ADC 图呈明显低信号。恶性淋巴瘤可同时伴有盆腔或腹股沟淋巴结肿大（图 18－65）。

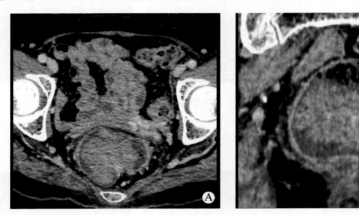

图 18－64　弥漫性大 B 细胞性淋巴瘤 CT

女性，67 岁，肠镜发现直肠肿物，弥漫性大 B 细胞性淋巴瘤。CT 增强扫描轴位（A）、冠状位（B）示直肠腔内均匀强化软组织肿块

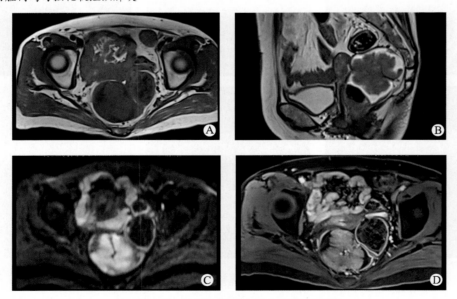

图 18－65　弥漫性大 B 细胞性淋巴瘤 MRI

女性，67 岁，肠镜发现直肠肿物，弥漫性大 B 细胞性淋巴瘤。MRI T1WI（A）、T2WI（B）、DWI（C）、增强（D）示肿块 T1WI、T2WI 呈等信号，DWI 明显高信号、均匀强化

三、脂肪瘤

1. CT 检查概述及 CT 表现： 脂肪瘤为直肠少见良性肿瘤，CT 表现为边界清晰的类圆形脂肪密度肿块，CT 值范围（$-120 \sim -80\,Hu$）（图 18-66）。

2. MRI 检查概述及影像表现： 脂肪瘤的脂肪成分在 MRI 上表现为特征性 T1WI、T2WI 高信号，脂肪抑制序列信号减低，具有鉴别意义。

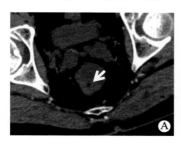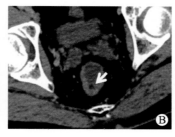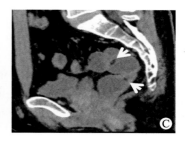

图 18-66　直肠脂肪瘤 CT

男性，42 岁，直肠脂肪瘤。横断位 CT 平扫（A）、CT 增强扫描（B）示直肠中段右侧肠壁突向肠腔内 1 枚含脂肪的低密度结节，增强显示局部黏膜强化，矢状位重建（C）显示直肠内 2 枚脂肪低密度结节。肠镜病理示（直肠）脂肪瘤

四、血管瘤

1. CT 检查概述及 CT 表现： 血管瘤分为毛细血管性、海绵状及混合性血管瘤 3 种，以海绵状血管瘤最为常见。CT 对直肠海绵状血管瘤没有特异性影像表现，肿块通常与周围软组织分界不清（图 18-67）。CT 也无法判断肿块大小及周围组织关系，但发现多发静脉石对诊断海绵状血管瘤有帮助。

2. MRI 检查概述及影像表现： 直肠海绵状血管瘤 MRI 表现为：①直肠壁明显增厚，病灶充血明显且血流缓慢，在 T2WI 为较高信号；②直肠周围脂肪因迂曲血管浸润而信号混杂；③T1WI 为低信号，增厚显著强化；④血管流空现象及静脉石。

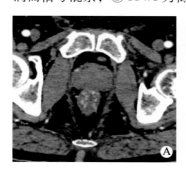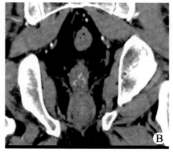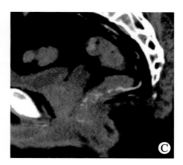

图 18-67　直肠海绵状血管瘤 CT

男性，59 岁，便血 1 周，直肠海绵状血管瘤。CT 增强扫描（A）、冠状位重建（B）、矢状位重建（C）示增强动脉期直肠壁内多发扭曲血管影，重建示直肠系膜内肠系膜下动脉分支增粗，并与直肠壁内血管交通

（张　蕾　王庆国　杨　嘉）

参考文献

1. 缪飞, 钟捷. 小肠影像学诊断图谱: X 线、CT、MRI、内镜. 上海: 上海科学技术出版社, 2015.

2. NERI E, HALLIGAN S, HELLSTRÖM M, et al. The second ESGAR consensus statement on CT colonography. Eur Radiol, 2013, 23(3): 720 – 729.

3. BURLING D, TAYLOR S A, HALLIGAN S, et al. Automated insufflation of carbon dioxide for MDCT colonography: distension and patient experience compared with manual insufflation. AJR Am J Roentgenol, 2006, 186(1): 96 – 103.

4. DEBATIN J F, LAUENSTEIN T C. Virtual magnetic resonance colonography. Gut, 2003, 52(Suppl 4): iv17 – 22.

5. CAKMAKCI E, ERTURK S M, CAKMAKCI S, et al. Comparison of the results of computerized tomographic and diffusion-weighted magnetic resonance imaging techniques in inflammatory bowel diseases. Quant Imaging Med Surg, 2013, 3(6): 327 – 333.

6. ZHU H, FAN Y, LU H, et al. Improved curvature estimation for computer-aided detection of colonic polyps in CT colonography. Acad Radiol, 2011, 18(8): 1024 – 1034.

7. 吴兴旺, 胡静, 刘文冬, 等. 影像检查评分评价 Crohn 病活动度的价值. 中华放射学杂志, 2014, 48(8): 349 – 354.

8. YU L L, YANG H S, ZHANG B T, et al. Diffusion-weighted magnetic resonance imaging without bowel preparation for detection of ulcerative colitis. World J Gastroenterol, 2015, 21(33): 9785 – 9792.

9. FERNANDES T, OLIVEIRA M I, CASTRO R, et al. Bowel wall thickening at CT: simplifying the diagnosis. Insights Imaging, 2014, 5(2): 195 – 208.

10. PANBUDE S N, ANKATHI S K, RAMASWAMY A T, et al. Gastrointestinal stromal tumor (GIST) from esophagus to anorectum—diagnosis, response evaluation and surveillance on computed tomography (CT) scan. Indian J Radiol Imaging, 2019, 29(2): 133 – 140.

11. 梁长虹, 胡道玉. 中华影像医学: 消化道卷. 北京: 人民卫生出版社, 2019.

12. 孙应实. 胃肠影像学. 4 版. 北京: 中国科学技术出版社, 2021.

13. 张国福, 史景云, 江新青, 等. 腹部影像学. 2 版. 上海: 上海科学技术出版社, 2021.

14. 杨柏霖, 祝新, 陈玉根. 肛管直肠周围疾病磁共振成像图谱: 案例分析. 南京: 江苏凤凰科学技术出版社, 2017.